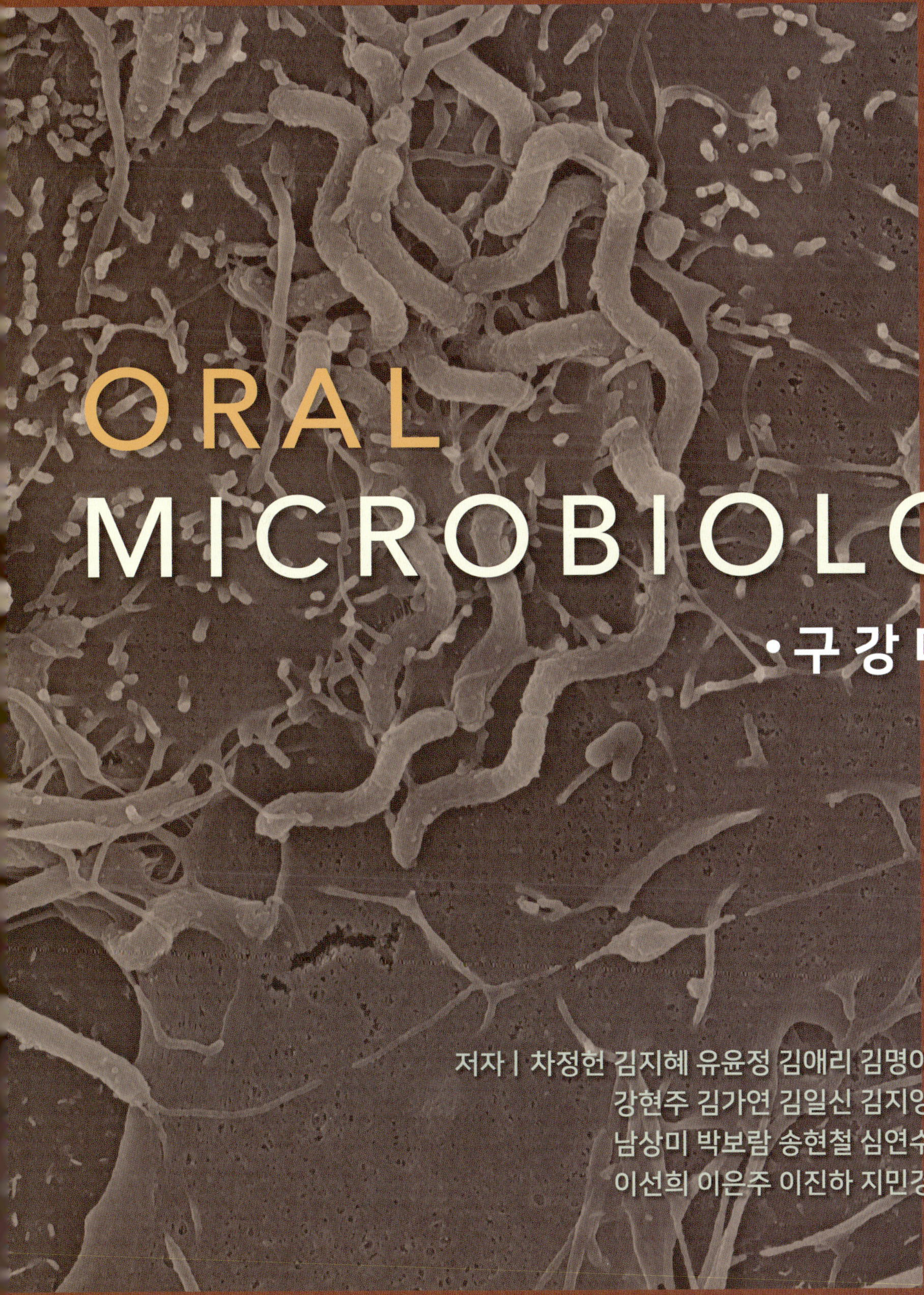

ORAL MICROBIOLOGY

•구강미생물학•

저자 | 차정헌 김지혜 유윤정 김애리 김명아 장성일 김애련 이동은
강현주 김가연 김일신 김지영 김한나 김한홍 김홍식
남상미 박보람 송현철 심연수 유수빈 윤미혜 이명주
이선희 이은주 이진하 지민경 최다예 최영숙

의학교육

Preface

구강미생물학은 구강질환의 주원인이 되는 미생물의 기본적인 구조와 생리 및 질환을 유발하는 데 관여하는 기전 등을 이해하는 학문으로서 구강 질병의 예방과 치료 및 환자관리를 원활하게 하는 데 있어 매우 중요한 기초 과목입니다. 그러나 긴 역사를 가진 미생물학을 전반적으로 이해하여야 하는 학생들에게는 큰 도전입니다. 특히 최신 감염에 대한 중요성을 전 세계가 경험하고 있는 이 시점에, 연세대학교 치과대학 구강미생물학 교실의 협조와 도움을 바탕으로 기초 치의학과 임상에서 유용하게 활용할 수 있는 구강미생물 교재를 집필하였습니다.

본서는 다음과 같이 네 가지 점에 중점을 두었습니다.

첫째, 다양한 미생물과 우리 몸의 복잡한 상호작용을 설명함에 있어, 기본적인 원리를 추가적으로 기술하여 학생들이 더욱 쉽게 이해할 수 있도록 노력하였습니다.

둘째, 구용어와 함께 영어를 기재하여 모두의 의사소통을 원활히 하고, 국내 및 국외 의학술 자료들을 스스로 찾아 공부할 수 있도록 하였습니다.

셋째, 편집 구성에 변화를 주어 기본 텍스트를 중심으로 양쪽 공간에는 표와 그림을 삽입하여 텍스트의 흐름을 끊지 않는 선에서 부가적인 정보를 습득할 수 있도록 하였습니다.

넷째, 단원별 학습목표에 따른 자기주도 학습을 위해 국가고시 형태의 복습문제를 제시하여 스스로 평가할 수 있도록 하였습니다.

최신 내용과 정보를 토대로 만들어진 본서를 통해 구강미생물학이라는 학문을 더욱 쉽고 간결하게 이해할 수 있기를 바라며, 기초 치의학과 임상의 질적 향상에 끊임없이 기여할 수 있게 되기를 바랍니다.

끝으로 많은 분들의 관심과 노력에 감사를 표하며, 더욱 좋은 결실을 맺을 수 있도록 많은 도움을 주신 의학교육출판사 사장님을 비롯한 편집부 관계자 여러분들께 감사하는 마음을 전합니다.

저자 일동

Contents

Chapter 01 미생물학 입문

Chapter 02 미생물의 일반적인 특성

Chapter 05 항미생물 화학요법

Chapter 06 병원성 세균

Chapter 07 병원성 바이러스

Chapter 08 병원성 진균 및 원충

Chapter 09 구강환경과 구강미생물총

Chapter 10 치아우식과 미생물

Chapter 11 치주질환과 미생물

Chapter 12 구강과 그 주변에 병변이 나타나는 주요 질환

Chapter 13 멸균과 소독

Chapter 14 치과의료종사자의 업무와 감염병 예방

Index 찾아보기

Chapter 01

미생물학 입문

1. 미생물의 정의
2. 미생물의 분류
3. 미생물학의 역사
4. 치과의료종사자와 미생물의 연관성

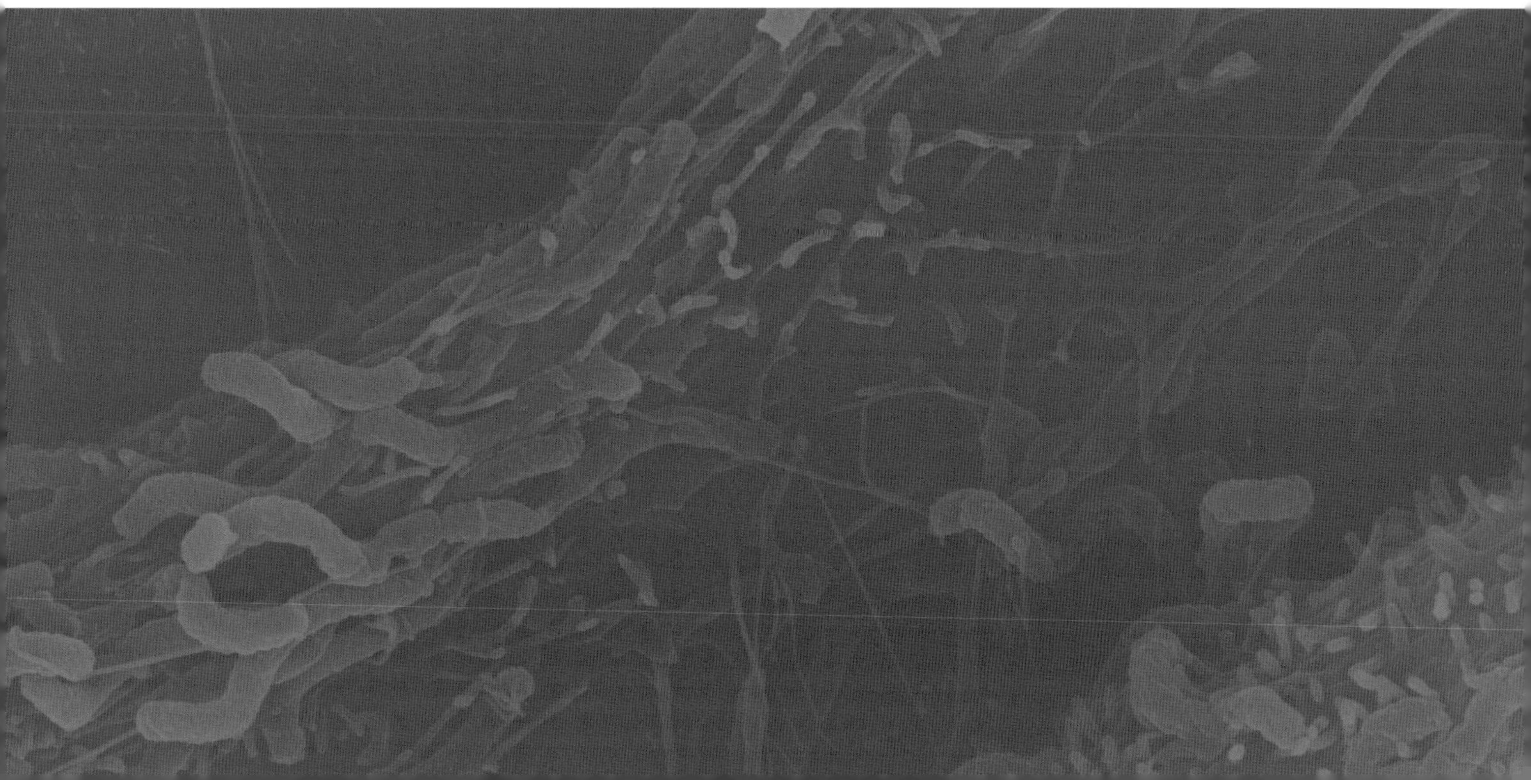

▶ 학습목표

1. 미생물의 정의를 설명할 수 있다.
2. 미생물의 종류와 특징을 열거할 수 있다.

1 미생물의 정의

미생물(microorganism)은 크기가 작아 맨눈으로는 볼 수 없기 때문에 현미경으로 관찰해야 하는 독립적인 작은 생물이다. 아메바나 티오마가리타나미비엔시스(*Thiomargarita namibiensis*) 등 일부 미생물은 육안으로 볼 수 있을 만큼 크기가 큰 경우도 있지만, 대부분은 육안으로 보기 어렵기 때문에 현미경 관찰이 필요하다. 미생물은 독립된 생명 과정을 수행하는 생물군을 말하는데, 여기에는 단세포 생물체와 다세포 생물체가 속하며, 사람의 세포처럼 독립적으로 생존할 수 없는 것은 미생물에 속하지 않는다. 일반적으로 미생물에는 세균, 바이러스, 진균(효모, 곰팡이), 조류, 원충(원생동물) 등이 포함된다. 다만 바이러스는 미생물로 분류되기는 하나 생물의 특징 중 하나인 스스로 번식하는 능력이 없기 때문에 생물이 아니라고 보는 견해도 있다. 미생물은 35억 년 전부터 지구상에 존재하였는데, 오랜 시간에 걸쳐 지구의 환경변화에 잘 적응하면서 진화해 왔고, 지구 환경에 변화를 일으키며 생존해 왔다. 미생물은 뜨거운 온천이나 화산지대의 고온 토양, 남·북극과 같은 극한 환경을 포함한 지구상 어느 곳에서나 서식할 수 있는데, 유산균 음료나 김치와 같은 발효 음식에 서식하는 유익한 미생물도 있고 사람이나 동물에게 질병을 일으키는 해로운 미생물도 있다. 특히 질병을 일으키는 세균, 바이러스, 진균(곰팡이, 효모), 원충 등을 병원미생물(pathogenic microorganism)이라고 한다.

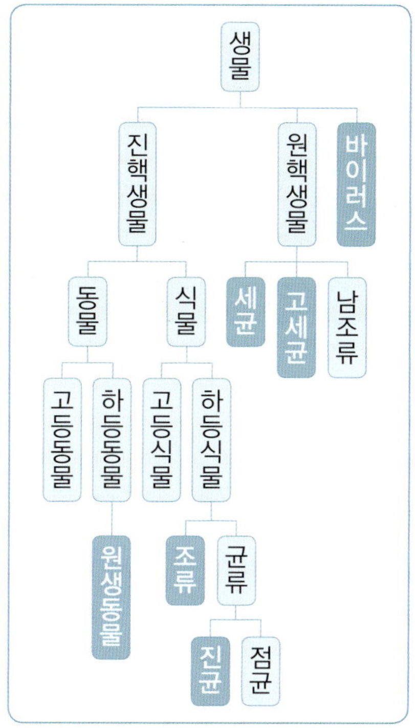

표 1–1 미생물의 분류상 위치

2 미생물의 분류

미생물은 크게 원핵생물(prokaryote)과 진핵생물(eukaryote)로 나눌 수 있다(표 1–1, 1–2, 1–3). 원핵생물과 진핵생물은 모두 세포질(cytoplasm)과 세포막(cytoplasmic membrane)을 가지고 있으며 세포질 안에는 단백질을 합성하는 리보솜(ribosome)이 있다.

구분	종류
원핵생물	• 세균(bacteria) • 고세균(archaea)
진핵생물	• 진균(fungi) • 원생동물(protozoa) • 조류(algae)
기타	• 바이러스(virus)

표 1–2 주요 미생물의 종류

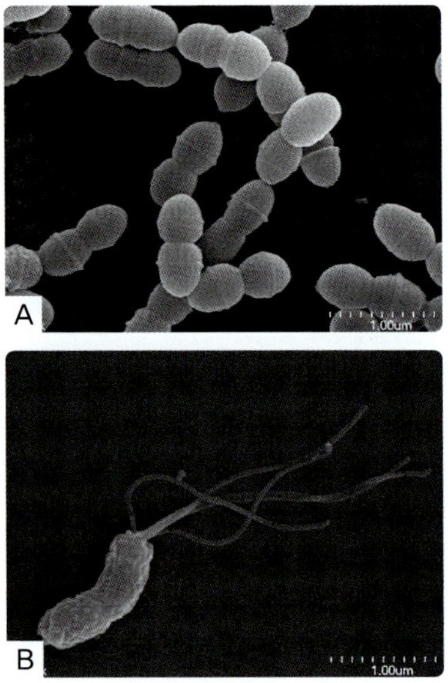

그림 1-1
원핵생물의 예
A. 스트렙토코쿠스 뮤탄스 (*Streptococcus mutans*)
B. 헬리코박터 파일로리 (*Helicobacter pylori*)

	세균	바이러스	진균
광학현미경으로 관찰 가능	○	×[a]	○
세포 밖에서 스스로 생존 가능	○	×[b]	○
DNA와 RNA 공존	○	×[c]	○
세포벽	○	×	○[d]
이분열 증식	○	×	×[e]

a) 전자현미경으로 관찰 가능
b) 숙주세포에서만 번식 가능
c) DNA 또는 RNA 하나만 유전자로 가짐
d) 세균의 세포벽 구성성분과 다름
e) 효모균은 발아법으로 번식함

표 1-3 주요 미생물의 종류와 특징

1) 원핵생물(prokaryote)

원핵생물(그림 1-1)에는 세균(bacteria)과 고세균(archaea)이 속한다. 내부 구조가 단순한 원핵생물은 DNA 유전물질을 감싸 분리하는 핵막이 존재하지 않기 때문에 전사(transcription)와 번역(translation)이 세포질에서 함께 일어난다. 세포호흡을 하기 위해서 원핵생물은 세포질막에 ATP 에너지 생성을 위한 전자전달계(electron transport system)를 가지고 있다.

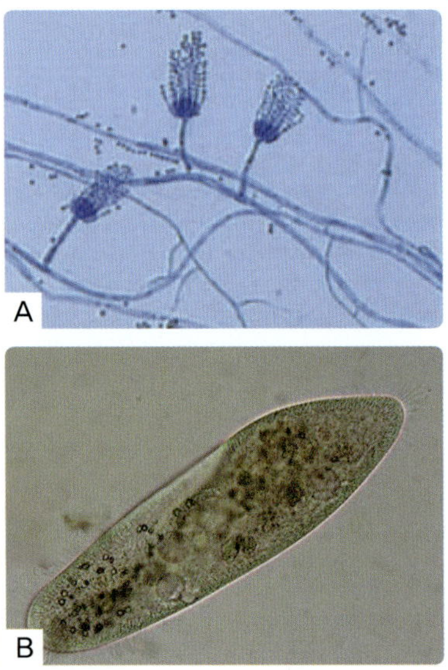

그림 1-2
진핵생물의 예
A. 진균인 페니실륨(Penicillium)
B. 원생동물인 짚신벌레(Paramecium)

2) 진핵생물(eukaryote)

진핵생물(그림 1-2)은 핵막에 둘러싸여 있는 핵 속에 DNA를 가지고 있다. 그렇기 때문에 진핵생물의 전사와 번역 과정은 원핵생물과 다르게 전사 과정은 핵내에서 번역 과정은 세포질에서 분리되어 일어난다. 또 원핵생물에 비해 크기가 더 크고 구조적으로도 더 복잡하다(그림 1-3, 표 1-4). 특히, 에너지를 생산하는 데 관여하는 미토콘드리아(mitochondria, 사립체)라는 소기관에 전자전달계를 가지고 있어 ATP 에너지를 생성한다.

	원핵생물	진핵생물
구조	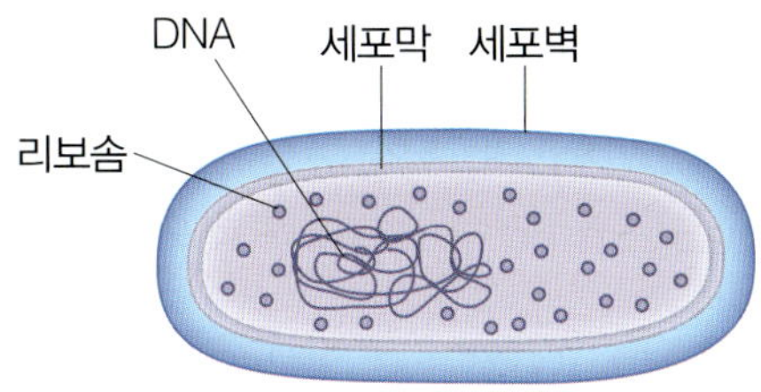	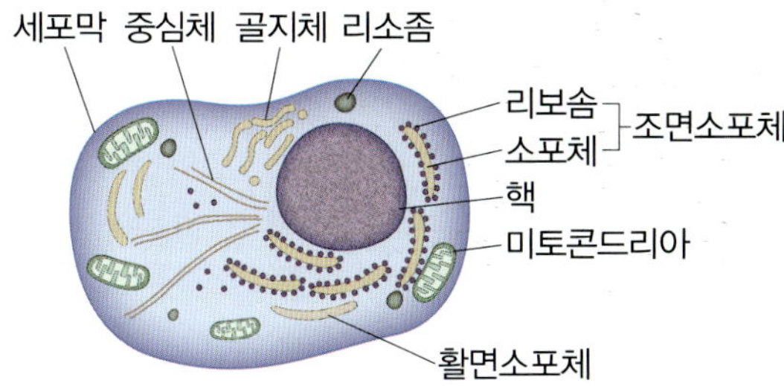
종류	세균, 고세균	진균, 원생동물
핵막	핵막이 없다.	핵막이 있다.
전사	세포질에서 함께 일어난다.	핵 내에서 일어난다.
번역		세포질에서 일어난다.
내부 구조	• 단순하다. • 막이 있는 소기관이 없다. 리보솜이 있지만 진핵세포의 리보솜과는 크기와 구조가 다르다.	• 복잡하다. • 막이 있는 여러 소기관을 가지고 있다.
에너지 생성 (전자전달계)	세포막	미토콘드리아

그림 1-3
원핵생물과 진핵생물의 차이점

세포 내 소기관	구조와 기능
핵(nucleus)	DNA가 존재하고 DNA의 복제과정과 RNA로의 전사과정이 일어난다.
활면소포체 (smooth endoplasmic reticulum)	막 외부에 리보솜이 부착되어 있지 않아 매끄럽게 보이고 세포막 인지질과 스테로이드를 합성한다.
조면소포체 (rough endoplasmic reticulum)	막 표면에 리보솜이 부착되어 거칠게 보이고, 리보솜이 합성한 단백질을 세포 내, 세포막, 다른 소기관이나 세포 외로 분비시키는 역할을 한다.
골지체(golgi apparatus)	조면소포체에서 만든 단백질을 저장, 변형시켜 소포를 통해 적당한 곳으로 보낸다.
리소좀(lysosome)	단백질 분해효소가 들어있는 세포 내의 작은 주머니로, 세포 내로 유입된 이물질을 소화시켜 제거하거나 기능을 상실한 세포 내 소기관을 소화시켜 재활용한다.
미토콘드리아(mitochondria)	영양분 대사작용 중 만들어진 화학에너지(NADH, FADH)를 전자전달계를 거쳐 생체에너지인 ATP로 변환시킨다.

표 1-4 **진핵생물 세포 내 소기관의 구조와 기능**

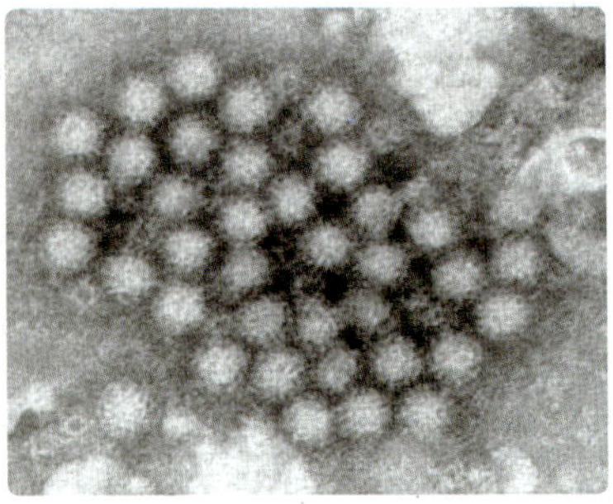

그림 1-4
바이러스의 예
노로바이러스(norovirus)

3) 바이러스(virus)

바이러스(그림 1-4)는 미생물 분류의 한 부분을 차지하지만 스스로 번식하지 못하기 때문에 살아 있는 세포라고 하기 어렵다. 하지만 바이러스는 숙주세포를 감염시킨 후에 숙주의 대사기능을 이용하여 번식할 수 있다. 이러한 특징 때문에 바이러스는 생물과 무생물의 중간단계에 속하며, 의학적으로는 보통 병원미생물에 포함된다. 바이러스는 DNA 또는 RNA 유전물질을 가지고 있으나, 대사에 필요한 리보솜과 같은 단백질이 없어 숙주에 의존해야 한다.

3 미생물학의 역사

미생물 감염으로 사람이 질병에 걸린다는 사실을 알게 된 것은 지금으로부터 약 130년 전의 일이다. 그 전까지는 질병의 원인이 악마의 소행, 신의 노여움, 나쁜 공기 등이라고 믿었기 때문에 중세 유럽에서는 역병이 유행할 때마다 죄 없는 사람들이 '마녀'로 몰려 희생되기도 했다.

1) 레벤후크(Antonie van Leeuwenhoek) (그림 1-5, 1-6)

17세기 네덜란드의 상인으로, 손재주가 뛰어나 약 200배 배율을 가진 현미경을 만들어 빗물, 연못, 우물물 및 치면세균막 등을 자세히 관찰하여 다양한 미생물을 발견했다. 하지만 이러한 미생물 발견이 학문으로 발전되기까지는 긴 시간이 걸렸다.

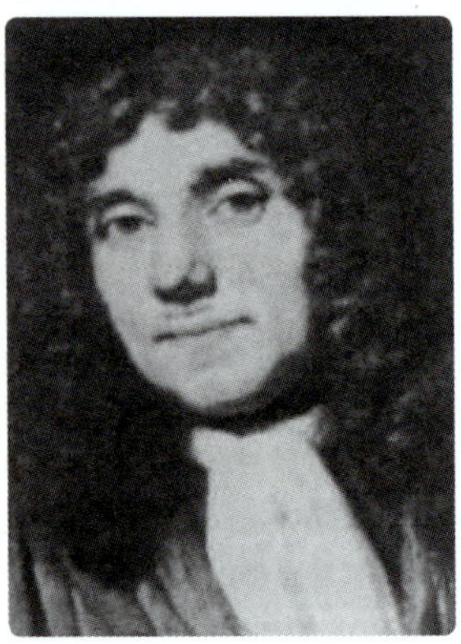

그림 1-5
레벤후크

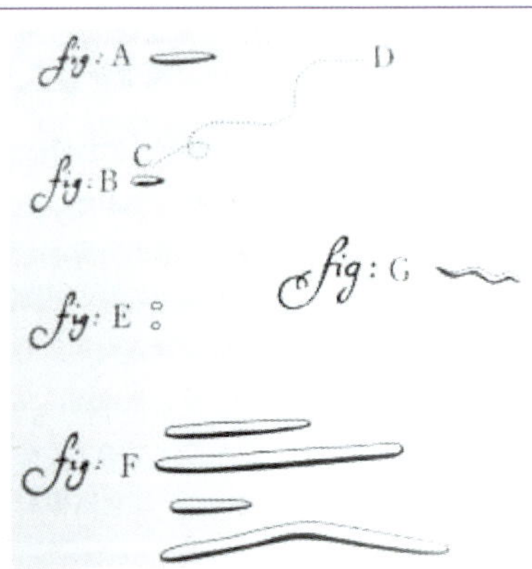

레벤후크는 곰팡이, 꿀벌의 촉수, 기생충, 머리카락, 혈액의 순환 등 수많은 것들을 현미경으로 관찰했다.

그림 1-6
레벤후크가 현미경으로 관찰한 것

2) 파스퇴르(Louis Pasteur) (그림 1-7)

19세기 미생물학의 기초를 정립한 프랑스의 과학자로, 사물이 부패하는 이유가 외부로부터 유입된 미생물의 작용에 의한 것임을 증명하여(그림 1-8), 그 당시에는 상식으로 여겨지던 하등생물의 자연발생설을 부정했다. 광견병백신 개발에 성공하여 인류에 큰 공헌을 했다.

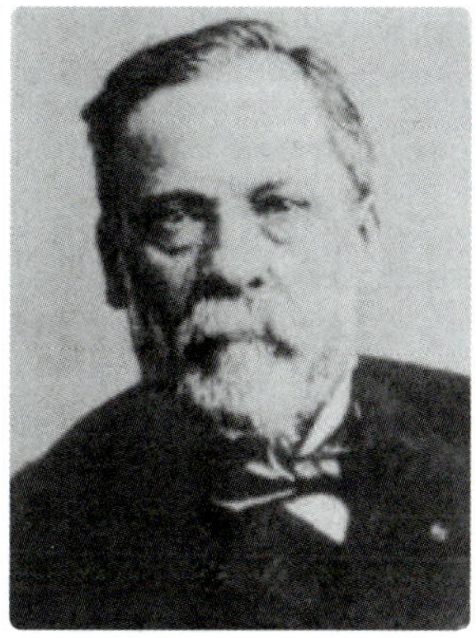

그림 1-7
파스퇴르

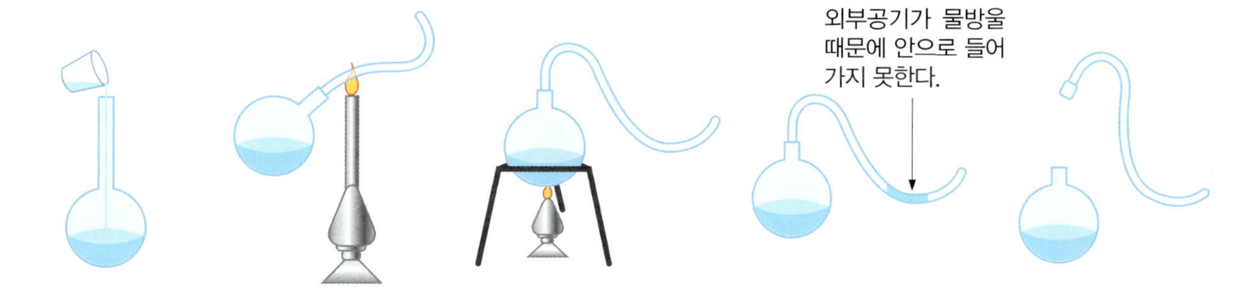
외부공기가 물방울 때문에 안으로 들어 가지 못한다.
① 고기즙을 플라스크에 넣는다.
② 플라스크의 목을 S자형으로 구부린다.
③ 고기즙을 몇 분간 끓인다.
④ 냉각시켜 두면 오랫동안 세균이 생기지 않는다.
⑤ 병 끝을 잘라 버리면 세균이 자라 고기즙이 금방 부패된다.

그림 1-8
파스퇴르 실험

3) 코흐(Robert Koch) (그림 1-9)

독일의 세균학자로, 파스퇴르와 함께 근대 세균학의 학문 체계를 확립했다. 결핵균을 비롯하여 많은 병원성 세균을 발견했다. 또한, 코흐는 젤라틴이나 한천 등을 이용한 고형 배지를 개발하여 세균의 단일 집락을 만들어 순배양을 얻는 획기적인 방법을 확립했다(그림 1-10). 이것을 계기로 코흐의 제자인 기타사토, 레플러, 베링 등의 많은 연구자는 병원성 세균의 발견과 병원성에 대한 증명에 성공하여 오늘날의 세균학 기초를 정립했다. 독일에서 유학 중이던 기타사토는 1889년에 파상풍균의 순배양에 성공했으며, 혈청요법 연구를 하였다. 베링은 디프테리아의 면역혈청요법을 성공시켰고 이를 인정받아 1901년 제1회 노벨생리의학상 수상자가 되었다. 스승 코흐는 4년 뒤 1905년에 노벨생리의학상 수상자가 되었다.

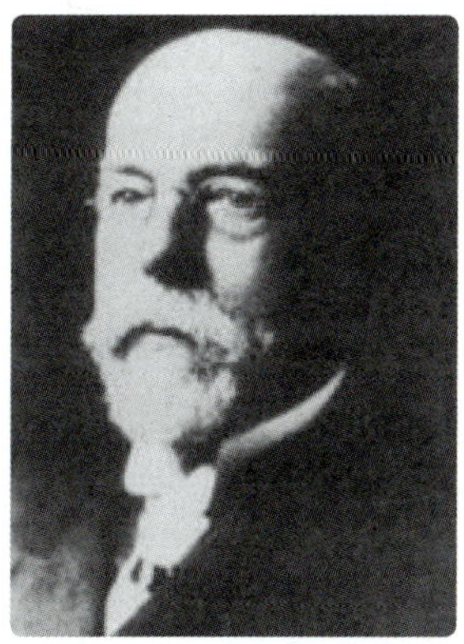

그림 1-9
코흐

그 후 질병을 일으키는 진균류나 원충 등이 발견되었으며 20세기 초기에는 바이러스의 존재도 밝혀졌다.

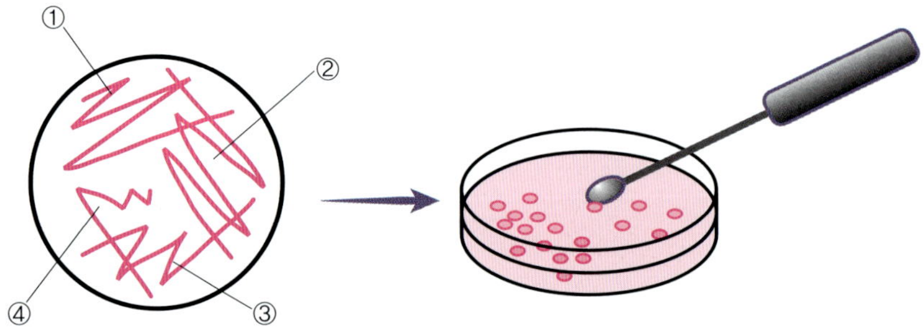

한천 평판배지 위에 검사 재료를 ①~④의 순으로 접종하면서 희석도말 시키고 순배양하여 단일한 세균이 형성한 집락을 얻는 방법이다.

그림 1-10
순배양법

4) 젠메르와이스(Ignaz Philipp Semmelweis)

헝가리의 산부인과의사로, 산후에 빈발하는 산욕열(puerperal fever)을 방지하기 위해 철저하게 '손 씻기'를 지도한 결과 산욕열에 의한 임산부의 사망률이 격감되었다.

5) 리스터(Joseph Lister)

19세기 후반 영국의 외과의사로, 수술 후 상처의 화농(purulence)은 세균감염이 원인이라고 생각하고 이를 방지하기 위해 수술영역이나 수술기구를 페놀로 소독하는 방법을 고안했다. 그 결과 수술 후 감염이 격감하여 안전한 수술을 시행할 수 있게 되었는데 이것이 현재 시행되고 있는 소독의 시발점이다.

6) 에를리히(Paul Ehrlich)

약리작용의 실험적 연구에서 항산균 염색법을 비롯한 염색법을 응용하여 화학요법을 구상했다.

7) 도마크(Gerhard Domark)

물감, 특히 살균 작용이 있는 물감을 연구했다. 합성한 염료인 아조 화합물의 약리학 효과를 알아내기 위한 연구를 진행하였으며, 설폰아마이드기(sulfonamide)를 가진 빨간색 프론토실(prontosil)이 포도상구균과 용혈성 연쇄상구균에 대해 항균작용을 일으킨다는 사실을 처음 발견하여 동물실험과 임상실험을 진행했다.

8) 플레밍(Alexander Fleming)

플레밍은 1929년에 푸른곰팡이가 페니실린(penicillin)이라는 세균성장 억제물질을 만든다는 사실을 밝혀냈고, 후에 옥스퍼드대학에 근무하던 오스트리아 병리학자 플로리와 독일 생화학자 체인은 1940년에 이 물질을 순수하게 분리하고 치료효과까지 검증했다. 이 물질이 페니실린(penicillin) 항생제이다. 이에 1945년 플레밍을 비롯해 플로리, 체인은 공동으로 노벨생리의학상을 수상했다. 페니실린 발견 이후 많은 항생제가 발견되고 개발되었으며, 의료분야에서 항생제는 필수불가결한 존재가 되었으며, 이로 인해 인류의 수명은 놀라울 정도로 길어졌다.

4 치과의료종사자와 미생물의 연관성

사람의 구강에서는 다양한 미생물이 성장할 수 있다. 1 mL의 타액에는 10,000여 마리의 미생물이 존재한다. 미생물의 대부분은 세균이나 곰팡이로, 타액이나 구강의 경조직, 연조직에도 분포한다. 최근 구강에는 700종 이상의 서로 다른 미생물이 존재한다고 밝혀졌다. 유전학 · 생리학 · 생화학적으로 조사한 결과 대부분의 구강미생물은 정상세균총(normal bacterial flora)으로서 구강 건강에 매우 중요한 요소이다. 구강미생물이 특정 환경에서 어떻게 질병을 일으키는가에 대해 이해하려면 구강미생물의 구조와 기능, 생리학적 활성을 이해할 필요가 있다. 즉, 구강미생물이 가진 생리학적 · 생화학적 활성을 이해하고 구강 건강과 관련하여 타액 분비능력과 식이섭취와 같은 세포의 기초대사능력을 파악하는 것도 매우 중요하다.

▶ 백신(vaccine)

18세기 말 영국의 의학자인 에드워드 제너(Edward Jenner)는 소의 젖을 짜는 일을 하면서 소와 접촉함으로써 자연스럽게 우두에 걸린 사람은 그 후 천연두(바이러스 전염병)에 걸리지 않는다는 사실을 참고로 하여 천연두 예방법에 대해 생각했다. 많은 임상시험을 거듭한 결과 1798년에 천연두 예방 백신을 발표했다. 그 이후 1980년 5월 세계보건기구(WHO)는 1977년 10월 26일 아프리카 소말리아 환자를 끝으로 "지구상에서 천연두가 완벽하게 사라졌다"고 선언했다. 백신이라는 이름은 소를 뜻하는 라틴어의 '*Vacca*(바카)'에서 유래한 것이다.

치과진료실의 치과의사와 치과위생사 업무를 미생물학 관점에서 검토해 보면, 많은 작업이 구강이나 전신 감염병과 밀접하게 관련되어 있음을 알 수 있다. 원래 충치나 치주질환(periodontal disease)은 구강미생물에 감염되어 발병하는 것으로, 치과를 찾는 사람은 대부분 이러한 환자들이다. 치과의사와 치과위생사는 이러한 환자들의 치료와 구강미생물에 의한 감염병 예방을 위한 처치와 예방지도 업무를 맡는다. 특히, 혈액이나 타액에 오염된 치과 치료기구류의 소독과 멸균 업무가 중요하다. 이러한 기구에는 감염을 일으키는 구강미생물이 다른 사람이나 장소로 옮겨갈 수 있는 감염의 위험성이 내재되어 있음을 이해하고 취급 시 주의할 필요가 있다. 따라서 치과의사 및 치과위생사를 목표로 하는 학생들은 '구강미생물학'을 통해 구강미생물의 감염에 대한 전반적인 지식을 습득하고, 더 나아가 전신을 포함한 감염에 대한 예방대책을 일상적으로 실천할 수 있어야 한다.

Review Test

01. 미생물에 대한 설명으로 옳은 것(True)과 옳지 않은 것(False)을 구분하시오.

(1) 현미경을 사용하여도 관찰할 수 없다. ( )

(2) 독립적으로 생존할 수 있다. ( )

(3) 극한환경에서는 생존할 수 없다. ( )

(4) 병원미생물에는 세균, 바이러스, 진균, 원충 등이 있다. ( )

(5) 이로운 미생물 종류는 없다. ( )

(6) 미생물은 크게 세균, 고세균, 진핵생물로 나눌 수 있다. ( )

(7) 세균과 고세균을 통틀어 원핵생물이라고 한다. ( )

(8) 원핵생물의 경우 핵을 외부로부터 분리해주는 핵막을 가지고 있다. ( )

(9) 바이러스는 생물과 무생물의 중간단계에 속한다. ( )

(10) 원핵생물과 진핵생물은 모두 세포질과 세포막을 가진다. ( )

(11) 원핵생물은 세포막에 존재하는 전자전달계를 이용하여 에너지를 생성한다. ( )

(12) 바이러스는 스스로 번식하지 못하며 세포를 감염시켜 숙주의 대사기능을 이용한다. ( )

(13) 진핵생물은 미토콘드리아를 이용하여 에너지를 생성한다. ( )

(14) 진핵생물은 세포질에서 전사와 번역이 동시에 일어난다. ( )

(15) 바이러스는 유전물질을 가지고 있지 않다. ( )

02. 세포 내 소기관에 대한 설명으로 옳은 것은?

① 핵 내에서 DNA의 정보를 RNA로 옮기는 번역(translation) 과정이 일어난다.
② 활면소포체의 막 외부에는 리보솜이 붙어 있으며, 리보솜이 합성한 단백질을 세포 밖으로 분비시킨다.
③ 조면소포체는 세포막 인지질과 스테로이드를 합성한다.
④ 리소좀은 소화효소를 가지며 세포 안으로 유입된 이물질을 소화하여 제거한다.
⑤ 골지체는 물을 저장하여 세포 성장에 도움을 준다.

03. 현미경으로 미생물을 처음 관찰한 사람은?

① 코흐 ② 파스퇴르 ③ 레벤후크 ④ 리스터 ⑤ 에를리히

04. 소포체에서 만든 단백질을 저장하고 변형시켜 소포를 통해 알맞은 장소로 보내는 역할을 하는 세포 내 소기관은?

① 미토콘드리아 ② 엽록체 ③ 골지체 ④ 리소좀 ⑤ 공포

해답 01. (1) F (2) T (3) F (4) T (5) F (6) T (7) T (8) F (9) T (10) T (11) T (12) T (13) T (14) F (15) F
02. ④ 03. ③ 04. ③

Chapter 02

미생물의 일반적인 특성

학습목표

제1절 세균

1. 원핵세포와 진핵세포의 차이점을 비교하여 설명할 수 있다.
2. 세균의 일반적인 특성을 설명할 수 있다.
3. 세균의 구조와 각 기능을 설명할 수 있다.
4. 그람음성균과 그람양성균의 세포벽 특성을 설명할 수 있다.
5. 그람염색의 과정을 설명할 수 있다.
6. 아포의 구조와 기능을 설명할 수 있다.
7. 세균의 증식곡선의 특성을 설명할 수 있다.
8. 세균 증식에 영향을 미치는 환경요소를 설명할 수 있다.
9. 마이코플라즈마의 일반적인 특성을 설명할 수 있다.

제2절 바이러스

1. 바이러스의 일반적인 특성을 설명할 수 있다.
2. 바이러스의 구조와 각각의 기능을 설명할 수 있다.
3. 바이러스의 증식과정을 설명할 수 있다

제3절 진균 및 원충

1. 진균의 일반적인 특성을 설명할 수 있다.
2. 원생동물의 일반적인 특성을 설명할 수 있다.

제4절 미생물을 이해하기 위한 기초 분자생물학

1. 중심원리를 설명할 수 있다.
2. DNA 복제, 전사, 번역을 설명할 수 있다.
3. 세균 동정을 위한 분자생물학적 방법을 설명할 수 있다.

제1절 세균

1 세균의 정의

우리의 생활 주변 어디에나 존재하는 세균(bacteria)은 크기가 작아 육안으로 보기 힘든 단세포로 이루어져 있는 원핵생물로, 진균과 동 · 식물 세포와 같은 진핵세포의 구조와는 차이가 있다.

2 세균의 분류와 명명법

1) 세균의 분류

세균은 다양한 기준에 따라 분류할 수 있다. 세균의 형태에 따라 구균, 간균, 나선균 등으로 분류할 수 있고, 어떤 염색제에 염색되는가에 따라 분류할 수도 있으며, 성장조건이나 물리적 · 생화학적 성질 등의 특성에 따라서도 분류할 수 있다. 병원성과 관련된 세균은 이러한 특성들을 이용하여 분류할 수 있는데 최근에는 DNA 염기서열을 이용한 분자생물학적 방법을 이용하기도 한다.

유전자 정보와 PCR(polymerase chain reaction, 중합효소연쇄반응)이라는 유전자증폭법을 이용하면 배양이 불가능하거나 어려운 세균종, 매우 적은 양의 세균 등도 어떠한 세균인지 알 수 있다. 최근에는 세균이 가진 유전체(genome) 염기서열을 분석하여 현재 병원성과 관련된 세균 대부분의 유전체(bacterial genome) 정보가 데이터베이스화되어 있다.

2) 세균 명명법

세균 명명법(nomenclature)은 다른 생물종과 마찬가지로 속명(genus)과 종명(species)으로 이름을 붙이는 이명법(binominal nomenclature)을 이용하는 것이 일반적이다. 속명, 종명 모두 라틴어 '이탤릭체'로 표기하며 속명의 첫 글자는 대문자, 종명은 모두 소문자로 표기한다. 예를 들면 다음과 같다.

	속명	종명
대장균	*Escherichia*	*coli*
황색포도상구균	*Staphylococcus*	*aureus*

속명을 간단하게 줄여 *E. coli*나 *S. aureus*로 표기하는 경우도 있다.

3 세균의 일반적 특성

1) 세균의 형태와 크기

세균은 형태에 따라 공 모양의 '구균(*coccus*)', 가늘고 긴 막대 모양의 '간균(*bacillus*)', 나선 모양의 '나선균(*spirilla*)'으로 분류되며, 각각 배열 형태에 따라 세분화된다. 포도송이 모양으로 배열된 것, 목걸이 모양으로 배열된 것, 소시지 모양으로 배열된 것 또는 가늘고 길며 양끝이 뾰족하거나, 스프링처럼 꼬여 배열된 것 등 각각의 세균은 배열 형태에 특징이 있다(그림 2-1).

이들 세균의 크기는 대략 0.5~10 μm이다. 예를 들면 포도상구균(*Staphylococcus*)은 직경이 1 μm, 대장균은 0.5×3~4 μm이다. 1 μm는 0.001 mm로 눈으로는 볼 수 없는 크기이다. 눈으로 식별이 가능하려면 크기가 적어도 0.2 mm 이상이 되어야 한다.

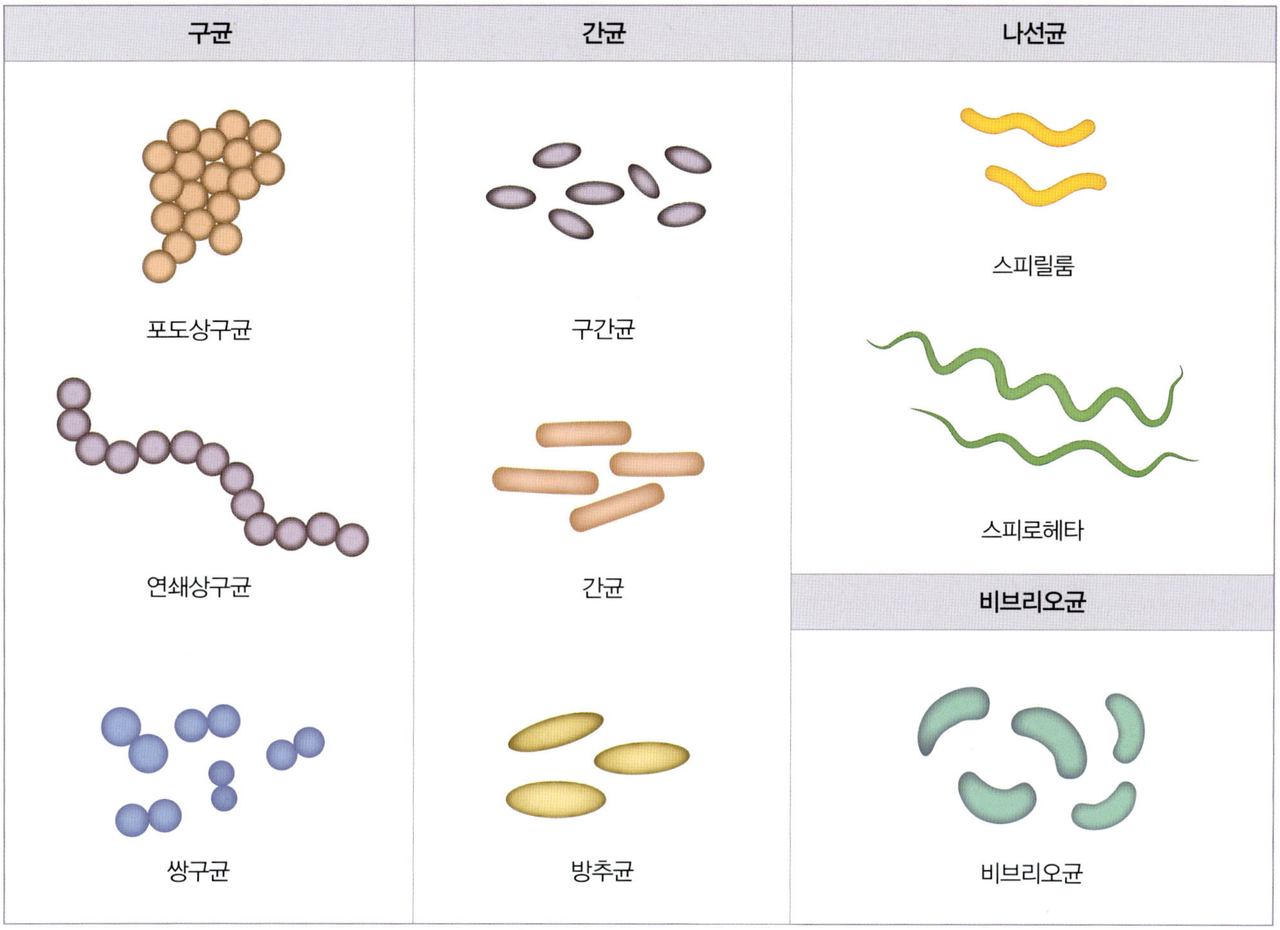

그림 2-1
세균의 형태에 따른 분류

2) 세균의 구조와 기능

세균은 원핵생물로서 1개의 세포로 이루어져 있으며, 미토콘드리아와 같은 세포내 소기관은 없다. 세포 바깥쪽에는 세포벽이라고 하는 견고한 구조물이 세포를 싸고 있는데, 표층에 독특한 구조를 가지고 있는 것이 많다. 그 안쪽에는 세포막으로 덮인 세포질이 있는데, 내부에는 핵양체, 리보솜 등이 존재한다. 세포에 편모, 섬모, 협막, 플라스미드 등이 존재하는 경우도 있다. 그림 2-2는 세균의 세포 구조를 나타낸 것이다. 모든 세균에는 공통적으로 존재하는 구조물과 세균의 종류에 따라 달라지는 구조물이 있다(표 2-1).

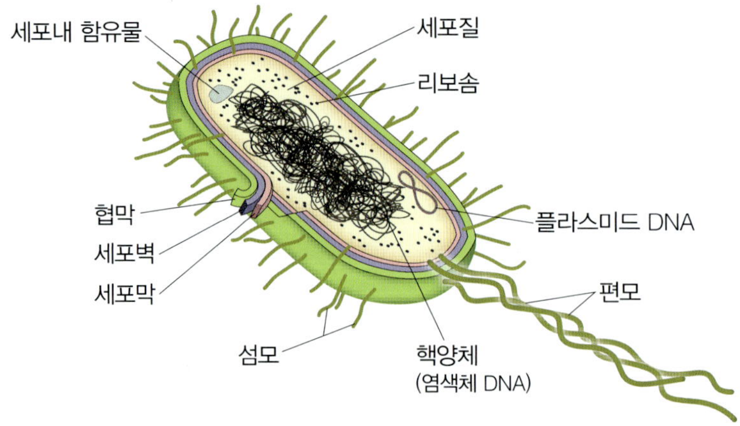

그림 2-2
세균의 구조

모든 세균에 공통적으로 존재하는 구조물	세균의 종류에 따라 달라지는 구조물
세포벽(cell wall) 세포막(cell membrane) 핵양체(nucleoid) 리보솜(ribosome)	편모(flagellum) 섬모(fimbriae, pili) 협막(capsule) 플라스미드(plasmid)

* 미코플라스마 세균은 예외적으로 세포벽이 없다.

표 2-1 **세균의 구조물**

(1) 세포질 내 구조

① 핵양체(nucleoid)

세균은 핵막이 없기 때문에 확실한 경계가 없는 핵양체(nucleoid)에 세균의 염색체 DNA(chromosomal DNA)가 존재한다. 세균의 염색체 DNA는 고리 모양(circular)으로 연결되어 꼬여 있으며, 염색체 DNA를 펴면 1 mm 정도가 되는데, 대장균의 길이가 3~4 μm인 것을 감안하면 매우 길다.

② 리보솜(ribosome)

세포질 전체에 리보솜이 많이 분포되어 있다. 리보솜은 단백질 합성에 중심이 되는 것으로, ribosomal RNA(rRNA)와 단백질로 구성되어 있다. 리보솜은 큰 소단위체(large subunit)와 작은 소단위체(small subunit)로 구성되어 있는데, 원핵생물인 세균의 경우 50S의 큰 소단위체와 30S의 작은 소단위체로 구성되며, 전체 크기는 70S이다.

진핵생물은 60S의 큰 소단위체와 40S의 작은 소단위체로 구성되며 전체 크기는 80S이다. 작은 소단위체는 mRNA(messenger RNA, 전령 RNA)를 해독해서 tRNA(transfer RNA, 전달 RNA)와 결합하는 역할을 하고, 큰 소단위체는 tRNA가 운반해 오는 아미노산을 연결하여 펩티드 결합을 형성하는 역할을 한다(그림 2-25 참조).

③ 플라스미드(plasmid)

세균에 따라서는 세포질에 염색체 DNA(chromosomal DNA)와 함께 작은 고리 모양의 DNA가 존재하는 경우가 있는데 이것을 플라스미드(plasmid)라고 한다. 플라스미드는 세균 자체의 생존이나 증식에 필요한 유전자(essential genes)를 가지고 있지는 않지만, 약제내성을 일으키는 유전자(약제내성인자)나 세균독소 유전자와 같이 병인기전에 중요한 유전자가 존재한다. 플라스미드는 다른 세균에 전달될 수 있기 때문에 약제내성이 전파되는 것과 깊은 관련이 있다.

④ 세포내 화합물(inclusion body)

대부분은 에너지 저장고 역할을 한다. 탄소와 에너지를 저장하는 중합체(polymer)를 poly-β-hydroxyalkanoate(PHA)라고 하는데, 탄소원이 과량 존재할 때 합성해서 저장하며 영양분이 부족할 때 이용한다.

(2) 세포외막(cell envelope)의 구조

세균의 세포외막은 바깥쪽에서 세포질을 둘러싸고 있는 모든 물질들을 총칭하는 용어이다. 세포외막은 구조적 · 기능적으로 뚜렷한 여러 층들로 구성되어 있으며, 가장 두드러진 것은 세포막과 세포벽이다. 세포외막에는 세포벽에 붙어 있는 협막(capsule)이 존재하기도 한다(표 2-2, 그림 2-4).

	그람양성균	그람음성균
그람염색	그람양성	그람음성
세포질막	있음	있음
펩티도글리칸층	두꺼움	얇음
외막	없음	있음
내독소(LPS)	없음	있음
원형질막공간	없음	있음
협막, 편모, 섬모	일부 세균	일부 세균

표 2-2 세균의 세포외막 구조

① 세포질막(cytoplasmic membrane)

세포질을 둘러싼 막으로, 인지질(phospholipid)과 단백질로 구성된다. 인지질은 소수성 부분이 안쪽을 향하고 친수성 부분이 바깥쪽을 향하는 이중막 구조로 되어 있다. 세포막에는 외부와 내부를 연결하는 통로 역할을 하는 단백질과 많은 효소가 집중적으로 존재한다. 세포질막에 ATP 에너지 생성을 위한 전자전달계(electron transport system)를 가지고 있다.

② 세포벽(cell wall)

세균의 세포벽 주성분은 그물 모양의 구조물인 펩티도글리칸(peptidoglycan)으로, 세균의 고유 형태를 유지시켜 주는 단단한 구조물이다. 펩티도글리칸은 동물·식물세포에는 존재하지 않는다. 그람양성과 그람음성 세균의 세포벽은 구조와 화학적 조성에 있어 중요한 차이를 보인다.

가. 그람양성균(Gram-positive bacteria)

a. 펩티도글리칸층이 상대적으로 두꺼우며 테이코산(teichoic acid)과 지질테이코산(lipoteichoic acid)이 세포벽에 존재한다.

b. 세포벽에 부착된 표면 단백질이 많이 존재한다. 이는 그람음성균의 원형질막공간이 없기 때문에 필요한 단백질을 세포벽에 부착시켜 이용하는 것이다.

나. 그람음성균(Gram-negative bacteria)

a. 펩티도글리칸층이 얇으며 그람양성균에서 볼 수 있는 테이코산과 지질테이코산이 없다.

b. 외막(outer membrane)은 그람음성균에만 존재하는 특유의 막으로, 얇은 펩티도글리칸층의 바깥쪽에 있다. 외막은 세포질막과 다른데, 세포막은 인지질, 외막은 인지질과 지질다당류(lipopolysaccharide, LPS)로 구성되어 있다.

c. 내막과 외막 사이의 영역을 원형질막공간(periplasmic space)이라고 한다. 원형질막공간에 여러 가지 단백질, 지질 등 여러 성분들을 저장하고 사용한다. 예를 들면, 균체 밖에서 들어온 항생제와 같은 유해물질들을 분해하기 위한 장소로서 이용하기 때문에 필요한 효소들을 이 공간에 가지고 있다.

▶ **LPS(지질다당류, 내독소)**

그람음성균 외막에 존재하는 LPS(lipopolysacharide)는 사람에게 발열 등 다양한 독성을 일으키기 때문에 내독소라고 한다. LPS(지질다당류)는 지질A(Lipid A), 코어(core)올리고당, O다당(O antigen)의 3개 부위로 나눌 수 있다. LPS(지질다당류) 구조에서 지질A가 독성활성을 가지고 있는 부분이다. O다당은 동일한 균종이라도 변화가 많기 때문에 이 항원성을 이용해서 혈청형 분류(예 : O157) 등에 이용한다. 다시 강조하면 지질다당류(LPS)는 외막에만 존재하기 때문에 그람음성균은 내독소(LPS)를 가지고 있지만 그람양성균은 가지고 있지 않다.

③ 협막(capsule) (그림 2-3A)

세균 중에서 균체의 가장 바깥층에 있는 세포벽이나 외막 바깥쪽에 점액성 물질로 덮인 층을 가지고 있는 것이 있는데, 이 점액성 물질이 협막이다. 이 협막은 포도당(glucose), 갈락토스(galactose), 람노스(rhamnose) 등으로 이루어진 다당체(polysaccharide)이다. 협막을 가지고 있는 미생물은 에너지의 상당한 양을 협막을 만드는 데 사용한다.

협막에는 친수성과 소수성을 띠는 부분이 있는데, 친수성을 띠는 부분은 백혈구의 식균작용(phagocytosis; 백혈구에게 먹히는 것)을 피할 수 있고 소수성을 띠는 부분은 숙주의 점막 표면에 부착할 수 있다. 그 밖에도 협막은 미생물의 내부 수분을 유지하고, 물리적인 자극에 대해 세균을 보호하며 영양분이 고갈된 기간 중에는 세균의 영양분으로도 사용될 수 있다. 따라서 협막을 가진 세균이 대체적으로 병원성이 강하다.

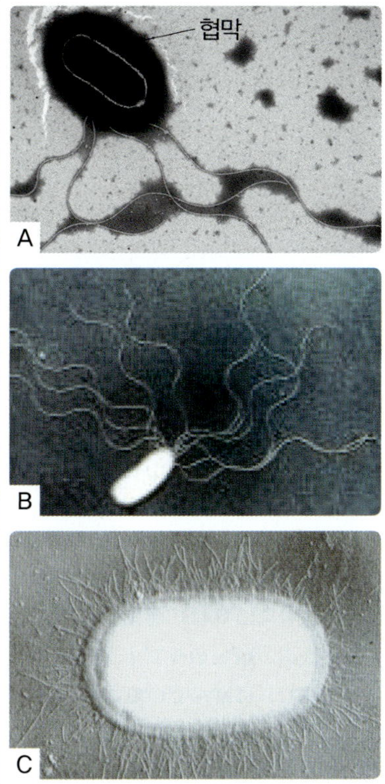

그림 2-3
세균의 협막, 편모와 섬모
A. 세균의 협막이 세포외막 바깥을 둘러싸고 있는 것을 볼 수 있다.
B. 세균의 편모가 균체 한쪽 끝으로 여러 개 나와 있는 것을 볼 수 있다(군모성).
C. 세균의 섬모가 균체 가장자리를 덮고 있는 것을 볼 수 있다.

④ 편모(flagellum) (그림 2-3B)

편모는 세균이 운동을 할 수 있게 하는 기관으로, 편모가 회전함으로써 1분간 1~5 mm 정도 세균이 이동할 수 있다.

편모는 세포막에서 나와 세포벽과 협막을 관통하여 세포 밖으로 나온다. 편모의 수나 부위는 균에 따라 다른데, 1개의 편모가 나와 있는 단모성, 한쪽 끝에 여러 개의 편모가 나와 있는 군모성, 양끝에서 나와 있는 양모성, 표면 전체에 나와 있는 주모성 형태가 있다. 대장균의 편모 단백질(flagellin)은 항원성을 가지고 있어 세균의 분류(예 : H7)에 이용되고 있다. 대체로 구강미생물 중에는 편모를 가진 세균이 많지 않다.

⑤ 섬모(fimbriae, pili) (그림 2-3C)

섬모는 편모보다 가늘고 짧은 머리카락 모양으로, 끈적거리며 양적으로 많은 세균 표면의 구조물이다. 세균의 생체 부착이나 균끼리의 결합에 관여하는 부착 섬모(attachment pili)가 있고, 세균의 플라스미드(plasmid) DNA를 교환하는 기능을 가진 접합 섬모(conjugation or sex pili)가 있다.

구강의 다양한 세균이 섬모를 가지고 있으며 세포외 기질단백질(extracellular matrix protein), 콜라겐(collagen), 섬유결합소(fibronectin)와 같은 단백질과 부착한다. 섬모는 세균이 숙주세포 내로 쉽게 침입할 수 있도록 도와주고, 골흡수를 촉진시키는 등 숙주에 해로운 영향을 끼친다.

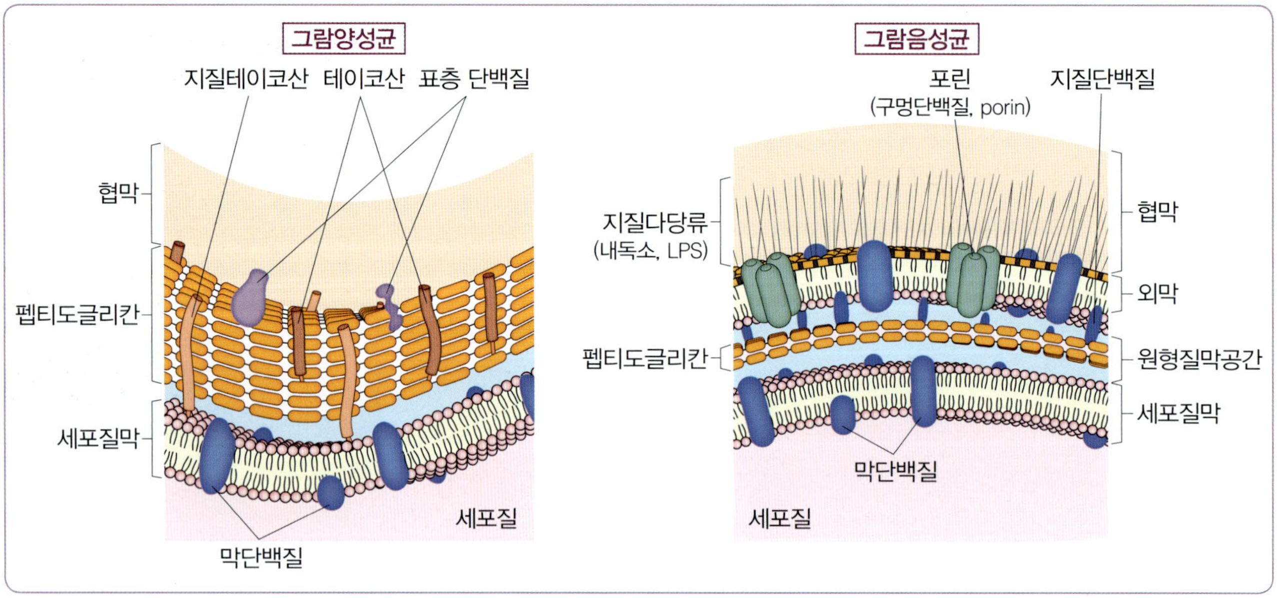

그림 2-4
세균의 세포외막 구조

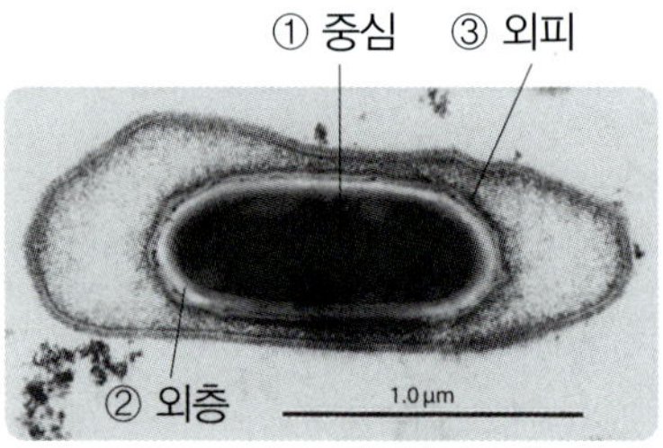

그림 2-5
바실루스 세레우스(*Bacillus cereus*) 모세포 내에 있는 내생포자의 전자현미경사진

① 중심(core) : 발아에 필요한 DNA, 리보솜, 효소 등을 함유한 세포질이 탈수된 형태로 존재

② 외층(cortex) : 세포벽이 변형된 형태로 존재

③ 외피(coats) : 대부분의 화학물질이 투과할 수 없는 여러 단백질 층으로 구성되어 있어 화학물질에 저항성을 가짐

(3) 분화된 구조

① 내생포자(spore, 아포, 포자) (그림 2-5)

세균 중에는 생존에 필요한 영양분과 수분이 부족한 상황이나 온도가 알맞지 않은 나쁜 환경에 처해지면 내생포자(아포)를 형성하는 것이 있는데, 대표적으로 바실루스(*Bacillus*)속이나 클로스트리듐(*Clostridium*)속 세균이 내생포자를 형성한다. 내생포자는 두꺼운 벽 내에 탈수 상태로 존재하며, 100℃로 가열해도 죽지 않고, 동결, 건조, 방사선 등에도 강한 내성을 가지고 있다. 내생포자 상태의 균은 나쁜 환경에서는 휴면 상태로 증식을 못하지만, 적절한 환경이 되면 씨앗에서 발아하듯 본래의 세균 상태로 돌아가 활발한 증식활성을 나타낸다(그림 2-6).

내생포자를 죽이는 것은 모든 미생물을 죽이는 것(멸균)이라고 할 수 있으며, 내생포자의 사멸은 멸균이 완료되었는지를 나타내는 지표가 된다. 내생포자 상태의 균을 멸균하려면 121℃에서 15~20분간 15 psi의 압력에서 가압증기멸균 또는 180℃에서 30분 이상 건열멸균을 해야 한다.

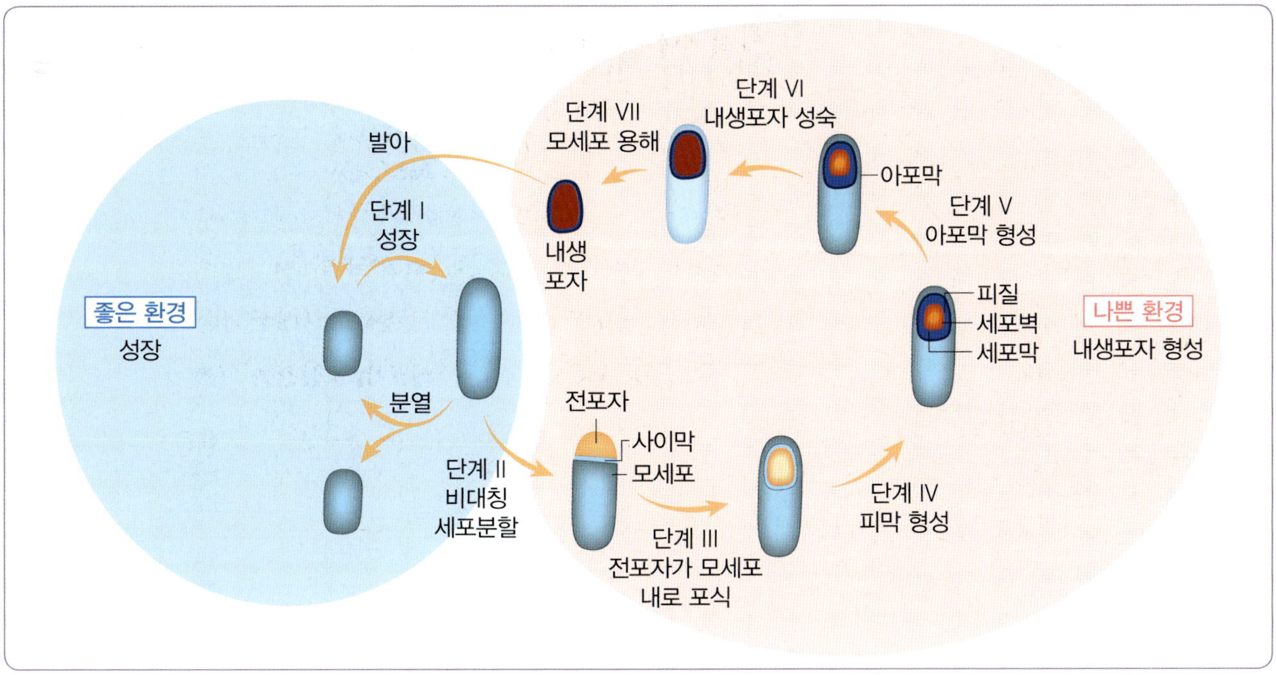

그림 2-6
내생포자의 형성과정

3) 세균의 증식

세균은 단세포생물이기 때문에 무성생식에 의한 이분열(binary fission, 이분법) 방법으로 증식한다. 최적 조건일 때 분열에 걸리는 시간을 '세대시간(generation time)' 또는 '배가시간(doubling time)'이라고 하는데, 균의 종류에 따라 걸리는 시간이 다르다. 대장균(*Escherichia coil*)의 세대시간은 대략 20분으로 빠르지만, 결핵균(*Mycobacterium tuberculosis*)의 세대시간은 24시간으로 매우 느리다.

세균을 인공적으로 증식시키는 배양법은 균에 따라 다른데, 현재 다양한 배양법과 배지가 개발되어 있다. 아직 인공적인 배양이 어려운 균이 많지만, 병원성 세균의 대부분은 인공배지를 이용한 배양법이 확립되어 있다.

(1) 세균 증식에 미치는 환경 요소

① 온도

인간에게 병원성을 나타내는 세균의 대부분은 체온(37℃)에 가까운 온도에서 가장 활발하게 증식한다. 10~20℃를 좋아하는 저온균(강이나 바다에 많이 존재)이나 고온(60℃ 이상)의 토양 속 또는 온천에서 활발하게 증식하는 세균도 있다. 세균의 증식에 가장 적당한 온도를 '증식 최적온도'라고 한다. 이 최적온도에서 벗어나면 증식의 효율이나 속도는 떨어지지만, 일정한 범위 내라면 세균은 증식을 계속할 수 있다. 이러한 온도영역을 '증식 가능온도'라고 한다(표 2-3). 한편, 4℃ 이하 또는 50℃ 이상의 온도 환경에서는 세균의 증식활동이 극단적으로 떨어진다. 따라서 어패류나 식육, 우유 · 가공식품 등을 저온에 보관하는 것은 세균의 증식을 억제하여 부패를 방지하기 위함이다(냉장 · 냉동). 하지만 4℃ 냉장 보관으로도 증식을 막지 못하는 리스테리아 모노사이토제네스(*Listeria monocytogenes*)와 같은 식중독균도 있기에 유의해야 한다.

균종	증식 최적온도	증식 가능온도
연쇄상구균(*Streptococcus*)	35~37℃	20~40℃
포도상구균(*Staphylococcus*)	35~40℃	12~45℃
결핵균(*Mycobacterium tuberculosis*)	37~38℃	30~38℃
콜레라균(*Vibrio cholerae*)	37℃	16~40℃
리스테리아 모노사이토제네스(*Listeria monocytogenes*)	30~37℃	−1~44℃

표 2-3 **세균의 증식온도**

② 수분

동 · 식물과 마찬가지로 세균의 증식에도 수분이 필요하다. 수분이 충분하지 않으면 세균은 증식할 수 없다. 건조식품은 이 성질을 이용한 것으로, 오염균의 증식을 억제하여 장기보관을 가능하게 한 것이다.

③ pH(수소이온농도)

대부분의 병원성 세균은 인체 내와 비슷한 pH 7.0~7.2의 환경에서 왕성하게 증식한다. 예외적으로 유산균은 약산성 환경(pH 5.0 정도)을 좋아하며, 반대로 콜레라균은 약알칼리성 환경(pH 8.0 정도)을 좋아한다. 극단적인 산성 또는 알칼리성 환경에서는 대부분의 병원균은 증식할 수 없다.

④ 산소

산소는 세균의 증식이나 생존에 크게 영향을 미친다. 증식에 산소가 꼭 필요한 균을 편성 호기성균(obligate aerobe)이라고 하는데, 이 세균은 산소가 있을 때에는 호흡으로 에너지를 만들지만 산소가 없을 때에는 에너지를 만들지 못하고 죽는 균이다. 결핵균(*Mycobacterium tuberculosis*), 백일해균(*Bordetella pertussis*), 나이세리아균(*Neisseria meningitidis*) 등이 여기에 속한다. 반대로 산소가 있으면 죽는 균을 편성 혐기성균(obligate anaerobe)이라고 하는데, 이 세균은 산소가 없을 때에만 발효과정을 통해 에너지를 만들어 살아갈 수 있는 균이다. 푸소박테륨(*Fusobacterium*), 포르피로모나스(*Porphyromonas*), 프리보텔라(*Prevotella*) 등의 치주병원균이나 파상풍균(*Clostridium tetani*) 등이 여기에 속한다. 산소가 있을 때는 호흡으로, 산소가 없을 때는 발효로 에너지를 만들어 살아갈 수 있는 균을 통성 혐기성균(facultative anaerobe)이라 한다(그림 2-7). 대장균(*Escherichia coli*), 포도상구균(*Staphylococcus*) 등 많은 세균이 여기에 속한다. 그 외에 산소를 이용하지는 못하지만 산소가 있어도 견딜 수 있는 내기성균(aerotolerant anaerobe)이 있는데, 이 세균은 발효로만 에너지를 만든다. 또한 낮은 농도의 산소에서만 살 수 있는 미호기성균(microaerophile)이 있는데 헬리코박터 파일로리(*Helicobacter pylori*)가 여기에 속한다. 호기성균이라 하면 산소가 있는 곳에서 살 수 있는 편성 호기성균, 통성 혐기성균, 미호기성균을 칭하며, 반대로 혐기성균이라 하면 산소가 없는 곳에서 살 수 있는 편성 혐기성균, 통성 혐기성균, 내기성균을 일컫는다. 통성 혐기성균은 특성상 호기성균에도 혐기성균에도 속할 수 있다.

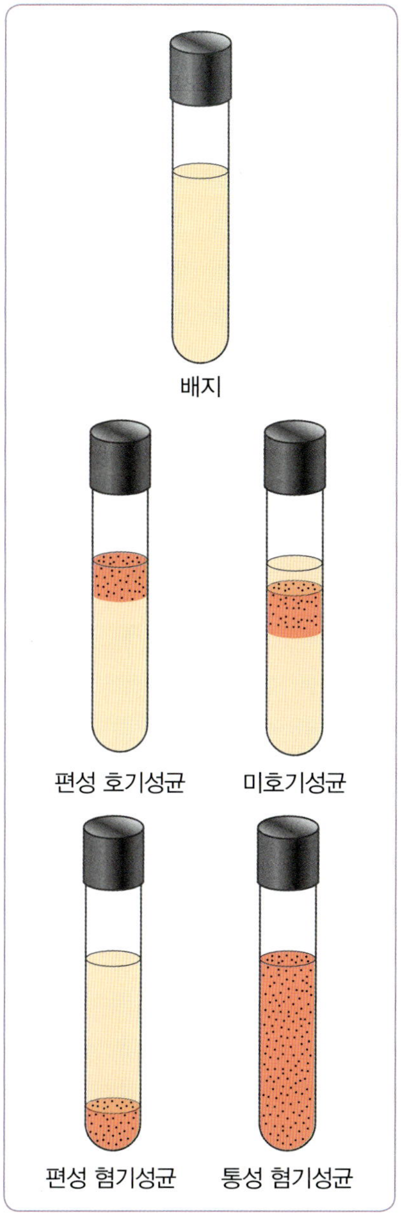

그림 2-7
산소 조건에 따른 균의 분포

⑤ 영양

사람과 공생관계에 있는 정상세균총(normal flora)이나 병원성 세균은 필요한 영양물질 대부분을 숙주 즉, 사람으로부터 얻어서 증식한다. 세균의 증식에 필요한 영양소에는 에너지원이 되는 물질, 균체의 구성 성분이 되는 물질, 미량의 무기염류와 발육인자가 있다.

가. 에너지원

대부분의 세균은 유기물을 산화하여 에너지, 즉 ATP를 얻는다. 가장 효율적으로 이용되는 에너지원은 포도당이다. 산소가 있는 조건에서는 호흡(respiration)을 통해 포도당 분자 하나를 이용하여 38ATP를 생성한다. 산소가 없는 조건에서는 발효(fermentation)를 통해 포도당 분자 하나를 이용하여 2ATP를 생성한다. 그러므로 통성 혐기성균은 산소 유무에 따라 산소호흡이나 발효를 이용해 에너지를 얻는다(그림 2–8).

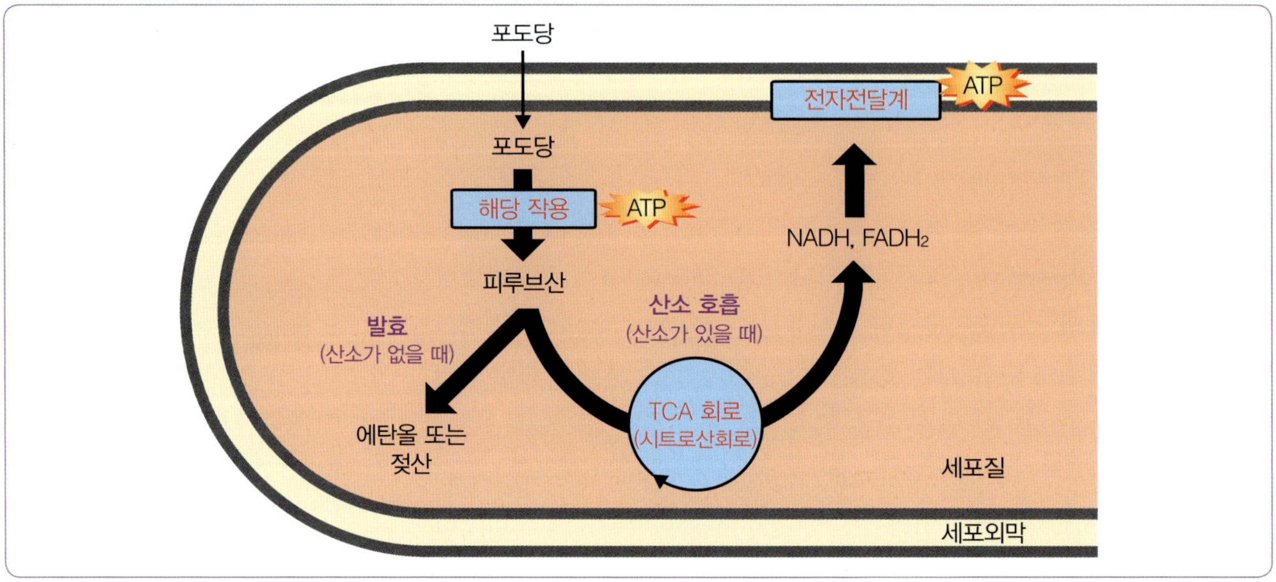

그림 2–8
통성 혐기성균의 호흡과 발효 대사과정

나. 세균의 구성성분

세균은 우리 몸과 비슷한 단백질, 지질, 다당류, 핵산으로 구성되어 있다. 이들을 구성하는 성분은 탄소, 질소, 인산, 그리고 수소, 산소 등이다. 세균은 탄소원으로서 각종 당, 지방산, 아미노산 등을 이용한다. 아미노산은 질소원으로서도 중요하며 단백질을 구성한다.

다. 기타 영양소

칼슘, 칼륨, 나트륨, 철 등 각종 미량의 이온을 필요로 한다. 치주병원균인 포르피로모나스 진지발리스(*Porphyromonas gingivalis*)는 비타민 K를 필요로 하고, 치주병원균인 프레보텔라 인터메디아(*Prevotella intermedia*)는 에스트로겐이나 프로게스테론 등 여성호르몬에 의해 성장이 촉진된다.

(2) 세균의 증식곡선

세균이 증식하는 데 필요한 환경(온도, 수분, pH, 산소, 영양 등)을 만들어 인공적으로 증식시키는 것을 '배양(culture)'이라고 한다. 또, 인공적으로 증식 환경을 만들고자 '배지(culture media)'를 이용하는데, 배지는 형태에 따라 고체 배지와 액체 배지로 분류된다. 또, 다양한 목적에 따라 영양배지, 분리 배지, 선택 배지, 확인 배지 등이 개발되어 있다.

세균은 이분열로 증식하기에 세대시간이 30분에 1회 분열할 경우 30분마다 2^n의 비율로 증가하게 되어, 고체 배지에서 배양하면 18~24시간 후에는 육안으로도 관찰할 수 있을 정도의 균 집단이 배지 표면에 형성된다. 이것을 세균의 집락(colony)이라고 한다(그림 2-9).

집락의 형태와 색은 세균에 따라 특징이 있으므로 세균의 분류에도 유용하다. 액체 배지(그림 2-10)에서 배양하면 처음에는 투명하던 배양액이 세균이 증식함에 따라 점차 탁해지기 시작하여 그 정도가 점차 심해지지만, 어느 정도에 이르면 세균이 더 이상 성장을 하지 않아 더 탁해지지 않는다. 배양액이 탁해졌다는 것은 세균이 증가되었음을 의미하며 탁해진 정도와 세균수는 비례한다. 액체 배지에서의 세균증식을 곡선으로 나타내면 그림 2-11과 같다. 이 그림에서 볼 수 있듯이 세균의 증식과정은 유도기, 대수증식기, 정지기, 사멸기의 4단계로 나눌 수 있다.

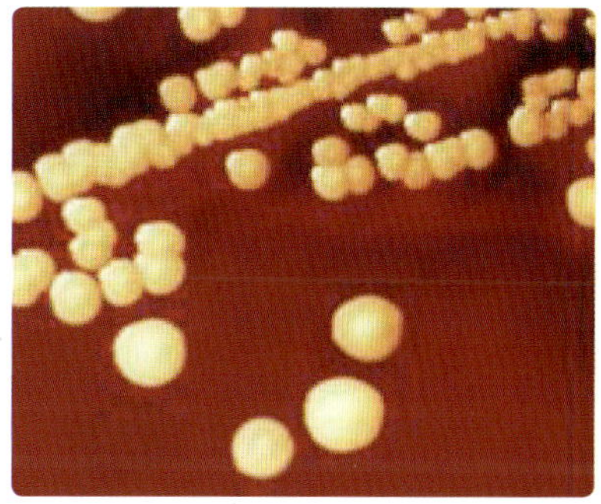

그림 2-9
세균의 집락(colony)

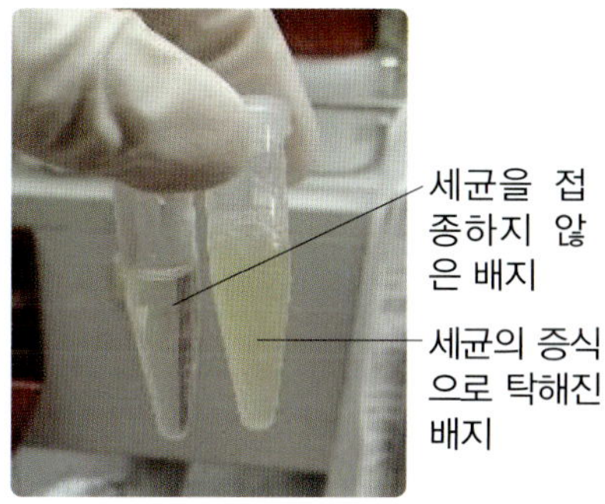

그림 2-10
액체 배지

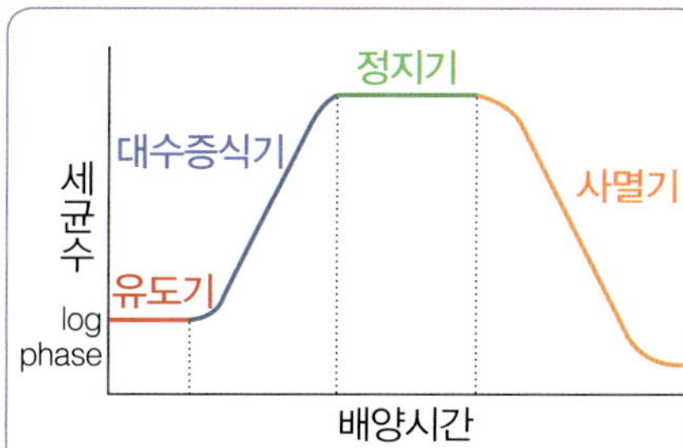

그림 2-11
세균의 증식곡선

① 유도기(lag phase)

세균이 새로운 환경에 적응하는 기간으로, 증식에 필요한 효소나 중간 대사물을 생성한다. 세포가 성장하여 세포 크기가 가장 큰 시기이다.

② 대수증식기(log or exponential phase)

영양이 충분히 공급되어 가장 왕성하게 증식하는 시기이다. 이 시기에 세대시간(배가시간)이 일정하며 가장 짧기 때문에 각 세균의 세대시간을 이때 결정한다. 또, 이 시기에 대부분의 효소 활성이 가장 높기 때문에 세포벽 합성에 관여하는 효소에 영향을 주는 페니실린(penicillin), DNA 전사에 중요한 RNA 중합효소(RNA polymerase)에 영향을 주는 리파마이신(rifamycin) 등과 같은 다양한 항생제에 예민한 시기이다.

③ 정지기(stationary phase)

세균수의 증가에 따라 영양이 고갈되고, 유해한 대사산물이 증가하며 pH가 변화하기 때문에 증식환경이 악화된다. 따라서 세대시간(배가

시간)이 길어져 느려진 분열속도가 균들의 사멸 속도와 비슷해져 생균수가 거의 일정하게 유지된다.

④ 사멸기(death phase)

증식환경이 더욱 악화되어 분열하는 세균수보다 사멸하는 세균수가 훨씬 더 많아져 생균수가 급격히 감소된다.

4) 세균의 관찰

세균은 무색이므로 현미경으로 세균을 관찰하기 위해서는 염색을 해야 한다. 목적에 따라 여러 가지 염색방법이 사용되는데, 단일 염색액으로 염색하는 단염색과 특수한 방법으로 염색하는 특수염색이 있다.

(1) 단염색

세균의 크기나 형태를 관찰하기 위해 시행하는 염색방법으로, 일반적으로 메틸렌블루(methylene blue; 청색), 크리스탈바이올렛(crystal violet; 보라색), 푹신(acid fuchsin; 적색) 등 하나의 염색액으로 염색한다.

(2) 특수염색

대표적인 방법으로 그람염색이 있는데, 이 방법은 세균을 두 그룹으로 분류하기 위한 염색법이다. 결과적으로 진보라색으로 염색되는 세균을 그람양성균, 적색으로 염색되는 세균을 그람음성균이라고 한다(그림 2-12). 모든 세균이 그람양성 또는 그람음성으로 나뉘어 염색되기 때문에 세균을 분류할 때 가장 중요한 기준이 된다. 그람염색은 세균 세포벽의 두께와 교차결합(cross linking) 정도의 차이를 이용한 염색법이다. 그림 2-12에서 볼 수 있듯이 그람양성과 그람음성 세균 둘 다 크리스탈바이올렛과 요오드에 의해 염색되어 보라색이 된다. 그 다음 알코올 탈색과정에서 그람양성의 경우는 세포벽이 두꺼워 탈색이 되지 않고 보라색이 유지되지만, 그람음성의 경우는 세포벽이 얇아 탈색되어 무색이 된다. 그러므로 마지막 사프라닌 대비 염색 과정에서 그람양성의 경우는 계속 보라색으로 남고, 그람음성의 경우만 빨간색으로 염색 된다. 그람음성의 경우 세포벽이 얇아 탈색과정에서 탈색이 쉬운 반면, 그람양성의 경우는 세포벽이 두꺼워 염색약이 쉽게 빠져나오지 못한다. 그러므로 탈색된 그람음성의 경우에만 사프라닌(대비 염색) 후 적색으로 보이게 된다.

예외적으로 세포외막이 미콜산(mycolic acid)과 왁스(wax)로 구성된 결핵균(*Mycobacterium tuberculosis*)의 경우 그람염색법으로는 염색이 되지 않는다. 이 경우에는 질닐슨(Ziehl–Neelsen)과 같은 염기성 색소로 가온 염색하면 산이나 알코올로 처리하여도 탈색되지 않는 특징을 이용한 항산염색(acid–fast stain)법을 이용한다.

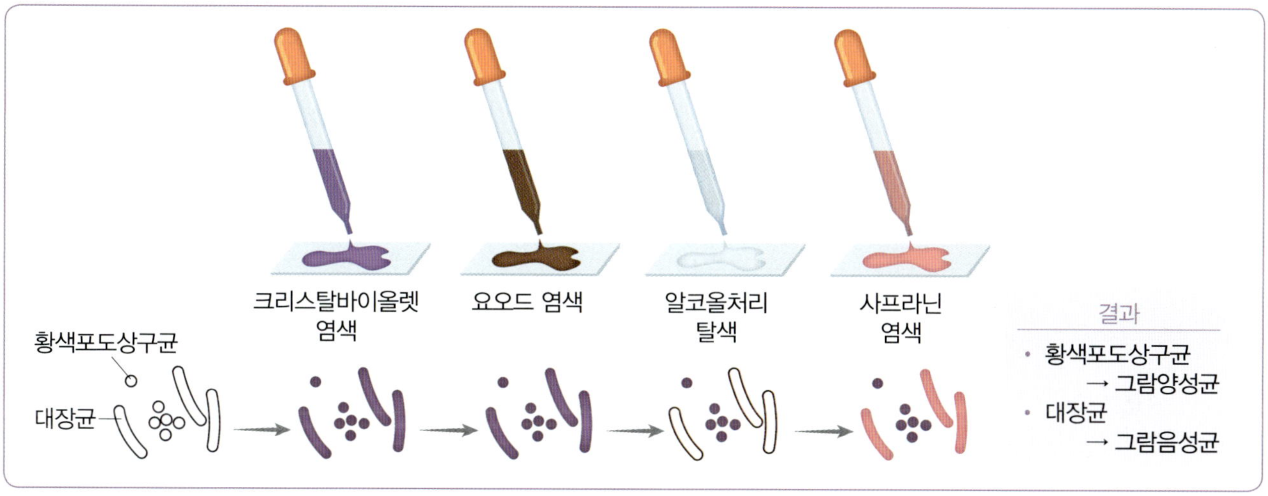

그림 2–12 **그람염색법**

제2절 바이러스

1 바이러스의 정의

바이러스(virus)라는 말은 라틴어로 '독액'을 의미한다. 바이러스는 그 종류가 많고 다양한 질병을 일으킨다. 바이러스는 크기가 매우 작아 세균이 통과하지 못하는 미세한 여과 필터(대략 0.25 μm)도 통과할 수 있어 유의하여야 한다.

자연과학에서는 세포를 구성단위로 하여 스스로 대사 및 증식할 수 있는 것을 생물이라고 정의하고 있어, 스스로 대사나 자가증식을 못하는 바이러스는 생물이라고 볼 수 없다. 하지만 바이러스는 다른 생물세포(동물, 식물, 세균 등)의 대사계를 이용하여 자기 고유의 유전자를 복제하고 증식하는 능력을 가지고 있기 때문에 생물의 분류기준에서 생물과 무생물의 중간인 기타로 분류된다.

바이러스는 유전물질로 DNA 또는 RNA를 가지며 이 핵산은 캡시드(capsid, 단백질 껍질)로 둘러싸여 있다. 바이러스 안에는 생명활동에 필요한 효소들이 없기 때문에 세균처럼 대사와 증식을 스스로 할 수 없다(표 2-4). 자연과학에서는 바이러스는 감염되는 숙주에 따라 동물바이러스, 식물바이러스, 세균바이러스(bacteriophage, 박테리오파지)로 분류되지만, 이 책에서는 주로 인체에 해로운 동물바이러스에 대해 살펴보기로 한다.

(1) 바이러스의 일반적 특성

① 세균보다 크기가 훨씬 작기 때문에 광학현미경으로는 관찰할 수 없고 전자현미경으로 관찰할 수 있다.

② 세균은 DNA와 RNA를 둘 다 가지고 있지만, 바이러스는 DNA나 RNA 중 어느 하나의 핵산만 가진다. 따라서 바이러스는 DNA 바이러스와 RNA 바이러스의 2종류로 분류할 수 있다.

③ 단백질합성계나 에너지생산계가 없기 때문에 인공배지 등에서는 증식할 수 없고, 살아 있는 숙주세포가 있을 경우에만 그 숙주세포 내에서 증식이 가능하다.

④ 이분열로 증식하지 않고, 자신과 같은 것을 한 번에 대량으로 만드는 '복제(replication)'로 증식한다.

⑤ 세균감염에 이용하는 항생제와 같은 화학요법제는 바이러스에 효과가 없다.

특성	세균	바이러스
핵산의 존재	DNA와 RNA	DNA 또는 RNA
단백질합성계	+	−
에너지합성계	+	−
이분열에 의한 증식	+	−
인공배지에서의 증식	+	−
항생물질의 효과	+	−

표 2-4 **세균과 바이러스의 특성 비교**

2 바이러스의 구조와 기능 (그림 2-13)

바이러스는 핵산과 그것을 둘러싼 캡시드라고 하는 단백질 껍질로 구성된 입자이다. 크기는 수십 nm에서 수백 nm로, 다른 일반 생물 세포의 1/100~1/1000 정도밖에 되지 않기 때문에 바이러스의 형태를 관찰하려면 광학현미경이 아닌 전자현미경을 이용해야 한다. 지금까지 알려진 바이러스 중에서는 폭스바이러스(poxvirus)가 300 nm 정도로 크기가 가장 커서 리케차나 클라미디아 같은 세균 크기와 비슷하다.

바이러스는 핵산과 캡시드를 기본성분으로 가지고 있으며, 바이러스에 따라 외피를 가지고 있다. 이러한 구성성분을 가지면서 감염성을 가진 바이러스 입자를 비리온(virion)이라고 한다.

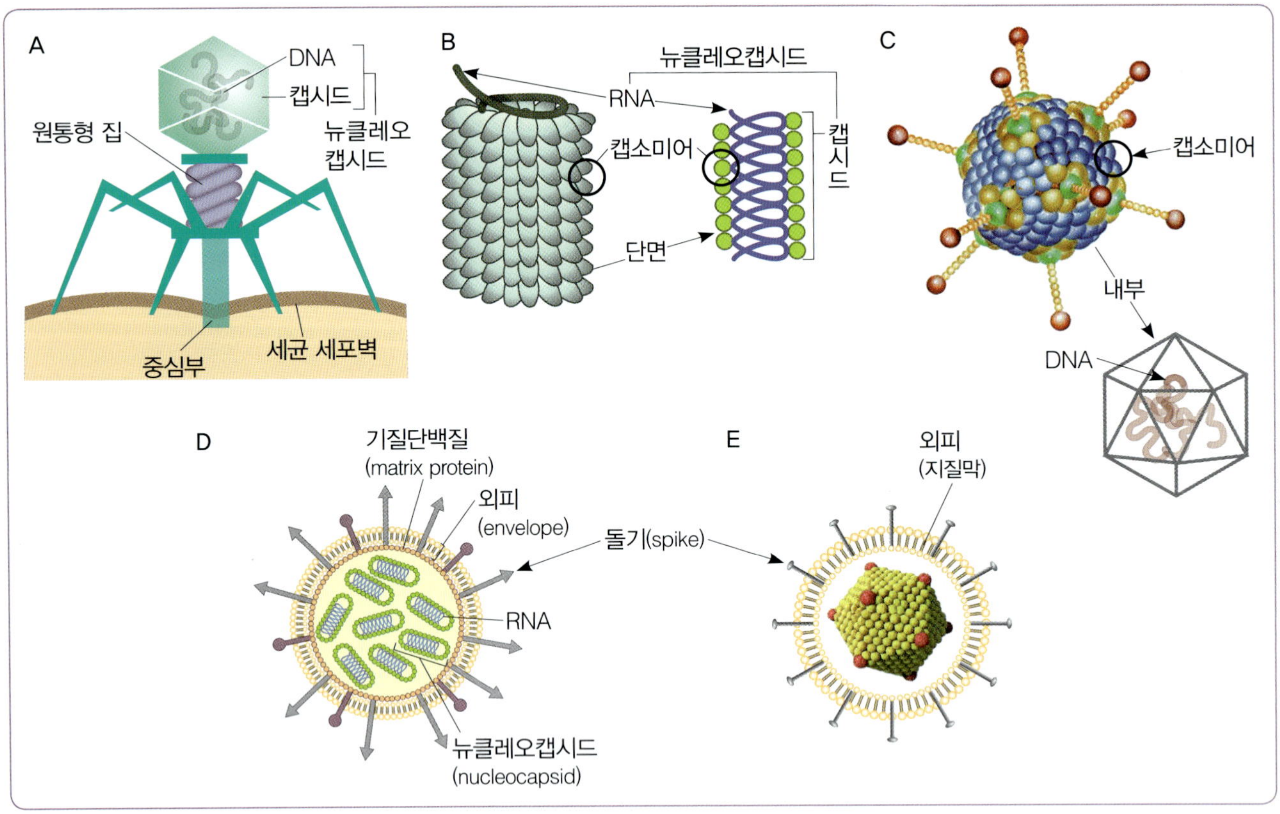

그림 2-13
바이러스의 구조
A : 복합 대칭(예 : T4 박테리오파지)
B : 노출형, 나선형 대칭(예 : 담배 모자이크 바이러스)
C : 노출형, 정이십면체 대칭(예 : 아데노바이러스)
D : 외피형, 나선형 대칭(예 : 인플루엔자바이러스)
E : 외피형, 정이십면체 대칭(예 : 헤르페스바이러스)

1) 핵산(nucleic acid)

다른 생물은 세포 내에 유전정보를 가진 DNA와 유전자 발현에 필요한 RNA(예 : mRNA, tRNA, rRNA)를 모두 가지고 있지만 바이러스는 유전물질로 DNA나 RNA 중 하나를 가지고 있다.

바이러스는 유전자수가 7~100개 정도로 다른 생물보다 훨씬 적다.

2) 캡시드(capsid)

캡시드는 바이러스 핵산을 둘러싸고 있는 단백질로, 바이러스 핵산을 보호하는 작용을 한다. 캡시드는 동일한 구조를 가진 작은 단백질인 캡소미어(capsomere)가 다수 조합된 형태로 구성되어 있다(그림 2-13B). 바이러스 핵산과 이 캡시드를 합친 것을 뉴클레오캡시드(nucleocapsid)라고 한다.

뉴클레오캡시드의 형태는 바이러스의 종류에 따라 나선 또는 정이십면체 구조를 하고 있으며 각각 입체적인 대칭을 이루고 있다.

3) 외피(envelope)

바이러스의 종류에 따라 캡시드의 바깥쪽에 막구조를 가진 외피(envelope)가 있다. 외피는 지질이중막 구조를 가지고 있다. 외피가 있는 바이러스를 외피형 바이러스, 외피가 없는 바이러스를 노출형(naked) 바이러스라고 한다. 외피는 바이러스 입자가 숙주세포에서 방출될 때 숙주의 세포막이나 핵막이 달라붙어 형성된 것이다. 이 외피에는 당단백질인 돌기(spike)가 돌출되어 있는데, 이 돌기는 바이러스 단백질로서 숙주세포에 흡착하거나 침입에 관여한다(그림 2-13D).

3 바이러스의 분류

바이러스는 핵산의 종류에 따라 DNA 바이러스와 RNA 바이러스로 나뉘고, 다시 캡시드(capsid)의 대칭성, 외피(envelope) 유무, 핵산의 분자량이나 구조 등 바이러스 입자의 물리적 · 화학적 특성에 따라 다시 몇 개의 과(科, family)로 분류된다.

4 바이러스의 감염과 증식과정

비이러스 스스로는 물실대사 능력이 없기 때문에 숙주세포의 기능을 이용하여 증식한다. 바이러스의 증식과정(그림 2-14)과 증식양식(그림 2-15)을 살펴보기로 한다.

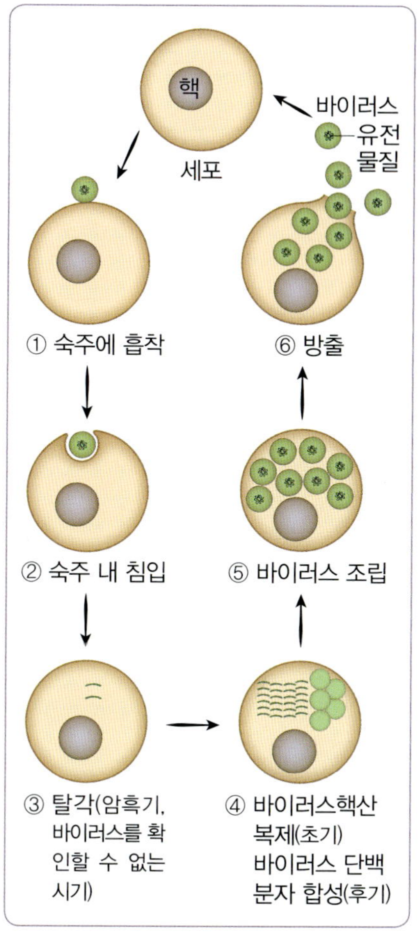

그림 2-14
세포내이입을 통한 바이러스의 증식 과정

1) 바이러스의 흡착

바이러스 입자가 숙주세포에 흡착함으로써 바이러스 감염이 이루어지

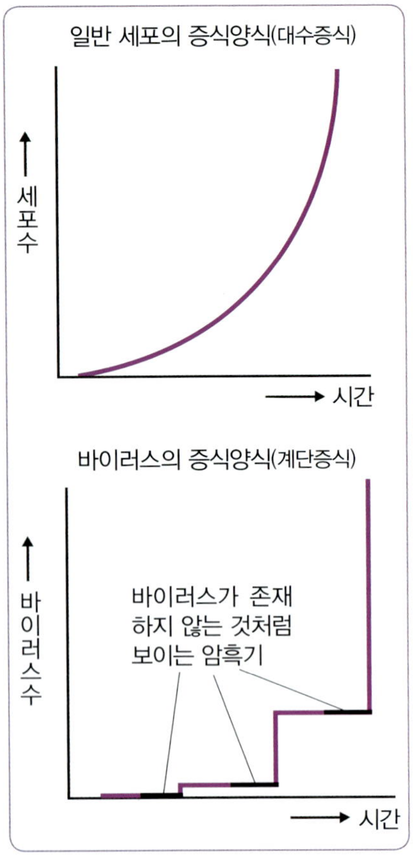

그림 2-15
바이러스의 증식양식

는데, 바이러스 표면의 단백질이나 당단백질(캡시드 또는 외피에 있는 돌기)이 숙주 표면에 있는 바이러스 수용체(receptor)에 흡착된다. 따라서 바이러스에 대한 해당 수용체를 갖고 있지 않은 세포는 감염되지 않는다. 바이러스에 감염되는 동식물이나 조직 등은 제한되어 있다.

2) 바이러스 입자의 세포 내 침입

세포에 흡착한 바이러스는 세포 내로 침입하는데, 바이러스의 종류에 따라 다음과 같은 방법이 있다.

(1) 세포내이입

세포는 외부로부터 물질을 이입하기 위해 세포막으로부터 소포체를 형성하여 세포 내로 이입하는데 이것을 세포내이입(endocytosis, 엔도시토시스)이라고 한다. 이 기능을 통해 외부에 있던 바이러스가 소포 내로 들어오고 소포 내에서 세포질로 바이러스가 빠져나온다. 외피를 갖고 있지 않은 바이러스는 이 기전을 이용해 세포 내로 침입한다. 예외적으로 인플루엔자바이러스는 외피를 갖고 있지만 이 기전을 이용한다.

(2) 막융합

숙주세포에 흡착된 바이러스의 외피가 숙주세포의 세포막과 융합함으로써 입자 내부의 뉴클레오캡시드가 세포질 내로 빠져나온다. 외피를 가진 대부분의 바이러스는 이 기전을 통해 세포 내로 침입한다.

(3) 유전자 주입

세균을 숙주로 하는 세균바이러스(박테리오파지)인 T파지 등은 흡착한 후 바이러스 입자에서 꼬리부분에 있는 관을 세균 내로 찔러넣어 바이러스 핵산을 세균의 세포질로 주입한다.

3) 핵산과 캡시드의 분리

세포 내로 침입한 바이러스는 세포의 효소작용을 통해 캡시드가 분해되어 바이러스 핵산이 유리된다. 유리된 바이러스 유전자는 그 기능을 발휘하기 시작한다. 핵산이 세포 내로 방출된 다음 다시 바이러스 입자가 형성될 때까지 감염 숙주 내에는 바이러스 입자가 보이지 않는데 이 기간을 암흑기라고 한다. 대부분의 사람바이러스에서 암흑기는 1~20시간이다.

4) 바이러스 핵산의 복제와 단백질의 합성

숙주세포 내로 들어온 바이러스 핵산으로부터 초기에 바이러스 복제에 필수적인 특수 효소단백질이 합성되며, 그 작용을 통해 차세대 바이러스 핵산이 대량으로 복제된다. 바이러스 핵산의 복제과정은 DNA 바이러스에서는 숙주의 핵 내에서 이루어지고, RNA 바이러스에서는 숙주의 세포질 내에서 이루어진다.

초기에 복제된 바이러스 핵산을 이용해서 후기에는 바이러스 단백질이 합성된다.

이처럼 바이러스의 합성은 그 부품이 되는 핵산과 단백질을 각각 대량으로 생산한 다음 조립해서 바이러스 입자를 만드는 방식으로 이루어지고 있다.

5) 바이러스 입자의 조립

바이러스 핵산과 단백질이 대량으로 만들어지면 바이러스 입자의 조립이 시작된다. DNA 바이러스의 대부분은 숙주의 핵 내에서 조립되지만, RNA 바이러스는 세포질 내에서 조립된다.

세포 내에서 조립이 끝난 바이러스는 성숙한 바이러스로서 세포 밖으로 방출된다.

6) 바이러스 입자의 형성과 방출

외피가 없는 바이러스는 세포 내에서 형성된 뉴클레오캡시드가 세포막을 뚫고 세포 밖으로 방출된다. 외피를 가진 바이러스는 세포 내에서 형성된 뉴클레오캡시드가 세포막 또는 핵막에 둘러싸인 형태로 방출된다. 이 외피는 바이러스 유전자에 따라 만들어진 바이러스 외피단백질이 파묻힌 숙주 세포막으로 둘러싸였기 때문에 막 자체는 숙주에서 유래된 것이다.

외피가 있는 바이러스는 세포막에서 새로운 바이러스가 계속 방출된다. 바이러스를 방출하는 세포는 숙주의 세포기능이 바이러스 합성을 위해 계속 사용되기 때문에 결국 사멸하게 된다.

바이러스 중에는 바이러스 핵산을 숙주세포의 염색체 DNA에 삽입시켜 놓고 장기간에 걸쳐 잠복해 있다가 질환을 재발시키는 것이 있는데, 이러한 잠복 상태의 바이러스를 프로바이러스(provirus)라고 한다. 세균에 감염되는 바이러스인 세균바이러스(bacteriophage, 박테리오파지)도 마찬가지로 숙주의 DNA 내에 삽입하는 것이 있는데, 이것을 프로파지(prophage)라고 한다.

7) 바이러스 감염 세포의 예후

바이러스에 감염된 세포의 운명은 바이러스와 세포의 조합에 따라 다음과 같이 크게 3가지로 나뉜다.

(1) 세포의 파괴 · 죽음

바이러스에 감염된 세포가 변성을 일으켜 죽는다. 인플루엔자바이러스 등 대부분의 바이러스가 이러한 작용을 일으킨다.

(2) 공존형 감염

바이러스에 감염된 세포가 죽지 않고 바이러스를 계속 생산하면서 살아가는 것으로, 바이러스와 세포의 공존관계가 성립한다. 대표적인 예로 레트로바이러스(retrovirus)가 있다.

(3) 불사화 · 악성전환

바이러스에 감염된 세포가 무한의 증식능력을 획득하여 무질서하게 증식하는 종양세포가 되는 것이다. 바이러스 핵산의 전부 또는 일부가 그 세포 속에 존재하며, 일반적으로 형태의 변화를 동반하는 형질전환(transformation)을 일으킨다. 즉, 바이러스에 감염된 세포가 악성전환(malignant transformation)되어 무한의 증식능력을 획득한다(불사화, immortalization). 백혈병 바이러스 등 여러 가지의 종양바이러스(oncovirus)가 여기에 해당된다.

▶ 바이러스가 '암'의 원인

- B형, C형 간염바이러스 → 간암
- 사람유두종바이러스 → 자궁경부암
- 사람T세포백혈병바이러스 → 성인T세포백혈병
- EB바이러스 → 상인두암, 버킷림프종(Burkitt's lymphoma)

5 바이러스의 배양

바이러스는 살아 있는 숙주세포 안에서만 증식하기 때문에 바이러스를 배양하려면 '살아 있는' 상태의 숙주세포가 필요하다. 따라서 다음의 3가지 방법이 이용된다.

(1) 동물 개체 접종법

실험동물에 바이러스를 직접 접종하는 방법이다. 마우스, 랫드, 토끼, 원숭이 등이 이용된다. 동물의 생사를 지표로 하여 바이러스의 증식을 확인하는 경우가 많다.

(2) 부화달걀 접종법

닭의 수정란을 부화기에 10일 정도 넣어두면 닭의 배아(chicken embryo)가 자라는데, 이를 육성시키면 부화달걀이 된다. 이 부화달걀은 각종 바이러스에 대해 높은 감수성을 나타내기 때문에 바이러스 배양에 많이 사용된다.

(3) 배양세포 접종법

동물에서 꺼낸 각종 장기, 조직을 효소 처리한 후 각각의 세포로 분산시킨 것을 배양하여 바이러스를 접종하는 방법이다. 정상 조직세포 외에 암 조직 유래의 세포도 많이 사용되고 있다. 배양세포에서 바이러스가 증식하면 세포의 형태가 변화하므로 현미경으로 쉽게 관찰할 수 있다.

6 항바이러스제

바이러스 감염병 치료에는 세균감염에 이용되는 항균제가 효과를 나타내지 못하며 바이러스의 증식을 효과적으로 억제하는 약물을 개발하는 데에는 어려움이 있다. 현재 임상현장에서 사용되고 있는 항바이러스제는 표 2-5에 나와 있는 것처럼 항생제와 비교하면 그 수와 종류가 적다.

약제명	작용기전	유효 바이러스
아시클로버(acyclovir) 발라시클로버(valacyclovir) 팜시클로버(famciclovir) 비다라빈(vidarabine)	DNA 합성억제	단순포진바이러스(Herpes simplex virus, HSV), 수두대상포진바이러스(varicella–zoster virus, VZV)
라미부딘(lamivudine)	DNA 합성억제	B형 간염바이러스(Hepatitis B virus, HBV)
리바비린(ribavirin)	RNA 합성억제	C형 간염바이러스(Hepatitis C virus, HCV)
아만타딘(amantadine)	진입, 탈각억제	A형 인플루엔자바이러스
자나미비르(zanamivir) 오셀타미비르(oseltamivir)	바이러스 방출억제 (뉴라미니다제 억제)	A형 · B형 인플루엔자바이러스

표 2–5 **주요 항바이러스제**

제3절 진균 및 원충

1 진균의 일반적 특성

1) 진균의 정의

진균(fungus)(그림 2-16)은 진핵생물류(eukarya)에 속하는 미생물로, 원핵생물류(prokarya)에 속하는 세균류(bacteria)나 고세균류(archaea)는 물론, 같은 진핵생물류에 속하는 동물계와 식물계의 생물들과도 구분되는 특성을 가진다. 진균(fungus)은 흔히 알고 있는 효모, 곰팡이, 버섯 등을 총칭하는 말이다. 진균의 종류는 수백만 종이 있으며, 병원성을 나타내는 것 또한 수백 종이 넘는다. 많은 진균이 토양이나 물속에서 광범위하게 서식하고 있고, 일부는 인간이나 동물의 상재미생물로서 정착하는 것도 있다.

대부분의 진균은 해가 없지만, 인간이나 동물이 감염되었을 경우 다양한 증상을 일으키는 것도 있다.

진균은 인간과 같은 진핵세포이기 때문에 대사나 세포 구조가 인간과 비슷하여 감염되면 진단이나 치료가 어렵다. 감염 부위에 따라 표재성 진균증(점막, 피부), 심재성 진균증(폐, 신장, 간 등의 심부 장기), 피하진균증(진피, 피하조직, 뼈)으로 크게 나뉜다. 장기이식, 면역억제, 균교대현상 등이 자극원인이 되어 심부 장기에 감염을 일으키는 심재성 진균증은 위험한데, 의료의 첨단화에도 불구하고 증가하고 있어 심각한 문제가 되고 있다.

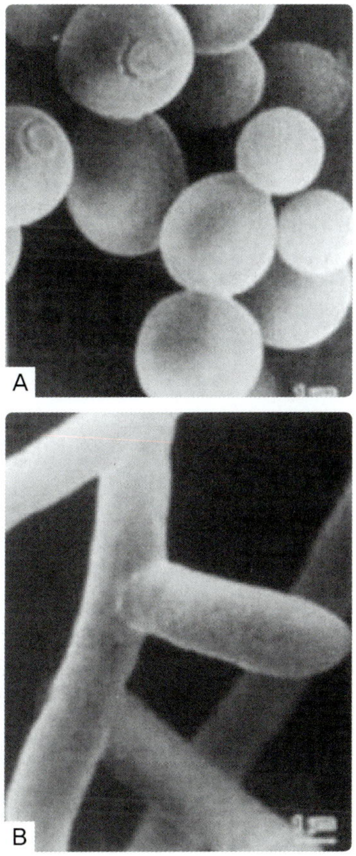

그림 2-16
진균의 기본형태
A. 효모 B. 사상균

2) 진균의 구조

진균은 진핵생물류에 속하기 때문에, 동물세포와 몇가지 공통점도 가지고 있다.

핵막으로 구분되는 핵내에 DNA가 들어 있고, 미토콘드리아(mitochondria)나 중심소체(centriole)와 같은 세포내 소기관을 가지며, 80S 리보솜을 가지고 있다(세균은 70S 리보솜을 가짐). 또한, 진균은 엽록체를 가지고 있지 않아 광합성을 하지 않으며 운동성이 없다.

한편, 진균은 동물세포와 달리 세포막을 둘러싸는 단단한 세포벽을 가지고 있는데, 세포벽은 키틴(chitin), β-글루칸(β-glucan), 만난(mannan)으로 구성되어 있다. 따라서 세균세포벽과는 다른 형태를 보인다(표 2-6). 진균의 세포막은 스테롤인 에르고스테롤(ergosterol)을 함유하고 있어, 스테롤을 함유하지 않은 세균이나 콜레스테롤(cholesterol)을 함유한 동물세포와 차이를 보인다.

진균의 일반적인 특성을 세균과 비교하여 표 2-6에 정리하였다.

특성	진균	세균
세포	진핵세포	원핵세포
핵	핵막 있음	핵막 없음
세포벽	β-글루칸, 키틴 등	펩티도글리칸
세포막	에르고스테롤 있음	스테롤 없음
형태	균사(효모만 단세포)	단세포(방선균만 균사)
증식방법	무성생식, 유성생식(일부)	무성생식
성장방법	분아(효모), 포자형성(사상균)	이분열

표 2-6 **진균과 세균의 비교**

3) 진균의 배양과 증식

진균은 외부에서 유기물을 영양분으로 흡수하여 생활하고 증식하는 종속영양균(heterotroph)이다. 증식온도는 대략 10~40℃로 폭넓지만, 인간에게 감염을 일으키는 대부분의 진균은 20~36.5℃의 온도와 약산성(pH 5~6) 환경을 좋아한다. 산소에 대해서는 호기성 내지 통성 혐기성을 나타내며, 편성 혐기성을 나타내는 것은 없다.

진균은 세균에서 볼 수 있는 '이분열'과는 다르게, 효모는 '분아' 그리고 사상균은 '내생포자(포자)형성' 방법으로 증식한다. 또, 사상균의 균사(팡이실) 끝에 형성되는 포자낭(홀씨낭)에서 내생포자(endospore)가 외부로 방출·확산되어 증식하는 것도 있다.

4) 진균외독소

진균은 강력한 균체외독소(exotoxin)를 생산하는데, 이러한 진균 독소를 미코톡신(mycotoxin)이라고 한다. 독소에 오염된 식품, 음식 재료(쌀,

감자 등의 곡물이나 각종 견과류)를 섭취하면 심각한 간장애와 간암을 일으키는 경우가 있다.

진균의 구조와 대사는 세균과 완전히 다르기 때문에 세균 감염병 치료에 사용하는 모든 항균제는 진균 감염병 치료에 효과가 없으므로 진균 전용 약제를 사용해야 하는데, 이것을 항진균제(antifungal agent)라고 한다. 항진균제의 대부분은 진균의 세포막 지질인 에르고스테롤의 대사와 합성을 억제하는 것인데, 진균과 같은 진핵생물인 사람의 세포막 지질대사와의 선택적 독성이 낮기 때문에 사용할 때에는 약물 부작용에 주의해야 한다(표 2-7). 이러한 이유로 항진균제의 개발은 매우 어렵다.

대표적인 항진균제인 암포테리신 B는 에르고스테롤에 부착하여 세포막 손상을 일으키므로 효과는 강력하지만, 부작용도 심하다. 최근에 진균의 세포벽합성을 억제하는 약물이 개발되었지만, 모든 진균에 효과가 있는 것이 아니어서 적용 감염병에 대한 연구가 계속되고 있다.

약제명	작용점	부작용
암포테리신 B(amphotericin B) 나이스타틴(nystatin)	진균세포막 손상	• 강하다. • 신장 독성이 있다.
플루시토신(flucytosine)	핵산 합성저해	• 적다. • 내성균이 출현한다.
미코나졸(miconazole) 프루코나졸(fluconazole)	세포막지질 합성저해	적다.
미카펑긴(micafungin)	세포벽 합성저해	적다.

표 2-7 주요 항진균제

2 원충의 일반적 특성

1) 원충의 정의

원충(protozoa)은 원생동물이라고도 하며 운동성을 지닌 단세포성 진핵생물이다. 단세포이지만 운동, 영양섭취, 배설에 관여하는 미세기관을 가지고 있다. 짚신벌레, 사람의 병원체인 말라리아원충, 이질아메바 등이 여기에 속한다.

구강에서는 치은염(gingivitis)이나 치주염(periodontitis) 악화 시 구강트리코모나스와 치은아메바가 자주 검출되지만 병원성에 대해서는 명확하게 밝혀지지 않았다.

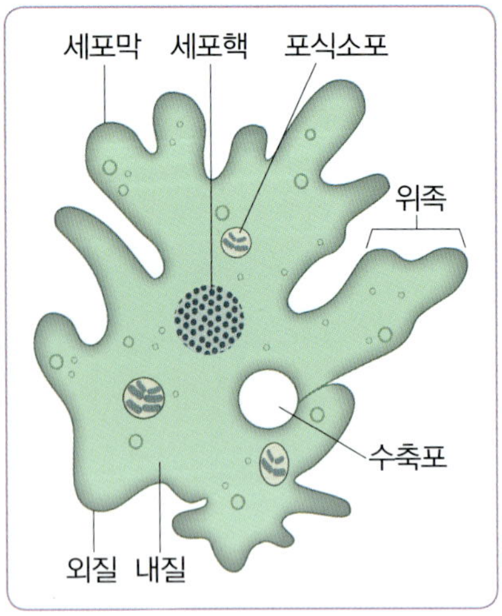

그림 2-17
아메바 원충의 구조

2) 원충의 구조 (그림 2-17)

세균이나 진균의 세포벽은 없지만, 세포벽 대신 피막(pellicle)을 가지고 있고, 세포막(cell membrane) 바깥쪽에는 당질피질(glycocalyx)이 존재한다. 세포질은 바깥쪽의 외질과 안쪽의 내질로 나누어져 있다. 세포질 속에는 핵, 골지체, 미토콘드리아, 리보솜 등 다세포생물 세포와 공통된 세포내 소기관을 가지고 있다.

운동이나 먹이활동을 위한 위족, 편모, 섬모 등을 가지고 있는 것도 있다.

3) 원충의 증식

대부분은 이분열, 다수분열, 내부출아 등과 같은 무성생식으로 증식한다. 접합, 융합 등의 유성생식을 하는 것도 있다.

숙주와 숙주 간의 직접감염을 일으키는 것에는 질트리코모나스, 이질아메바 등이 있고 중간숙주를 통해 감염을 일으키는 것에는 톡소플라스마, 말라리아원충 등이 있다.

① 음식 매개 : 톡소플라스마, 대장발란티듐
② 물 매개 : 이질아메바, 람블편모충, 크립토스포리듐
③ 절족동물 매개 : 말라리아원충, 트리파노소마, 리슈마니아
④ 태반 감염 : 톡소플라스마

제4절 미생물을 이해하기 위한 기초 분자생물학

1 중심원리(Central dogma)

분자생물학에서 중심원리는 생명체의 유전 정보가 어떻게 전달되는지를 보여준다. 1958년 프랜시스 크릭(Francis crick)이 처음 제안한 중심원리(central dogma) 개념은 생명체에서 발생하는 DNA, RNA, 단백질의 세 분자 사이에서의 순차적인 유전정보 전이과정을 설명하는 "일반적인 전이과정"이었고, 그후에 이에 해당하지 않는 새로운 생명현상들이 계속 밝혀지면서 "특수한 전이과정"과 아직 "알려지지 않은 전이과정" 개념이 1970년 네이처 학술지에 개정되어 발표되었다. 그러므로 지금까지 알려진 생명체의 중심원리를 이해하기 위해서는 일반적인 전이과정(general transfer)과 특수한 전이과정(special transfer)을 알면 된다.

1) 일반적 전이과정(general transfer)

대부분의 세포에서 일어나는 일반적 과정에는, 기존의 DNA를 가지고 새로운 DNA를 생성하는 DNA 복제(DNA replication), DNA 유전정보를 토대로 RNA를 생성하는 전사(transcription), 그리고 RNA 유전정보를 이용해 단백질을 생성하는 번역(translation)과 같은 세 가지 전이과정이 포함된다(그림 2-18).

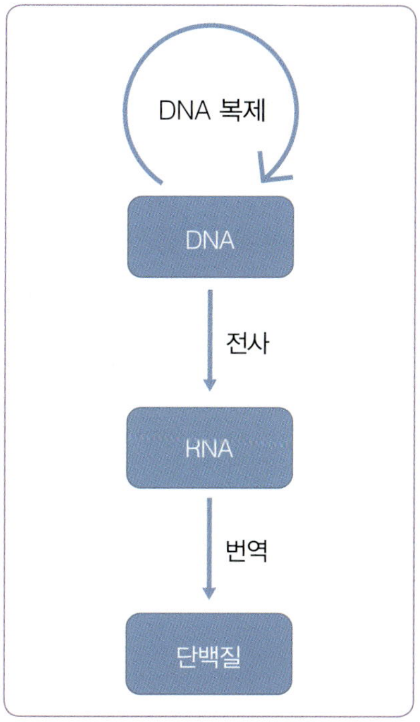

그림 2-18
일반적 전이과정

2) 특수한 전이과정(special transfer)

일반 세포에서 일어나는 현상은 아니지만, 특정 바이러스(예, RNA 바이러스)에 감염된 세포에서 일어나는 특수한 전이과정으로 역전사(reverse transcription, 기존 RNA를 가지고 DNA를 생성), 그리고 RNA 복제(RNA replication, 기존 RNA를 가지고 새로운 RNA를 생성)와 같은 전이과정이 있고, 마지막으로 생명체에서는 발견된 바 없으나 실험으로는 가능하다는

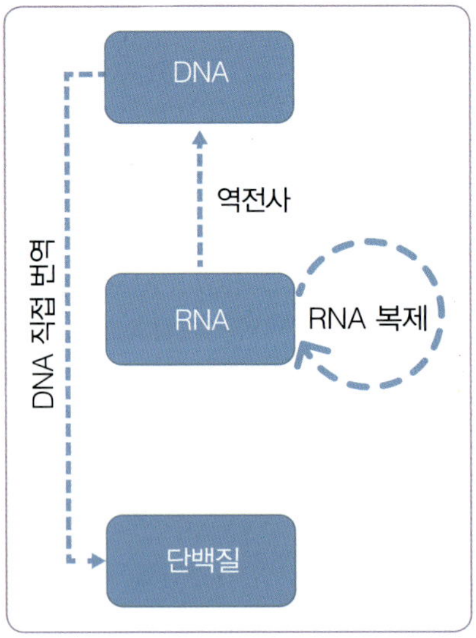

그림 2–19
특수한 전이과정

것을 확인한 DNA 직접 번역(direct translation from DNA to protein, DNA 유전정보를 이용해 직접 단백질을 생성)과 같은 전이과정이 있다(그림 2–19).

2 원핵세포의 일반적 전이과정

1) DNA 복제(replication) (그림 2–20)

DNA 복제는 DNA 이중나선을 주형(template)으로 하여 새로운 DNA 이중나선을 만드는 과정이다.

① 이중나선인 DNA를 DNA 나선효소(helicase)가 단일가닥으로 풀어 준다.

② 이중나선이 풀리는 과정에서 상류 부분에서는 반대로 DNA 나선이 꼬이게 되어 초나선(supercoiling)이 발생하는데, 이것을 DNA 회전효소(topoisomerase)가 풀어준다.

이 과정이 일어나는 Y자 모양의 지점을 복제 분기점(replication fork)이라 하며, DNA 이중나선을 가지고 새로운 DNA를 합성할 때 5′ → 3′ DNA 합성방향과 같은 순방향으로 합성되는 가닥을 선도가닥(leading strand)이라 하고, 역방향으로 합성되는 가닥을 지연가닥(lagging strand)이라고 한다. DNA 이중나선 염기 사이에서 G와 C는 세 개의 수소결합으로 A와 T는 두 개의 수소결합으로 짝을 이루고 있기 때문에 DNA 이중나선 가닥끼리는 상보적인 염기서열을 가진다. 즉 새로이 합성되는 DNA 가닥은 기존 DNA 가닥의 상보적인 염기서열로 합성이 된다.

선도가닥의 경우는 DNA를 순방향으로 합성시키며 계속적으로 진행 가능하지만, 지연가닥은 역방향으로 합성하기에 짧은 DNA 절편(Okazaki 절편)들을 반복적으로 생성하고 연결시키는 방법으로 DNA를 합성하여야 한다.

③ DNA 합성을 위해 필요한 RNA 프라이머(primer, 시발체)를 DNA 프리메이즈가 만들어 주형가닥에 붙인다.

④ **선도가닥** – DNA 중합효소 Ⅲ(DNA polymerase Ⅲ)가 프라이머에 주형가닥의 상보적(complementary) 염기서열을 첨가시키면서 합성한다. DNA 합성방향이 순방향(5′ → 3′)이기에 복제가 끝날 때까지 DNA를 계속적으로 합성한다.

지연가닥 – DNA 중합효소 Ⅲ가 프라이머에 주형가닥의 상보적 염기서열을 첨가시키면서 오카자키(Okazaki) 절편을 합성한다.

⑤ 지연가닥에서 짧은 DNA 가닥을 합성하던 DNA 중합효소Ⅲ가 앞서 진행된 가닥의 RNA 프라이머를 만나면 RNA 프라이머를 제거한다.

⑥ 지연가닥에서 프라이머가 제거되며 생긴 빈 공간은 DNA 중합효소 Ⅰ(DNA polymerase Ⅰ)이 DNA를 합성해서 채운다.

⑦ 지연가닥에서 이렇게 만들어진 두 개의 오카자키 절편은 DNA 연결효소(DNA ligase)에 의해 연결되고 이 과정들이 반복되며 새로운 DNA strand가 합성된다.

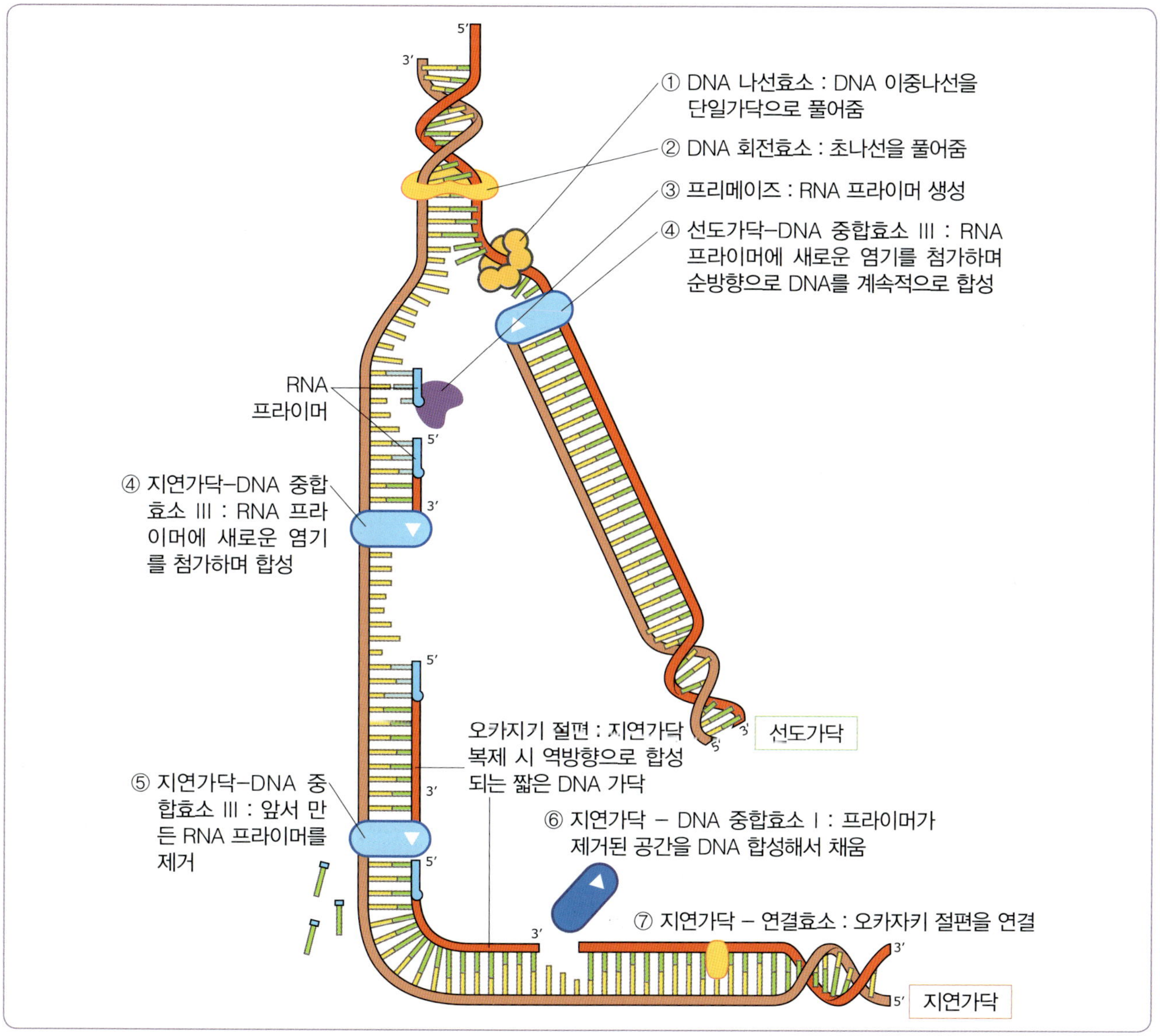

그림 2–20
DNA 복제과정

▶ RNA의 종류

종류	역할
mRNA (messenger RNA, 전령 RNA)	단백질 합성에 필요한 DNA 유전정보를 전달
tRNA (transfer RNA, 운반 RNA)	번역 과정에서 RNA 유전정보(코돈)에 따라 아미노산을 리보솜으로 운반
rRNA (ribosomal RNA, 리보솜 RNA)	리보솜은 단백질과 rRNA로 구성되어 있음

2) 전사(transcription) (그림 2-21)

중심원리(DNA→RNA→단백질)과정에서 DNA에 적혀 있는 유전정보를 mRNA로 옮기는 과정을 전사(transcription)라고 한다. 전사는 개시(initiation), 신장(elongation), 종결(termination)의 세 단계로 이루어지는데, RNA 중합효소가 이 과정을 맡는다.

① 개시 과정에서는 RNA 중합효소(RNA polymerase)가 DNA 이중나선을 단일가닥으로 풀고 한 개의 단일가닥을 주형으로 이용해서 RNA 합성을 5′에서 3′ 방향으로 시작한다. RNA 중합효소는 프라이머 없이 합성을 시작할 수 있다.

② 신장 과정에서는 DNA 염기서열에 따라 계속적으로 상보적인 염기서열을 가진 새로운 RNA를 합성한다.

③ 종결 과정은 DNA 유전자 끝부분의 특정 부위에서 RNA 중합효소가 떨어져 나가면서 전사가 끝나는 단계이다.

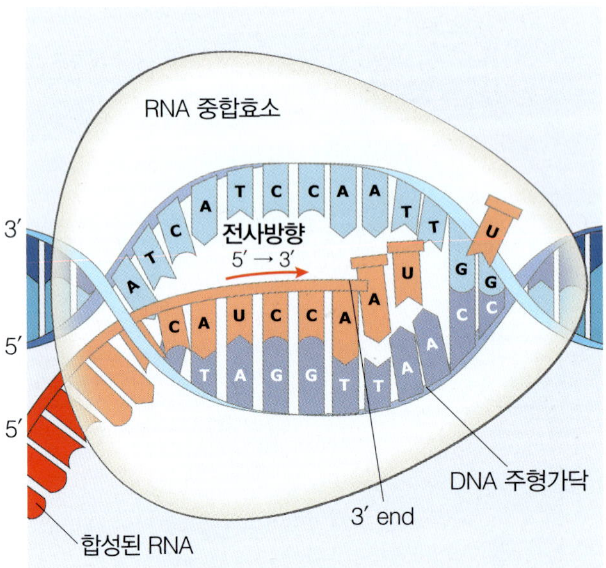

그림 2-21
전사과정

3) 번역(translation) (그림 2-22)

전사 과정에서 만들어진 mRNA의 유전정보를 인식해 단백질을 합성하는 과정이다. mRNA 유전정보는 세 개의 염기서열이 하나의 코돈이 되어 하나의 아미노산으로 번역된다. 이때, 각 코돈(codon)이 어떤 아미노산으로 번역될지 정해져 있는 유전암호(genetic code)규칙이 발견되었는데 표 2-8과 같다. 번역 과정도 전사 과정과 마찬가지로 개시(initiation), 신장(elongation), 종결(termination), 세 단계로 나눌 수 있다. 원핵세포에서는 mRNA 이외에 tRNA와 rRNA가 만들어지는데, 번역과정에서 중요한 역할을 한다. tRNA는 mRNA 코돈에 맞는 아미노산을 가져다 주는 역할을 하며, rRNA는 리보솜을 구성하는 하나의 성분으로 리보솜 속에서 기능을 한다.

① 개시 과정에서는 mRNA에 리보솜의 작은 소단위체 30S가 결합하고, 개시 tRNA가 mRNA의 개시코돈(AUG)을 인지하여 결합한 후, 리보솜의 큰 소단위체 50S가 결합해서 개시 복합체를 형성한다.

② 신장 과정은 새로운 mRNA 코돈을 인지하는 새로운 tRNA가 리보솜의 A자리에 들어오고, 펩타이드 전이효소(peptidyl transferase)에 의해 tRNA와 연결되어 있는 아미노산은 P자리에 이미 있던 tRNA의 폴리펩타이드와 연결되어 길어진다. 이후 리보솜이 다음 코돈을 읽기 위해 이동하며 이와 함께 P자리에 있던 '아미노산이 없는 tRNA'는 E자리로 이동한 후 방출되고, A자리의 '폴리펩타이드를 가진 tRNA'는 P자리로 이동하게 된다. 이 과정이 반복되어 폴리펩타이드가 신장된다.

③ 종결 과정은 리보솜이 mRNA의 종결코돈에 다다르면 종결코돈에는 대응하는 tRNA가 없기 때문에 그 대신 방출인자(release factor, RF)라는 단백질이 붙는다. 이후 리보솜의 두 단위체가 mRNA로부터 분리되어 번역이 종결된다.

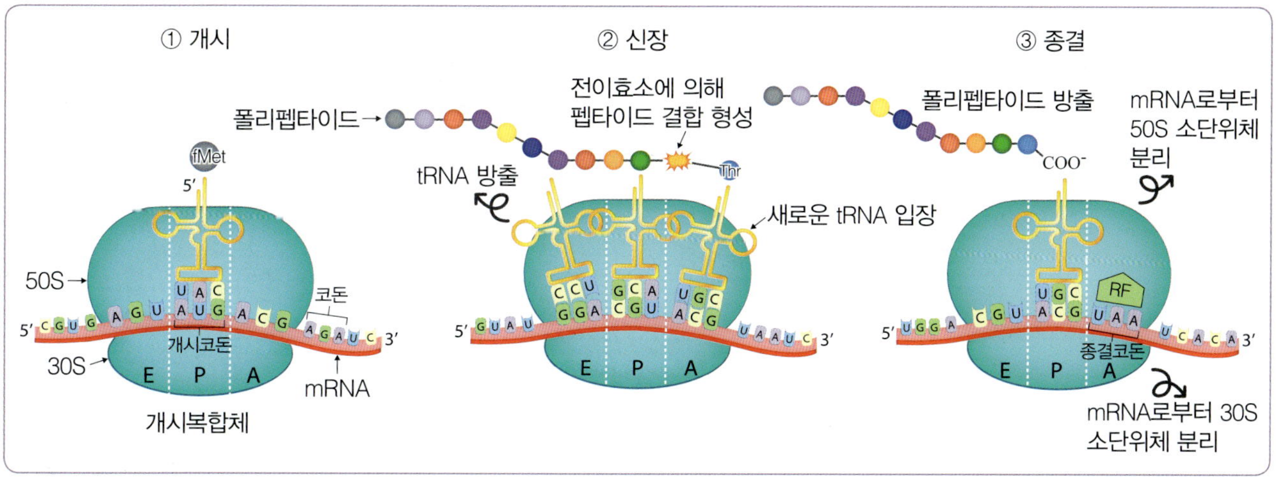

그림 2-22
번역과정

두 번째 염기

첫 번째 염기	U 코돈	U 아미노산	C 코돈	C 아미노산	A 코돈	A 아미노산	G 코돈	G 아미노산	세 번째 염기
U	UUU	Phe	UCU	Ser	UAU	Tyr	UGU	Cys	U
	UUC		UCC		UAC		UGC		C
	UUA	Leu	UCA		UAA	종결	UGA	종결	A
	UUG		UCG		UAG	종결	UGG	Trp	G
C	CUU	Leu	CCU	Pro	CAU	His	CGU	Arg	U
	CUC		CCC		CAC		CGC		C
	CUA		CCA		CAA	Gln	CGA		A
	CUG		CCG		CAG		CGG		G
A	AUU	Ile	ACU	Thr	AAU	Asn	AGU	Ser	U
	AUC		ACC		AAC		AGC		C
	AUA		ACA		AAA	Lys	AGA	Arg	A
	AUG	Met/개시(fMet)	ACG		AAG		AGG		G
G	GUU	Val	GCU	Ala	GAU	Asp	GGU	Gly	U
	GUC		GCC		GAC		GGC		C
	GUA		GCA		GAA	Glu	GGA		A
	GUG		GCG		GAG		GGG		G

표 2-8 **유전암호**(Genetic code)

3 세균 동정을 위한 분자생물학적 방법

분자생물학적 방법으로 세균을 동정하는 실험을 간단하게 설명하자면, 미생물을 배양하고, 세균의 DNA를 분리한 후, 특정 유전자(16S rRNA)를 증폭한 다음, 염기서열을 결정하여, 기존의 DNA 데이터 자료와 비교 분석해서, 세균의 종을 결정한다. 세균 동정을 위한 분자생물학적 방법을 이해하려면 특정 유전자를 증폭하기 위한 중합효소 연쇄 반응(polymerase chain reaction; PCR)방법을 이해하여야 한다. PCR 방법은 세균의 DNA 복제(replication)를 응용하여 개발한 분자생물학적 방법으로 1993년 노벨상을 탈 정도로 분자생물학의 획기적인 발전을 이루게 하였다. PCR은 DNA 주형가닥에서 우리가 원하는 DNA부분을 증폭하는 방법이다.

PCR은 세균의 DNA 복제과정과 유사하지만, 뜨거운 온천에서 서식하는 세균(Thermophilus aquaticus)에서 분리한 Taq DNA 중합효소를 이용하여 DNA 이중나선을 단일가닥으로 분리하는 95℃ 가열과정에서 견딜 수 있도록 하였다. 그리고 증폭하고자 하는 DNA 부위의 양쪽 끝부분 염기서열에 맞추어 정방향과 역방향 프라이머를 인위적으로 제작하여 증폭될 DNA 부위를 선택할 수 있게 하였다.

PCR를 이용한 분자생물학적 실험 방법으로 세균을 동정할 수 있는데, 간단하게 그림 2-23과 같이 설명할 수 있다. ① 동정하고자 하는 세균의 단일 집락을 선택해서 ② 증류수에 혼합을 하고 ③ 물을 끓여 세균의 세포외막(세포막과 세포벽 포함)을 터트린 후, ④ 원심분리를 하여 세균 잔사(debris)를 가라앉힌다. ⑤ 상등액에 존재하는 DNA를 취해서 PCR의 DNA 주형가닥으로 사용한다. ⑥ 세균의 염색체 DNA를 이용해 PCR 방법으로 16S rRNA 유전자를 증폭한 후 ⑦ 동정하고자 하는 16S rRNA 유전자 염기서열을 결정하고 알려져 있는 유전자 데이터 정보와 비교 분석해서 세균의 종을 결정한다.

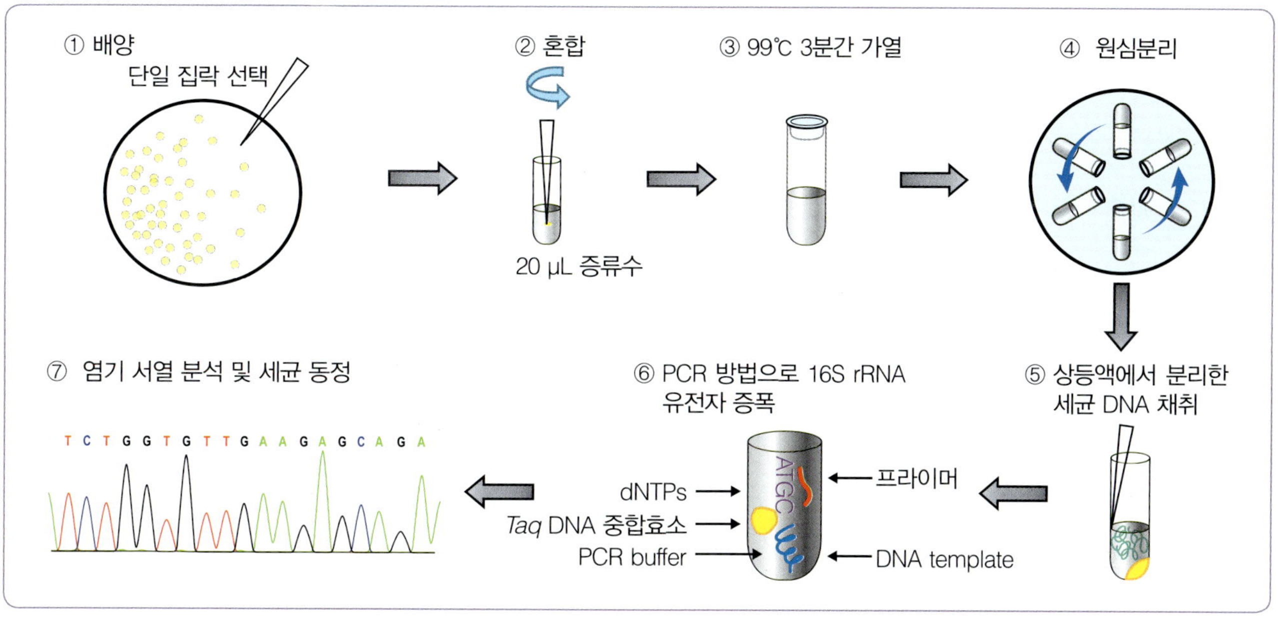

그림 2-23
세균 동정을 위한 분자생물학적 실험 방법

위에서 설명한 것과 같이 세균 동정을 위해서는 세균의 '16S rRNA 유전자'(그림 2-24, 2-25)를 이용하는데 그 이유는 다음과 같다.

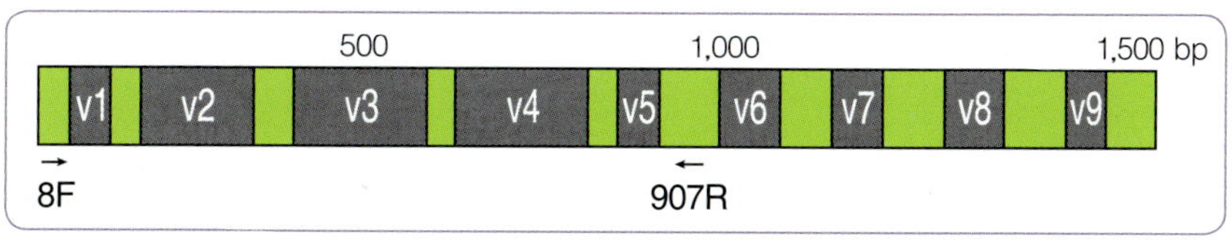

그림 2-24
16S rRNA 유전자와 PCR 프라이머 결합 위치

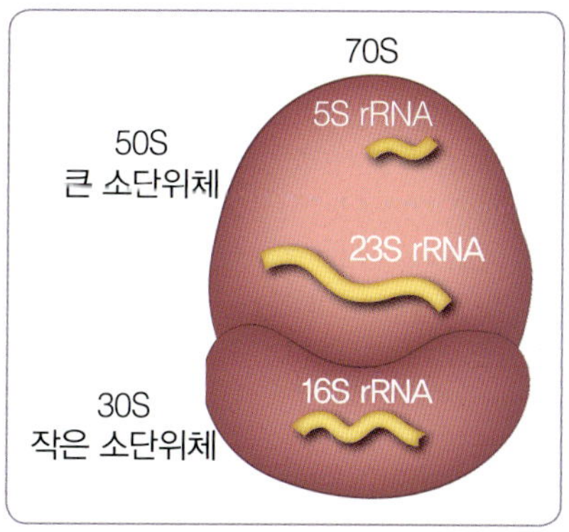

그림 2-25
원핵세포의 리보솜

리보솜 30S 작은 소단위 구성성분 중 하나인 16S rRNA의 모든 세균종이 가지고 있다는 특징과, 유전자 서열이 전체적으로는 모든 종에서 매우 유사하나 종에 따라 서열이 다른 부위가 존재한다는 특징이 있어서 세균 동정에 가장 적합한 유전자로 선택되었다. 모든 세균종이 가지고 있는 16S rRNA 유전자는 10개 보존부위(conserved region)의 공통서열과 9개 가변부위(variable region)의 종마다 차이가 있는 서열을 가지고 있다(그림 2-24). 보존부위 서열을 이용해 프라이머를 제작하고 증폭해서 가변부위 서열을 결정하고 분석하면 세균종을 알아낼 수 있다. 프라이머는 인위적으로 만든 약 20 bp 정도의 짧은 DNA 가닥으로 DNA 주형가닥에 상보적인 서열로 제작하며 프라이머가 주형가닥에 결합하면 DNA 중합효소가 프라이머 결합부위에서부터 새로운 DNA 합성을 시작한다. 예를 들어, 8F 정방향 프라이머와 907R 역방향 프라이머를 이용해 PCR을 하면 약 900 bp DNA 구역을 증폭할 수 있다(그림 2-24).

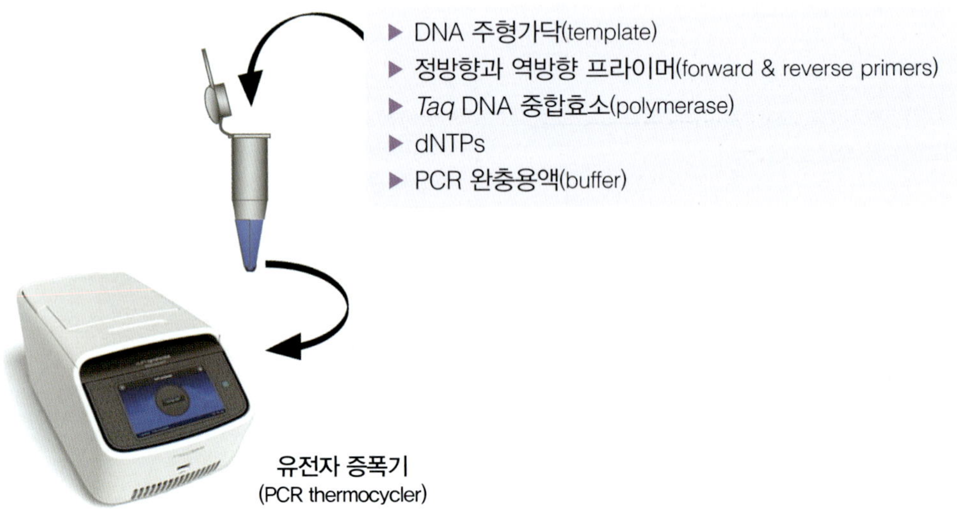

그림 2-26

PCR 실험

- ▶ DNA 주형가닥(template) : 증폭하고자 하는 DNA(세균의 염색체 DNA)
- ▶ 정방향과 역방향 프라이머 : 20 bp의 짧은 DNA 단일가닥이며 프라이머의 3' 끝부분에 DNA 중합효소가 DNA 주형가닥과 상보적인 서열의 새로운 뉴클레오타이드를 붙여 DNA 합성이 시작되는 지점 제공(8F 정방향과 907R 역방향 프라이머)
- ▶ *Taq* DNA 중합효소(polymerase) : DNA를 합성하는 효소
- ▶ dNTPs : DNA가 합성될 때 재료로 이용되는 4가지 종류의 뉴클레오타이드(dATP, dTTP, dGTP, dCTP)
- ▶ PCR 완충용액(buffer) : 효소가 활성을 유지하기 위한 용액

먼저, PCR을 하기 위해서 다음과 같은 물질들을 시험관에 넣는다(그림 2-26).

DNA 주형가닥(세균의 염색체 DNA), 8F 정방향 프라이머와 907R 역방향 프라이머, *Taq* DNA 중합효소, 그리고 dNTP(DNA 구성 성분인 dATP, dGTP, dCTP, dTTP 뉴클레오타이드)를 완충용액이 담긴 시험관에 넣는다. 그리고 이 시험관을 유전자 증폭기(thermal cycler)에 넣고 그림 2-27의 ①부터 ⑤까지의 과정처럼 시간에 맞추어 온도를 변화시킨다.

DNA의 변성(denaturation)은 95℃로 가열하여 이중가닥 DNA를 단일가닥 DNA로 분리시키는 과정이다. 뜨거운 물에서 서식하는 세균(*Thermophilus aquaticus*)으로부터 분리한 *Taq* DNA 중합효소를 이용하기 때문에 95℃ 변성 과정을 30회 정도까지는 반복해도 중합효소 활성이 유지된다. 그 다음은 프라이머의 결합(annealing) 과정이다. 이 과정에서 인위적으로 제작한 DNA 프라이머가 자신의 염기서열과 상보적인 염기서열을 갖고 있는 DNA에 결합하게 하기 위해 50~65℃에서 보통 30초 가량 유지한다.

DNA의 신장(extension) 과정은 72℃에서 시행하며 원하는 PCR산물의 길이에 따라 시간을 조정한다. 1 kb 길이당 1분 정도의 시간을 배당하면 충분히 반응이 일어난다(보통 *Taq* 중합효소는 2~4 kb/min 속도로 합성이 가능함). 특히, ② denaturation(변성 과정), ③ annealing(시발체 결합 과정), ④ extension(신장 과정)을 30~40번 반복한다(그림 2-27). 원하는 부분을 제대로 증폭시켰는지 확인하기 위해서 PCR 산물의 크기를 비교할 수 있는 아가로스젤 전기영동(agarose gel electrophoresis)(그림 2-28)을 이용하는 것이 일반적이다. PCR산물의 크기는 크기를 알고 있는 다양한 크기의 DNA 조각을 혼합해둔 제품인 DNA ladder라 불리는 marker의 밴드 이동 거리와의 비교를 통해 대략적으로 알 수 있다.

이렇게 동정하고자 하는 세균의 16S rRNA 유전자를 PCR 방법으로 증폭한 후에, 그 유전자의 염기서열을 결정하고 알려진 유전자 데이터 정보와 비교 분석해서, 동일한 또는 매우 유사한 16S rRNA 유전자 염기서열을 가진 세균의 종으로 결정하면 되는 것이다.

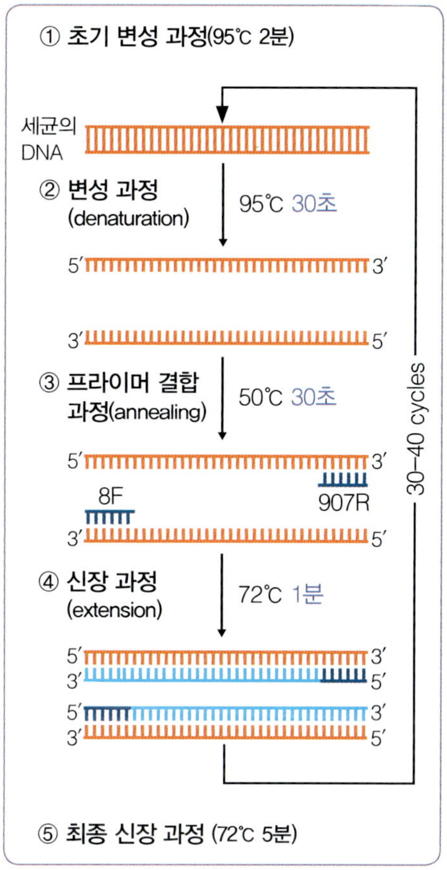

그림 2-27
PCR 과정

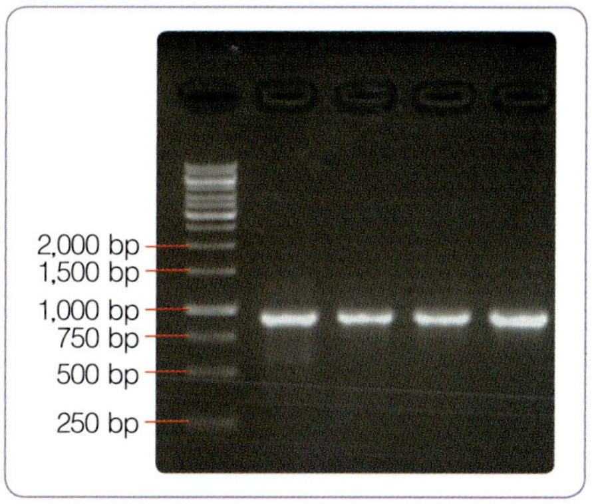

그림 2-28
아가로스젤 전기영동

Review Test

01. 무산소 환경에서만 증식하는 균은?

① 결핵균 ② 파상풍균
③ 대장균 ④ 포도상구균
⑤ 나이세리아균

02. 원핵세포에는 존재하지 않고, 진핵세포에만 존재하는 구조는?

① 리보솜 ② 편모 ③ 핵막 ④ 플라스미드 ⑤ 세포벽

03. 세포질에 존재하며, 단백질 합성의 중심이 되는 세균의 구조는?

① 리보솜 ② 편모 ③ 핵막 ④ 플라스미드 ⑤ 세포벽

04. 일부 세균이 나쁜 환경에 처했을 때 분화되는 형태로, 100℃의 가열에도 견딜 수 있는 것은 무엇인가?

① 협막 ② 내생포자 ③ 플라스미드 ④ 편모 ⑤ 핵양체

05. 다음 중 가장 작은 미생물은?

① 포도상구균 ② 인플루엔자바이러스
③ 대장균 ④ 연쇄상구균
⑤ 캔디다균

06. 진균이 원인인 감염병은?

① 캔디다증 ② 단순포진 ③ 말라리아 ④ 일본뇌염 ⑤ 수두

07. 약제내성을 일으키는 유전자(약제내성인자)나 세균독소 유전자 정보를 가지는 DNA는?

① 세포벽 ② 세포막 ③ 핵양체 ④ 리보솜 ⑤ 플라스미드

08. 다음 설명 중 옳은 것은?

① 그람양성균은 외막이 있다.
② 그람음성균만 내독소가 있다.
③ 그람양성균은 그람음성균보다 펩티도글리칸층이 얇다.
④ 그람음성균은 원형질막공간이 없다.
⑤ 그람음성균은 세포질막이 없다.

09. 세균의 증식과정 중 영양이 충분히 공급되어 안정적으로 가장 왕성하게 증식하는 상태로, 세대시간(배가시간)은 일정하며 가장 짧은 시기는?

① 유도기 ② 대수증식기 ③ 정지기 ④ 사멸기 ⑤ 증식과정 전체

10. 그람음성균의 세포벽에 존재하며 내독소로 작용하는 것은? (국시 기출)

① 인지질(phospholipid)
② 테이코산(teichoic acid)
③ 지질단백질(lipoprotein)
④ 펩티도글리칸(peptidoglycan)
⑤ 지질다당류(lipopolysaccharide)

11. 숙주세포 부착에 관여하는 세균의 구조는? (국시 기출)

① 섬모 ② 아포 ③ 세포막 ④ 메소솜 ⑤ 플라스미드

12. 세균의 구조에 대한 설명으로 옳지 <u>않은</u> 것은?

① 리보솜 - 60S의 큰 소단위체와 40S의 작은 소단위체로 구성되며 전체 크기는 80S이다.
② 플라스미드 - 세균 자체의 생존이나 증식에는 관여하지 않지만, 약제내성을 일으키는 유전자나 세균독소 유전자가 존재한다.
③ 세포벽 - 펩티도글리칸이 주성분이다.
④ 협막 - 백혈구의 식균작용을 피하고 숙주의 점막에 부착하는 것을 돕는다.
⑤ 편모 - 세균은 편모의 회전을 통해 이동한다.

13. 바이러스에 대한 설명으로 옳은 것은?

① 광학현미경으로 관찰할 수 있을 정도로 바이러스는 작다.
② 바이러스의 핵산을 둘러싸고 있는 단백질 껍질을 외막이라고 한다.
③ 캡시드의 바깥쪽에 막구조를 가진 외피가 있는 바이러스도 있다.
④ 바이러스 핵산이 숙주세포의 염색체 DNA에 삽입되어 잠복 상태에 있는 것을 비리온이라고 한다.
⑤ 박테리오파지는 동물세포를 숙주로 한다.

14. 다음 보기에서 의미하는 미생물에 대한 설명으로 옳지 않은 것은?

- 효모, 곰팡이, 버섯 등을 총칭한다.
- 인간과 같은 진핵세포이기 때문에 대사나 세포 구조가 인간과 비슷하여 감염되면 진단이나 치료가 어렵다.
- 일부는 인간이나 동물의 상재미생물로서 정착하는 것도 있다.

① 진핵생물로 핵막에 싸인 핵과 다양한 세포내 소기관을 가지고 있다.
② 세균과 달리 분아나 포자 형성 등의 방법으로 증식한다.
③ 세포벽은 만난, 글루칸, 키틴 등으로 구성되어 있다.
④ 진균 감염병은 대부분 기회감염으로 발생한다.
⑤ 운동이나 먹이활동을 위한 위족, 편모, 섬모 등을 가지고 있는 것도 있다.

15. 바이러스의 특성으로 옳은 것은? (국시 기출)

① 핵막이 있다.
② 이분법으로 증식한다.
③ 리보솜을 가지고 있다.
④ 살아있는 세포 내에서만 기생한다.
⑤ 핵산으로 DNA와 RNA를 모두 가진다.

16. 중심원리(DNA → RNA → 단백질)과정에서 DNA에 적혀 있는 유전정보를 mRNA로 옮기는 과정을 무엇이라고 하는가?

① DNA 복제 ② 전사 ③ 번역 ④ 역전사 ⑤ RNA 복제

17. DNA 복제과정에 대한 설명 중 틀린 것은?

① DNA 선도가닥에서 DNA 중합효소 합성 방향은 5′ → 3′이다.
② DNA 지연가닥에서 DNA 중합효소 합성 방향은 5′ → 3′이다.
③ 지연가닥 DNA 합성에서만 오카자키 절편을 합성한다.
④ DNA 회전효소(topoisomerase)가 DNA 이중나선을 단일가닥으로 풀어준다.
⑤ 지연가닥에서 오카자키 절편은 DNA 연결효소에 의해 연결된다.

18. 분자생물학적 방법으로 세균을 동정할 때 사용하는 유전자는?

① 5S rRNA 유전자 ② 13S rRNA 유전
③ 16S rRNA 유전자 ④ 23S rRNA 유전자
⑤ 26S rRNA 유전자

19. 분자생물학적 방법으로 세균을 동정하기 위해 Polymerase Chain Reaction(PCR)할 때 필요하지 않은 것은?

① 세균의 염색체(chromosomal) DNA
② 세균의 플라스미드(plasmid) DNA
③ *Taq* DNA 중합효소
④ 정방향 프라이머와 역방향 프라이머
⑤ 4가지 뉴클레오타이드(dATP, dTTP, dGTP, 그리고 dCTP)

해답 01. ② 02. ③ 03. ① 04. ② 05. ② 06. ① 07. ⑤ 08. ② 09. ② 10. ⑤ 11. ① 12. ① 13. ③ 14. ⑤ 15. ④ 16. ② 17. ④ 18. ③ 19. ②

Chapter 03

감염과 감염병

제1절 감염과정

1. 감염의 정의
2. 감염 경로
3. 감염원
4. 감염과 감염병의 종류

제2절 병원미생물과 숙주의 상호작용

1. 감염에 관여하는 미생물의 독성인자
2. 감염에 관여하는 숙주의 방어기전

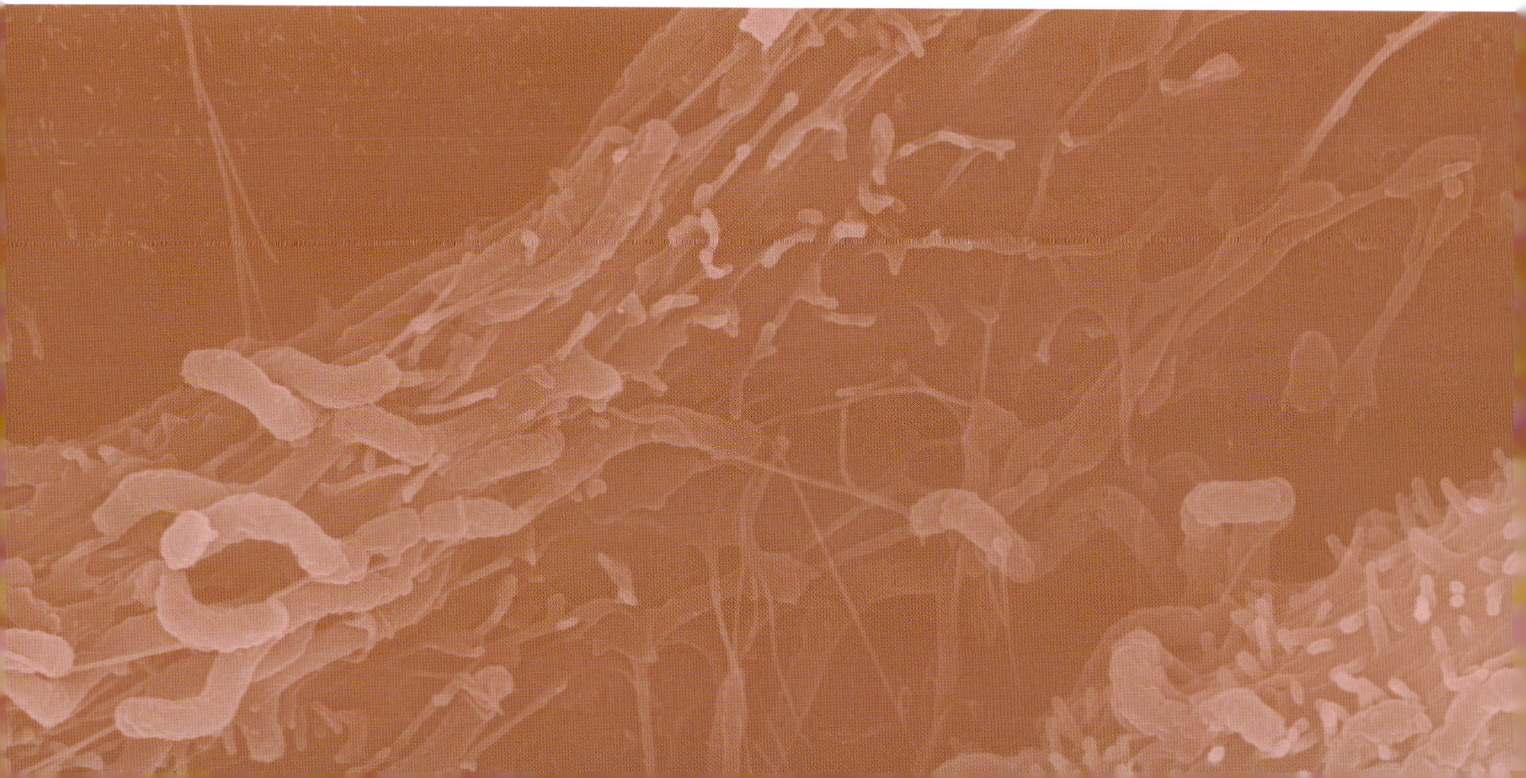

▶ 학습목표

제1절 감염과정

1. 병원성 미생물의 감염경로를 설명할 수 있다.
2. 의료 관련 감염의 특성과 예방법을 설명할 수 있다.
3. 보균자를 설명할 수 있다.
4. 내인성 감염과 외인성 감염을 설명할 수 있다.
5. 급성 감염질환과 만성 감염질환을 설명할 수 있다.

제2절 병원미생물과 숙주의 상호작용

1. 감염에 관여하는 미생물의 독성인자를 설명할 수 있다.
2. 감염에 관여하는 숙주의 방어기전을 설명할 수 있다.

제1절 감염과정

1 감염의 정의

질병을 일으킬 수 있는 병원체(pathogen)가 감수성 있는 숙주에 침입한 경우를 감염(infection)이라 한다.

질병을 일으킬 수 있는 병원체는 숙주에서 숙주로 전파될 수 있는 다양한 전파수단을 갖고 있으며, 이를 통해 이동한 병원체가 취약한 숙주에게 침입하면 감염이 일어난다. 감염은 감염경로와 전염성 여부에 따라 여러 가지로 분류된다(그림 3-1).

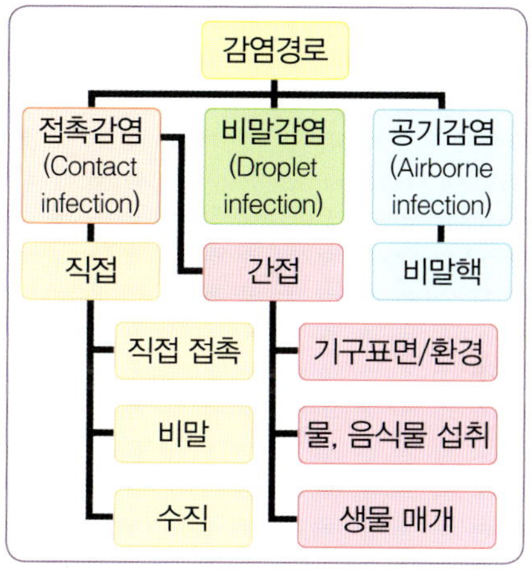

그림 3-1
감염의 주된 전파경로

▶ **감염 회로**(chain of infection)

감염은 일련의 과정을 통해 다양한 경로를 거쳐 전파될 수 있다. 이런 과정을 감염 회로(chain of infection)라고 하며, 효과적인 감염관리 정책은 1개 또는 그 이상의 회로를 끊어내어 감염의 전달을 예방하는 것이다.

① 질병을 일으킬 수 있을 정도로 병원성과 개체 수가 충분한 정도의 병원체
② 혈액과 같이 병원체가 생존하고 증식할 수 있는 저장원
③ 저장원에서 바깥으로 나오는 배출
④ 병원체가 전파되는 방법(직접, 간접 등)
⑤ 병원체가 숙주로 들어가는 입구
⑥ 취약한 숙주(면역되지 않은 숙주)

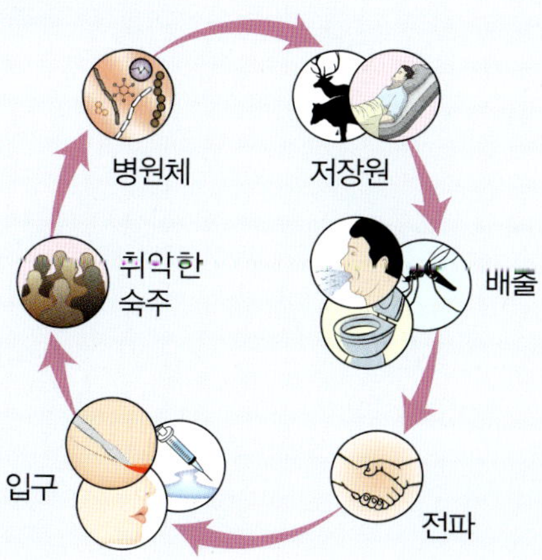

2 감염 경로

1) 직접감염과 간접감염

직접감염(direct infection)은 감염원이 되는 병원미생물을 가진 사람으로부터 직접 감염되는 경우이다. 병원체가 감염원으로부터 생체에 침입하는 경로는 사람이나 동물의 체액, 배설물에 직접 접촉하는 접촉감염(contact infection), 기침, 재채기, 타액 등을 통한 비말감염(droplet infection), 모체(태반, 모유, 산도)를 통한 수직감염(vertical infection) 등이 있다.

간접감염(indirect infection)은 감염원인 병원미생물이 함유된 음식물, 기구, 의류 등을 통해 간접적으로 감염되거나 동물, 어패류, 모기, 진드기 등의 생물을 통해 감염되는 경우를 말한다(그림 3-2).

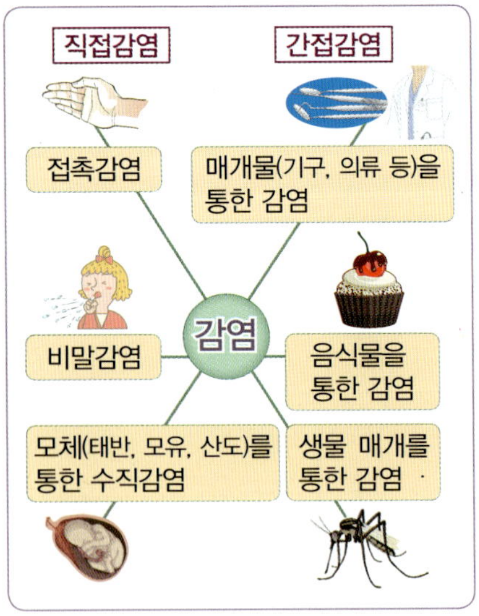

그림 3-2
직접감염과 간접감염의 감염경로

> ▶ 혈액 매개 바이러스
> 병원미생물은 날카로운 기구를 통해 직접 피부를 경유하거나 피부 점막(점막이나 손상된 피부) 경로를 통해 감염될 수 있다(직접접촉).
> 그 중에서 혈액 매개 바이러스는 심각한 문제를 일으킬 수 있으며, 대표적으로 HIV와 B형 및 C형 간염이 있다.

2) 수평감염과 수직감염

감염은 전파방식에 따라 수평감염(horizontal infection)과 수직감염(vertical infection)으로 분류할 수 있다. 수평감염은 보균자에게서 타인으로 감염이 전해지는 경우를 말하는데, 인플루엔자(influenza), 홍역(measles), 그리고 수두(chicken pox) 등이 여기에 속한다. 수평감염은 다시 직접감염과 간접감염으로 나눌 수 있다.

수직감염은 모체에게서 태아 또는 신생아로 감염이 전해지는 경우를 말하는데, 태반이나 모유, 산도를 통해 감염되며 주로 성매개 질환인 매독, HIV가 해당되며 그 외에도 B형 간염, 단순포진, 풍진 그리고 성인T 세포백혈병 등이 속한다.

3) 의료 관련 감염

의료 관련 감염(healthcare-associated infection)은 과거에 사용되던 병원감염 또는 원내 감염으로 부르던 용어보다 광범위한 용어로서 의료시설에 재원하고 있지 않더라도 의료 서비스와 관련되어 발생하는 감염까지 포함하는 포괄적인 용어이다. 병원에 입원하여 48시간 이후 또는 퇴원 후 30일 이내에 감염이 나타나면 의료 관련 감염으로 간주된다. 병원 내에는 화학요법제에 대해 내성이 생긴 균이 많은데, 저항력이 약해진 환자가 이 세균에 감염되면 치료가 어려워지기도 한다.

의료 관련 감염은 공기, 비말, 접촉에 의해 전파될 수 있으며 요로 감염 및 폐렴이 가장 많이 발생한다.

의료기관 종사자나 입원한 환자에게 발생한 감염을 병원감염(Nosocomial infection, hospital-acquired infection)이라고 하는데, 입원 당시에는 증상이 없었으나 입원으로 인해 또는 퇴원 후에 발생하는 감염을 말한다.

병원감염을 유발할 수 있는 대표적인 미생물로 잘 알려져 있는 것은 메티실린 내성 황색포도상구균(methicillin-resistant *Staphylococcus aureus*, MRSA), 반코마이신 내성 장구균(vancomycin-resistant *Enterococcus*, VRE), 녹농균(*Pseudomonas aeruginosa*)과 같이 항생제 내성이 강한 세균들이지만 이외에도 다양한 세균이나 진균, 바이러스를 포함하는 미생물이 병원감염을 유발할 수 있으며, 병원감염을 일으킬 수 있는 미생물의 근원은 의료기관의 환경이나 의료진(외인성)뿐만 아니라 환자 자신의 신체에 상재하는 미생물(내인성)까지도 포함한다(표 3-1).

치과에서도 의료 관련 감염을 예방하는 것이 중요하다. 치과 종사자의 손이나 치과의료용 장치, 기구, 인상체를 포함한 기공물, 방사선 촬영 시 사용되는 필름 등은 타액에 노출되거나 구강점막과 접촉되기 쉽다.

또한 핸드피스(handpiece)와 초음파 스케일러(ultrasonic scaler) 사용 시 발생되는 비말에 의한 감염 전파 가능성이 매우 높다. 따라서 치과에서는 구강점막이나 혈액, 타액 속에 존재하는 미생물에 오염될 가능성이 높기 때문에 의료영역과 공통된 감염방지대책뿐만 아니라 치과영역의 특수성을 고려한 대책을 마련해야 한다(14장 참조, 표 3-2).

내인성(Endogenous infection)	외인성(Exogenous infection)
환자 자신의 신체 내 상재균에 의해 발생	외부에서 균의 침입으로 발생
상재균이 과성장하거나 환자의 면역체계 약화에 의해 발생	오염된 의료기구, 의료 환경, 의료 종사자의 오염된 손에 의해 발생
백혈병이나 항암치료로 호중구(역할 : 식균작용) 감소에 의한 면역 저하로 발생	의료 종사자의 감염관리 소홀에 의해 발생

표 3-1 **병원감염의 분류**

	접촉(contact) 전파	비말(droplet) 전파	공기(airborne) 전파
정의	• 직접접촉 : 감염원과 다른 사람의 직접 접촉에 의한 전파 • 간접접촉 : 감염원이 생물이나 기구, 환경에 의해 간접적으로 전파	5 ㎛ 이상의 큰 비말이 재채기, 기침, 구토, 대화 등을 통해 3피트(약 90 cm) 이내에 있는 사람의 점막에 전파	감염원을 포함한 5 ㎛ 이하의 작은 비말핵 입자가 공기를 통해 기도로 전파
대표적인 질병/병원체	• *Clostridium difficile* (항생제 치료에 의한 대장염) • 메티실린 내성 황색포도상구균(MRSA) • 반코마이신 내성 장구균(VRE) • 카바페넴 내성 장내세균(CRE) • 다제내성균 • 진드기	• 백일해(병원체 : *Bordetella pertussis*) • 수막구균성 수막염(병원체 : *Neisseria menigitidis*) • 인플루엔자(병원체 : Influenza virus) • 유행성 이하선염(병원체 : Mumps rubulavirus) • 풍진(병원체 : Rubella virus) • 유행성 폐렴(여름~가을 영유아 대표적 질환, 병원체 : Adenovirus) • 코감기(감기의 주된 원인, 병원체 : Rhinovirus) • 중증급성호흡증후군(병원체 : SARS-CoV) • 중동호흡기증후군(병원체 : MERS-CoV) • 코로나바이러스감염증-19(병원체 : SARS-CoV-2[1])	• 폐결핵(병원체 : *Mycobacteria tuberculosis*) • 수두(병원체 : *Varicella-zoster virus*) • 홍역 (병원체 : Measles virus) • 아스페르길루스증 (호흡기계통 질환, 병원체 : *Aspergilloma*)

SARS-CoV, severe acute respiratory syndrome-coronavirus; MERS-CoV, Middle East respiratory syndrome-coronavirus; MRSA, methicillin-resistant *Staphylococcus aureus*; VRE, vancomycin-resistant *Enterococcus*; CRE, carbapenem-resistant *Enterobacteriaceae*.

1) SARS-CoV-2의 감염경로는 비말전파를 주된 경로로 보고 있으나, 공기전파로 인한 감염전파인 경우도 있다.

참고 : 의료 관련 감염의 전파 경로와 예방, Korean J Med 2018; 93(4) : 317-323.

표 3-2 **대표적인 전파경로와 병원체**

▶ **비말핵(droplet nuclei)**

재채기나 기침을 하면 주위에 비말(droplet; 작은 물방울과 입자로 이루어진 안개 모양의 에어로졸)이 흩어진다. 비말의 크기는 약 5 μm로, 일반적으로 재채기는 시속 200 km에 달하는 공기의 흐름을 만들어내, 이 거센 공기의 이동으로 비말이 거의 반경 1 m 범위에 뿌려진다. 일부 비말에서는 수분이 사라지고 지름 5 μm 미만의 입자가 형성되는데, 이것을 비말핵이라고 하며 공기 속에 오랜 시간 부유한다.

[비말과 비말핵]

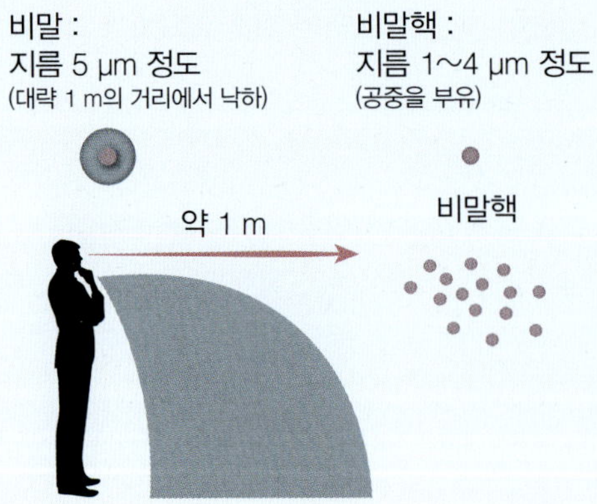

3 감염원

질병을 옮기는 근원을 감염원(infection agent, source of infection)이라고 하는데, 질병에 걸려 있는 사람이나 동물이 대표적인 감염원이다. 질병에 걸려 있지 않더라도 병원체(pathogen, infectious agent)를 배출하는 사람이나 동물도 감염원에 속한다. 따라서 감염원은 건강하거나 병에 이환되었는가와 상관없이 병원체를 배출하는 사람 또는 동물이라 할 수 있다. 전형적인 징후가 나타나지 않는 불현성(무증상) 감염인 경우에는 특히 감염원으로서의 위험성이 높다.

증상은 없지만 병원체를 가지고 있는 사람을 보균자(carrier)라고 하며, 감염원으로 작용할 수 있다. 보균자는 자유로이 활동하기 때문에 감염시킬 수 있는 영역이 넓으며 스스로나 타인이 경계하지 않기 때문에 전파 기회가 많다. 또한 보균자수는 일반적으로 질환자수보다 많아서 감염원으로 크게 작용할 수 있다.

감염에 의한 증상이 전혀 없고 건강한 사람과 다름이 없지만 병원체를 보유하고 있는 감염자를 건강 보균자(healthy carrier)라고 한다. 주로 B형간염바이러스 및 C형간염바이러스 보균자가 대표적이다. 질병에서 회복된 후에 보균자가 된 경우를 회복기 보균자(convalescent carrier)라고 하는데, 이러한 경우는 질병에서 회복은 되었지만 혈액이나 분비물이 지속적으로 감염성 미생물의 저장고 역할을 한다. 반면에, 잠복기 보균자(incubatory carrier)는 어떤 전염성 질환의 잠복기간 중에 병원체를 배출하는 감염자이다(그림 3-3).

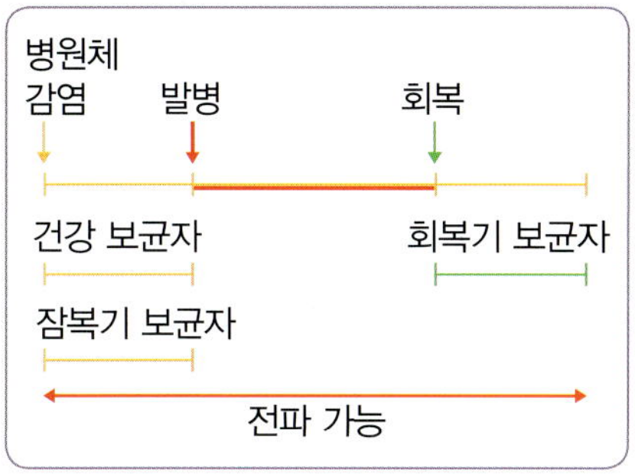

그림 3-3
보균자

4 감염과 감염병의 종류

1) 현성 감염과 불현성 감염

감염으로 인해 숙주에 이상 상태가 나타나는 경우를 징후(sign)라고 하는데, 감염이 된다고 해서 항상 징후가 나타나는 것은 아니다.

(1) 현성 감염

숙주가 병원미생물에 감염된 후 징후가 나타나는 경우를 현성 감염(apparent infection)이라고 한다.

(2) 불현성 감염

감염되더라도 징후가 나타나지 않는 경우를 불현성 감염(inapparent infection)이라고 한다. 불현성 감염이 장기간 계속되어 병원미생물과 숙주가 서로 평형관계를 유지하는 상태를 잠복감염(latent infection)이라고 하는데, 구강점막의 단순포진(herpes simplex)을 대표적인 예로 들 수 있다.

2) 내인성 감염과 외인성 감염

(1) 내인성 감염

원래 숙주가 가지고 있던 미생물이 원인이 되는 경우를 내인성 감염(endogenous infection)이라 한다. 불결한 구강위생이 정상세균총(normal flora)의 균형 상실을 유발하여 발병하는 치아우식증과 치주질환은 내인성 감염의 대표적인 예이다.

(2) 외인성 감염

외부에서 침입한 병원미생물이 원인이 되는 경우를 외인성 감염(exogenous infection)이라고 한다.

3) 급성 감염병과 만성 감염병

병원미생물에 감염되어 질병이 발병했을 때 이를 감염병(infectious disease)이라고 한다. 감염병은 숙주가 병원미생물에 감염된 후 발병하기까지의 시간적 경과에 따라 급성 감염병(acute infectious disease)과 만성 감염병(chronic infectious disease)으로 분류된다.

(1) 급성 감염병

급성 감염병은 감염된 후 발병하기까지 걸리는 시간이 짧다. 항균제가 실용화되기 전에는 급성 감염병으로 인해 사망하는 환자가 매우 많았지만, 현재는 대부분 치유될 수 있다. 치과영역에서는 급성 치근단치주염(acute periapical periodontitis), 급성 치근단농양(acute periapical abscess) 등이 급성 감염병에 해당된다.

(2) 만성 감염병

만성 감염병은 숙주가 병원미생물에 감염된 후 병원미생물이 장기적으로 숙주에 남아 있는 경우이며, 환경이나 숙주의 영향도 많이 받는다. 따라서 만성 감염병은 오랜 기간 다양한 증상과 결과를 보인다. 치과영역에서는 만성 치주염(chronic periodontitis)이 만성 감염병의 대표적인 예이다.

4) 기회감염

감염력이 약한 병원미생물은 건강한 사람에게는 감염을 일으키지 않지만 면역력이 저하되어 있는 사람에게서는 감염을 일으키는데 이것을 기회감염(opportunistic infection)이라고 한다. 고령자 또는 암, 백혈병, 당뇨병, AIDS 등의 질병을 앓고 있는 환자나 면역억제제를 투여받고 있는 환자는 면역력이 저하되어 있으므로 기회감염에 쉽게 노출된다. 치과영역에서는 구강캔디다증(Candidiasis)이 기회감염의 대표적인 예이다.

화학요법제를 장기간 투여하는 환자에게서 볼 수 있는 균교대감염(superinfection)도 기회감염에 포함된다. 균교대감염은 항생물질을 대량 투여하는 경우 상재미생물의 균형이 깨져 병원성이 강하지 않은 미생물이 급격히 증식하여 감염을 일으키거나 항생물질에 저항성이 있는 미생물이 증식하여 감염을 일으키는 경우이다.

제2절 병원미생물과 숙주의 상호작용

1 감염에 관여하는 미생물의 독성인자

병원미생물이 숙주에 감염병을 유발시키는 능력을 병원성(pathogenicity)이라고 한다. 미생물의 독성인자들이 병원성을 결정한다. 세균의 독성인자에는 독소, 효소 및 표면 구조물이 있다.

1) 독소

세균이 생산하는 독소(toxin)에는 균체 바깥으로 분비되는 외독소(exotoxin)와 그람음성균의 외막 성분으로 지질다당류(lipopolysaccharide, LPS)인 내독소(endotoxin)가 있다. 일반적으로 외독소는 강력하여 치명적인 작용을 하는 것이 많다(표 3-3).

	외독소	내독소
균종	특정 균종에만 있음(그람양성, 음성의 구별이 없음)	그람음성균에만 있음
성분	단백질(polypeptide)	지질다당류(lipopolysaccharide, LPS)
항원성	항체 생성을 유도하는 성질이 강함	항체 생성을 유도하는 성질이 약함
안정성	불안정(60℃ 이상에서 가열하면 변성)	안정(60℃ 이상에서 몇 시간 동안 견딜 수 있음)
열 유발	약간이거나 전혀 없음	고열을 유발함
독성	강함	약함
작용	균종에 따라 다양함	균종과 상관없이 비슷함
생산과 분비	균체 내에서 합성되어 균체 밖으로 분비	그람음성균 외막의 구성성분으로, 주로 균체가 파괴되었을 때 방출
증상	디프테리아, 파상풍, 가스괴저, 보툴리눔, 포도상구균에 의한 식중독, 콜레라	저혈압, 혈관내응고

표 3-3 **독소의 종류**

2) 효소

병원성 세균은 숙주에 침입하여 숙주가 가지고 있는 면역방어를 피해 증식해서 퍼져 나가기 위해 다양한 효소(enzyme)를 생산한다. 효소에는 히알루론산분해효소(hyaluronate lyase), 활성효소(catalase), 혈장응고효소(coagulase), 단백질분해효소(protease), DNA분해효소(DNase)가 있다.

병원성 세균이 생산하는 효소는 다음과 같은 기능을 가지고 있다.

① 숙주의 상피조직과 결합조직을 분해하여 조직 내부로의 침습을 돕는다.
② 숙주의 조직을 파괴하고 분해하여 세균 증식에 필요한 영양을 공급한다.
③ 숙주의 주위 조직을 파괴하고 분해하여 세균이 퍼져 나가는 것을 돕는다.
④ 숙주의 면역 세포 접근과 면역반응을 회피한다.

3) 표면 구조물 (그림 2–3 참조)

(1) 협막(capsule)

병원성 세균의 협막은 숙주 포식세포(phagocyte)의 식균작용(phagocytosis)을 피할 수 있다. 따라서 협막을 가지고 있는 균체는 병원성이 강하다.

(2) 편모(flagellum)

세균은 두께 20 nm의 편모를 이용해 운동성을 가지는데, 병원성 세균의 운동성은 감염에 매우 중요한 역할을 한다.

(3) 섬모(pili)

두께 3~8 nm의 가느다란 섬유인 섬모를 가진 병원성 세균은 숙주의 점막에 쉽게 부착할 수 있다.

2 감염에 관여하는 숙주의 방어기전

감염을 일으키는 능력을 미생물의 입장에서는 병원성이라고 표현하지만, 숙주의 입장에서는 감염에 대한 감수성(susceptibility)으로 표현한다. 숙주의 감수성은 연령(소아 · 성인 · 고령자), 성별, 영양상태, 당뇨병과 같은 만성 질환, 암, 생활환경, 정신적 스트레스 등 다양한 요소가 복잡하게 관여하기 때문에 사람마다 다르게 나타난다.

1) 피부와 점막

미생물의 침입에 대해 피부는 일차적으로 강한 물리적 방어벽 역할을 한다. 점막이나 점막 표면의 점액도 강한 방어벽 역할을 하여 미생물의 침입을 막는다. 위에서는 강산성(pH 2~3)의 위액이 분비되고 있기 때문에 미생물이 생존하기 어렵다.

2) 체액성 방어인자

혈액이나 점액, 타액 등의 체액 속에는 라이소자임(lysozyme), 인터페론(interferon), 보체(complement) 등과 같은 항균물질이 있다.

(1) 라이소자임(lysozyme)

이 효소는 세균 세포벽의 펩티도글리칸(peptidoglycan)을 분해하여 세균을 죽인다.

(2) 인터페론(interferon)

제1형 인터페론(type 1 interferon)은 바이러스에 감염된 세포가 생산하는 물질로, 바이러스의 증식을 억제한다.

(3) 보체(complement)

보체는 혈액에 있는 단백질이다. 보체의 주요 성분은 C1부터 C9까지 9가지이며 활성화된 보체는 염증반응 유도, 포식작용 촉진, 미생물 용해를 유도하여 방어기전에 중요한 역할을 한다.

(4) 항체(antibody)

항체(antibody, Ab)는 항원을 인지한 B세포가 분화하여 생긴 형질세포(plasma cell)에서 만들어진 당단백질이다. 항체는 미생물 및 독소의 중화 반응, 포식세포의 포식작용 항진, 항체의존 세포매개 세포독성, 보체 활성화를 통해 면역반응에 중요한 역할을 한다.

3) 세포성 방어인자

피부나 점막을 뚫고 생체 안으로 미생물이 침입하면 호중구, 단핵구, 대식세포 등 포식작용을 하는 세포들이 모여들어, 침입한 미생물을 포식(phagocytosis)하여 죽인다. 포식세포(phagocyte)에 대해서는 '제4장 면역'에서 자세하게 살펴보기로 한다.

4) 정상세균총(normal flora, normal microbiota)

인체의 점막(구강, 상기도, 소화관, 여성생식기관 등)이나 피부 표면에 정상적으로 존재하는 미생물 무리를 정상세균총이라고 한다. 정상세균총을 구성하는 미생물의 대부분은 인간과 공생관계에 있다. 인체에 잘 적응하도록 진화되어 미생물이 생존할 수 있는 인체의 점막이나 피부 표면을 빈틈없이 덮어 자라기 때문에 질병을 일으킬 수 있는 병원균의 침입이나 정착을 저지하거나 병원균에 대한 항균성 물질을 만들기도 한다. 정상세균총이 다양할수록 다양한 대사산물을 생산하여 우리 몸을 위한 더 많은 기능을 할 수 있다. 그러나 정상세균총의 균형이 장기간 화학요법제 투여나 만성 자극으로 인해 불균형(dybiosis)해지면 질병이 생길 수 있다.

> ▶ 장내 정상세균총의 이로운 작용
>
> ① 영양(nutrition) 섭취
> - 인체가 분해하기 힘든 물질을 분해하여 탄수화물, 지방, 미량 영양소 섭취 가능
> - 생체이물과 내생적 독소를 분해
>
> ② 발달(development) 과정 촉진
> - 신생 혈관 생성과정 촉진
> - 출생 후 장 성숙과정 촉진
>
> ③ 면역체계(immune system) 강화
> - 점막을 덮어 성장한 정상세균총이 방어벽 역할을 하여 병원균 부착 억제
> - 감염 및 다른 장 질환들로부터 보호

Review Test

01. 기회감염을 일으키는 숙주요인이 아닌 것은?

① 성별 ② 영양상태
③ 연령 ④ 당뇨병
⑤ 면역억제제 투여 환자

02. 불결한 위생이나 정상세균총(normal flora)의 균형 상실로 인해 발생하는 내인성 감염 질병은?

① 맹장염 ② 편도염
③ 세균성 식중독 ④ C형 간염
⑤ 치아우식증

03. 주로 수직감염으로 전파되는 것은?

① COVID-19 ② 결핵
③ 세균성 식중독 ④ 인플루엔자
⑤ 매독

04. 세균 외독소의 성질은?

① 성분은 지질다당류이다.
② 가열에 저항한다.
③ 내독소에 비해서 독성이 강하다.
④ 그람음성균만 생산할 수 있다.
⑤ 저혈압, 혈관내응고 등이 대표적 증상이다.

05. 외독소와 내독소에 대한 설명으로 옳지 않은 것은?

	〈외독소〉	〈내독소〉
① 균종	그람음성균에만 있음	그람양성균
② 성분	지질다당류	단백질
③ 항원성	항체 생성을 유도하는 성질이 약함	항체 생성을 유도하는 성질이 강함
④ 열유발	고열을 유발함	약간이거나 전혀 없음
⑤ 증상	디프테리아, 가스괴저, 식중독	저혈압, 혈관내응고

06. 감염경로에 관한 아래 설명 중 간접감염에 해당하는 것은?

① 환자의 혈액이나 체액에 접촉
② 재채기나 기침을 통해 발생한 비말 흡입
③ 태반을 통해 모체로부터 감염된 신생아
④ 병원미생물을 가진 모기에 물림
⑤ 동물의 배설물에 접촉

07. 감염에 대한 설명으로 옳지 않은 것은?

① 숙주가 미생물에 감염되더라도 징후가 나타나지 않는 경우를 불현성 감염이라 한다.
② 질병에 걸려 증상을 나타내며 병원체를 배출하는 사람을 보균자라고 한다.
③ 원내감염을 주의해야 하는 미생물로는 녹농균, 메티실린 내성 포도상구균 등이 있다.
④ 항생물질 투여로 상재미생물의 균형이 파괴되어 병원성이 강하지 않은 미생물이 급격히 증식하여 감염을 일으키는 것을 균교대감염이라고 한다.
⑤ 감염된 후 발병하기까지 걸리는 시간이 짧은 감염병을 급성 감염병이라고 한다.

해답 01. ① 02. ⑤ 03. ⑤ 04. ③ 05. ③ 06. ④ 07. ②

Chapter 04 면역

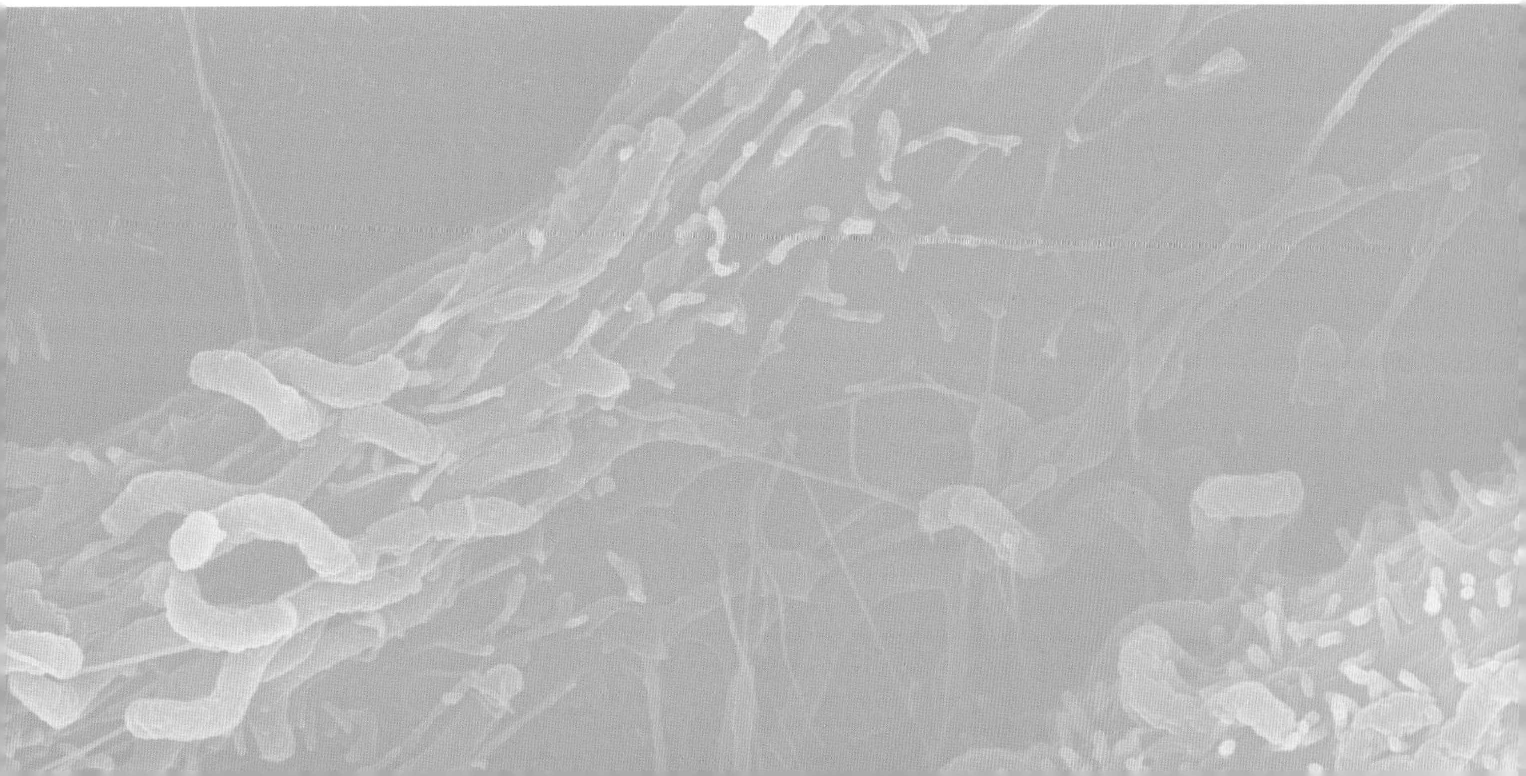

학습목표

제1절 선천면역과 획득면역

1. 선천면역과 획득면역의 특징을 설명할 수 있다.
2. 비특이적 면역반응과 특이적 면역반응의 특징을 설명할 수 있다.
3. 면역에 관여하는 세포의 종류와 특성을 설명할 수 있다.
4. 항원의 특성을 설명할 수 있다.
5. 항체(면역글로불린)의 종류와 특성을 설명할 수 있다.

제2절 면역계

1. 체액성 면역과 세포매개성 면역의 특징을 설명할 수 있다.
2. 일차면역과 이차면역의 특징을 설명할 수 있다.
3. 수동면역과 능동면역의 특징을 설명할 수 있다.
4. 과민반응의 특징과 종류를 설명할 수 있다.
5. 자가면역질환의 특징과 종류를 설명할 수 있다.

제1절 선천면역과 획득면역

1 면역의 개념

면역(immunity)은 자신의 물질과 외부 물질을 구별하여 외부 물질(미생물, 암세포 등)을 제거하는 능력을 말한다. 즉 질병, 특히 감염병에 대한 저항력을 의미한다. 면역에 관여하는 세포, 조직과 물질을 면역계(immune system)라 하며 이들 세포와 물질에 의한 반응을 면역반응이라 한다. 면역은 크게 선천면역과 획득면역으로 구분된다. 면역은 미생물과 암세포로부터 숙주를 보호하여 이롭다. 그러나 과민반응, 이식거부반응 및 자가면역질환을 일으켜 해로울 수도 있다(그림 4-1).

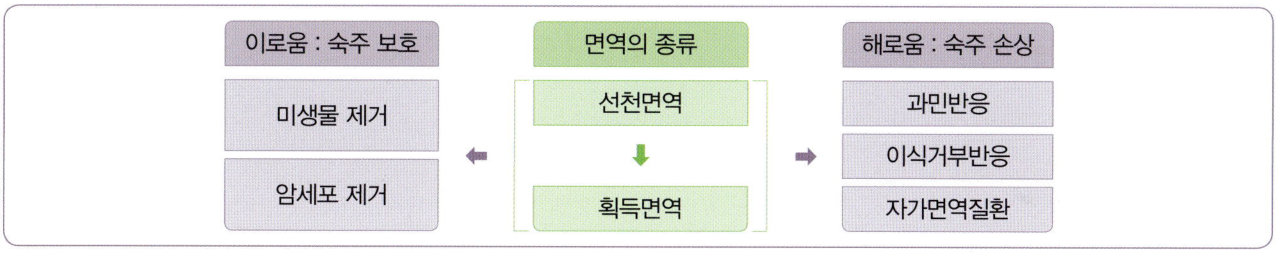

그림 4-1
면역의 개념

2 선천면역과 획득면역의 개념

선천면역[innate immunity; 또는 자연면역(natural immunity)]이란 개체가 태어날 때부터 가지고 있는 면역기전으로, 미생물 등의 이물질이 침입했을 때 발생하는 생체의 비특이적 방어반응이다. 선천면역은 감염을 제거하기 위한 첫 방어선으로 감염 후 초기에 작용한다. 선천면역에 관여하는 세포 및 물질로는 상피(epithelium), 포식세포(phagocyte), 자연살해세포(natural killer cell), 보체(complement), 인터페론(interferon)이 있다.

선천면역 (초기반응)	• 상피세포층(상피 장벽) • 포식세포(호중구, 단핵구, 대식세포) • 자연살해세포
	• 보체 • 사이토카인(인터페론)
획득면역 (후기반응)	• 림프구
	• 항체

표 4-1 면역 반응

한편, 감염 후 며칠이 지나도 감염 미생물을 제거하지 못하는 경우에는 특이적 방어반응인 획득면역[acquired immunity; 또는 후천면역, 적응면역(adaptive immunity)]이 작용한다. 획득면역에서는 림프구(lymphocyte)나 항체(antibody)가 침입한 미생물을 제거하는데, 획득면역에 관여하는 림프구가 활성화되고 항체가 만들어질 때까지 시간은 걸리지만, 제거할 수 있는 효율이 높아 감염방어에 매우 효과적이다(표 4-1, 그림 4-2).

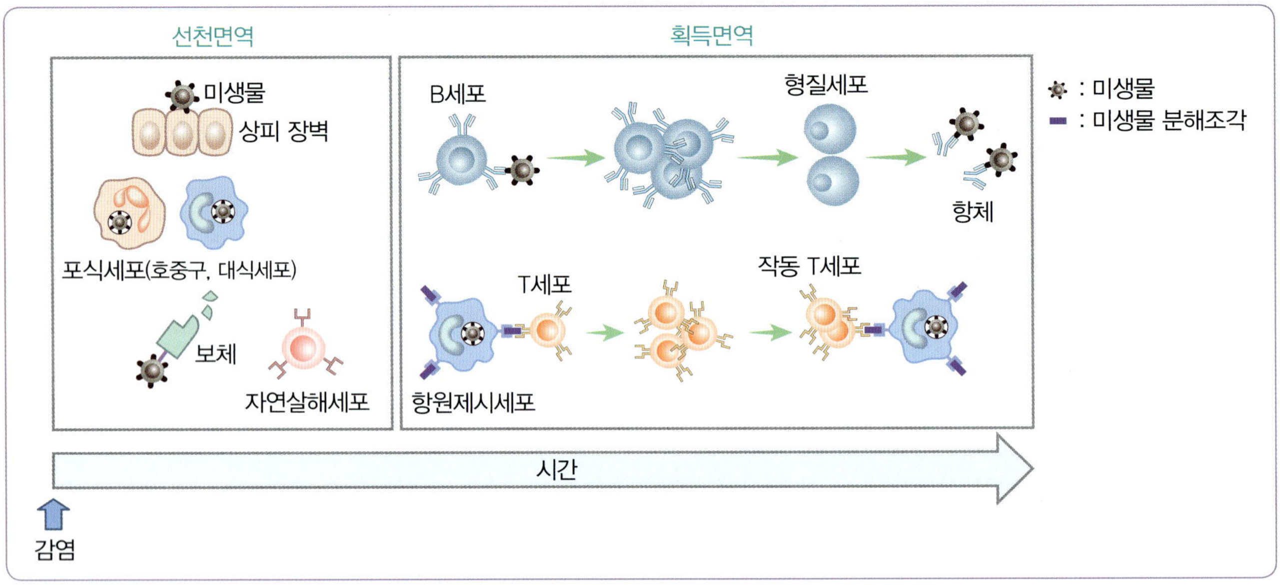

그림 4-2
선천면역과 획득면역

- 호중구(neutrophil)

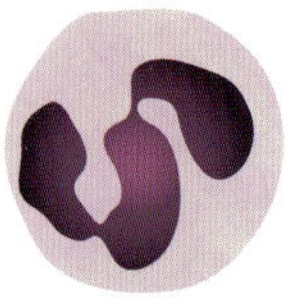

핵은 3~5엽의 분엽핵이고, 혈액 백혈구의 대부분(40~60%)을 차지하며, 세균 감염 시 수가 증가한다. 혈액 내 순환 호중구는 감염조직으로 이동하여 포식작용을 한다.

- 단핵구(monocyte), 대식세포(macrophage)

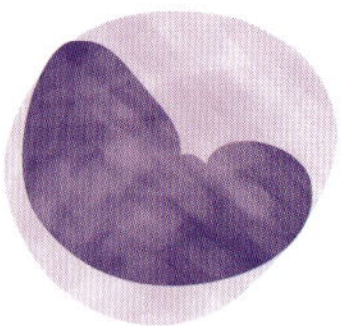

혈액 백혈구의 2~8%를 차지한다. 혈액 내 순환 단핵구는 감염조직으로 이동하여 대식세포로 분화한다.
단핵구와 대식세포는 포식작용을 한다.

그림 4-3
포식세포의 종류

3 선천면역

1) 선천면역에 관여하는 세포 및 물질

(1) 상피

상피(epithelium)는 몸 안팎(피부, 소화기, 생식기, 호흡기)을 덮는 세포층으로 미생물의 출입을 물리적으로 방어할 수 있다(상피 장벽, epithelial barrier).

(2) 포식세포

포식세포(phagocyte)는 미생물 및 미생물과 같은 입자를 삼키는 세포로 이를 포식작용(phagocytosis)이라 한다. 포식세포에는 호중구[neutrophil;

또는 중성구, 다형핵백혈구(polymorphonuclear leukocyte)], 단핵구(monocyte) 및 대식세포(macrophage)가 있다(그림 4-3).

포식세포는 골수에서 형성된 후 혈관으로 이동한다. 혈관 내에서 순환하고 있는 포식세포는 감염조직의 혈관으로부터 빠져 나온 후 미생물이 있는 부위로 이동하여 미생물을 포식한다. 세포 안으로 포식된 포식소포(phagosome) 내 미생물은 포식세포가 가지고 있는 리소좀(lysosome)의 단백분해효소[라이소자임(lysozyme), 디펜신(defensin)], 산소로부터 형성된 활성산소종[reactive oxygen sepecies, ROS(예 : 과산화음이온, 수산화 라디칼, 과산화수소)], 일산화질소(NO)에 의해 살해된다(그림 4-4). 미생물을 살해하는 물질(리소좀, 단백분해효소, 활성산소종, 일산화질소)이 포식과정 중 세포 외로 유리되면 정상 조직이 파괴될 수 있으며 이는 염증반응에 의해 조직이 손상되는 이유가 된다(그림 4-6). 감염조직에서 혈관 내 포식세포가 혈관으로부터 빠져나오고 미생물이 있는 부위로 이동하는 과정은 감염조직의 세포로부터 생성되는 염증성 사이토카인, 활성화 보체와 미생물 성분에 의해 유도된다(그림 4-5).

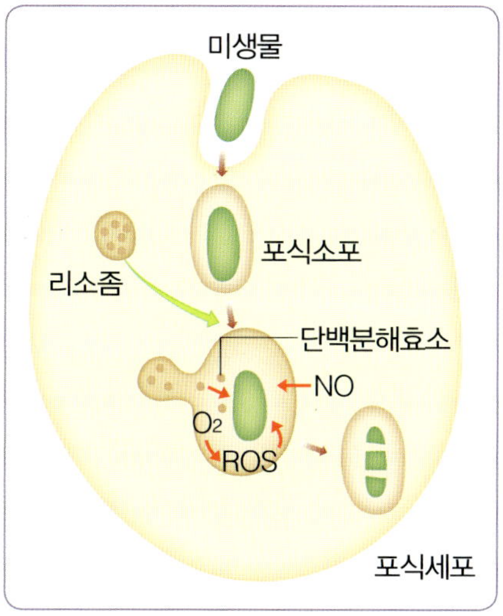

그림 4-4
포식세포의 포식작용

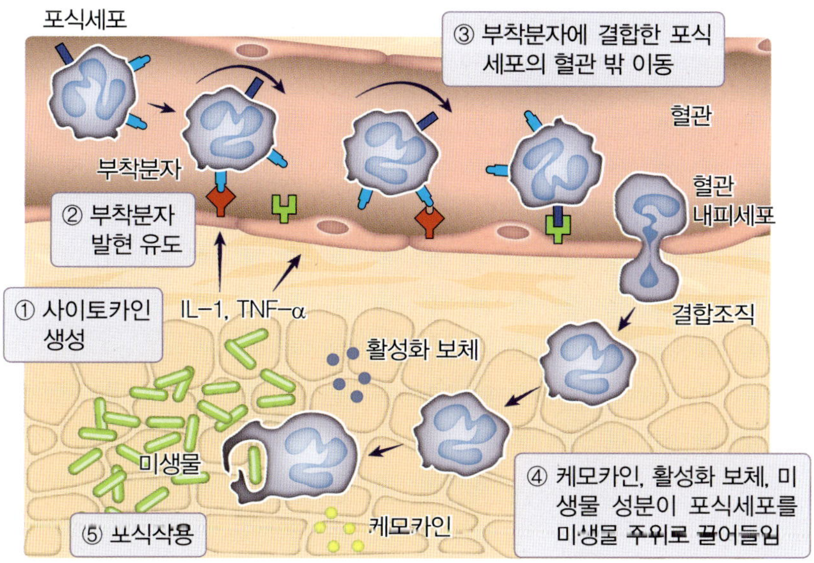

① 미생물 침입 부위에서 미생물에 노출된 세포(대식세포, 비만세포 등)가 염증성 사이토카인[IL-1, TNF-α, 케모카인(chemokine)]을 생성한다.
② IL-1와 TNF-α는 혈관내피세포(혈관을 형성하는 세포)의 부착분자 발현을 유도한다.
③ 혈관 내 포식세포가 혈관내피세포에 발현된 부착분자에 결합한 후 혈관으로부터 빠져나온다.
④ 케모카인, 활성화된 보체, 미생물 성분이 혈관으로부터 빠져나온 포식세포를 미생물 주위로 끌어들인다.
⑤ 포식세포는 미생물을 포식한 후 세포 내에서 죽인다.

그림 4-5
혈관 내 포식세포의 미생물 감염부위로의 이동
감염조직에서 혈관 내 포식세포가 혈관으로부터 빠져나오고 미생물이 있는 부위로 이동하는 과정

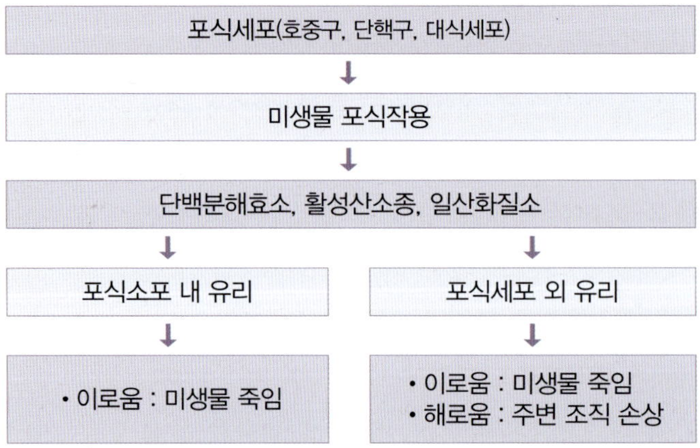

그림 4-6
포식세포의 이로움과 해로움

▶ 사이토카인

사이토카인(cytokine)은 다양한 세포가 분비하는 단백질이다. 사이토카인의 종류는 다양하며 면역반응을 유도하는 사이토카인이 있다. 인터루킨-1(interleukin-1, IL-1)과 종양괴사인자-α(tumor necrosis factor-α, TNF-α)는 혈관내피세포에서 포식세포에 대한 부착분자 발현을 유도하고 또한 체온을 높이는 작용을 한다. 체온이 상승하면 일반적으로 미생물 증식이 억제되고, 면역세포증식이나 분화가 촉진된다. 바이러스에 대항하는 중요한 사이토카인에는 제 I 형 인터페론(interferon)이 있다. 케모카인(chemokine)은 호중구, 대식세포, 림프구를 미생물 감염부위로 끌어당기는 역할을 한다(화학주성, chemotaxis).

▶ 염증

염증(inflammation)은 혈관을 함유한 조직이 감염 또는 세포손상에 반응하여 혈관 안 물질과 세포를 필요한 장소로 이동시켜 공격물질(예 : 미생물)을 제거하는 것이다. 급성염증(acute inflammation)은 초기반응(수분 혹은 수시간 내에 발생하며 수 시간 또는 수일 정도의 짧은 시간 지속)으로 혈액의 단백질과 주로 호중구의 이동이 일어난다.
급성염증이 공격물질을 제거하면 반응은 사라진다.
만성염증(chronic inflammation)은 급성염증이 원인물질을 제거하지 못하는 경우 이어서 나타나는 반응으로, 오래 지속되며 대식세포와 림프구의 이동이 증가한다.
염증반응은 공격물질을 제거하여 조직을 보호할 수 있으나, 염증반응 시 활성화된 세포 또는 활성화된 세포가 유리하는 물질이 조직에 해를 줄 수도 있다.
예를 들어 염증반응에서 나타나는 포식세포 활성화 과정에서 항미생물질(리소좀의 단백분해효소, 활성산소종, 일산화질소)이 세포 외로 유리되면 정상 조직이 파괴될 수 있다(그림 4-6).

(3) 보체

보체(complement, C)는 혈액에 있는 단백질로 C1부터 C9까지 있다. 보체는 불활성 형태로 존재하며 항체 없이 미생물만 있는 경우 또는 항체가 항원(미생물)에 결합한 경우(항원-항체 복합체) 일정한 순서를 거쳐 활성화된다. 즉 선천면역과 획득면역 모두에서 활성화될 수 있다. 활성화된 보체는 염증반응, 포식작용 촉진(opsonization), 미생물 용해를 유도하여 면역반응에서 중요한 기능을 한다(그림 4-7, 4-8).

▶ 보체 활성화 과정 및 기능

① **보체 활성화 경로**

보체 활성화 경로에는 3가지(대체경로, 렉틴경로, 고전경로)가 있다. 대체경로(alternative pathway)와 렉틴경로(lectin pathway)는 항체 없이 미생물에 의해 활성화된다(그림 4-7). 고전경로(classical pathway)는 항체가 항원(미생물)과 결합하여 활성화된다. 항체 없이 활성화되는 대체경로와 렉틴경로는 선천면역에 해당되고, 항체가 있어야만 활성화되는 고전경로는 획득면역에 해당된다.

② **보체 활성화 초기단계**

대체경로	❶ 대체경로는 C3의 가수분해산물인 C3b가 미생물(microbe) 표면에 부착함으로써 시작된다. ❷ 미생물에 결합한 C3b는 Bb(factor B가 factor D에 의해 분해되어 생긴 조각)와 결합한다. ❸ C3bBb 복합체는 C3 전환효소(convertase)로서 더 많은 C3을 분해한다. ❹ C3 전환효소의 작용으로 더욱 많은 C3b와 C3bBb가 미생물에 부착한다. C3bBbC3b 복합체는 C5 전환효소로 C5를 분해한다.
렉틴경로	❶ 렉틴경로는 항체 없이 혈장의 만노스 결합 렉틴(mannose-binding lectin, MBL)이 미생물에 부착하여 활성화된다. 그후 MBL에 결합하고 있는 효소가 C4와 C2를 절단한다. ❷ 그 후 생성된 C4b2a 복합체는 미생물의 세포 표면에 부착한다. ❸ 이 복합체가 C3 전환효소가 되어 C3을 분해한다. ❹ 생성되는 C3b는 다시 미생물에 부착한다. 일부 C3b는 C4b2a 복합체에 결합하여 C5 전환효소의 기능을 가지는 C4b2aC3b 복합체를 만든다.
고전경로	❶ 고전경로는 IgM 또는 IgG가 미생물에 결합해서 일어난다. 이 항원-항체의 결합으로 항체의 Fc 부위에 C1이 부착한다. 부착한 C1은 활성화되어 C4와 C2를 절단한다. ❷ 그 후 생성된 C4b2a 복합체는 미생물에 부착한다. ❸ 이 복합체가 C3 전환효소가 되어 C3을 분해한다. ❹ 생성되는 C3b는 다시 미생물에 부착한다. 일부 C3b는 C4b2a 복합체와 결합하여, C5 전환효소의 기능을 가지는 C4b2aC3b 복합체를 만든다.

③ **보체 활성화 후기단계**

보체 활성화의 초기단계에서 미생물의 표면이 C3b로 뒤덮이게 되며 C5 전환효소가 형성되면 보체 활성화의 후기단계가 시작된다.

C5 전환효소가 C5를 분해하여 C5b가 만들어지면서 후기단계가 시작된다. 그 후 C6, C7, C8, C9가 차례로 결합한다. 마지막 단계에서 C9이 중합체(poly-C9)를 이루어 미생물 막에 구멍을 만든다. C5b678poly-C9를 막공격복합체(membrane attack complex, MAC)라고 하는데, MAC가 형성되면 보체 활성화가 마무리된다.

④ **활성화된 보체의 기능**(그림 4-8)

C3b, C4b는 미생물 표면에 붙어(opsonization) 보체 수용체를 지닌 포식세포의 포식작용을 촉진한다. 미생물 주변에 존재하는 C3a, C4a, C5a는 비만세포, 혈관내피세포와 호중구를 활성화시켜 염증반응을 유도한다. MAC는 미생물 막에 구멍을 만들어 미생물이 죽게 된다.

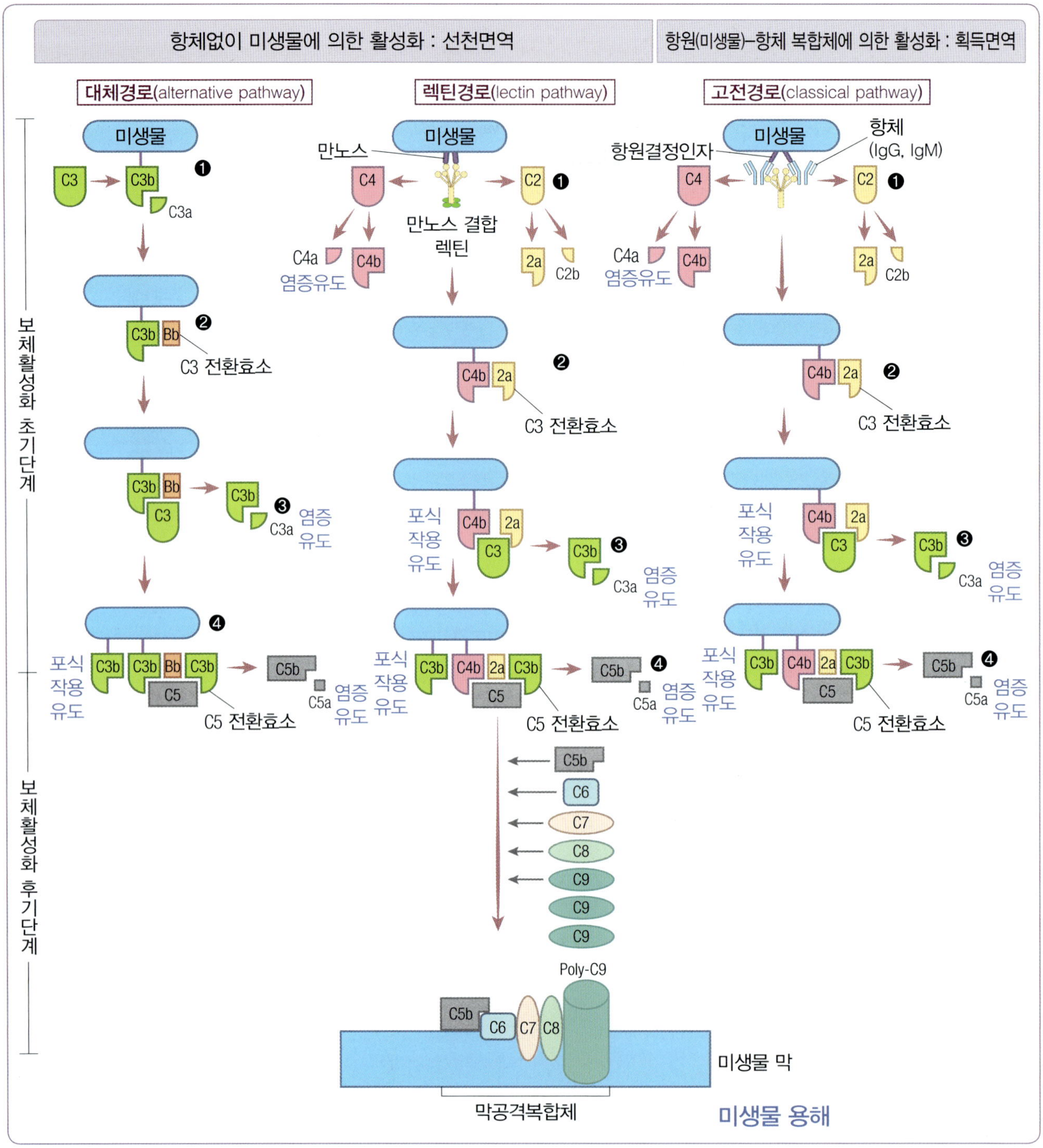

그림 4-7

보체 활성화 과정 및 기능

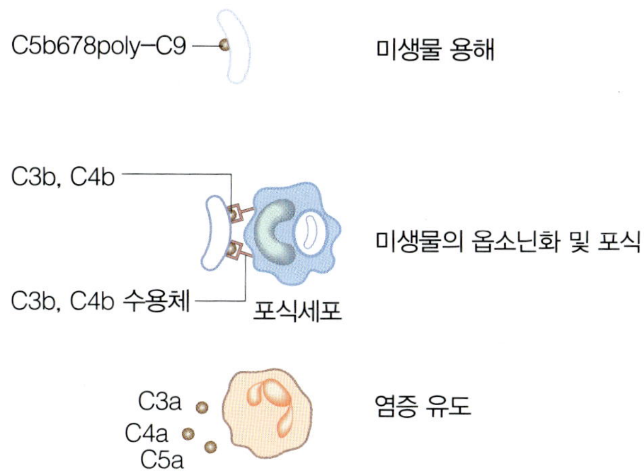

그림 4–8
활성화 보체 기능

(4) 자연살해세포

자연살해세포(natural killer cell, NK cell)는 비정상세포(미생물 감염세포, 암세포)의 세포자멸사(apoptosis)를 유도한다(그림 4–9). 바이러스에 감염된 세포의 세포자멸사(apoptosis)를 유도하여 바이러스의 증식을 막는다.

(5) 제I형 인터페론

제I형 인터페론(type I interferon, type I IFN)에는 인터페론–α와 인터페론–β가 있으며 바이러스에 감염된 세포가 방출한다. 제I형 인터페론은 바이러스 감염세포에 작용하여 바이러스의 증식을 억제한다(그림 4–9).

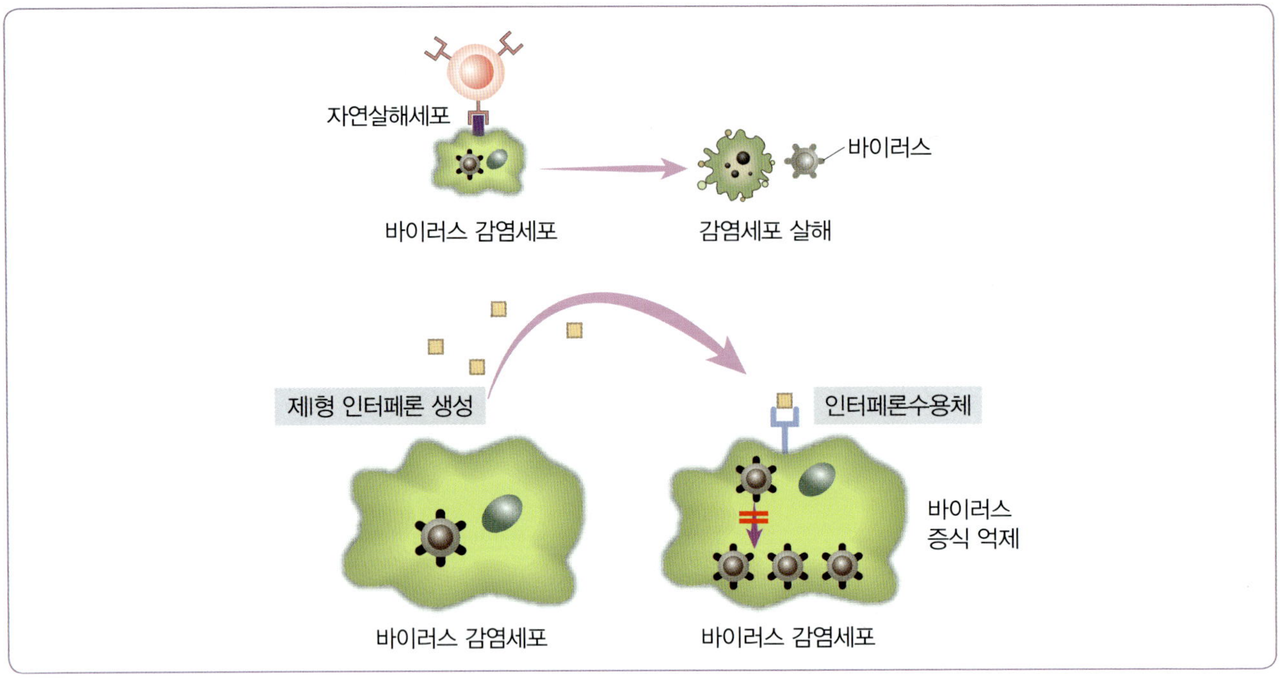

그림 4-9
선천면역에서 자연살해세포와 제Ⅰ형 인터페론에 의한 바이러스 감염방어

4 획득면역

1) 획득면역에 관여하는 세포 (표 4-2, 4-3)

림프구		기능
B세포		항체 생성
T세포	보조 T세포	염증반응 유도 : 대식세포의 살균작용 활성화, 호중구의 이동 활성화 세포독성 T세포와 B세포 활성화
	세포독성 T세포	비정상 세포(암세포, 바이러스 감염세포)의 세포자멸사

표 4-2 **획득면역 관여 세포**

특성	기능적 의의
특이성(specificity)	특정 항원에 대하여 생긴 면역은 특정 항원에만 면역기능을 보인다.
다양성(diversity)	숙주 자신의 물질을 제외한 다양한 항원에 대해 면역반응이 일어난다.
기억성(memory)	처음 항원과 접촉한 경우 기억세포가 생겨 동일한 항원에 재차 노출되면 더 빠르고 강하게 면역반응이 일어난다.
클론확장(clonal expansion)	항원을 인지할 수 있는 림프구만 선택적으로 활성화(증식 후 분화)한다.
자가 비반응성(nonreactivity to self)	숙주 자신의 물질에 대해서는 면역반응을 일으키지 않는다.

표 4-3 **획득면역의 특성**

(1) 항원제시세포

항원제시세포(antigen presenting cell, APC)는 세포 내에서 항원(예 : 미생물의 단백질)을 분해한 후 분해된 항원조각(펩타이드)을 MHC(major histocompatibility complex)분자에 결합시켜 T세포에게 제시하여 T세포의 활성화를 유도하는 세포이다(그림 4-10, 4-11). 항원제시세포에는 대식세포(macrophage), 수지상세포(dendritic cell), B세포가 있다.

(2) 림프구

림프구에는 B세포(B 림프구, B lymphocyte)와 T세포(T 림프구, T lymphocyte)가 있으며 이들 세포는 항원 인지 후 활성화(증식, 분화)된다(그림 4-11).

B세포는 항원 수용체로 항원을 인지한 후 증식하고, 증식한 일부 세포는 형질세포(plasma cell)로 분화하여 항체를 분비하며 일부 세포는 기억 B세포가 된다. 항원에는 보조 T세포의 도움이 있어야 B세포를 활성화시킬 수 있는 항원(T의존항원)과 보조 T세포의 도움 없이 B세포를 활성화 시킬수 있는 항원(T비의존항원)이 있다.

▶ **항원제시세포가 보조 T세포와 세포독성 T세포에 항원을 제시하는 과정(그림 4-10, 4-11)**

항원제시세포가 포식한 항원이 포식소포(phagosome)에서 분해되면, 분해된 항원조각이 Class II MHC 분자와 결합하여 항원제시세포막에 Class II MHC분자 항원조각 복합체 형태로 표현되며 보조 T세포가 항원 수용체로 복합체를 인지하여 활성화된다.

항원제시세포가 포식한 항원이 포식소포에서 원형질로 빠져나와 원형질에서 분해되면 분해된 항원조각이 Class I MHC분자와 결합하여 세포막에 Class I MHC분자 항원조각 복합체 형태로 표현되는데, 이때 세포독성 T세포가 항원 수용체로 복합체를 인지하여 활성화된다.

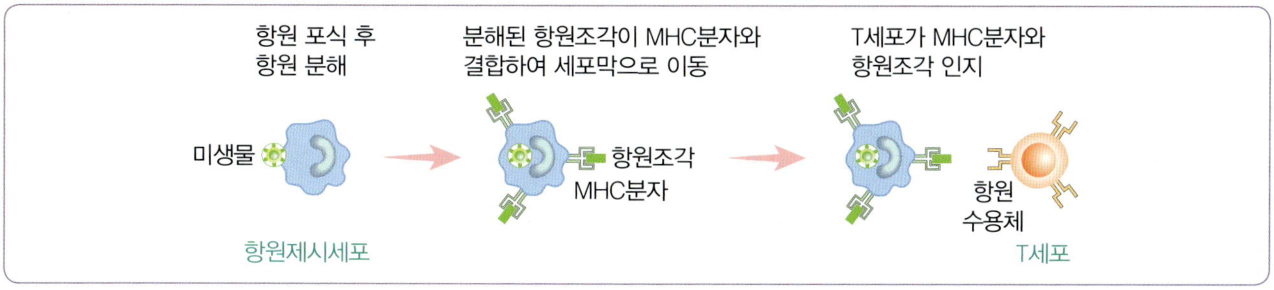

그림 4-10
항원제시세포가 T세포에게 항원 제시

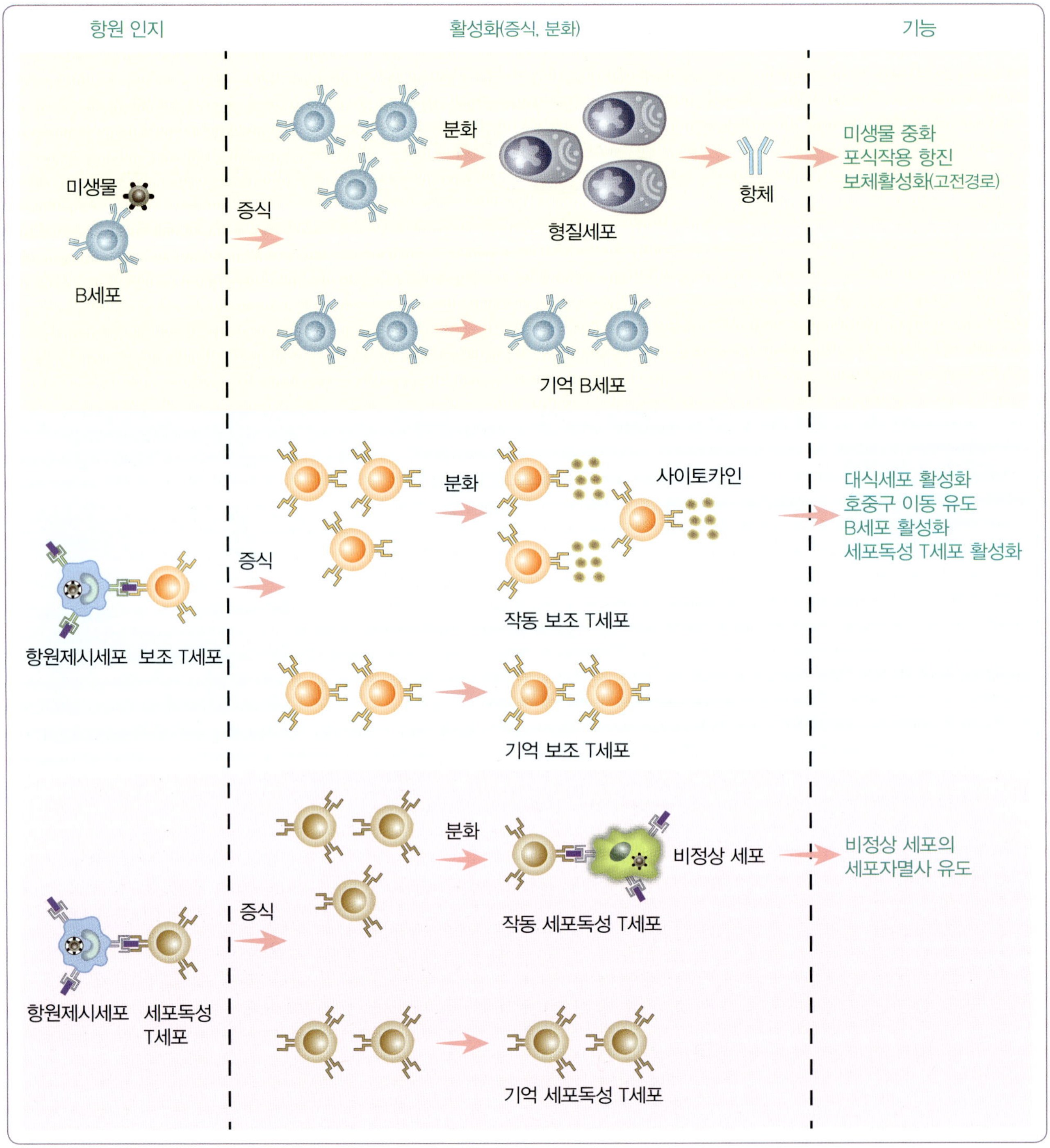

그림 4-11
림프구의 활성화 과정 및 기능

한편, T세포에는 보조 T세포(helper T cell, Th)와 세포독성 T세포(cytotoxic T cell, Tc)가 있다.

보조 T세포는 항원 수용체로 항원제시세포가 제시하는 항원 조각을 인지한 후 증식한다. 증식한 일부 세포는 사이토카인을 분비하는 세포로 분화하며 일부 세포는 기억세포가 된다. 분비된 사이토카인은 대식세포의 살균작용과 호중구의 이동을 활성화시키며 B세포와 세포독성 T세포의 활성화도 유도한다. 세포독성 T세포는 항원제시세포 단독 또는 항원제시세포와 보조 T세포의 도움을 받아 증식하고 분화한 후 비정상 세포(미생물 감염세포, 암세포)를 찾아내 세포자멸사(apoptosis)를 일으킨다. 증식한 일부 세포는 기억 세포독성 T세포가 된다.

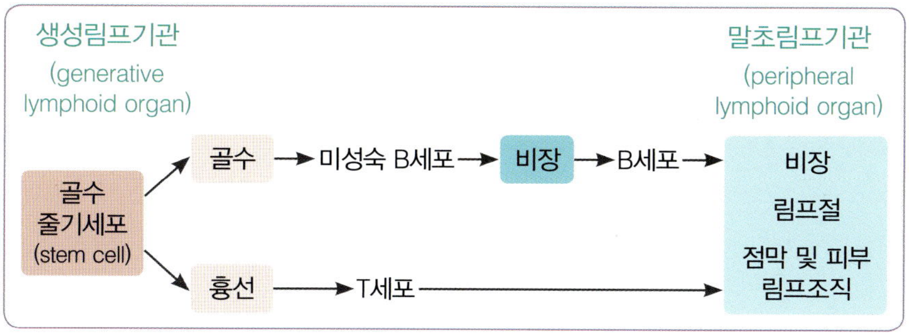

그림 4-12
림프구의 성숙

(3) 항원

항원(antigen, Ag)은 항체 또는 림프구의 항원 수용기(antigen receptor)가 결합하는 물질이다. 미생물이 침입하면 미생물 또는 미생물이 생산하는 독소 및 효소 등에 대한 항체가 생성되며, 생성된 항체는 이들 물질과 결합한다. 항원의 일부분으로 항체가 결합하는 부위를 항원결정인자(antigenic determinant, epitope)라고 한다(그림 4-13).

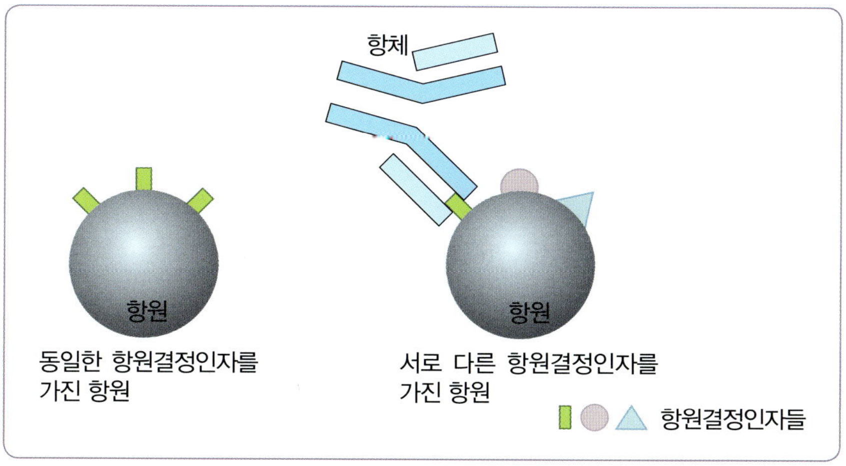

그림 4-13
항원의 항원결정인자

▶ 면역계 조직

면역계 조직에는 생성림프기관과 말초림프기관이 있으며 생성림프기관에는 골수, 흉선이 있고, 말초림프기관에는 림프절, 비장, 점막 및 피부림프조직이 있다.
생성림프기관은 림프구가 성숙하는 장소이며, 말초림프기관은 성숙한 림프구가 대기하고 있다가 항원과 접촉하여 활성화되는 장소이다(그림 4-12). B세포는 골수와 비장에서 성숙하며 T세포는 흉선에서 성숙한다. 성숙한 T세포와 B세포는 말초림프기관으로 이동한다. 림프절에서는 성숙이 끝난 림프구가 항원을 만날 때까지 순환한다. 즉 성숙이 끝난 림프구는 림프절에서 항원과 만나게 되면 활성화되며, 항원을 만나지 못하면 림프관을 통해 또는 림프관을 지나 혈액으로 되돌아가 다른 림프절로 이동한다.

▶ 항원결정인자 및 항원의 종류

항원결정인자(antigenic determinant, epitope)(그림 4-13)는 항원의 일부분으로 항체가 결합하는 부위이다. 하나의 항원은 여러 개의 항원결정인자를 가질 수 있는데 이때 동일한 항원결정인자를 가지거나 서로 다른 항원결정인자를 가질 수 있다.
항원에는 T의존항원(thymus-dependent antigen)과 T비의존항원(thymus-independent antigen)이 있는데, T의존항원은 보조 T세포의 도움이 있어야 항체 형성을 유도할 수 있는 항원이며, T비의존항원은 보조 T세포의 도움 없이 항체 형성을 유도할 수 있는 항원이다. 단백질은 T의존항원이다.

(4) 항체

항체(antibody, Ab)는 항원에 의해 유도된 당단백질로 면역글로불린(immunoglobulin, Ig)이라고도 한다. 항원을 인지한 B세포가 분화하여 생긴 형질세포(plasma cell)가 항체를 분비한다. 항체는 항원과 특이적으로 결합할 뿐만 아니라 보체(C1) 그리고 항체 수용체를 지닌 세포와도 결합하여 여러 가지 기능을 나타낸다(그림 4-14).

항체의 종류에는 IgM, IgD, IgG, IgE, IgA의 5가지가 있다(표 4-4).

> ▶ **항체의 기본 구조 및 종류**
>
> 항체는 4개의 펩타이드사슬, 즉 2개의 같은 중쇄(heavy chain), 2개의 같은 경쇄(light chain)로 구성되어 있다(그림 4-14). 각 사슬의 아미노 말단(N)부위는 가변부위(variable domain)로 이루어져 있고, 카르복실 말단(C)부위는 불변부위(constant domain)로 이루어져 있다. 항체의 중쇄와 경쇄의 가변부위는 항원의 항원결정인자와 결합하며 중쇄의 불변부위(Fc)는 보체인 C1과 항체 수용체(Fc receptor, FcR)를 지닌 세포(포식세포, B세포, 비만세포, 자연살해세포)와 결합한다.
>
> 중쇄의 유형에는 μ, δ, γ, ε, α의 5가지가 있으며 이 유형에 따라 항체의 종류(isotype)가 결정된다. 항체의 종류에는 IgM, IgD, IgG, IgE, IgA의 5가지가 있다. 중합체(polymer)를 형성하는 항체로는 IgM(pentamer)와 IgA(dimer)가 있다.

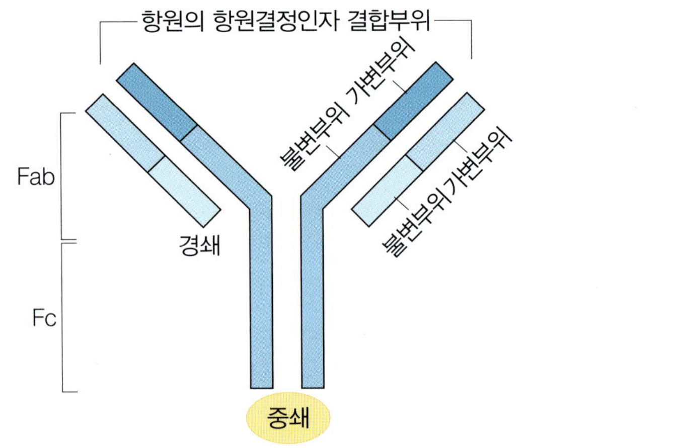

그림 4-14
항체의 기본 구조

① 항체의 기능

항체의 대표적인 기능은 아래와 같으며 항체의 종류에 따른 차이점은 표 4-4와 같다(그림 4-15).

- 항체는 미생물이나 미생물독소와 결합하여 미생물 및 독소의 숙주세포 부착을 억제(중화반응, neutralization)하여 이들의 감염 및 작용을 차단한다.
- 항체는 미생물 표면에 결합해서 미생물을 도포하여(opsonization) 항체 수용체를 지닌 포식세포의 포식작용을 촉진시킨다.
- 항체가 항원을 발현하고 있는 비정상세포에 부착하면 항체 수용체를 지닌 자연살해세포가 항체에 결합한 후 활성화되어 항체로 도포된 비정상세포를 죽인다(항체의존 세포매개 세포독성, antibody-dependent cell-mediated cytotoxicity, ADCC).
- 미생물과 결합한 항체는 고전경로를 통해 보체를 활성화시켜 활성화 보체에 의한 염증반응, 포식작용 촉진(opsonization)과 미생물 용해를 유도한다.

종류 (isotype)	중쇄 유형 (class)	분비형 구조	특징
IgA	알파(α)	단량체 (monomer) 이량체 (dimer)	• 중화반응을 보인다. • 점막조직인 구강, 눈, 호흡기, 위장관, 비뇨생식기, 모유로 sIgA 형태로 분비되어 이들 조직을 보호한다. • 모유의 sIgA는 유선을 통해 분비되어 미생물로부터 영아의 감염을 막는다. • 구강의 sIgA는 타액선을 통해 구강으로 분비된다.
IgD	델타(δ)	단량체	• B세포의 막에 존재하는 항원 수용체이다.
IgE	엡실론(ε)	단량체	• 알레르기반응이나 기생충 질환이 있는 경우 혈청 내 수치가 증가한다. • 비만세포(mast cell)와 호염기구(basophil)의 표면에 결합한다. 이들 세포막에 존재하는 항체에 알레르기항원(allergen)이 결합하면 히스타민이 유리되어 알레르기반응이 일어난다.
IgG	감마(γ)	단량체	• 혈청이나 조직액에 가장 많이 존재한다. • 중화반응, 포식작용 촉진, 항체의존 세포매개 세포독성, 보체 활성화(고전경로)를 유도한다. • 태반을 통과한다.
IgM	뮤(μ)	오량체 (pentamer)	• 항원 노출 후 가장 먼저 생성되는 항체이다. • 중화반응, 보체 활성화(고전경로)를 유도한다. • B세포의 막에 존재하는 항원 수용체이다.

표 4–4 **항체의 종류와 특징**

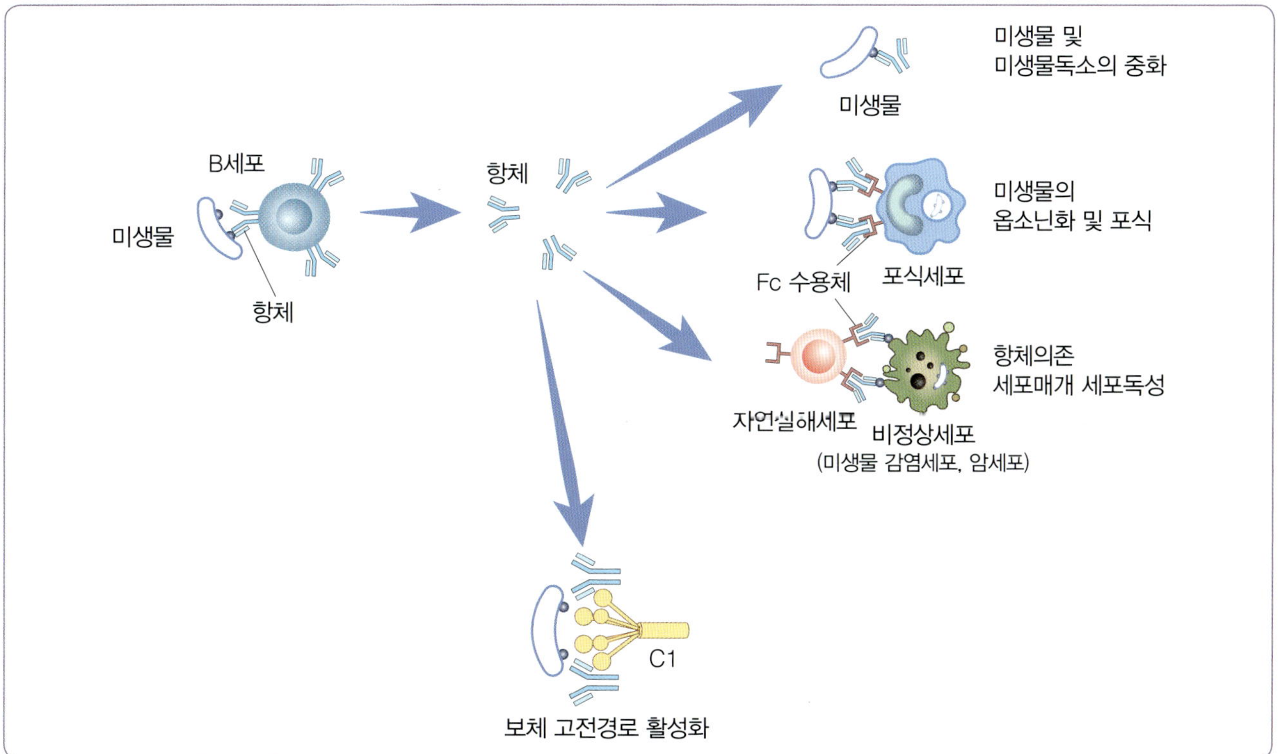

그림 4–15
항체의 기능

제2절 면역계

1 체액성 면역과 세포매개성 면역

체액성 면역(humoral immunity)은 항원을 인지한 B세포가 형질세포로 분화한 후 항체를 분비하여, 분비된 항체가 세포 외 미생물을 제거하는 면역이다. 세포매개성 면역(cell-mediated immunity)은 보조 T세포가 호중구를 활성화시켜 세포 외 미생물을 제거하는 것과 대식세포 내 포식 미생물을 제거하는 면역이다. 또한, 세포독성 T세포가 비정상세포(미생물 감염세포, 암세포)를 세포자멸사(apoptosis)를 통해 죽이는 면역이다.

체액성 면역은 세포 외 미생물에 대한 방어, 세포매개성 면역은 세포 외와 세포 내 미생물에 대한 방어를 담당한다(그림 4-16).

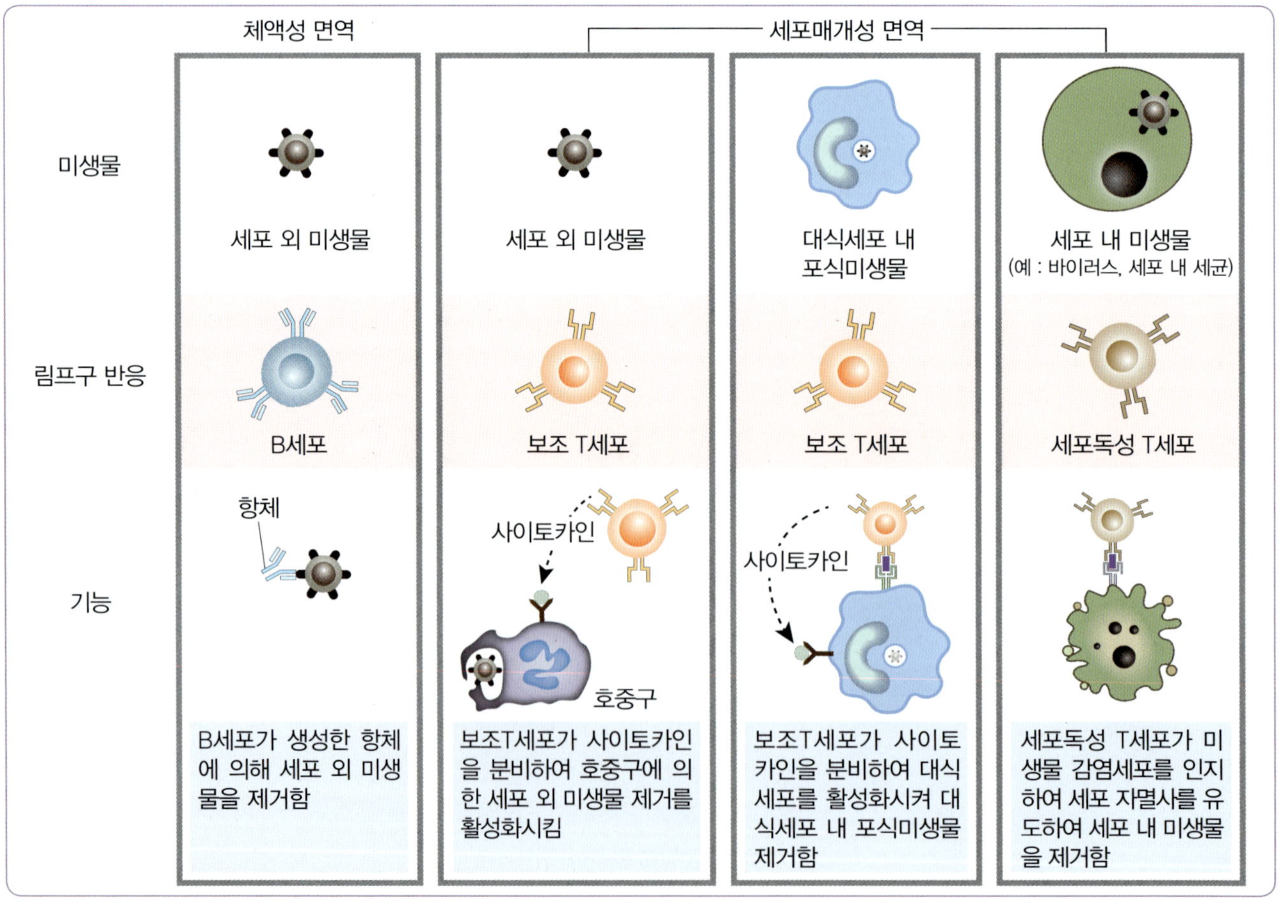

그림 4-16
체액성 면역과 세포매개성 면역

2 일차면역과 이차면역

새로운 항원과 처음 접촉하여 일어나는 반응을 일차면역(primary immune response)반응, 같은 항원과 다시 접촉하여 일어나는 반응을 이차면역(secondary immune response)반응이라고 한다. 새로운 미생물이 처음 생체에 침입하면 느리게(주로 4~7일, 때로는 몇 주 또는 몇 개월 후) 혈청의 항체가 증가한다(일차면역반응). 이후 같은 미생물이 침입하면 처음 침입한 경우보다 단기간(1~4일)에 대량의 혈청 항체가 증가한다(이차면역반응). 이는 일차면역반응에서 형성된 기억 B세포가 반응을 하기 때문이며, 이러한 기전 때문에 한 번 감염되면 감염이 잘 일어나지 않게 된다(병후면역이라고도 함)(그림 4-17).

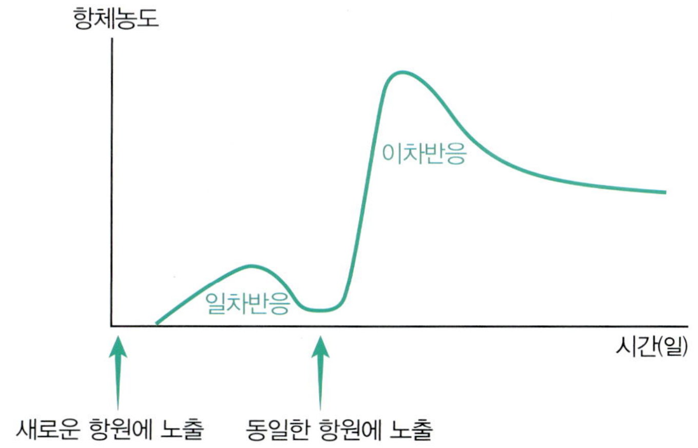

그림 4-17
일차면역반응과 이차면역반응

3 능동면역과 수동면역

능동면역(active immunity)은 항원과 직접 접촉한 후 림프구가 활성화되어 유도되는 면역반응이다. 능동면역은 기억세포를 형성하기 때문에 수년간 또는 평생 지속된다. 감염 또는 백신접종을 통해 유도된 면역이 이에 해당한다.

수동면역(passive immunity)은 항원이 아닌 림프구나 항체를 받아 갖게 된 면역이기 때문에 일시적이다. 즉 림프구가 죽게 되고, 항체가 수주에서 수개월에 걸쳐 분해되어 면역이 사라진다. 태아가 태반을 통해 항체를 받거나 신생아가 모유를 통해 항체를 받는 경우 또는 항체주사를 맞는 경우가 이에 해당된다. 능동면역을 통해 림프구가 활성화되기까지는 시간(수일 또는 수주)이 걸리므로 면역이 없는 사람이 위험 미생물에 노출된 경우 수동면역을 유도한다. 예를 들어 B형 간염바이러스에 대한 백신접종을 받지 않은 사람 또는 백신접종을 받아도 항체가 형성되지 않은 사람이 B형 간염바이러스에 노출된 경우 항체를 투여받는다.

4 과민반응

면역반응은 조직손상과 질병을 일으킬 수 있는데, 조직에 손상과 질병을 일으키는 면역반응을 과민반응(hypersensitivity)이라고 한다. 과민반응은 기전에 따라 I, II, III과 IV형 과민반응으로 나뉜다(표 4-5).

종류	주요 세포 및 물질	기전	질병
I형 과민반응 (즉시형 과민반응, 알레르기반응)	알레르기항원에 대한 항체(IgE), 비만세포	알레르기항원 접촉 후 생성된 IgE 매개로 유발되는 과민반응이다. 즉, 알레르기항원 접촉 후 IgE가 만들어지고, 이 IgE가 비만세포에 결합한 후, 마지막에 알레르기항원이 세포와 결합한 IgE에 결합하면 비만세포가 매개체를 방출하고 방출된 매개체가 질병을 일으킨다.	• 아나필락시스(증상 : 급격한 혈압하강, 기도폐쇄) • 천식(증상 : 기도폐쇄) • 두드러기 • 알레르기 비염 • 음식 알레르기
II형 과민반응 (항체 매개 과민반응)	세포외기질, 세포표면 또는 세포표면 수용체에 대한 항체(IgG 또는 IgM)	항체가 세포외기질에 결합하면 직접 또는 보체 활성화로 포식세포가 활성화되며, 활성화된 포식세포가 유리하는 물질(리소좀의 단백분해효소, 활성산소종, 일산화질소)에 의해 조직이 손상된다. 항체가 세포에 결합하는 경우 직접 또는 보체 활성화로 포식세포가 세포를 포식하여 세포가 손상된다. 항체가 세포 표면 수용체에 결합하면 수용체의 기능이 저하 또는 항진된다.	• 부적합 수혈에 의한 용혈 • 그레이브스병(Grave's disease; 갑상선기능항진증) • 류마티스열(Rheumatic fever)
III형 과민반응 (면역복합체 매개 과민반응)	조직에 쌓인 항원(수용성)-항체(IgG 또는 IgM) 복합체	수용성 항원에 항체(IgG, IgM)가 결합하여 항원-항체 복합체가 여러 조직에 쌓이면 보체가 활성화되어 직접 또는 보체 활성화로 포식세포가 활성화되며, 활성화된 포식세포가 유리하는 물질에 의해 조직이 손상된다.	• 연쇄상구균 감염 후 사구체신염 • 전신홍반루프스(systemic lupus erythematosus, SLE)
IV형 과민반응 (지연형 과민반응, T세포 매개 과민반응)	보조T세포 생성 사이토카인, 세포독성 T세포	보조T세포가 항원에 대한 반응으로 사이토카인을 분비하고, 분비된 사이토카인이 대식세포를 활성화시키며 호중구를 동원시켜 조직이 손상된다. 또한 세포독성 T세포가 직접 세포를 죽일 수 있다.	• 류마티스관절염 • 다발성 경화증 • 1형 당뇨병

표 4-5 과민반응

I형은 IgE, II와 III형은 IgG 또는 IgM 항체에 의하여 야기되는 과민반응이며 IV형은 T세포에 의하여 야기되는 과민반응이다. I형 과민반응은 알레르기반응(allergic reaction)이라고도 하며, 알레르기항원(알러젠, allergen, I형 과민반응을 일으키는 물질)과 접촉 후 30분 내 반응이 나타나 즉시형 과민반응이라고도 한다. IV형 과민반응은 T세포 매개 과민반응으로, 다른 과민반응에 비해 증상이 서서히(24~72시간 이후) 나타나 지연형 과민반응이라고도 한다. 과민반응과 관련된 주요 세포와 물질, 발생과정과 질병은 표 4-5에 설명되어 있다.

5 자가면역질환

면역반응의 기본은 비자기와 자기를 구별하여 비자기를 제거하는 기전이지만, 병적 상태에서는 자기조직에 대해 면역반응이 일어나 자기조직을 손상시키는데 이것을 자가면역질환(autoimmune disease)이라고 한다. 자가면역질환은 과민면역에 해당된다.

자가면역질환에는 전신홍반루푸스, 류마티스관절염, 쇼그렌증후군(sjogren syndrome), 베체트증후군(Behcet's syndrome) 등이 있다.

> ▶ 쇼그렌증후군 (sjogren syndrome)
> 수분을 생성하는 샘(gland)에 영향을 미치는 자가면역질환으로 주증상으로 구강건조증, 안구건조증을 나타낸다.

Review Test

01. 식균작용을 하는 포식세포로 옳은 것은?

① NK세포 ② T림프구 ③ 호산구 ④ 호중구 ⑤ 비만세포

02. 항체에 대한 설명으로 옳은 것은?

① 2개의 다른 중쇄와 2개의 다른 경쇄로 이루어져 있다.
② 중쇄의 불변부위가 항원결정인자와 결합한다.
③ 경쇄의 유형에 따라 5가지 항체의 종류가 결정된다.
④ IgG는 중합체(polymer)를 형성한다.
⑤ 중화작용, 식균작용 촉진, ADCC, 보체의 고전경로 활성화를 유도한다.

03. 보체에 대한 설명으로 옳은 것은?

① 중화작용 ② 식균작용 억제
③ 염증반응 억제 ④ 용균작용
⑤ 항체가 있어야 활성화됨

04. 항체를 생성하는 세포는?

① 자연살해세포 ② 세포독성 T세포
③ B세포 ④ 보조 T세포
⑤ 호중구

05. 태반을 통과하는 항체는?

① IgM ② IgE ③ IgG ④ IgA ⑤ IgD

06. 항체에 대한 설명으로 옳은 것은? (국시 기출)

① 흉선에서 생성된다.
② 세포성 면역을 담당한다.
③ 면역계의 1차 방어기전을 담당한다.
④ 특정 항원에 비특이적으로 반응한다.
⑤ 동일한 항원에 대하여 기억능력을 갖는다.

07. 염증반응의 순차적인 순서를 설명한 것으로 옳지 않은 것은?

① 세균에 노출된 대식세포가 IL−1, TNF−α를 생성한다.
② IL−1, TNF−α가 혈관 내피세포의 부착분자 발현을 감소시킨다.
③ 포식세포가 혈관으로부터 빠져나온다.
④ 포식세포가 침입한 세균을 포식하여 세포 내에서 분해한다.
⑤ 조직이 회복되면 염증반응이 종료된다.

08. 수동면역에 대한 설명으로 옳은 것은?

① 항원과 처음 접촉하여 일어나는 반응이다.
② 일차면역반응보다 적은 양의 항체가 만들어진다.
③ 미생물에 감염 시 유도되는 반응이다.
④ 항체나 림프구를 받아 갖게 되는 반응이다.
⑤ 동일한 항원과 2차 접촉 시 유도되는 반응이다.

09. 세포매개성 면역에 대한 설명으로 옳은 것은?

① 사이토카인이 미생물을 죽인다.
② 보조 T세포가 비정상세포의 세포자멸사를 유도한다.
③ 보조 T세포가 내식세포를 활성화시켜 포식된 미생물을 죽인다.
④ 자연살해세포가 미생물 감염세포의 세포자멸사를 유도한다.
⑤ 비특이적 방어반응이다.

10. 과민반응에 대한 설명으로 옳지 않은 것은?

① IgM에 의한 비만세포 활성화

② IgG-항원 복합체에 의한 염증반응

③ 세포독성 T세포에 의한 세포파괴

④ 보조 T세포 생성 사이토카인에 의한 대식세포 활성화

⑤ IgG의 정상세포 결합에 의한 정상세포 포식

11. 보체 활성화의 초기단계에 대한 설명으로 옳지 않은 것은?

① 경로에는 대체경로, 렉틴경로, 고전경로가 있다.

② 고전경로는 항체(IgG 또는 IgM)가 미생물에 결합해서 활성화된다.

③ 렉틴경로와 대체경로는 선천면역에 해당된다.

④ 고전경로는 획득면역에 해당된다.

⑤ 미생물 표면이 C3a로 뒤덮이게 된다.

12. 호중구에 대한 설명으로 옳지 않은 것은?

① 포식세포이다.

② 단백분해효소로 미생물을 죽인다.

③ 활성산소종으로 미생물을 죽인다.

④ 대식세포라고도 한다.

⑤ 선천면역에 관여한다.

13. 바이러스에 감염된 세포에서 생성되며 세포 내 바이러스증식을 억제하는 물질은?

① 보체 ② 항체

③ 케모카인 ④ 제I형 인터페론

⑤ IL-1

14. 획득면역에서 바이러스 감염세포 또는 암세포의 세포자멸사를 유도하는 세포는?

① 호중구 ② 대식세포

③ 보조 T세포 ④ 세포독성 T세포

⑤ 자연살해세포

15. 획득면역의 특성에 대한 설명으로 옳은 것은?

① 특정 항원에 대하여 생성된 항체는 특정 항원에 대해서만 면역기능을 보인다.

② 숙주 자신의 물질을 포함하여 다양한 항원에 대해서 면역반응이 일어난다.

③ 처음 항원과 접촉한 경우 기억세포가 생겨 동일한 항원에 재차 노출되면 더 느리고 약한 면역반응이 일어난다.

④ 항원과 접촉하면 숙주의 모든 림프구가 활성화된다.

⑤ 대식세포, NK세포, 수지상세포가 항원제시세포이다.

16. 면역계 조직에 대한 설명으로 옳은 것은?

① 골수 : T세포가 성숙하는 장소이다.

② 흉선 : 성숙 T세포와 성숙 B세포가 항원과 접촉하여 활성화되는 장소이다.

③ 림프절 : 성숙 T세포와 성숙 B세포가 항원과 접촉하여 활성화되는 장소이다.

④ 비장 : T세포가 성숙하는 장소이다.

⑤ 점막림프조직 : B세포가 성숙하는 장소이다.

해답 01. ④ 02. ⑤ 03. ④ 04. ③ 05. ③ 06. ⑤ 07. ② 08. ④ 09. ③ 10. ① 11. ⑤ 12. ④ 13. ④ 14. ④ 15. ① 16. ③

Chapter 05

항미생물 화학요법

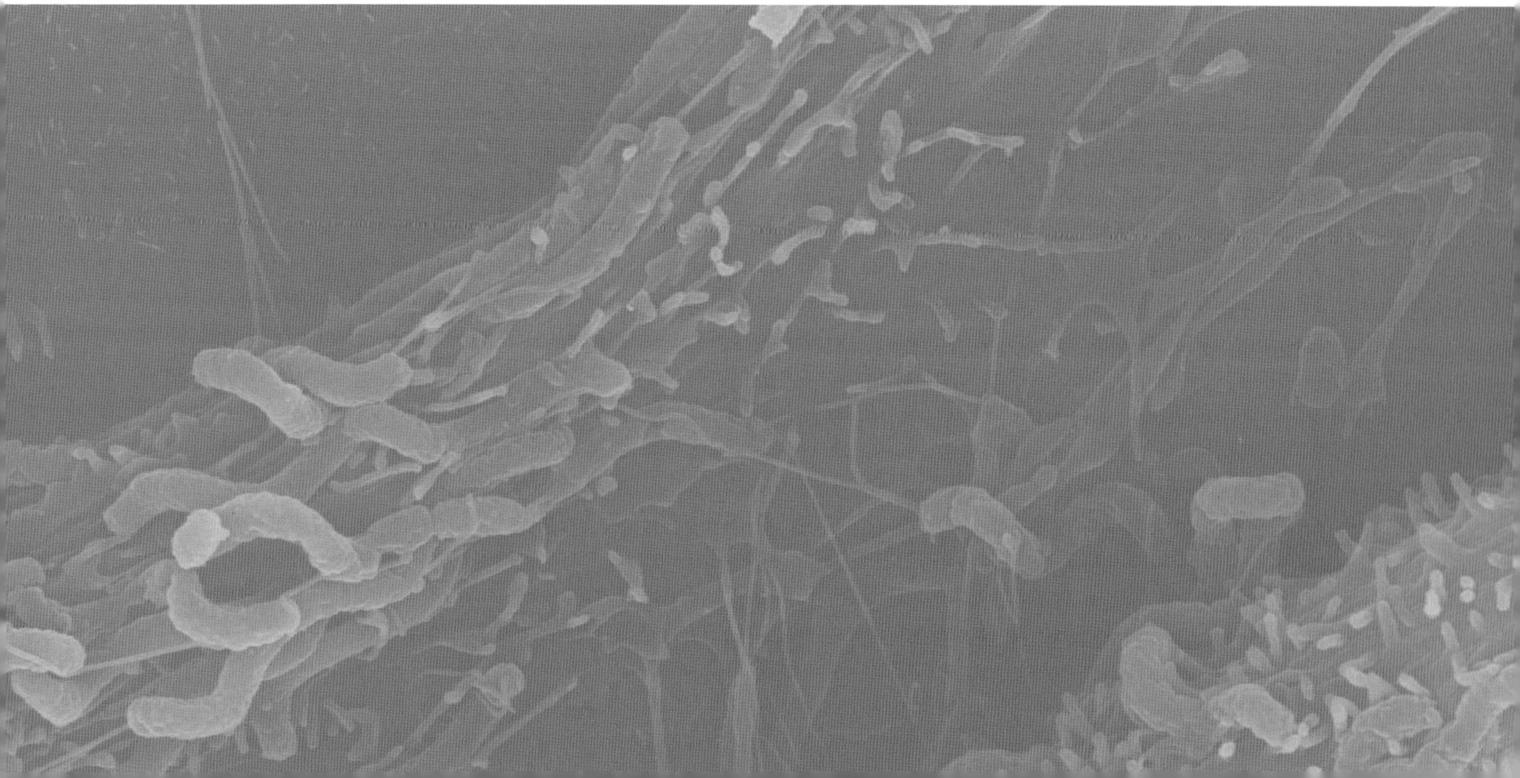

학습목표

제1절 항미생물제의 개념

1. 항미생물제를 설명할 수 있다.
2. 항미생물제의 항균스펙트럼에 대해 설명할 수 있다.

제2절 항미생물제의 작용기전

1. 항미생물제의 작용기전에 따른 종류를 설명할 수 있다.
2. 페니실린계 제제의 특성을 설명할 수 있다.
3. 세펨계 제제의 특성을 설명할 수 있다.
4. 테트라사이클린계 제제의 특성을 설명할 수 있다.
5. 마크롤라이드계 제제의 특성을 설명할 수 있다.
6. 항진균제의 종류를 열거할 수 있다.
7. 항바이러스제의 종류를 열거할 수 있다.
8. 항미생물제의 내성에 대해 설명할 수 있다.
9. 항미생물제의 부작용에 대해 설명할 수 있다.

제1절 항미생물제의 개념

1 화학요법의 정의

화학요법(chemotherapy)이란 화학물질로 세균이나 바이러스 등의 병원미생물을 죽이는 살균작용이나 성장을 억제시키는 정균작용을 하는 것을 말한다. 이러한 목적으로 사용되는 화학물질을 화학요법제(chemotherapeutic agent)라고 한다.

화학요법제는 화학적 합성에 의해 만들어지는 합성 항균제(합성 화학요법제)와 미생물에서 얻는 항생물질(항생제, antibiotic)로 구분할 수 있다. 일반적으로 두 가지 모두를 항생제라고 지칭한다.

2 선택독성과 화학요법지수

세균도 하나의 세포이기 때문에 세균에 유해한 화학물질은 숙주세포에도 유해하게 작용할 수 있다. 따라서 숙주세포에 독성이 적고, 세균에 선택적 독성을 나타내는 화학물질을 항생제로 사용해야 한다. 이러한 선택적 독성을 나타내는 항생제의 작용을 선택독성(selective toxicity)이라고 한다.

감염된 숙주를 치유하는 데 필요한 항생제의 최소 투여량을 최소유효량(minimal effective dose, MED)이라 하고, 숙주가 심각한 장애 없이 견딜 수 있는 항생제의 최대 투여량을 최대내용량(maximum tolerance dose, MTD)이라고 한다. 항생제의 최소유효량과 최대내용량의 비율을 화학요법지수(chemotherapeutic index)라고 하는데, 화학요법지수가 작을수록 뛰어난 약제이다.

$$\text{화학요법지수} = \frac{\text{최소유효량(MED)}}{\text{최대내용량(MTD)}}$$

3 살균작용과 정균작용

항생제로 세균이 사멸하도록 작용하는 것을 살균작용(bactericidal action), 사멸시키지는 않지만 증식을 억제하는 것을 정균작용(bacteriostatic action)이라고 한다(그림 5–1).

항생제는 종류에 따라 살균작용이나 정균작용을 한다. 일반적으로 세균의 세포벽 또는 세포막의 기능장애를 일으키는 약제, 예를 들어 β–락탐(beta–lactam)계, 폴리믹신(polymyxin)계 등은 살균작용을 한다. 그리고 세균의 핵산합성이나 단백질합성을 억제하여 세균의 증식을 억제하는 약제, 예를 들어 테트라사이클린(tetracycline)계, 마크롤라이드(macrolide)계, 퀴놀론(quinolones)계는 정균작용을 한다.

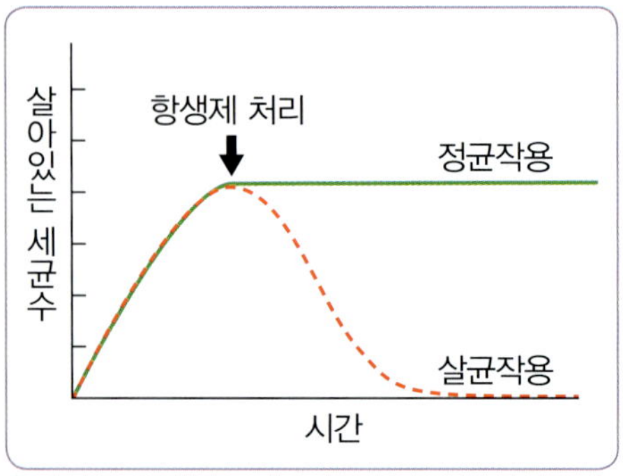

그림 5–1
항생제의 살균작용과 정균작용

4 약제감수성 시험

병원균이 어떤 항생제에 감수성을 나타내는지를 아는 것은 질병 치료 시의 약제 선택에서 중요한데, 이는 약제감수성 시험을 통해 조사할 수 있다. 약제감수성 시험에는 확산법(그림 5–2)과 희석법(그림 5–3)이 있다.

확산법에서는 세균을 도말한 배지 위에 일정량의 약제를 함유한 디스크를 놓고 일정 시간 동안 배양한다(그림 5–2). 디스크에서 배지로 확산된 약제에 의해 생긴 세균의 발육억제대를 측정함으로써 저지원의 크기에 따라 약제에 대한 감수성(민감성)을 판단한다. 저지원의 크기가 작으면 미생물이 그 약제에 대해 저항성이 큰 것(감수성이 작은 것)이고, 저지원의 크기가 크면 저항성이 작은 것(감수성이 큰 것)이다. 즉, 이미 생물은 B약제에 대해서는 감수성이 큰 것이고, A약제에 대해서는 감수성이 작은 것으로 다시 말해서 A약제에 대해서는 저항성이 큰 것이다.

희석법에서는 조사할 약제를 단계적으로 희석하여 약제가 들어 있는 액체 배지에서 세균을 배양한다. 그 후 배양된 세균의 발육여부로 감수성을 판정한다. 세균발육이 억제되는 감수성을 보이는 농도를 최소억제농도(minimum inhibitory concentration, MIC)라고 한다. 그리고 이 액체 배지를 약제가 없는 고체 배지에 접종하여 미생물이 자라지 않는 최소살균농도(minimum bactericidal concentration, MBC)를 측정한다(그림 5–3).

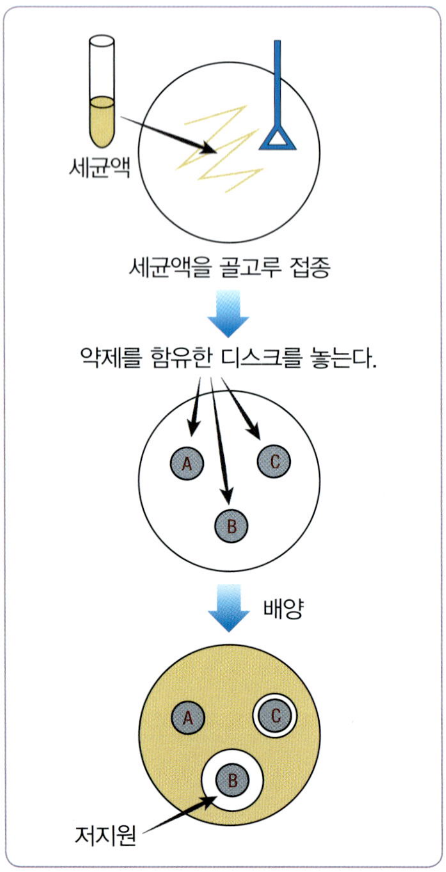

그림 5–2
약제감수성 시험 : 확산법

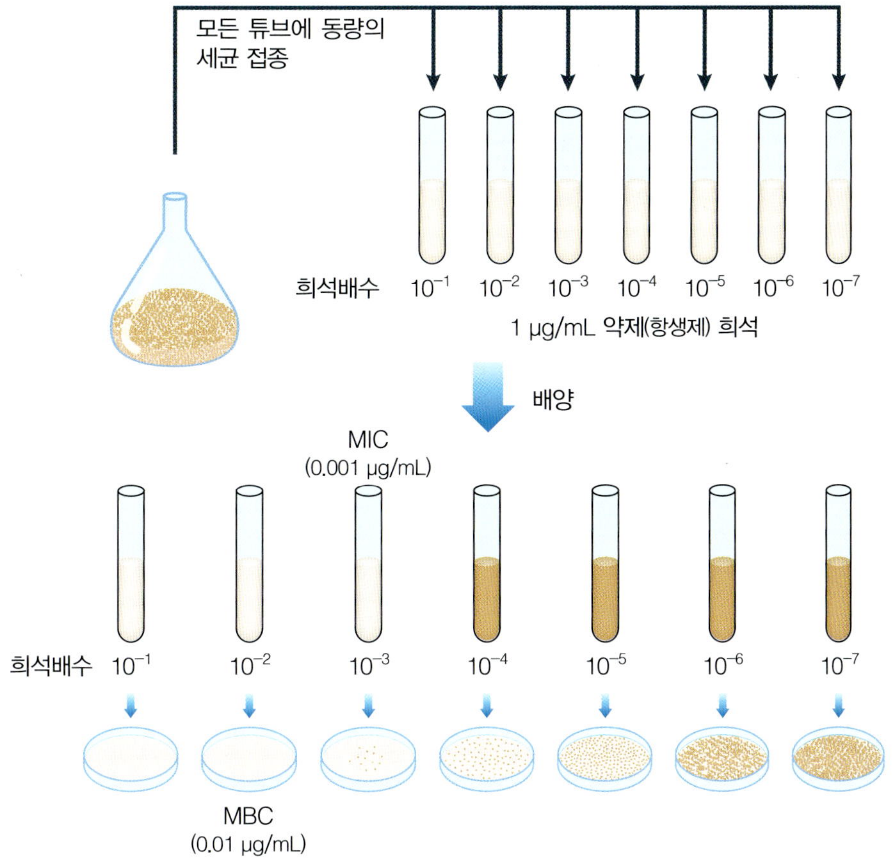

그림 5-3
약제감수성 시험 : 희석법

5 항균 스펙트럼

항생제가 항균 효과를 나타내는 미생물 종류의 범위를 항균 스펙트럼(antimicrobial spectrum)이라고 한다(표 5-1). 특정 세균에만 항균 효과를 나타내는 협역 스펙트럼(narrow spectrum)을 가지는 것과, 여러 세균에 항균 효과를 나타내는 광역 스펙트럼(broad spectrum)을 가지는 것이 있다. 어떤 병원균에 감염되었을지 모르는 경우나 여러 병원균에 중복 감염되었을 때는 광역 스펙트럼을 가지는 항생제가 효과적일 것이고, 특정 병원균만을 죽이려 한다면 협역 스펙트럼을 가지는 항생제가 효과적일 것이다.

<table>
<tr><th colspan="4">원핵생물</th><th colspan="2">진핵생물</th><th>바이러스</th></tr>
<tr><th>항산균</th><th>그람음성균</th><th>그람양성균</th><th>클라미디아, 리케차</th><th>원충</th><th>진균</th><th></th></tr>
<tr><td>이소니아지드(isoniazid)</td><td></td><td></td><td></td><td></td><td></td><td>아리돈(arildone)</td></tr>
<tr><td></td><td>폴리믹신(polymyxin)</td><td></td><td></td><td colspan="2">아졸(azoles)</td><td>리바비린(ribavirin)</td></tr>
<tr><td></td><td colspan="2">페니실린(penicillin)</td><td></td><td></td><td></td><td>아시클로버(acyclovir)</td></tr>
<tr><td colspan="2">스트렙토마이신(streptomycin)</td><td></td><td></td><td></td><td></td><td></td></tr>
<tr><td></td><td colspan="3">에리트로마이신(erythromycin)</td><td></td><td></td><td></td></tr>
<tr><td></td><td colspan="3">테트라사이클린(tetracycline)</td><td></td><td></td><td></td></tr>
<tr><td></td><td colspan="4">설폰아마이드(sulfonamides)</td><td></td><td></td></tr>
</table>

표 5-1 항생제의 항균 스펙트럼

제2절 항미생물제의 작용기전

1 작용기전에 따른 약제의 분류

항생제의 작용기전은 크게 네 가지로 나눌 수 있는데 ① 세포벽에 대한 작용, ② 단백질합성에 대한 작용, ③ 세포막에 대한 작용, ④ 핵산합성에 대한 작용이다(그림 5-11, 표 5-2).

1) 세포벽에 작용하는 약제

세균은 동물세포와는 달리 세포벽을 가지고 있다. 따라서 세포벽의 합성을 억제하는 항생제는 뛰어난 선택독성(selective toxicity)을 나타낸다.

(1) β-락탐(beta-lactam)계

β-락탐계 항생제에는 페니실린계와 세펨계가 있다. 2가지 모두 β-락탐 고리를 포함하는 구조를 가지고 있는데(그림 5-4), 이 부분이 세균의 세포벽 구성성분인 D-Ala-D-Ala 구조(그림 5-5)와 유사해서 펩티도글리칸(peptidoglycan) 합성에 작용하는 효소(트랜스펩티다제, transpeptidase, penicillin binding protein; PBP)와 결합한 후, 효소를 불활성시킴으로써 세균을 죽인다(그림 5-6).

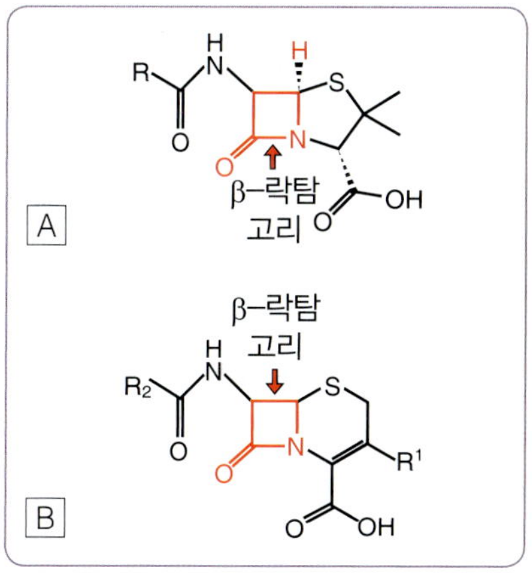

그림 5-4
β-락탐 고리
A. 페니실린 B. 세팔로스포린

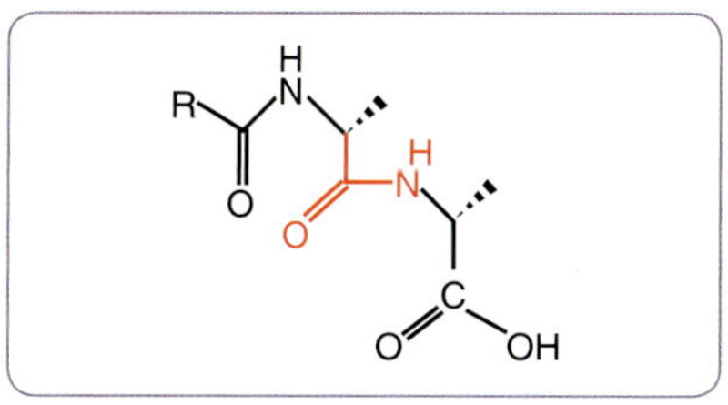

그림 5-5
D-Ala-D-Ala 구조

① 페니실린(penicillin)계

페니실린계 항생제는 페니실륨(*Penicillium*)속 진균에서 얻어진다. 종류에는 페니실린 제제, 내산성 페니실린, 내성 포도상구균용 페니실린, 광역 페니실린 등이 있다. 살균력이 강하고 경구투여 시 부작용이 적기 때문에 치과영역에서 널리 사용되고 있다.

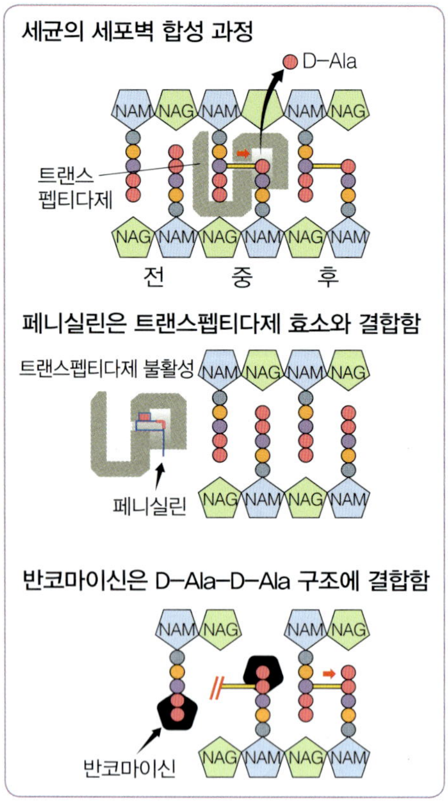

그림 5-6

β-락탐계(페니실린)/글리코펩타이드계(반코마이신) 약제가 세균의 세포벽 합성을 억제하는 기전

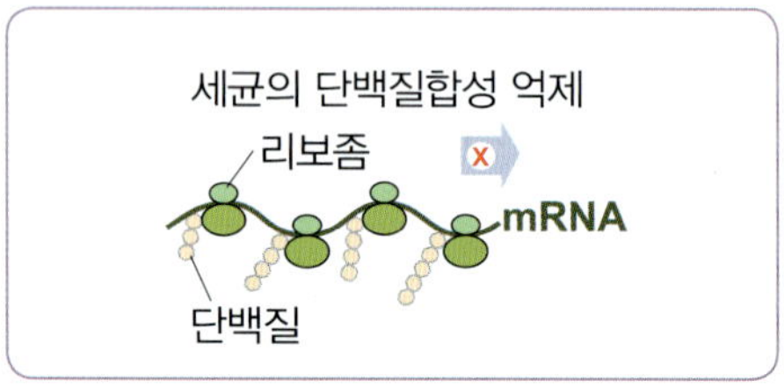

그림 5-7

테트라사이클린계/마크롤라이드계 약제가 단백질합성을 억제하는 기전

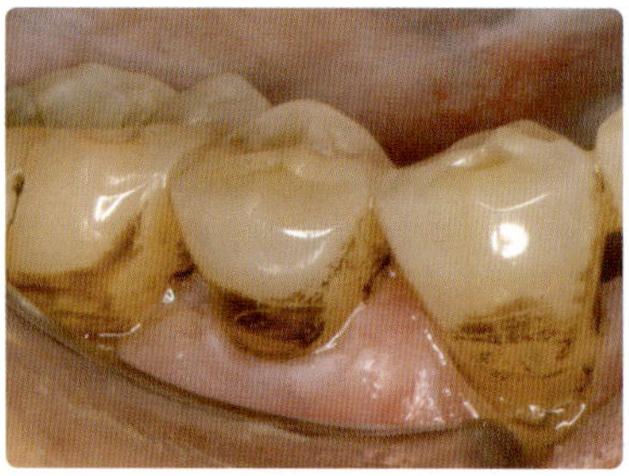

그림 5-8

테트라사이클린에 의한 부작용

② 세펨(cephem)계

세펨계 항생제는 세팔로스포륨(*Cephalosporium*)속 진균에서 얻어진다. 종류에는 세팔로스포린류[cephalosporin; 세팔렉신(cephalexin), 세파클로르(cefaclor), 세파졸린(cefazolin)], 세파마이신류[cephamycin; 세프메타졸(cefmetazole)], 옥사세펨류[oxacephem; 라타목세프(latamoxef)] 등이 있다.

항균력이 약한 것이 단점이나, 이를 보완하기 위해 반합성 세펨계 화합물이 개발되었으며, 제1세대부터 제3세대까지 구분된다. 세대가 지날수록 항균스펙트럼이 확대되었다.

(2) 글리코펩타이드(glycopeptide)계

글리코펩타이드계 항생제에는 대표적으로 반코마이신(vancomycin)과 테이코플라닌(teicoplanin)이 있는데, 세균에서 얻어진다. 두 항생제 모두 세균의 세포벽 구성성분인 D-Ala-D-Ala 구조와 결합하여 복합체를 형성하기 때문에, 결과적으로 펩티도글리칸(peptidoglycan) 합성을 억제하여 세균을 죽인다(그림 5-6). 글리코펩타이드계 항생제는 그람음성균의 외막을 통과하지 못하기 때문에, 그람음성균에는 살균력이 거의 없으나 그람양성균에 대한 살균력이 강하다. 특히, 항생제 내성을 보이는 장구균(*Enterococcus*)속과 황색포도상구균(*S. aureus*) 같은 그람양성균에도 효과적인 항생제로 작용하기 때문에, 항균스펙트럼은 좁지만 임상에서 중요한 항미생물제로 사용되고 있다.

2) 단백질합성을 억제하는 약제

단백질합성(protein synthesis)은 세포질 내 리보솜에서 이루어진다. DNA가 mRNA로 전사되고 전사된 mRNA에 리보솜이 결합되며, mRNA의 암호에 따라 tRNA에 의해 운반된 아미노산이 펩티드결합(peptide linkage)을 함으로써 단백질합성이 이루어진다. 이러한 단백질합성이 저지되면 모든 물질대사가 차단된다.

(1) 테트라사이클린(tetracycline)계

대표적인 약제로 테트라사이클린(tetracycline), 미노사이클린(minocycline), 독시사이클린(doxycycline) 등이 있다. 테트라사이클린은 세균의 단백질합성 억제작용을 통해 정균작용을 한다(그림 5-7). 부작용으로 캔디다증(candidiasis), 흑설증(melanoglossia), 광선과민증에 의한 피부의 색소침착

(pigmentation) 등을 일으키는 경우가 있다. 또한 태생기, 성장기에 투여하면 치아, 뼈 등 경조직에 침착하여 치아 착색의 부작용(그림 5-8)이 생기며, 법랑질 형성부전, 뼈 발육부전을 일으키는 경우가 있어 임산부와 모유 수유 여성, 그리고 8세 이하의 아동에게는 사용하지 않는다.

치과영역에서는 구강용 연고제, 구내정(troche), 덴탈콘(dental cone) 등에 배합하여 국소적으로 사용한다.

(2) 마크롤라이드(macrolide)계

대표적으로 에리트로마이신(erythromycin), 조사마이신(josamycin), 아세틸스피라마이신(acetylspiramycin) 등이 있다. 세균의 단백질합성을 억제하여 정균작용을 한다.

치과영역에서는 페니실린에 알레르기가 있는 환자를 치료할 때 마크롤라이드계 항생제로 대체하여 사용한다.

3) 세포막을 손상시키는 약제

세포막손상제는 세포막에 작용하여 구멍을 형성함으로써 막투과성을 바꾸어 세포 안의 각종 이온, 아미노산, 단백질 등을 세포 밖으로 누출시키는 작용을 한다(그림 5-9). 이 계통의 약제는 숙주세포의 세포막에도 작용하기 때문에 선택독성이 낮아 부작용에 유의해야 한다. 암포테리신 B(amphotericin B)를 비롯한 폴리엔(polyene)계 항진균제가 여기에 속한다.

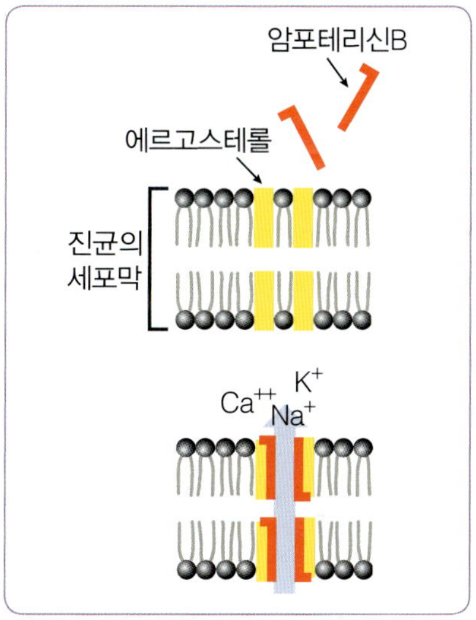

그림 5-9
암포테리신B가 세포막을 손상시키는 기전

4) 핵산합성에 작용하는 약제

염색체는 세균을 포함한 생물의 생존에 필수적인 유전자 정보를 가지고 있으므로 핵산합성에 관여하는 많은 인자들이 항생제의 표적이 된다. 설폰아마이드(sulphonamides)계와 트리메토프림(trimethoprim)계 항생제는 핵산 전구물질인 퓨린(purine)과 피리미딘(pyrimidine) 합성을 억제한다. 니트로푸란(nitrofuran)과 메트로니다졸(metronidazole)은 세균 내에 들어가 세균효소에 의해 환원되면서 약제가 활성화되어 DNA가닥을 손상(breakage)시킨다. 퀴놀론(quinolones)계 항생제는 DNA 선회효소(DNA gyrase)의 기능을 억제하여 DNA합성을 방해한다. 또한 리파마이신(rifamycin)계에 속하는 리팜피신(rifampicin)은 RNA 중합효소(RNA polymerase)와 결합하여 RNA 합성을 억제한다(그림 5-10).

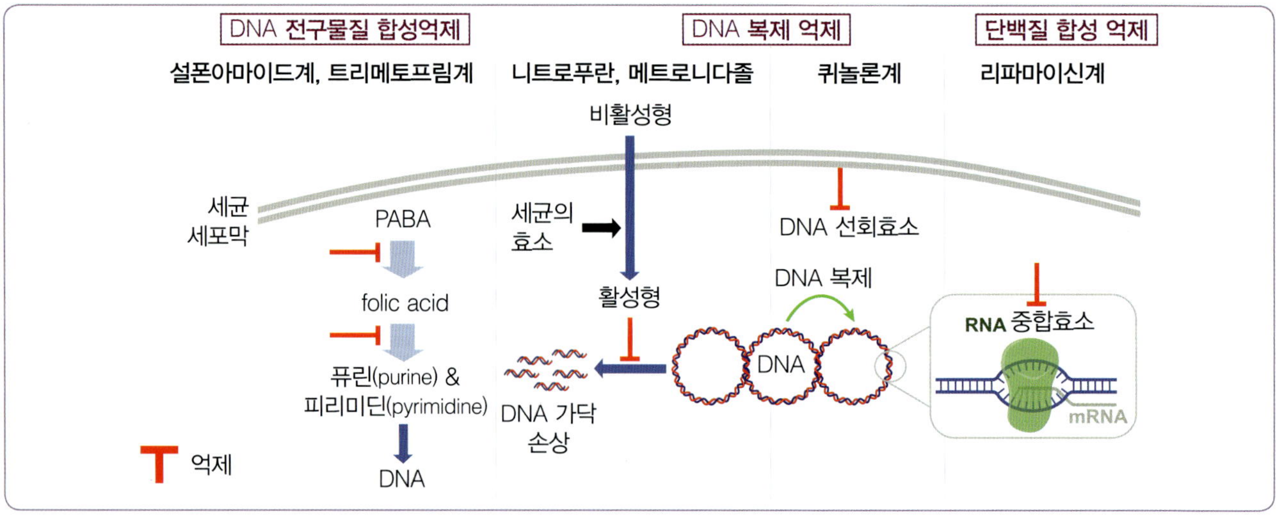

그림 5-10
핵산합성에 작용하는 약제

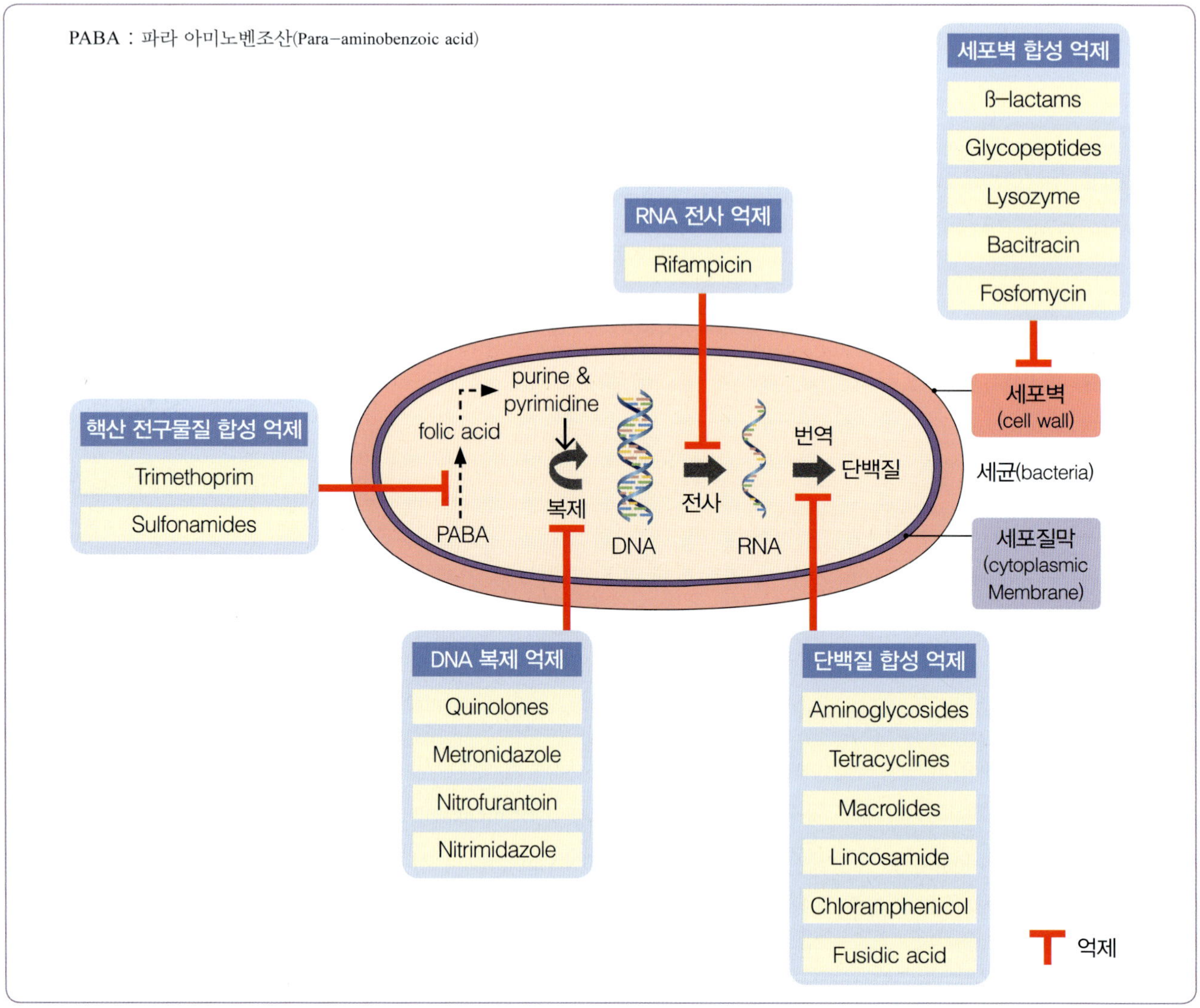

그림 5-11
세균에 작용하는 항생제의 작용기전

Target	약제	작용기전
세포벽 합성	β–락탐(beta–lactam)계 (예 : penicillin, cephem)	세포벽 구성성분인 D–Ala–D–Ala 구조와 유사하여 펩티도글리칸 합성에 작용하는 transpeptidase(penicillin—binding protein) 효소와 결합하여 억제
	글리코펩타이드(glycopeptide)계 (예 : vancomycin, teicoplanin)	세포벽 구성성분인 D–Ala–D–Ala 구조와 결합하여 펩티도글리칸 합성을 억제
	리소자임(lysozyme)	펩티도글리칸의 결합을 끊어 세포벽을 손상시킴
	바시트라신(bacitracin)	세포벽과 펩티도글리칸 합성을 방해함으로써 그람 양성균을 파괴
	포스포마이신(fosfomycin)	세포벽 합성에 필요한 펩티드글리칸 생성에 관련하는 효소를 억제하여 세포벽 합성을 억제
단백질 합성	아미노글리코사이드(aminoglycosides)계 (예 : streptomycin, gentamicin)	30s 리보솜에 작용하여 단백질 합성의 개시 복합체 형성을 억제
	테트라사이클린(tetracycline)계 (예 : tetracycline, oxytetracycline, doxycycline)	30s 리보솜과 결합하여 aminoacyl–tRNA가 리보솜으로 들어가는 것을 막음
	마크롤라이드(macrolide)계 (예 : erythromycin, azithromycin)	50s 리보솜의 23s rRNA와 결합하여 단백질 합성 시 전위 단계를 억제
	린코사마이드(lincosamide)계 (예 : clindamycin)	50s 리보솜과 결합하여 펩타이드 결합 형성을 억제
	클로람페니콜(chloramphenicol)	50s 리보솜과 결합하여 펩타이드 전이효소(peptidyl transferase)를 억제하여 펩타이드 결합 형성을 억제
	푸시딘산(fusidic acid)	GTP 및 EF–G(elongation factor–G)와 복합체를 형성하여 연쇄 신장 억제
RNA 전사	리팜피신(rifampicin)	RNA polymerase와 결합하여 mRNA의 합성 억제
DNA 복제	퀴놀론(quinolones)계 (예 : nalidixic, ciprofloxacin)	DNA gyrase를 억제하여 세균염색체의 초나선꼬임(supercoiling)을 억제함으로써 세균의 세포 내에 DNA가 packing되는 것을 방해
	니트로이미다졸(nitroimidazole) (예 : metronidazole, nitrofurantoin)	DNA 가닥에 nitro group을 붙여 끊어지게 함
핵산 전구 물질 합성	트리메토프림(trimethoprim)	설파메톡사졸(sulphamethoxazole)과 결합하여 작용. 피리미딘과 구조가 유사하여 디히드로엽산환원효소(dihydrofolate reductase)를 억제함으로써 테트라히드로폴산(tetrahydrofolic acid)의 합성을 억제
	설폰아마이드(sulphonamides) (예 : sulphamethoxazole)	PABA와 구조적으로 유사하여 디히드로프테로에이트 신디제(dihydro–pteroate synthetase)를 억제함으로써 테트라히드로폴산의 합성을 억제

표 5–2 **세균에 작용하는 약제와 작용기전(빨간 글씨 : 학습목표에 포함되는 항균제)**

2 항진균제

세균과 진균은 구조나 대사계 등 많은 점에서 차이가 나므로 세균에 대한 항생제는 진균에 효과가 없다. 따라서 진균에 의한 감염병에는 항진균제가 필요하다. 진균은 진핵생물로 사람이나 동물의 세포와 구조가 비슷하기 때문에 선택독성이 있는 작용점을 찾기가 어려우며, 진균에 작용하고 사람에게는 작용하지 않는 약제를 사용할 필요가 있다. 치과영역에서는 특히 캔디다 알비칸스(*Candida albicans*)에 대한 항진균제가 중요하다(표 5-3).

Target	약제		작용기전
세포막	아졸(azole)계	이미다졸(imidazole)계 (예 : miconazole, ketoconazole)	**세포막 합성 억제** : 에르고스테롤(ergosterol) 합성을 억제 및 비스테롤성 막지질 성분의 변화로 항진균작용을 나타냄
		트리아졸(triazole)계 (예 : fluconazole, itraconazole)	
	폴리엔(polyene)계 (예 : amphotericin B, nystatin, trichomycin)		**세포막 손상** : 세포막의 에르고스테롤과 결합하여 통로를 형성해 막 투과성을 초래하여 세포 내 물질의 유출을 유발함(그림 5-9)
세포벽	칸딘(candin)계 (예 : micafungin, caspofungin)		**진균세포벽 합성 억제** : 세포벽을 만드는 효소인 β-(1,3)-D-glucan synthase을 억제함으로써 세포벽의 약화를 초래
DNA 복제	벤조퓨란(benzofuran)계 (예 : griseofulvin)		**미세관 억제** : 유사분열 시 복제된 염색체를 분리하는 미세관과 결합하여 세포분열을 억제함
DNA 합성	피리미딘(pyrimidine)계 (예 : flucytosine)		**핵산 합성 억제** : 진균 세포질에만 존재하는 사이토신 디아미나아제(cytosine deaminase)에 의해 flucytosine이 5-fluorouracil(5-FU)로 변환되어 DNA와 RNA 합성을 억제함

표 5-3 **주요 항진균제의 종류**

3 항바이러스제

바이러스는 숙주인 사람의 세포 내 기생체로 숙주세포의 대사작용에 의존하여 증식하므로 바이러스의 증식을 억제하는 약제는 사람 세포에도 큰 영향을 미치게 되어 선택독성을 나타내기 어렵다. 대부분의 항바이러스제는 바이러스의 핵산 합성에 관여하는 바이러스 독자의 효소[티미딘키나아제(thymidine kinase), DNA 중합효소(DNA polymerase), 역전사효소

(reverse transcriptase)]에 친화성을 갖는 뉴클레오시드(nucleoside) 유도체로 바이러스 복제에 중요한 바이러스 효소의 억제제이다. 그러므로 항바이러스제의 대상이 되는 바이러스는 아직까지는 상당히 심각하고 적절한 표적이 있어야만 된다. 현재 임상현장에서는 바이러스 고유의 효소나 증식과정을 특이적으로 억제하는 항바이러스제가 개발되어 치료에 사용되고 있지만, 그 수와 종류는 아직 적다(표 5-4).

유효한 바이러스	작용기전	약제명
단순포진바이러스 (herpes simplex virus, HSV), 수두대상포진바이러스 (varicella-zoster virus, VZV)	DNA 합성억제	아시클로버(acyclovir), 발라시클로버(valacyclovir), 팜시클로버(famciclovir), 비다라빈(vidarabine)
B형 간염바이러스(hepatitis B virus, HBV)	DNA 합성억제	라미부딘(lamivudine), 아데포비르(adefovir), 엔테카비르(entecavir)
C형 간염바이러스(hepatitis C virus, HCV)	RNA 합성억제	리바비린(ribavirin)
사람면역결핍바이러스 (human immunodeficiency virus, HIV)	역전사효소억제	지도부딘(zidovudine), 디다노신(didanosine), 잘시타빈(zalcitabine), 스타부딘(stavudine), 라미부딘, 네비라핀(nevirapine)
사람면역결핍바이러스 (human immunodeficiency virus, HIV)	바이러스입자 형성억제	사퀴나비르(saquinavir), 인디나비르(indinavir), 리토나비르 (ritonavir), 넬피나비르(nelfinavir), 암프레나비르(amprenavir)
거대세포바이러스(cytomegalovirus, CMV)	DNA 합성억제	간시클로버(ganciclovir)
A형 인플루엔자바이러스	진입, 탈각억제	아만타딘(amantadine)
A형 · B형 인플루엔자바이러스	바이러스 방출억제 (뉴라미니다제 억제)	자나미비르(zanamivir; 상표명 : 리렌자), 오셀타미비르(oseltamivir; 상표명 : 타미플루)

표 5-4 **주요 항바이러스제의 종류**

4 항미생물제의 내성

1) 약물내성의 정의

항생제에 의해 죽거나 증식이 억제되는 균주는 그 약제에 감수성이 있다고 하고, 효과가 미치지 않은 균주는 그 약제에 저항성, 비감수성(insusceptibility) 또는 내성(resistance)이 있다고 한다. 균주 중에서 약제가 개발되기 이전부터 내성이 있는 경우를 자연내성(natural resistance)이라 하고, 어느 약제에 원래 감수성이 있던 균주가 감수성을 상실하게 되는 것을 약제내성(drug resistance)이 생겼다고 한다. 어떤 약제에 내성화된 균이 다른 약제에 대해서도 내성을 나타내는 것을 교차내성(cross resistance)이라고 한다.

2) 약물내성화 기전 (그림 5-12)

약제내성은 일반적으로 유전자의 변화를 동반하는데, 약물내성화 기전으로는 다음의 3가지가 있다.

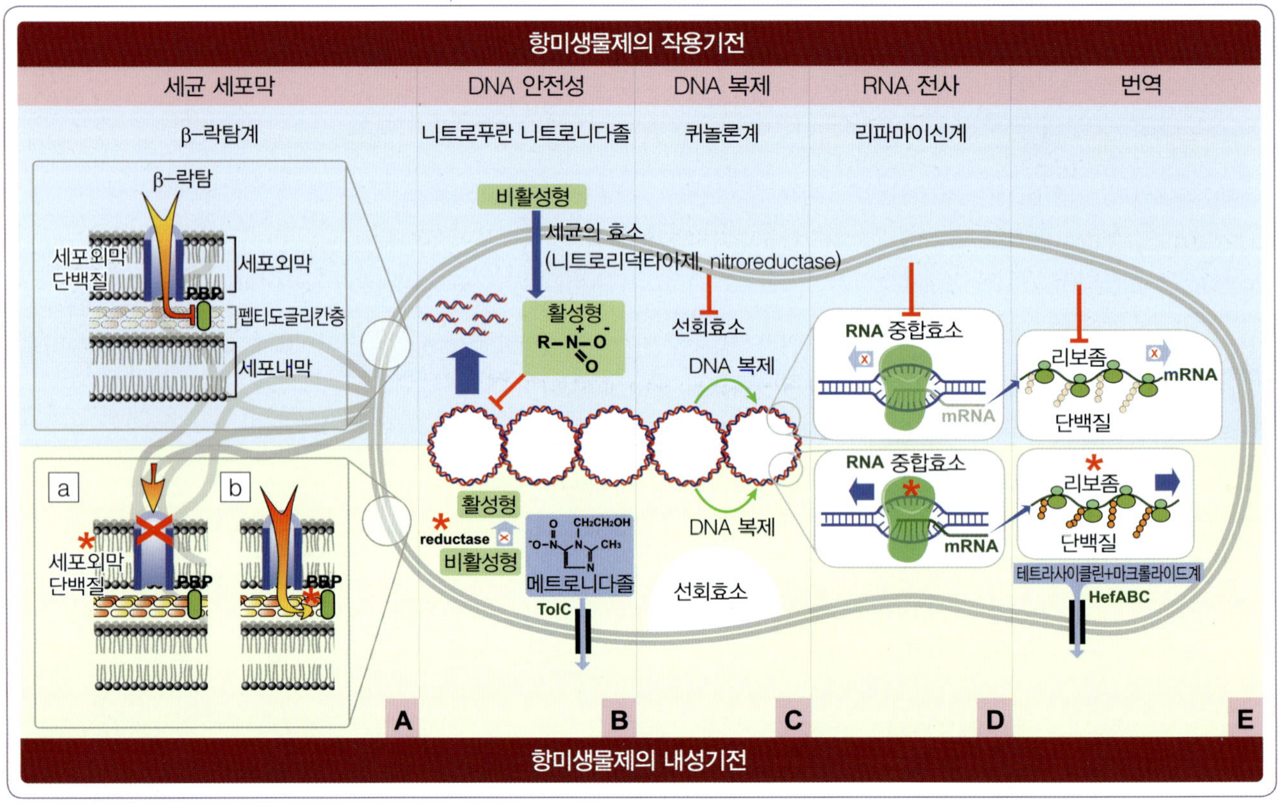

그림 5-12
약물내성화 기전

(1) 효소에 의한 약제 비활성화

약제 비활성화 방법에는 미생물이 효소를 이용해 약제 자체를 가수분해 하는 방법과 약제의 구조를 변화시키는 방법이 있다. 약제를 분해시키는 미생물 효소에는 β-락탐(beta-lactam)계 항생제를 분해할 수 있는 β-락타마제(beta-lactamase)가 있으며, 페니실린류(penicillin)에는 페니실리나제(penicillinase), 세팔로스포린(cephalosporin)에는 세팔로스포리나아제(cephalosporinase)가 있다. 약제 구조를 변화시키는 미생물 효소의 대표적인 예로, 클로람페니콜아세틸전달효소(chloramphenicol acetyltransferase)를 가지는 세균은 클로람페니콜(chloramphenicol) 항생제의 화학구조를 변화시켜 비활성화시킴으로써 클로람페니콜 항생제에 대해 내성을 갖는다.

니트로푸란(nitrofuran)과 니트로미다졸(nitromidizole)계 항생제는 세균의 DNA에 유사한 작용을 한다. 두 약물이 세포 내로 들어간 뒤 니트로환원 효소(nitroreductase)에 의해 환원되어 활성화한다. 내성균에서는 환원 효소 중 하나 이상이 불활성화된다(그림 5-12B).

(2) 약제의 표적 변화

세균 내의 약제 작용부위가 변화되어 약제가 작용할 수 없게 하는 내성기전이다. β-락탐계의 표적부위인 페니실린 결합단백질(penicilin binding protein, PBP) 일부가 변화되거나, 퀴놀론제가 작용하는 DNA 선회효소(gyrase)가 변화되어 약제가 작용하지 못해 내성을 획득한다(그림 5-12A, C). 30s 리보솜 소단위체(ribosomal subunit)의 변화에 의해 아미노글리코시드(aminoglycoside)계 약제에 대한 내성을, 그리고 50s 리보솜 소단위체의 메틸화(methylation)에 의해 마크롤라이드(macrolide)계는 약제에 대해 내성을 획득한다(그림 5-12E).

리파마이신(ryfamycin)계 항생제는 RNA 중합효소(polymerase)를 차단함으로써 mRNA 생산을 종결시키는데, RNA 중합효소(polymerase)의 유전자 내 돌연변이에 의해 내성을 획득한다(그림 5-12D).

(3) 세균 내의 약제 이동에 따른 축적량 변화

세포 내로 약제가 통과하지 못하게 하거나 또는 들어온 약제를 효율적으로 균체 밖으로 배출하는 내성기전이다. β-락탐(beta-lactam)계, 퀴놀론(quinolone)계, 테트라사이클린(tetracycline)계 등의 친수성 약제는 그람음성균인 경우 외막에 있는 단백질이 형성하는 구멍을 투과하는데, 구멍을 형성하는 단백질에 유전자변이(genetic drift)가 생겨 약제가 투과할 수 없게 되면 세균은 그 약제에 내성을 가지게 된다(그림 5-12A).

또한, 세균을 비롯한 모든 생물은 세포 내에 있는 화학물질을 능동적으로 배출하는 펌프를 가지고 있는데 세균은 이 배출 펌프를 통해 여러 약제를 배출함으로써 내성이 생긴다. 최근 문제가 되고 있는 다약제내성(multiple drug resistance)과 가장 밀접한 관계를 가지는 것이 다약제 배출

▶ 포도상구균의 항생제 내성 변천사

포도상구균(*Staphylococcus*)은 원래 β-락탐계 항생제에 감수성이 있었지만 페니실리나제를 생산하여 β-락탐계 항생제에 대한 약제 내성을 갖게 되었다. 그 후 페니실리나제에 의해 분해되지 않는 항생제인 메티실린이 개발되었으나 β-락탐계와 결합 친화성이 낮은 PBP를 생성함으로써 메티실린에 내성을 갖게 된 메티실린내성 황색포도상구균[methicillin-resistant *Staphylococcus aureus*(MRSA)]이 출현하였다. 그 후에 세포벽 합성 구성단위의 D-Ala-D-Ala에 결합하여 세포벽합성을 억제하는 반코마이신이 만들어졌으나 D-Lac 결합부위가 D-Ala-D-Lac로 변한 반코마이신내성 황색포도상구균(vancomycin-resistant *Staphylococcus aureus*, VRSA)이 출현하였다. 이러한 내성에 의해, 작용하는 항생제가 없는 슈퍼박테리아가 나타났다. 따라서 슈퍼박테리아에 작용하는 항생제에 대한 연구가 필요하다.

펌프인데, 이는 1개의 펌프로 구조나 작용기전이 다른 여러 항균제를 배출하는 것이다. 녹농균(*Pseudomonas aeruginosa*)은 다약제 배출 펌프를 가지고 있어 여러 항생제에 자연내성을 가진다(그림 5-12E).

5 항미생물제의 부작용

모든 항생제는 체내에서 일정한 농도 이상이 되면 항균작용 이외의 부작용을 나타내는 경우가 있다. 또 계속해서 대량을 사용하게 되면 대부분 부작용이 나타난다.

화학요법이 시행되는 기간 및 그 후에는 환자를 충분히 관찰하여 부작용이 나타나면 적절하게 처치할 필요가 있다. 주요 부작용에는 알레르기반응, 중독반응, 균교대증을 들 수 있다.

(1) 알레르기반응(allergic reaction)

항생제 사용 직후에 발현하는 즉시형 알레르기반응(immediate allergic reaction)과 사용 개시 며칠 후에 발현하는 지연형 알레르기반응(delayed allergic reaction)이 있다. 페니실린류 항균제, 스트렙토마이신계 및 테트라사이클린계, 마크롤라이드계 항균제에서 많이 볼 수 있다. 즉시형 알레르기반응으로는 페니실린류에 의한 아나필락시스쇼크(anaphylactic shock)가 가장 많으며 매우 위험하다. 페니실린 알레르기 환자에게 마크롤라이드계(에리트로마이신, 조사마이신)를 대신하여 사용한다.

(2) 중독반응(toxic reaction)

① **간장애** : 마크롤라이드계, 항결핵제, 뉴퀴놀론계, β-락탐계 등에서 나타난다.

② **신장장애 · 청력장애** : 펩티드계, 아미노글리코시드계, 암포테리신 등에서 나타난다.

③ **신경장애** : β-락탐계나 새로운 퀴놀론계에 의한 경련이 보고되고 있다.

④ **위장장애** : 급성 출혈성 대장염(acute hemorrhagic colitis)이 위험하다.

(3) 균교대증(superinfection)

광역스펙트럼 항생제(테트라사이클린계, β-락탐계, 마크롤라이드계 등)의 장기간 투여로 감수성이 높은 정상 상재균이 감소하고, 반대로 저항성이 강한 세균이나 진균이 살아남아 생체 내 원래 존재하던 정상세균총(normal bacterial flora)이 파괴되어 변경되는 균교대증이 촉진되는 경우가 있다. 캔디다증(candidiasis)이나 MRSA 장염, 위막성 대장염(pseudomembranous colitis) 등을 예로 들 수 있다.

Review Test

01. 다음 중 단백질 합성억제제는?

① 세펨(cephem)계
② 글리코펩티드(glycopeptides)계
③ 마크롤라이드(macrolide)계
④ 아졸(azole)계
⑤ 페니실린(penicillin)계

02. 다음 항미생물제들 중 세균에 작용하는 것은?

① 미코나졸(miconazole)
② 플루코나졸(fluconazole)
③ 페니실린(penicillin)
④ 암포테리신 B(amphotericin B)
⑤ 나이스타틴(nystatin)

03. 세균의 단백질 합성을 억제하는 항생제는?

① 테트라사이클린(tetracycline)
② 리팜피신(rifampicin)
③ 메트로니다졸(metronidazole)
④ 니트리미다졸(nitrimidazole)
⑤ 바시트라신(bacitracin)

04. 페니실린 알레르기가 있는 환자를 치료할 때 페니실린 대용으로 주로 사용하는 항생제는?

① 세프메타졸(cefmetazole)
② 에리트로마이신(erythromycin)
③ 리팜피신(rifampicin)
④ 트리코마이신(trichomycin)
⑤ 메트로니다졸(metronidazole)

05. 발생 및 성장기 경조직에 침착하여 치아착색, 법랑질형성부전, 뼈발육부전 등을 유발하므로 임산부, 모유수유 여성 및 아동에게 사용하지 말아야 하는 항생제는?

① 클로람페니콜(chloramphenicol)
② 스트렙토마이신(streptomycin)
③ 세팔렉신(cephalexin)
④ 아목시실린(amoxicillin)
⑤ 테트라사이클린(tetracycline)

06. 뉴라미니다제의 작용을 억제하여 바이러스입자가 세포밖으로 방출되는 것을 억제하는 항바이러스제는?

① 아시클로버(acyclovir)
② 오셀타미비어(oseltamivir, 상표명 : 타미플루)
③ 간시클로버(ganciclovir)
④ 인디나비어(indinavir)
⑤ 아만타딘(amantadine)

07. 다음 보기 중 항생제와 그 표적을 올바르게 연결한 것은?

① β락탐계 – 30s 리보솜
② 아미노글리코시드계 – DNA 선회효소(DNA gyrase)
③ 마크롤라이드계 – 50s 리보솜의 23s rRNA
④ 퀴놀론계 – 세포벽의 D–Ala–D–Ala
⑤ 테트라사이클린계 – dihydrofolate reductase

08. 화학요법지수에 대한 설명으로 옳은 것은?

① 숙주세포에 선택적 독성을 나타내는 화학요법제의 작용을 선택독성(selective toxicity)이라고 한다.
② 감염된 숙주를 치유하는 데 필요한 화학요법제의 최소투여량을 최대내용량(maximum tolerance dose, MTD)이라고 한다.
③ 숙주가 심각한 장애 없이 견딜 수 있는 화학요법제의 최대투여량을 최소유효량(minimal effective dose, MED)이라고 한다.
④ 화학요법제의 최소유효량과 최대내용량의 비율을 화학요법지수(chemotherapeutic index)라고 한다.
⑤ 화학요법지수가 클수록 뛰어난 약제이다.

09. 항생제 구조를 변화시켜 항생제 내성을 갖게하는 대표적인 효소는?

① 페니실리네이즈
② DNA중합효소
③ RNA중합효소
④ nitroreductase
⑤ DNA gyrase

10. 다음 중 세포벽 합성억제제가 아닌 것은?

① 페니실린(penicillin)
② 반코마이신(vancomycin)
③ 테이코플라닌(teicoplanin)
④ 설폰아마이드(sulfonamides)
⑤ 세펨(cephem)계

11. 광역스펙트럼 화학요법제의 장기간 투여로 감수성이 높은 정상 상재균이 감소하고 반대로 저항성이 강한 세균이나 진균이 살아남는 현상을 무엇이라 하는가?

① 중독반응 ② 내성균 유발 ③ 위장장애 ④ 균교대증 ⑤ 알레르기반응

12. 후천성 면역결핍증후군(AIDS)의 바이러스입자 형성을 억제시키는 항바이러스제는?

① 아만타딘(amantadine)
② 아시클로버(acyclovir)
③ 라미부딘(lamivudine)
④ 오셀타미비르(oseltamivir)
⑤ 리토나비르(ritonavir)

해답 01. ③ 02. ③ 03. ① 04. ② 05. ⑤ 06. ② 07. ③ 08. ④ 09. ⑤ 10. ④ 11. ④ 12. ⑤

Chapter 06

병원성 세균

1. 그람양성 구균
2. 그람양성 간균
3. 그람음성 구균
4. 그람음성 간균
5. 스피로헤타
6. 기타 세균

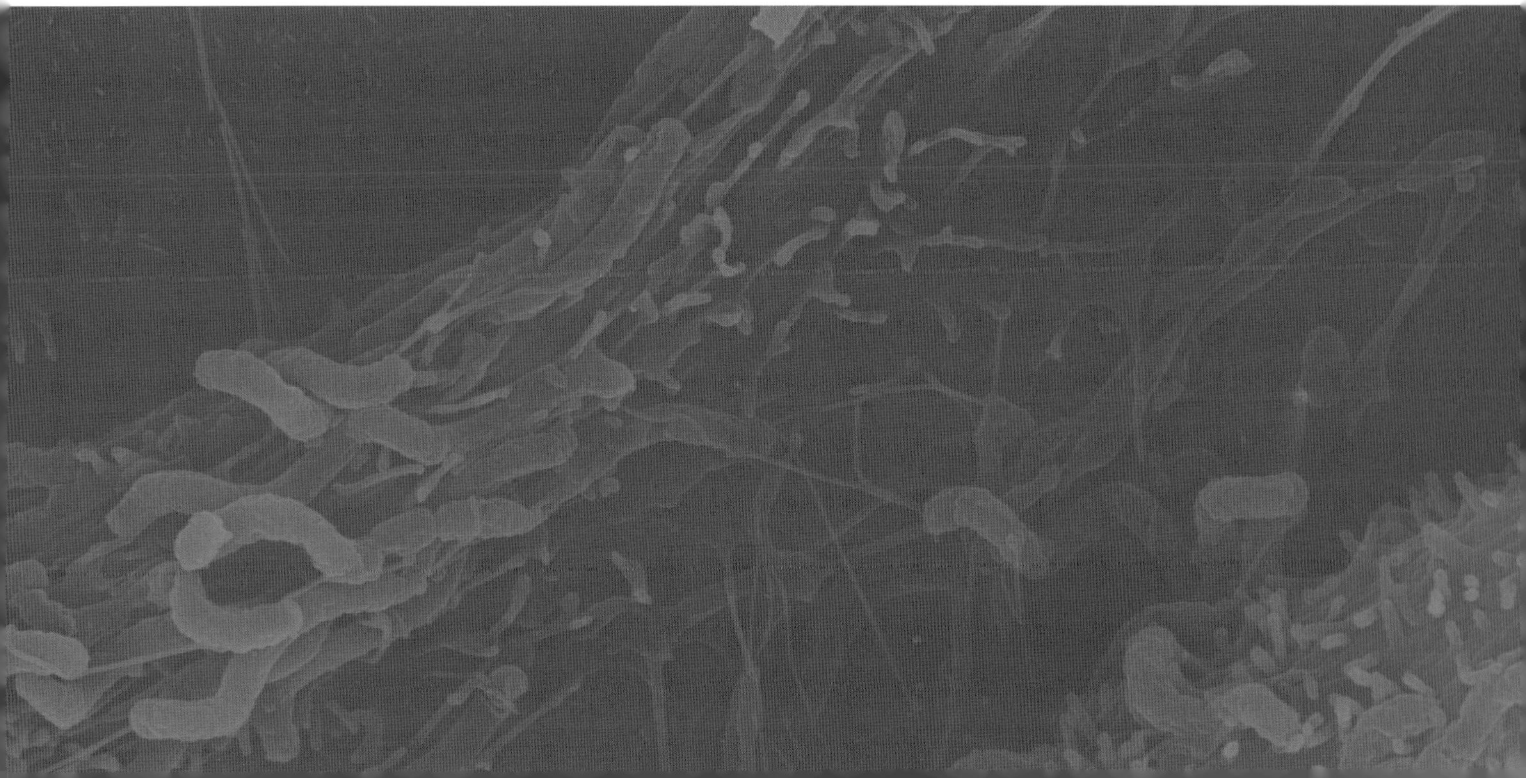

▶ 학습목표

1. 포도상구균(*Staphylococcus*)의 특성을 설명할 수 있다.
2. 연쇄상구균(*Streptococcus*)의 특성을 설명할 수 있다.
3. 임균(*Neisseria gonorrhoeae*)의 특성을 설명할 수 있다.
4. 녹농균(*Pseudomonas aeruginosa*)의 특성을 설명할 수 있다.
5. 대장균(*Escherichia coli*)의 특성을 설명할 수 있다.
6. 이질균(*Shigella*)의 특성을 설명할 수 있다.
7. 보툴리누스균(*Clostridium botulinum*)의 특성을 설명할 수 있다.
8. 파상풍균(*Clostridium tetani*)의 특성을 설명할 수 있다.
9. 디프테리아균(*Corynebacterium diphtheriae*)의 특성을 설명할 수 있다.

병원성 세균(pathogenic bacterium, 병원균)이란 사람에 감염하여 질병을 일으키는 세균을 말한다. 그러나 대부분의 세균은 해롭지 않으며 일부 이로운 세균도 존재한다. 대표적인 병원성 세균을 제2장에서 학습한 세균 분류법에 따라 표 6-1에 정리했다. 이 장에서는 병원성 세균 중 임상적으로 중요한 의미를 가지는 세균에 대해 자세히 알아보기로 한다.

세균	그람 양성	구균	편성 혐기	*Peptococcus, Peptostreptococcus*
			호기	*Staphylococcus aureus, Staphylococcus epidermidis, Streptococcus pyogenes, Streptococcus pneumoniae, Enterococcus faecalis, Oral streptococci*(9장 참조)
		간균	편성 혐기	*Clostridium tetani, Clostridium botulinum, Clostridium perfringens, Actinomyces israelii*
			호기	*Mycobacterium tuberculosis*(항산균), *Mycobacterium leprae*(항산균), *Corynebacterium diphtheriae, Actinomyces, Rothia, Lactobacillus*(9장 참조), *Bacillus anthracis, Bacillus cereus, Listeria monocytogenes*
	그람 음성	구균	편성 혐기	*Veillonella parvula*(11장 참조)
			호기	*Neisseria meningitidis, Neisseria gonorrhoeae*
		간균	편성 혐기	주요 치주병원균(*Porphyromonas gingivalis, Prevotella intermedia, P. igrescens, Fusobacterium nucleatum*)(11장 참조)
			호기	*Legionella pneumophila, Escherichia coli, Salmonella, Shigella, Vibrio cholerae, Vibrio parahaemolyticus, Yersinia pestis, Pseudomonas aeruginosa, Bordetella pertussis, Haemophilus, Aggregatibacter actinomycetemcomitans*(11장 참조)
			미호기	*Helicobacter pylori, Campylobacter jejuni*
		나선균	편성 혐기	*Treponema denticola*(11장 참조)
			호기	*Treponema pallidum, Borrelia recurrentis, Leptospira interrogans*
	특수 세균	세포벽을 갖지 않는 세균	편성 혐기	*Mycoplasma pneumoniae*
		편성 세포 내 기생성 세균	호기	*Rickettsiales, Chlamydiales*

표 6-1 **병원성 세균의 분류**

* 호기 : 증식에 산소가 꼭 필요한 균인 편성호기성균과 산소가 있는 곳과 없는 곳 모두에서 생장할 수 있는 조건혐기성균을 포함한다.
* 미호기 : 낮은 농도의 산소에서만 살아갈 수 있는 세균이 속한다.

1 그람양성 구균

1) 포도상구균(*Staphylococcus*)

포도송이 모양으로 배열하는 것이 특징인 그람양성 구균(gram-positive coccus)이다. 이러한 배열 양상이 나타나는 이유는 세균이 한 번 세포분열할 때마다 분열방향이 90도씩 변하기 때문이다. 포도상구균이라는 이름은 이러한 배열 형태에서 유래했다('staphylo-'는 포도송이를 뜻하는 접두어). 포도상구균속 중에서 의학적으로 중요한 균에는 황색포도상구균(*Staphylococcus aureus*)과 표피포도상구균(*Staphylococcus epidermidis*)이 있는데, 두 균 모두 상기도(upper respiratory tract) 및 피부의 정상세균총(normal bacterial flora)에서 발견되며 건강한 사람에게서는 병원성을 나타내지 않으나 면역력이 떨어진 환자에게는 기회감염(opportunistic infection)을 일으키기도 한다. 카탈라아제(catalase, 과산화수소분해효소)를 생산하여 과산화수소를 물과 산소로 분해할 수 있다. 카탈라아제 시험을 통해 포도상구균속 세균과 모양이 비슷하나 카탈라아제를 생산하지 않는 연쇄상구균(*Streptococcus*)속 세균과 쉽게 구별할 수 있으므로 중요한 특징이라 할 수 있다(그림 6-1).

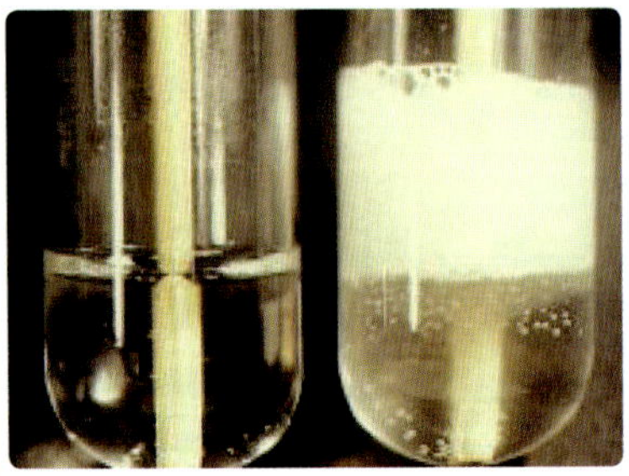

그림 6-1
카탈라아제(catalase) 반응에 따른 연쇄상구균(*Streptococcus*, 왼쪽)과 포도상구균(*Staphylococcus*, 오른쪽)의 구분

> ▶ 카탈라아제(catalase, 과산화수소분해효소)
>
> 과산화수소(H_2O_2)로부터 산소와 물이 발생하는 반응을 촉매하는 효소이다. *S. aureus*는 카탈라아제를 가지고 있어 H_2O_2를 반응시키면 산소가 발생한다.

(1) 황색포도상구균(*Staphylococcus aureus*)

황색포도상구균(그림 6-2)은 사람의 피부에 서식하는 통성 혐기성(facultative anaerobes) 구균이다. 대부분의 균주는 내염성이며, 만니톨(mannitol)을 분해하여 산을 생성할 수 있다. 황색포도상구균의 일부 균주는 협막(capsule)을 가지고 있다.

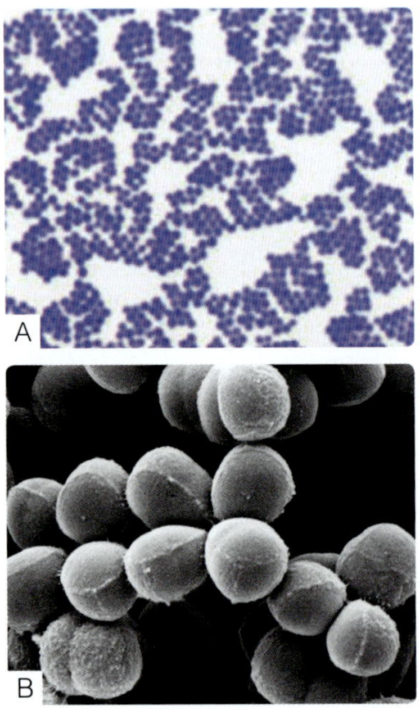

그림 6-2
황색포도상구균
A. 그람염색상 B. 전자현미경상

① 병원성

피부에 서식하는 황색포도상구균(*Staphylococcus aureus*) 감염으로 인해 종기(furuncle), 등창(carbuncle), 유선염(mastitis), 봉와직염(cellulitis), 농가진(impetigo) 등이 발생할 수 있다. 피부 감염이 일어나면 세균을 파괴하기 위해 백혈구와 보체 등이 감염 부위로 모여들게 된다. 감염 부위에 생기는 고름(pus)은 죽은 백혈구와 세균, 파괴된 조직 파편 등이 섞인 것이다. 부상이나 수술, 문신 등에 의해 피부가 손상될 경우 상처 부위로 침입하여 질환을 일으킬 수 있다.

황색포도상구균(*S. aureus*)은 병원성과 관련된 다양한 효소와 독소를 생산한다(그림 6-3, 표 6-2). 다만 한 균주가 모든 독소와 효소를 생산하는 것은 아니다.

황색포도상구균이 생산하는 혈장응고효소(coagulase)는 혈장을 응고시키는 작용이 있는데, 황색포도상구균은 이를 이용하여 응고된 혈장으로 세균 주변을 둘러싸 포식세포가 접근하기 어려워 식균작용을 피할 수 있다. 또한, 세포외다당류(extracellular polysaccharide)를 생산하여 균막(biofilm)을 형성할 수 있는 균주에 감염된 경우 염증이 만성화되기도 한다. 장독소(enterotoxin)는 식중독의 원인이 되는 독소로, 내열성이기 때문에 100℃에서 30분간 가열하여도 활성을 잃지 않는다. 따라서 황색포도상구균에 오염된 음식은 가열하여도 식중독으로부터 안전하지 않다. 독소쇼크증후군 유발독소(toxic shock syndrome toxin-1, TSST-1)는 초항원(superantigen)독소로, 다수의 T세포를 비특이적으로 활성화시켜 발열, 발진, 혈압강하, 다발성 장기부전, 쇼크 등의 증상을 일으킨다. 표피용해독소(epidermolytic toxin, exfoliatin)를 생산하는 균주는 피부박리를 일으켜 광범위한 수포 형성과 통증을 동반하는 홍피증이나 표피탈락 등의 증상을 일으켜 포도상구균성 열상피부증후군(staphylococcal scalded skin syndrome, SSSS)을 유발한다.

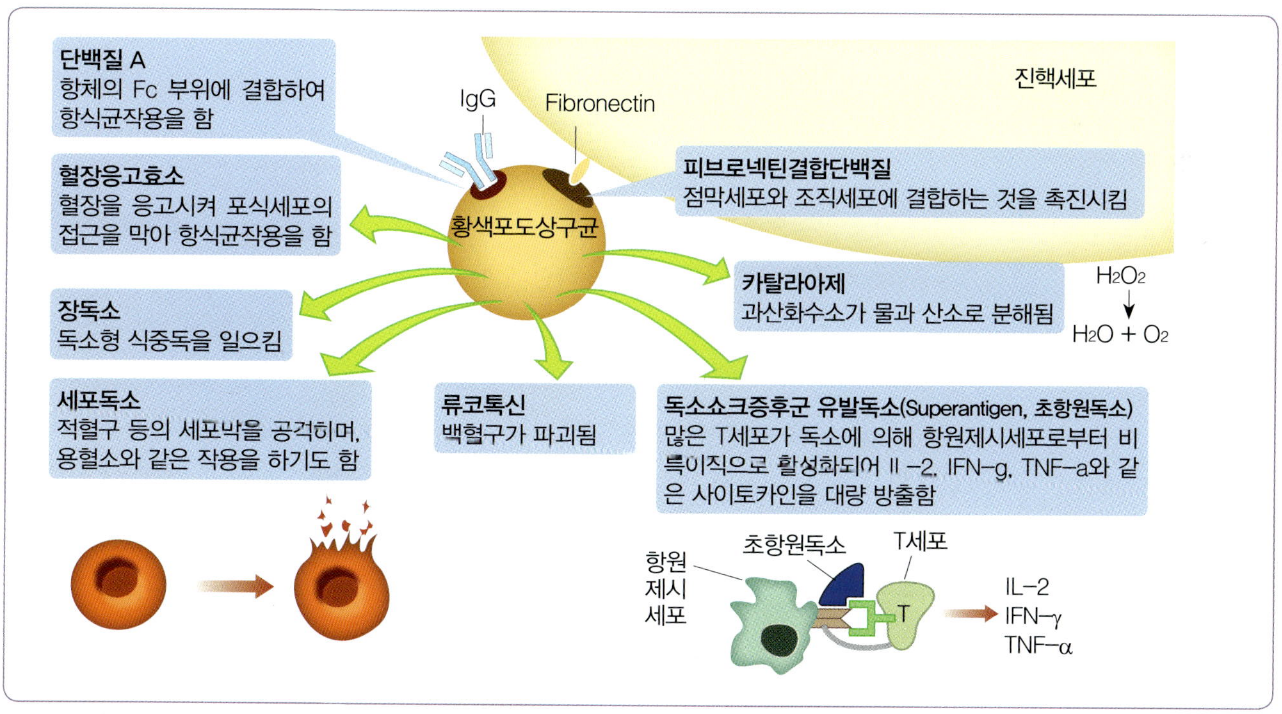

그림 6-3
황색포도상구균에 의한 독성 인자

	종류	작용
독소	세포독소(cytotoxin) α, β, γ, δ	세포 파괴
	류코톡신(leukotoxin, 백혈구파괴소)	백혈구 파괴
	표피용해독소(epidermolytic toxin, exfoliatin)	표피 박리
	독소쇼크증후군 유발독소(toxic shock syndrome toxin-1, TSST-1, superantigen, 초항원독소)	쇼크, 발진, 피부 박리
	장독소(enterotoxin) A~E	구토 및 설사
효소	혈장응고효소(coagulase)	혈장을 응고시켜 면역세포들의 접근을 방해하여 식균작용을 피함
	카탈라아제(catalase, 과산화수소분해효소)	과립구의 과산화수소를 분해해서 살균작용 방해
	히알루론산분해효소(hyaluronidase)	결합조직을 파괴하여 세균감염 전파를 용이하게 함
	DNA분해효소(deoxyribonuclease)	죽은 세포로부터 나온, 길고 끈끈하게 엉킨 DNA를 분해하여 세균감염 전파를 용이하게 함
	지질분해효소(lipase)	세포의 지질 분해
	페니실린분해효소(penicillinase)	항생제의 β-락탐고리를 분해해 내성이 생김
기타	단백질 A(protein A)	항체의 Fc 부위에 결합하여 항식균작용을 함
	협막(capsule)	항식균작용

표 6-2 **황색포도상구균이 생산하는 주요 독소 및 효소**

② 약제내성

황색포도상구균(*Staphylococcus aureus*)은 항생제 내성에 대한 문제를 일으키는 대표적인 병원균으로, 페니실린분해효소(penicillinase)를 생산하여 페니실린 및 β-락탐계 항생제를 분해해 내성을 나타낸다(그림 5-12 참조, p.110). 그래서 페니실린분해효소에도 활성을 잃지 않는 항생제인 메티실린(methicillin)이 개발되었으나 결국 메티실린에도 저항성을 갖는 메티실린 내성 황색포도상구균(methicillin-resistant *Staphylococcus aureus*, MRSA)이 나타나 원내감염(hospital acquired infection)의 원인으로서 문제가 되고 있다.

메티실린 내성 황색포도상구균(MRSA) 감염병 치료에는 반코마이신(vancomycin), 테이코플라닌(teicoplanin)이 효과가 있으나 이미 반코마이신 내성 황색포도상구균(vancomycin-resistant *Staphylococcus aureus*, VRSA)도 나타나기 시작하여 문제가 되고 있다.

(2) 표피포도상구균(*Staphylococcus epidermidis*)

그람양성 통성 혐기성 구균으로, 황색포도상구균과 달리 혈장응고효소를 생산하지 않는다. 피부 표면이나 코 안의 상재균으로 면역력이 떨어진 환자에게서는 기회감염(opportunistic infection)을 일으키기도 한다. 세포외기질(extracellular matrix)을 생산해 균막(biofilm)을 형성하는 균주는 의료용 카테터나 인공관절 등에 균막을 형성해 감염병을 일으키기도 한다.

2) 연쇄상구균(*Streptococcus*)

연쇄상구균(그림 6-4)은 그람양성 구균으로 현미경으로 관찰했을 때 배열 양상이 마치 사슬처럼 한 줄로 나타나기 때문에 연쇄상구균으로 명명되었다. 이러한 배열 양상이 나타나는 이유는 이 균의 세포분열 방향이 항상 일정하기 때문이다. 현재 약 70종의 균이 연쇄상구균속으로 분류되고 있으며 크게 pyogenic 균총(group), bovis 균총, mutans 균총, mitis 균총, salivarius 균총, anginosus 균총으로 나누어진다.

연쇄상구균 가운데 mutans 균총, mitis 균총, salivarius 균총, anginosus 균총은 주로 구강에 분포하므로 구강 연쇄상구균이라고도 불린다.

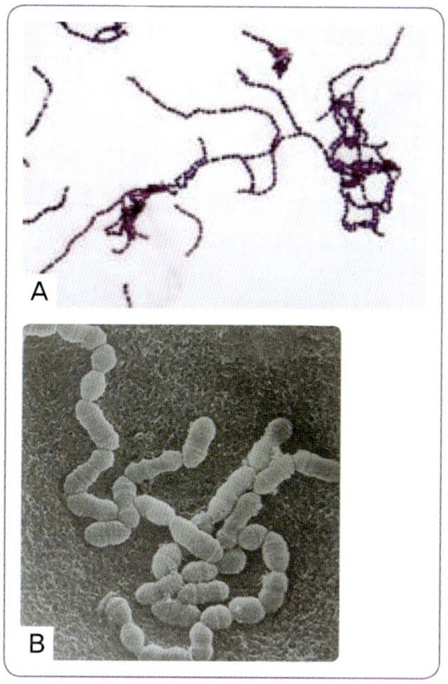

그림 6-4
연쇄상구균
A. 그람염색상 B. 전자현미경상

(1) 화농연쇄상구균(*Streptococcus pyogenes*)

화농연쇄상구균은 연쇄상구균 가운데 사람에게서 화농성 질환을 일으키는 병원성이 강한 균이다('pyo-'는 화농을 뜻하는 접두어). 통성 혐기성이고, 혈액을 넣은 한천배지에서 배양하면 세균 집락 주위에 완전 용혈(β-용혈)이 나타난다. β-용혈성을 나타내는 연쇄상구균 중 유일하게 항균제 바시트라신(bacitracin)에 감수성을 보인다. 화농연쇄상구균은 A군(group A)인 C다당체를 가지고 있어 Group A Streptococci(GAS)로 구분된다.

> **▶ 란스필드(Lancefield)에 의한 연쇄상구균 분류**
> 미국의 란스필드(Rebecca Craighill Lancefield, 1895~1981)에 의해 제창된 것으로, β-용혈연쇄상구균을 세균 세포막에 존재하는 C 다당체(C carbohydrates)에 대한 혈청형(serotype) 특이성에 따라 분류하는 방법이다. 한편 란스필드 분류에서 A군(group A)으로 분류되는 연쇄상구균은 화농연쇄상구균(*Streptococcus pyogenes*) 하나뿐이기 때문에 화농연쇄상구균을 A군 연쇄상구균(Group A Streptococci, GAS)이라고 하기도 한다.

① 병원성

주로 인두나 피부를 통해 침입하여 질병을 일으킨다. 화농연쇄상구균은 스트렙토리신 O(streptolysin O, 연쇄상구균용혈소)라고 하는 용혈소(적혈구 등의 세포막에 구멍을 뚫는 독소)를 생산한다. 화농연쇄상구균에 감염되면 이 독소에 대한 항체가 생성되므로 스트렙토리신 O와 반응하는 항스트렙토리신 O 항체(anti-streptolysin O, ASLO)의 혈중농도는 이 균의 감염을 진단하는 데 아주 중요한 지표가 된다. 세균 표면의 M 단백질(M protein)은 세균이 숙주세포에 부착하는 것을 돕고, 식균작용을 방해하여 세균증식을 돕는다. M 단백질은 심장 등에 있는 단백질과 유사해서 M 단백질항체가 교차반응을 일으켜 속발성 연쇄상구균 질환인 류마티스열의 원인이 될 수 있다. 발적독소(erythrogenic toxin)는 연쇄상구균 화농 외독소(streptococcal pyogenic exotoxin, Spe)라고도 부른다.

연쇄상구균 화농 외독소 A 및 C(SpeA, SpeC)는 초항원(superantigen) 활성을 가지고 있어 매우 많은 수의 T세포를 활성화시켜 전신적인 염증반응을 일으킨다. 발적독소를 생산하는 균주에 감염될 경우 이로 인해 쇼크 상태에 빠질 수 있는데, 이를 연쇄상구균성 독소쇼크증후군(streptococcal toxic shock syndrome, STSS)이라고 한다.

화농연쇄상구균(*Streptococcus pyogenes*)에 감염된 어린이에게서는 목의 통증, 붉은색을 띠는 닭살 모양의 피부발진, 딸기 모양 혀 등의 증상이 나타나기도 하는데, 이를 성홍열(scarlet fever)이라고 한다.

또한, 화농연쇄상구균은 연쇄상구균성 인두염(strep throat)을 유발한다. 이때 바이러스성 인두염과의 감별진단이 중요한데, 화농연쇄상구균 감염일 경우에만 항생제 치료가 효과적이다. 연쇄상구균성 인두염을 치료하지 않고 방치할 경우 성홍열, 연쇄상구균성 독소쇼크증후군 등으로 진행될 수 있고, 이 감염이 끝난 후에도 류마티스열, 급성 사구체신염(acute glomerulonephritis) 등과 같은 속발성 연쇄상구균 질환(poststreptococcal disease)이 발생할 수 있다.

▶ **속발성 연쇄상구균 질환**

속발성 연쇄상구균 질환에는 류마티스열과 급성 사구체신염이 있다. 속발성이란 어떤 병으로 인해서 다른 병이 이어서 생기는 특성을 말한다.

인두염이 발생하면 화농연쇄상구균의 M 단백질(M protein)에 대한 항체가 형성되는데, M 단백질은 심장 등에 있는 단백질과 비슷하여, 생성된 항체의 교차반응에 의해 공격을 받을 수 있다. 이때 류마티스열이 발생한다. 그렇기 때문에 감염 초기에 페니실린과 같은 항생제를 사용하여 치료해야 한다.

급성 사구체신염의 경우, 신장의 사구체(glomerulus)에 화농연쇄상구균 항원과 항체, 보체가 결합된 면역복합체(immune complex)가 생기는데, 이 복합체(complex)가 사구체에 쌓이게 되면 신장이 제대로 기능하지 못하여 열을 동반한 체액 저류, 고혈압, 혈뇨 및 단백뇨와 같은 증상을 보인다.

▶ **용혈성(hemolysis)**

용혈성은 적혈구를 파괴하는 성질을 뜻하는 것으로, 세균을 혈액 한천배지에서 배양했을 때 세균이 나타내는 용혈성이 세균을 분류하는 하나의 기준이 되는데, 연쇄상구균속 균종을 분류하는 데 특히 유용하다. 연쇄상구균속 균주들이 나타내는 용혈성을 α-, β-, γ-용혈의 세 종류로 구분할 수 있다. α-용혈의 경우 세균집락 주위로 좁고 경계가 불명확한 용혈대가 형성되므로 불완전 용혈이라고도 한다. α-용혈이 일어난 부위의 한천배지색은 어두운 녹색으로 변한다. 이는 세균이 생성한 과산화수소에 의해 헤모글로빈이 산화되어 녹색을 띠는 메트헤모글로빈(methemoglobin)으로 변하기 때문이다. 이러한 특성 때문에 α-용혈을 녹색용혈, α-용혈성을 보이는 구강연쇄상구균을 녹색연쇄상구균총(viridans group streptococci)이라고도 한다. β-용혈의 경우는 스트렙토리신(streptolysin, 연쇄상구균용혈소)에 의해 적혈구가 완전히 파괴되어 발육한 세균집락 주위의 혈색소가 사라지고, 밝고 투명한 노란빛을 띠는 용혈대가 형성된다. 적혈구가 완전히 파괴되기 때문에 β-용혈을 완전 용혈이라고도 한다(그림). 그리고 세균이 적혈구를 파괴하지 못해 용혈대가 전혀 나타나지 않는 경우를 γ-용혈이라고 한다.

[혈액 한천배지상 용혈연쇄상구균의 세균집락과 용혈대]

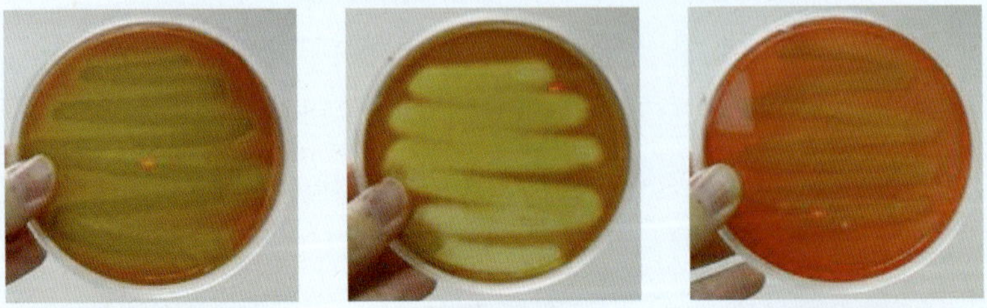

α-용혈(불완전 용혈) β-용혈(완전 용혈) γ-용혈(비용혈)

화농연쇄상구균이 피부에 난 상처를 통해 침입한 경우 봉와직염(cellulitis)을 유발할 수 있으며, 피하조직, 근육, 지방조직이 파괴되는 괴사성 근막염으로 진행되기도 한다. 이 때문에 화농연쇄상구균은 '살을 파먹는 박테리아(flesh-eating bacteria)'라는 별명을 갖게 되었다.

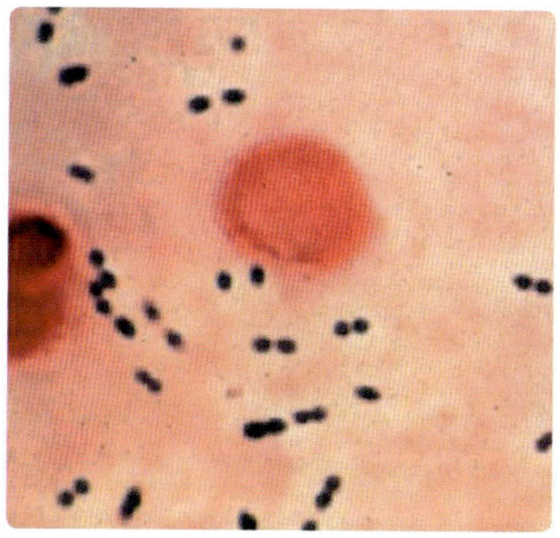

그림 6–5
폐렴연쇄상구균의 그람염색상

(2) 폐렴연쇄상구균(*Streptococcus pneumoniae*)

폐렴연쇄상구균은 구강연쇄상구균의 일종으로, 현미경으로 관찰했을 때 균체로 이루어진 사슬 길이가 짧아 쌍구균(*diplococcus*)과 비슷한 모양으로 보인다(그림 6–5).

사람의 상인두(epipharynx, 코인두)에 서식하며 상기도 부위 정상세균총(normal bacterial flora)의 구성원이다. 건강한 사람에게서는 질환을 일으키지 않으나 면역력이 저하된 사람에게서는 신체의 다양한 부위로 이동하여 질병을 일으킨다. 폐렴을 비롯하여 급성 부비동염(paranasal sinusitis), 결막염, 골수염(osteomyelitis) 등 다양한 질환의 원인이 되며, 특히 뇌수막염과 중이염의 주요 원인균 중 하나이다. 협막을 가지는 균주들은 그렇지 않은 균주들에 비해 강한 병원성을 보이는데, 협막 다당체를 분리해서 폐렴구균 백신(Pneumococcal vaccines)으로 사용하고 있다. 백신 제작 방식에 따라 다당 백신(polysaccharide vaccine)과 단백결합 백신(conjugated vaccine)으로 분류된다. 다당 백신은 협막 다당을 항원으로 이용한 백신으로 65세 이상 성인에게 권장하며, 단백결합 백신은 2세 이하의 소아가 다당의 항원에 대한 항체를 원활히 형성하지 못하기 때문에 이를 보완하기 위해 단백질 운반체를 다당의 항원과 결합시켜 개발한 백신이다.

> ▶ **폐렴구균 백신**
> 폐나 심장에 질환을 가지고 있거나 면역력이 저하된 65세 이상의 성인은 백신을 접종하는 것이 좋다. 소아의 경우 생후 2개월부터 예방접종을 받도록 표준예방접종 일정에 포함시켜 국가에서 권장하고 있다.
> 국내 소아 폐렴구균에 대해서는 10가 결합백신(PCV10)인 신플로릭스와 13가 결합백신(PCV13)인 프리베나13이 국가필수예방접종사업에 포함되었으며, 65세 이상 노인의 폐렴구균에 대해서는 23가 다당 백신(PPSV23)을 권장하고 있다.

3) 장구균(*Enterococcus*)

그람양성 구균으로, 장구균은 group D인 C 다당체를 가지고 있어 Group D Streptococci로 구분되어 왔다. 구강 및 소화관의 정상세균총이지만, 심내막염, 요로감염, 뇌수막염 등의 원인이 되기도 한다. 사람의 소화관에 서식하는 장구균의 80% 이상이 엔테로코쿠스 파이칼리스균(*Enterococcus faecalis*)인데, 구강에서는 근관치료를 한 후 발생하는 치수염(pulpitis)의 원인균으로 흔히 발견된다. 최근 반코마이신 내성 장구균(vancomycin-resistant *Enterococcus*, VRE)이 증가하고 있어 이 균의 감염에 대한 화학요법 시에는 주의가 필요하다.

> ▶ **반코마이신 내성 장구균 (vancomycin-resistant *Enterococcus*, VRE)**
> 동남아시아에서는 양계가 번성하여 닭의 건강유지를 위해 다양한 항생제(반코마이신 포함)를 배합한 사료가 많이 사용되고 있다.
> 그 결과, 고도의 약제내성균이 출현했는데 VRE도 그중 하나이다.

2 그람양성 간균

1) 클로스트리듐(*Clostridium*)속

클로스트리듐속은 내생포자(spore, 아포)를 형성하는 그람양성의 편성 혐기성 간균이며, 토양 속에 널리 분포하고 있다. 파상풍균(*Clostridium tetani*), 보툴리누스균(*Clostridium botulinum*), 웰치균(*Clostridium perfringens*) 등이 병원균으로서 알려져 있다.

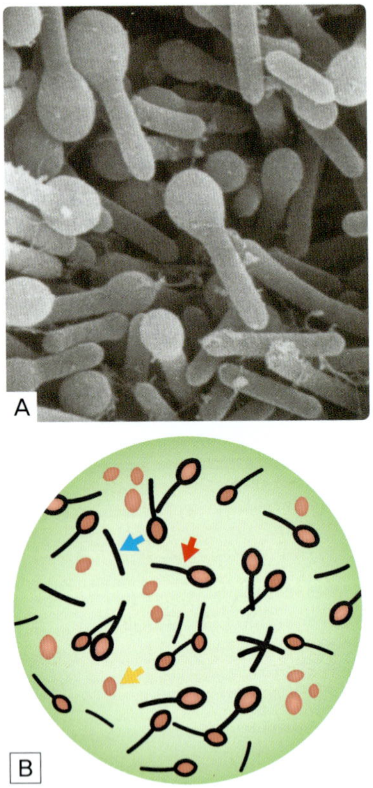

그림 6–6
파상풍균
A. 파상풍균의 전자현미경 사진
B. 파상풍균의 모식도

(1) 파상풍균(*Clostridium tetani*)

파상풍(tetanus)의 원인균이다. 내생포자를 형성하지 않을 때는 일반적인 간균의 형태를 하고 있으나, 내생포자를 형성할 경우 내생포자가 균체의 한쪽 끝부분에 치우쳐 형성되기 때문에 테니스라켓 또는 북채와 같은 특징적인 형태를 나타낸다(그림 6–6). 파상풍균은 토양 속에 널리 분포하고 있는 편성 혐기성균으로, 찔리거나 베인 상처와 같이 혐기성의 상처 부위가 균에 오염될 경우 증식할 수 있다. 사람에게 감염될 경우 약 1~5주의 잠복기를 거쳐 증상이 나타난다.

① 병원성

파상풍균이 생산하는 신경독소인 파상풍독소(tetanus toxin, tetanospasmin, 테타노스파스민)에 의해 증상이 나타난다. 혐기성 병소 내에서 증식한 파상풍균이 생산하는 파상풍독소는 혈류를 따라 이동하다가 신경섬유의 말단을 통해 신경세포 내로 들어오며, 시냅스연접 부위에서 신경전달 억제물질의 방출을 막는다(그림 6–7). 그 결과 근육의 수축을 이완시키지 못해 지속적인 수축과 경직을 일으킨다. 초기에는 감염 병소 주위나 삼차신경 지배부위에 경직감이 나타나는데, 서서히 전신으로 퍼진다. 교근(masseter muscle)의 경련에 의한 개구장애(trismus/lockjaw), 안면근육의 경련에 의해 치아를 드러내고 웃는 듯한 표정(경련미소), 몸통과 사지의 근육경직으로 인한 활모양강직(opisthotonos) 등의 전형적 증상을 나타낸다. 약간의 자극(빛, 소리, 바람 등)에도 경련발작이 유발된다.

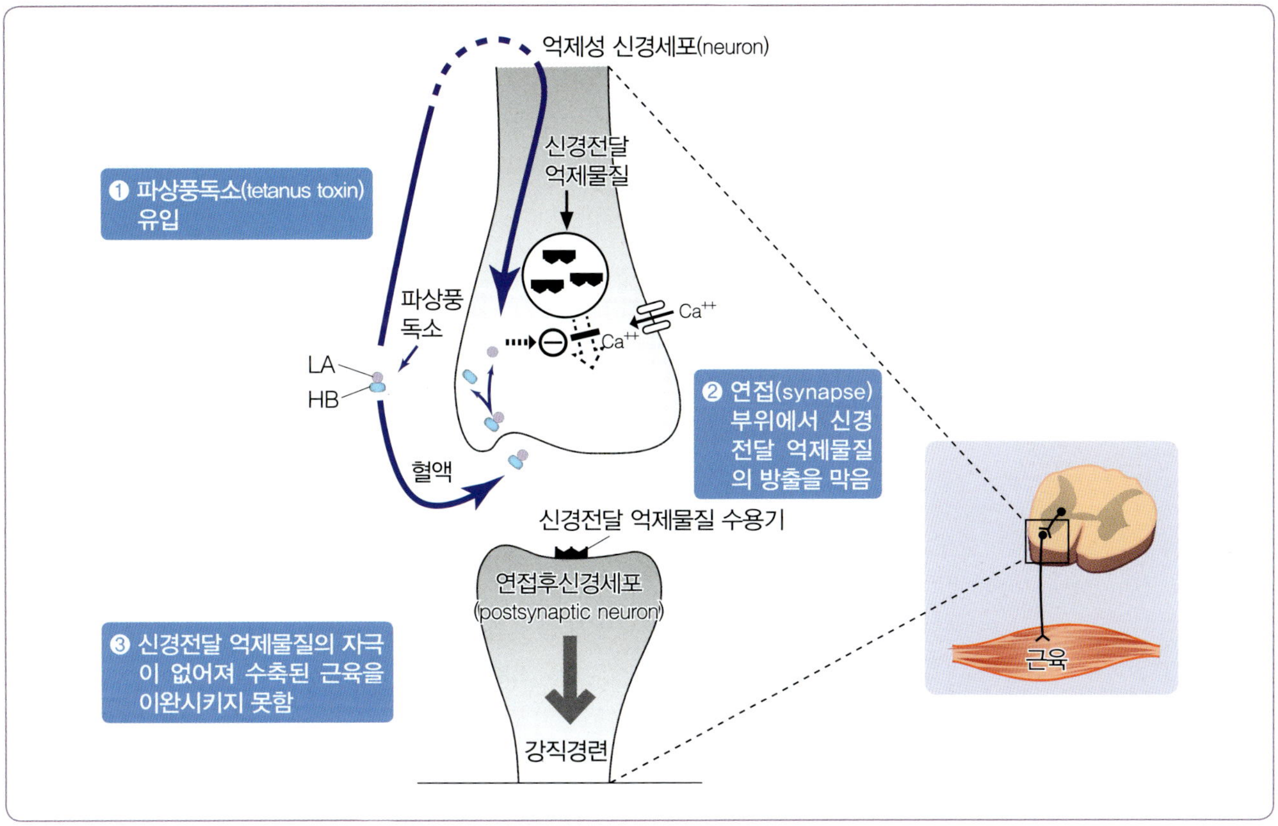

그림 6-7
파상풍독소(tetanus toxin)의 작용

② 치료 및 예방

예방을 위해서는 디프테리아(diphtheria) 톡소이드(toxoid; 항원성을 유지하며 독성을 제거한 단백질), 백일해(pertussis) 백신, 파상풍 톡소이드(tetanus toxoid)의 3종 혼합백신(DPT)을 접종하며, 소아의 경우 생후 2개월부터 접종받도록 권장하고 있다. 파상풍균에 감염된 경우, 치료를 위해서는 파상풍 독소에 대한 항체(인간 IgG)를 접종하는 수동면역화(passive immunization)를 시행하는데, 치료가 늦어질수록 사망률이 높아진다.

(2) 보툴리누스균(*Clostridium botulinum*)

보툴리누스균은 토양 속이나 호수와 늪에 널리 분포하며, 야채, 어류, 육류를 오염시켜 독소형 식중독을 일으킨다. 그람양성의 편성 혐기성 간균으로, 내생포자(spore, 아포)는 타원형으로 세포의 한 부분에 위치하여 파상풍균과 같이 테니스라켓 또는 북채와 같은 모양을 나타낸다.

① 병원성

병원성은 이 균이 생산하는 보툴리눔독소(botulinum toxin, 보톡스)에 의해 발생한다(그림 6-8). 이 독소는 신경근 접합부나 자율신경 시냅스에 작용하여 아세틸콜린의 방출을 억제함으로써 근육수축을 막아 이완성 근육마비를 유발한다. 근육수축을 막아 주름형성을 막을 수 있고, 저작근(masticatory muscle)의 수축을 막으면 근육량이 줄어들어 사각턱이 줄어들기 때문에 성형 또는 치과미용과 같은 치료에 이 독소(보톡스)를 이용한다. 보툴리눔독소에 의한 질병에는 식이성 보툴리눔독소증(food-borne botulism), 영아 보툴리눔독소증(infant botulism), 창상 보툴리눔독소증(wound botulism)의 3가지가 알려져 있다.

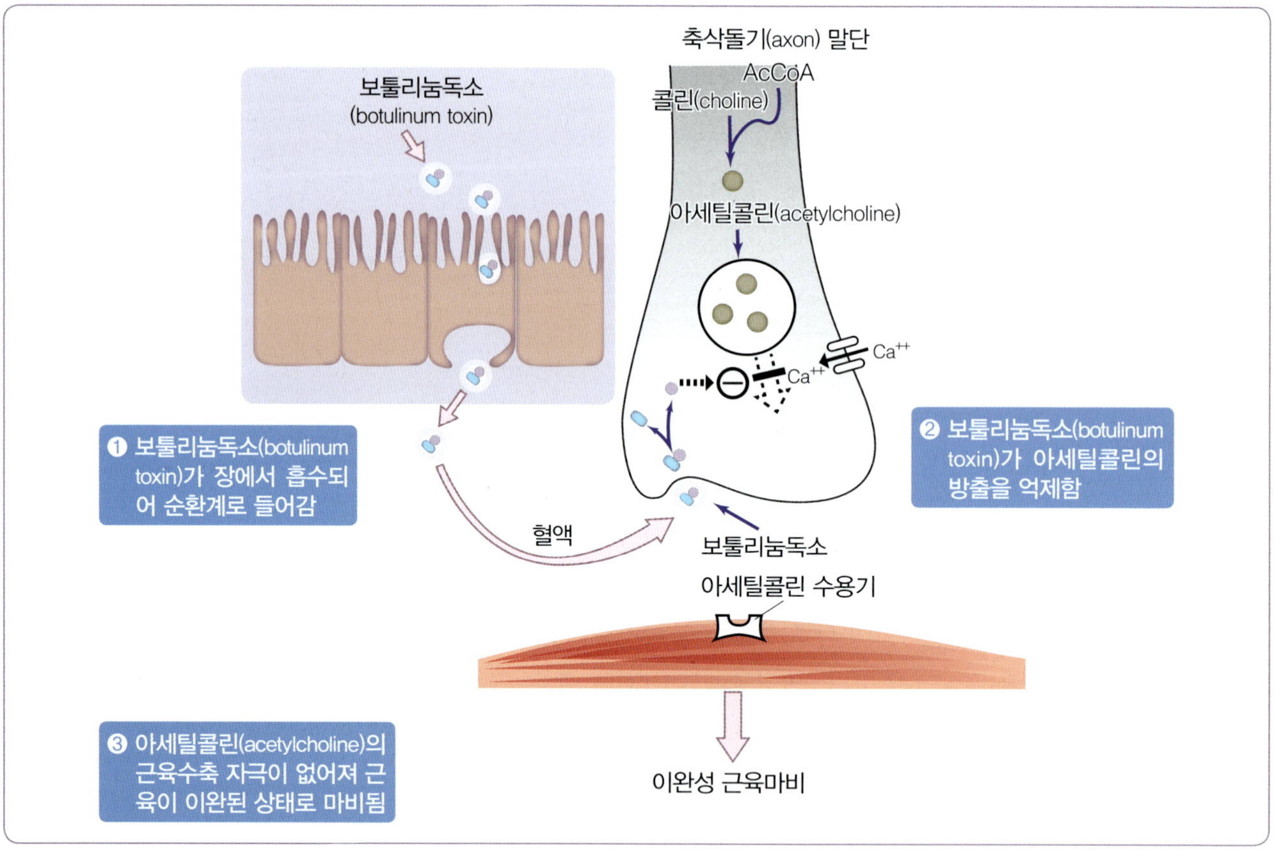

그림 6-8
보툴리눔독소(botulinum toxin)의 작용

식이성 보툴리눔독소증은 보툴리누스균에 오염된 식품을 섭취했을 때 발생할 수 있는데, 이 균에 오염된 식품이 통조림, 병조림, 진공팩으로 가공될 경우 용기 내부에 혐기성 환경이 조성되어 균이 증식해서

독소를 생산할 수 있다. 이것을 섭취하면 심한 구토, 현기증, 복통 등의 식중독 증상이 발생한다. 영아 보툴리눔독소증에서는 내생포자가 들어 있는 벌꿀 등을 섭취한 영아의 장 내에서 이 균이 증식하고 균이 생산한 독소에 의해 변비, 기면, 연하력 저하 등의 증상을 나타낸다. 진행되면 호흡마비, 기도폐쇄 등으로 인해 사망한다. 영아돌연사증후군(sudden infant death syndrome)과도 관련이 있다.

(3) 웰치균(*Clostridium perfringens*)

창상 부위에 감염될 경우 극히 강한 조직 침습성을 나타내는 균으로, 용혈성 독소, 조직파괴 효소들[혈장응고효소(coagulase), 히알루론산분해효소(hyaluronidase), 단백분해효소(protease)]을 생산한다. 이 균이 감염 부위에서 증식을 시작하면 주변의 근육조직이 파괴되어 괴사병소가 확대되고, 대사산물인 가스가 조직 내에 정체하게 된다. 일부는 장독소(enterotoxin, 창자독소)를 생산해 식중독의 원인이 되기도 한다. 세균성 식중독 중에서 웰치균이 생산하는 장독소에 의한 식중독이 많은 편이다.

2) 미코박테륨(*Mycobacterium*)속

호기성, 비운동성 간균이며 인간에게 병원성을 나타내는 것으로는 결핵균(*Mycobacterium tuberculosis*), 나병균(*Mycobacterium leprae*) 등이 있다. 미코박테륨속 세균들은 세포벽에 미콜산(mycolic acid)이라는 지질을 가지고 있어 세균 관찰을 위한 염색액에 쉽게 염색되지 않지만, 가온염색 방법으로 한 번 염색되면 산이나 알코올에 의한 탈색에 저항성이 강하기 때문에 항산균(acid-fast bacterium)이라고도 불린다. 협막이나 내생포자(spore, 아포)를 만들지 않는다.

(1) 결핵균(*Mycobacterium tuberculosis*)

결핵균은 1882년에 코흐(Robert Koch)에 의해 발견된 결핵(tuberculosis)의 병원체이다. 감염되면 대부분 별다른 증상을 나타내지 않으나, 감염자 중 약 1/10 정도가 결핵을 발병한다.

전 세계 인구의 약 1/3이 결핵균에 감염되어 있으며, 해마다 약 880만 명의 환자가 새로 발생하고 해마다 약 150만 명이 결핵으로 사망하는 것으로 알려져 있다. 우리나라의 경우 매년 약 35,000명의 환자가 발생하며 약 2,000명이 사망한다고 보고되었다.

① 병원성

결핵 환자의 기침을 통해 배출된 결핵균은 비말핵(droplet nuclei)이 되어 퍼지는데, 대부분 이를 흡입함으로써 감염된다. 결핵균은 폐포(pulmonary alveolus)에 도달하면 대식세포(macrophage)에 의해 식균되지만 살균작용에 저항해 대식세포 내부에서 증식할 수도 있다. 건강한 사람인 경우에는 이 단계에서 세포면역에 의해 감염이 소멸되거나 대식세포 내에서 잠복감염(latent infection)으로 진행하여 발병에는 이르지 않는다. 그러나 면역력이 약한 사람의 경우에는 감염이 효과적으로 조절되지 못하기 때문에 급성 호흡기 감염이 발생하여 폐조직이 파괴되고 신체의 다른 부위로 세균이 퍼져 사망에 이르게 된다. 림프성, 혈행성으로 여러 장기로 옮겨져 결핵 병소를 만들기도 한다.

② 검사 및 예방

투베르쿨린피부검사(tuberculin skin test)가 결핵균의 감염 판정에 이용된다. 결핵균에서 추출한 단백질인 투베르쿨린을 피하에 주사하고 2~3일 후 주사 부위가 빨갛게 붓고 단단해지는 반응을 보일 경우 투베르쿨린 양성으로 판정한다. 이는 과거 결핵균 감염에 의해 형성된 세포면역(cell-mediated immunity, 세포매개면역)에 의한 반응으로, 과거에 결핵균에 노출된 적이 있거나, 현재 활동성 결핵이 있음을 의미한다.

가래 등 임상 시료 속의 결핵균을 검출하는 방법으로는 도말검사와 배양검사가 있다.

도말검사는 가래 등의 시료를 슬라이드에 도말하여 항산성 염색법으로 염색하여 현미경으로 관찰하는 방법으로, 세균의 수가 적은 경우에는 검출하기 어렵다는 단점이 있다.

배양검사는 시료를 배지에 접종하여 배양하는 방법으로, 성장이 느린 결핵균의 특성상 수일에서 수주일의 시간이 걸리기 때문에 최근에는 중합효소연쇄반응(polymerase chain reaction, PCR)에 의한 유전자진단법이 함께 이용되고 있다(그림 2-23 참조, p.49).

결핵을 예방하기 위해 BCG가 예방백신으로 사용되는데, 이는 독성을 약하게 한 소결핵균(*Mycobacterium bovis*) 균주를 이용한 생백신이다. 결핵감염에 대한 보호비율은 다양하며 보호는 최대 20년까지 지속된다. BCG 백신은 1921년 의학적으로 처음 사용되어, 의료제도에 필수적인 가장 효과적이고 안전한 의약품 목록인 WHO 필수의약품 목록에 등재되어 있다.

(2) 나병균(*Mycobacterium leprae*)

나병균은 1873년 노르웨이의 한센(Armauer Hansen)에 의해 발견된 한센병(Hansen's disease/leprosy)의 병원체로, 아직 인공배지에서 배양하는 데에는 성공하지 못했다. 현재까지 밝혀진 바로는 나병균이 증식하여 질병을 일으킬 수 있는 동물은 인간을 제외하면 아르마딜로(armadillo; 아메리카 대륙에 사는 가죽이 딱딱한 동물)가 유일하기 때문에, 나병균 연구에는 아르마딜로가 실험동물로서 사용되고 있다.

① 병원성

직접적인 신체 접촉과 호흡기를 통해 전파된다. 치료되지 않은 한센병 환자의 삼출액, 콧물, 모유 외에, 토양이나 곤충 등으로부터도 감염되는 것으로 알려져 있다. 다만 인간에 대한 감염력은 약하고 전염성도 낮은 편이다. 잠복기간이 매우 길어 보통 3~5년, 때로는 10년 이상 되기도 한다. 나병균은 대식세포 내에서 성장하며, 혈류를 통해 서서히 전신으로 퍼져 피부나 말초신경을 침범해 나병종(leproma)을 형성한다.

3) 방선균(*Actinomyces*)속

그람양성 간균으로, 방선균증(actinomycosis)의 원인균이다. 이 속(grnus)에 속하는 균은 대부분 통성 혐기성이나, 감염의 원인균으로서 가장 흔한 것은 편성 혐기성의 액티노마이세스 이스라엘리(*Actinomyces israelii*)이다.

4) 코리네박테륨(*Corynebacterium*)속

(1) 디프테리아균(*Corynebacterium diphtheriae*)

디프테리아(diphtheria) 질병의 원인균이다. 호기성 그람양성 간균으로, 형태적으로는 산균이지만 분지되거나 한쪽 끝이 부푼 곤봉 모양 등 다양한 형태(pleomorphism)를 보인다. 균체 내에 1개 또는 여러 개의 이염색소체(metachromatic body)가 보인다(그림 6-9).

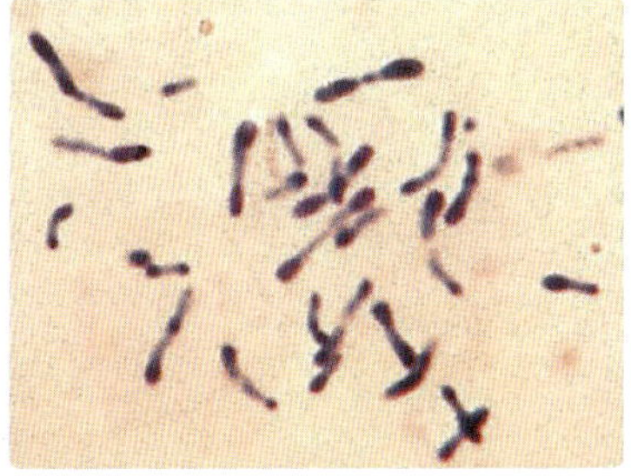

그림 6-9
코리네박테륨의 그람염색상

① 병원성

호흡기를 통해 전파된다. 주로 상인두 점막에 위막성 염증을 유발하며, 드물게 피부 및 눈 부위에 병소를 형성하기도 한다. 디프테리아균의 병원성은 세균이 생산한 디프테리아독소(diphtheria toxin, diphtherin)에 의해 유발된다.

디프테리아균은 좁은 부위에 제한적으로 증식하지만, 독소는 혈류를 통해 전신으로 퍼져 심장, 신장, 간, 부신 등 여러 장기에 영향을 줄 수 있다. 디프테리아독소에 의한 가장 심각한 합병증은 심근염(myocarditis)으로, 감염자의 10~15%에게서 나타나며 그중 50~60%가 사망한다.

② 디프테리아독소의 작용기전

디프테리아독소(diphtheria toxin)는 디프테리아균이 생산하여 분비하는 AB type의 독소로, 하나의 폴리펩티드(polypeptide)로 생산되지만 퓨린(furin)과 같은 효소에 의해 A와 B 소단위체(subunit)로 잘려진다. 그러나 완전히 분리되지는 않고 A와 B, 2개의 소단위체(subunit)가 이황화결합(disulfide bond)으로 연결된 단백질(nicked toxin)이 된다. A 소단위체는 효소 활성(Activity)을 가지고 있다는 뜻이고, B 소단위체는 세포 표면에 있는 수용체와 결합(Binding)을 할 수 있다는 것을 의미한다. 디프테리아독소가 독성을 나타내는 기전은 그림 6-10과 같다.

③ 진단, 예방 및 치료

병소 부위에서 채취한 시료를 배양하여 디프테리아균의 존재를 확인함으로써 진단할 수 있다. 배양에는 특수 배지인 뢰플러(Löffler) 배지를 사용한다.

예방에는 디프테리아(diphtheria) 톡소이드(toxoid; 항원성을 유지하며 독성을 제거한 단백질), 백일해(pertussis) 백신 및 테타노스파스민 톡소이드(tetanospasmin toxoid)를 더한 3종 혼합백신(DPT)이 사용된다.

디프테리아균 감염은 페니실린(penicillin), 에리트로마이신(erythromycin) 등의 항생제를 이용하여 효과적으로 치료할 수 있다. 그러나 항생제로는 이미 생성된 독소를 억제할 수 없으므로 항생제와 더불어 디프테리아독소에 대한 항체(항독소, antitoxin)를 접종하는 수동면역화(passive immunization) 방법을 사용한다. 항독소는 말(horse)에 디프테리아독소를 접종하여 얻은 항체를 사용하며, 항독소를 투여해도 조직에 이미 결합한 독소를 중화시킬 수 없으므로 디프테리아 증상을 보일 경우 항독소를 조기에 투여하는 것이 매우 중요하다.

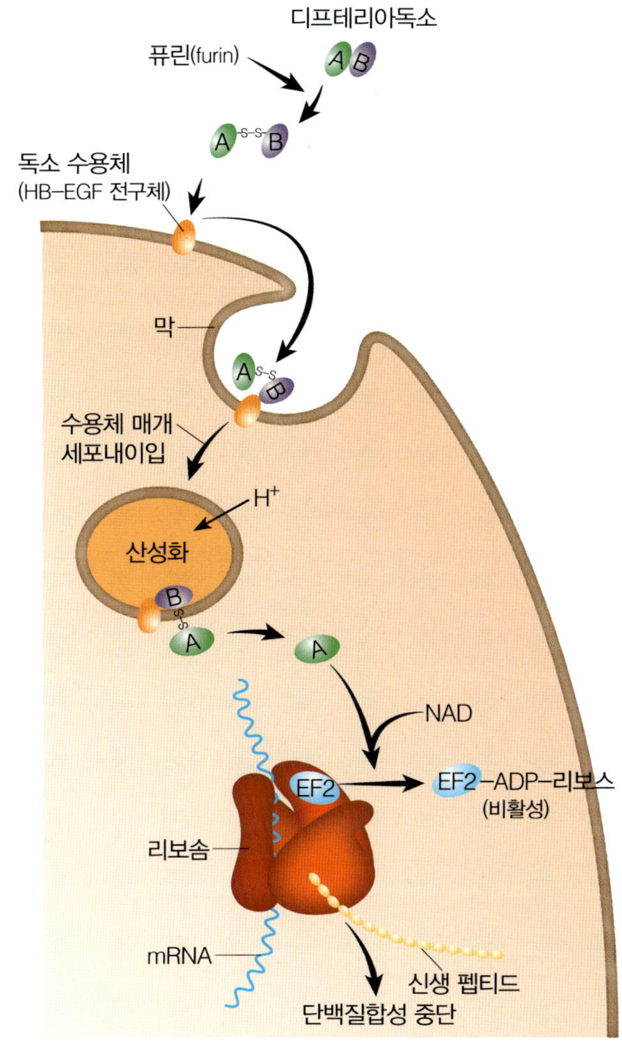

i) 세포막에 존재하는 퓨린 단백질분해효소에 의해 A와 B 소단위체 사이의 펩티드 결합은 분리되나 이황화결합은 유지된다(nicked toxin).

ii) 독소가 혈액 및 림프액의 흐름을 따라 이동하다가 세포에 부착. 디프테리아독소의 B 소단위체가 세포막에 존재하는 독소 수용체인 HB-EGF 전구체에 결합한다.

iii) 세포내이입을 통해 독소가 세포 내로 들어간다.

iv) 엔도솜 내부의 산성화로 인한 B 소단위체의 구조변화에 의해 A 소단위체는 엔도솜의 막을 통과한다.

v) A와 B 소단위체 사이의 이황화결합이 끊어져 A 소단위체가 세포질 내로 따로 떨어져 나온다.

vi) A 소단위체는 단백질합성 연장인자 2(EF2)를 ADP-리보실화하여 비활성시킨다.

vii) 결국 세포의 단백질합성을 막아 세포를 죽이게 된다.

그림 6-10
디프테리아독소의 작용기전

5) 바실루스(*Bacillus*)속

바실루스속은 그람양성으로, 편성 호기성 또는 통성 혐기성의 간균이며, 내생포자(spore, 아포)를 형성할 수 있다(그림 6-11). 대부분 도양 속에 서식하며 병원성을 나타내지 않지만, 탄저균(*Bacillus anthracis*)과 세레우스균(*Bacillus cereus*)은 병원성을 나타낸다. 고초균(*Bacillus subtilis*)(그림 6-12)은 유용한 균으로 된장과 청국장을 만드는 데 이용되기도 한다.

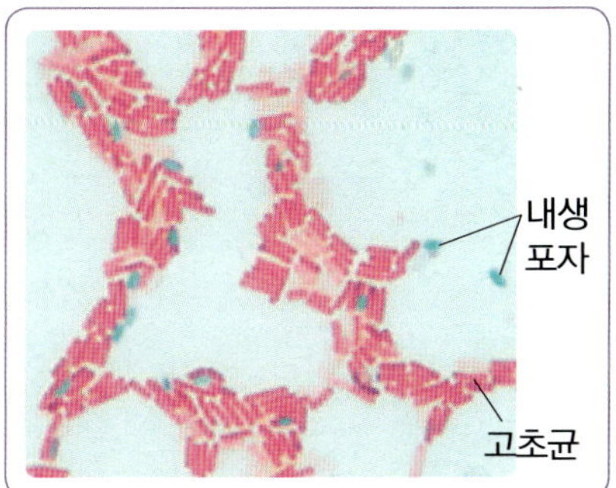

그림 6-11
고초균(*Bacillus subtilis*)의 내생포자 염색

(1) 탄저균(*Bacillus anthracis*)

탄저병(anthrax)의 원인균으로 코흐(Robert Koch, 1843~1910)가 발견하

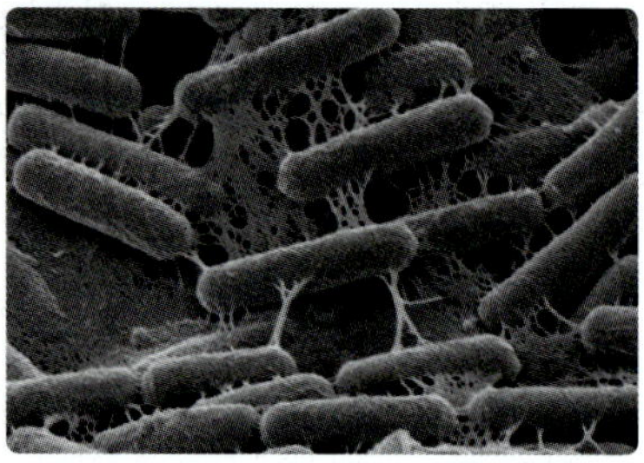

그림 6-12
균막을 형성한 고초균(*Bacillus subtilis*)의 전자현미경 사진

였으며, 파스퇴르(Louis Pasteur, 1822~1895)가 가축용 백신 개발에 성공했다. 탄저라는 이름은 감염 병소에 숯과 같은 검은 부스럼 딱지가 생긴다고 하여 붙여졌다. 주로 피부에 병변이 생기는 피부탄저병과 탄저균의 내생포자를 흡입해서 생기는 폐탄저병이 있다. 내생포자가 건조한 환경에 잘 견디는 성질을 이용하여, 탄저균의 내생포자를 생물병기로 하여, 2001년 미국에서는 탄저균의 내생포자를 백색가루로 만들어 우편물에 넣어 보내는 테러가 자행되어 22명이 감염되고 그중 5명이 사망하는 사건이 일어났다.

① 병원성

탄저균의 주요 병원인자는 협막(capsule)과 3종류의 외독소이다. 협막은 대식세포(macrophage)에 의한 식균작용을 방해한다. 3종류의 외독소는 각각 방어항원(protective antigen, PA), 부종인자(edema factor, EF), 치사인자(lethal factor, LF)라고 불리는데 이것들이 복합적으로 작용하여 조직의 출혈, 괴사를 일으킨다. 주로 가축에 감염되지만, 내생포자에 오염된 고기, 배설물, 모피 등을 통해 사람에게도 감염되는 인수공통감염증(zoonosis)이다. 사람에서 사람으로의 감염은 일어나지 않는다.

② 탄저독소의 작용기전

탄저독소(anthrax toxin)의 작용을 자세히 살펴보면 다음과 같다(그림 6-13).

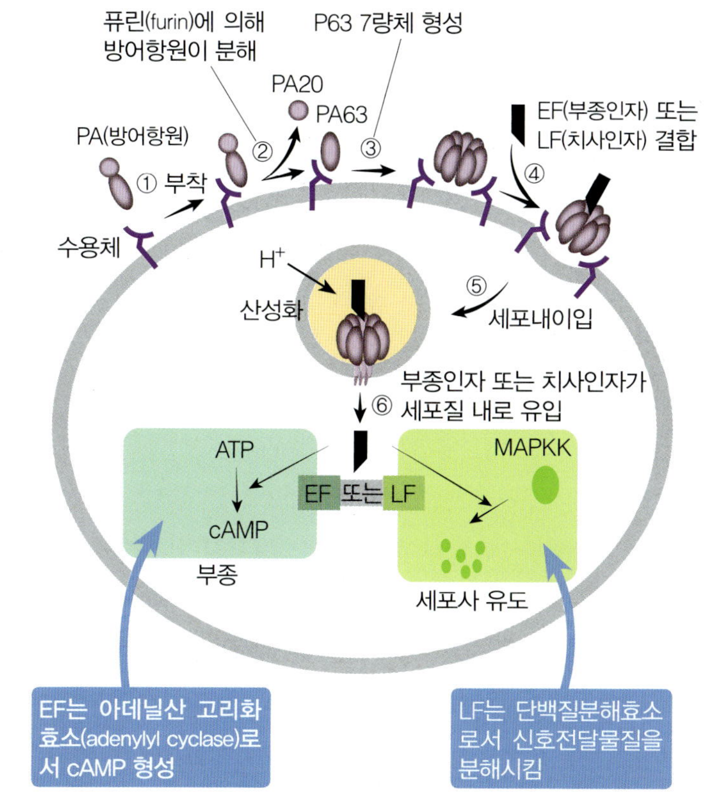

* MAPKK : mitogen-activated protein kinase kinase라는 신호전달물질

① 방어항원(protective antigen)이 세포 표면에 존재하는 수용체에 결합한다.

② 퓨린(furin)이라는 단백질분해효소에 의해 방어항원이 분해되어 N-말단부분의 20 kDa(PA20)이 분리되고, C-말단부분의 63 kDa(PA63)은 세포에 부착된 채로 남는다.

③ 세포 표면의 PA63끼리 결합되어 고리 모양의 7량체(heptamer)를 형성한다.

④ PA63 7량체에 부종인자(EF) 또는 치사인자(LF)가 결합한다.

⑤ 세포내이입(endocytosis)을 통해 탄저독소와 수용체의 복합체가 세포 내로 들어가서 엔도솜(endosome)내에 존재를 한다. 엔도솜이 산성화되면서 PA63 7량체의 구조가 변해 엔도솜 막에 구멍을 내고 7량체와 결합되어 있는 부종인자 또는 치사인자가 분리되면서 구멍을 통해 세포질 내로 유입된다.

⑥ 부종인자와 치사인자의 효소 작용으로 세포손상이 일어난다. i) 부종인자는 아데닐산 고리화효소(adenylyl cyclase)로서 세포 내 ATP를 분해하여 cAMP를 생성한다. cAMP는 세포 내 이온과 수분의 이동을 조절하여 삼투압을 유지하는 데 관여하는 물질로, 부종인자에 의한 cAMP의 증가는 삼투압의 균형을 깨뜨려 세포의 부종을 일으킨다. ii) 치사인자는 단백질분해효소(Zinc-dependent protease)작용이 있어, 세포 내 신호전달에 관여하는 단백질을 분해하여 세포의 신호전달을 교란하고 결과적으로 백혈구 등의 세포자멸사(apoptosis)를 유발한다.

그림 6-13
탄저독소의 작용기전

(2) 세레우스균(*Bacillus cereus*)

세레우스균은 자연계에 널리 분포하며 일반적으로 병원성은 강하지 않지만, 식중독이나 기회감염의 원인균이 되기도 한다. 이 균에 의한 식중독은 2가지 양상으로 나타나는데, 구토형 증상과 설사형 증상이 있다. 구토형 증상(독소형 식중독)은 1~5시간의 짧은 잠복기를 갖는데, 이는 세균이 오염된 식품 속에서 증식하여 생산한 구토독에 의해 바로 증상이 나타나기 때문이다. 구토독은 열이나 산에 쉽게 분해되지 않는다. 반면, 설사형 증상(감염형 식중독)은 오염된 음식 섭취 후 8~16시간의 상대적으로 긴 잠복기를 거쳐 나타난다. 이는 설사성 독소가 열이나 산에 의해 쉽게 분해되기 때문에 식품에 존재하는 설사성 독소는 위산에 의해 파괴되고,

세균이 장관 내에서 증식하여 설사성 독소를 다시 생산해야 증상이 나타나기 때문이다.

6) 리스테리아(*Listeria*)속

여러 균종이 있으나 모노사이토게네스균이 중요하다.

> ▶ 임산부의 리스테리아증(listeriosis)
> 서양에서는 임산부가 리스테리아균에 감염되어 유산을 일으키는 증례가 많이 보고되고 있다. 리스테리아균은 자연계에 널리 서식하고 있으며 냉장 온도에서도 증식할 수 있지만 열에는 약하므로, 임산부는 생야채의 섭취를 피하고 식품은 충분히 가열 조리한 것을 섭취해야 한다.

(1) 모노사이토게네스균(*Listeria monocytogenes*)

모노사이토게네스균은 사람에게서 리스테리아증(listeriosis)을 일으킨다. 이 균은 자연계에 널리 분포하며 주로 흙이나 물에서 발견된다. 그람양성의 구간균(coccobacilli)으로 내생포자(spore, 아포)나 협막은 형성되지 않는다. 통성 혐기성균으로 25℃에서 배양하면 주모성 편모가 드러나며 운동성을 나타낸다. 모노사이토게네스균은 양이나 소에 주로 감염하여 질병을 일으키고, 감염된 동물에서 유래한 유제품이나 그 배설물에 오염된 야채 등을 통해 사람에게 감염된다. 따라서 리스테리아증은 인수공통감염증으로 분류된다. 식품을 냉장(4℃) 보관하면 많은 미생물의 성장을 억제할 수 있으나 모노사이토게네스균은 냉장 온도에서도 증식할 수 있기 때문에 주의가 필요하다. 사람이 감염되면 뇌수막염(encephalomeningitis), 패혈증(sepsis) 등을 일으킬 수 있으며, 임신한 여성에게서는 유산을 유발하기도 한다.

① 병원성

모노사이토게네스균은 세포 내로 들어간 후에도 세포 내에서 면역기전을 피해 증식할 수 있는 이른바 통성(조건) 세포내기생체(intracellular bacteria)이다. 이 과정에는 모노사이토게네스균이 생산하는 다양한 단백질들이 관여한다. 인터날린 A와 B(internalin A/B, InlA, InlB)는 세균이 세포 내로 침입하는 데 관여하며, 포스포리파아제 C(phospholipase C, PLC)와 리스테리오리신 O(listeriolysin O, LLO)는 세균이 대식세포에 식균되었을 때 포식소체(phagosome)를 파괴하여 세균이 세포질 내로 탈출할 수 있도록 한다. 포식소체에서 빠져나온 모노사이토게네스균은 ActA 단백질을 이용하여 세균의 한쪽 끝부분에서 액틴(actin) 단백질의 중합을 유도한다. 그 결과 마치 혜성의 꼬리와 같은 액틴중합구조가 세균 한쪽 끝에 만들어지고, 세균은 이 구조에 의해 밀려나는 듯이 세포 안에서 이동한다. 같은 방법으로 모노사이토게네스균은 세포와 세포가 맞닿은 부분에서 세포 밖으로 빠져나가지 않고 한 세포에서 인접한 다른 세포 내부로 직접 이동(cell-to-cell spread)할 수 있는데, 이때에는 레시티나제(lecithinase) 효소로 이중막을 뚫고 나온다. 이와 같은 세포간 이동(cell-to-cell spread)을 통해 모노사이토게네스균은 보체나 항체와 같이 세포 외부에서 작용하는 면역방어체계를 피할 수 있다. 모노사이토게네스균이 포식소체를 빠져나와 인접 세포로 이동하는 과정을 그림 6-14에 설명했다.

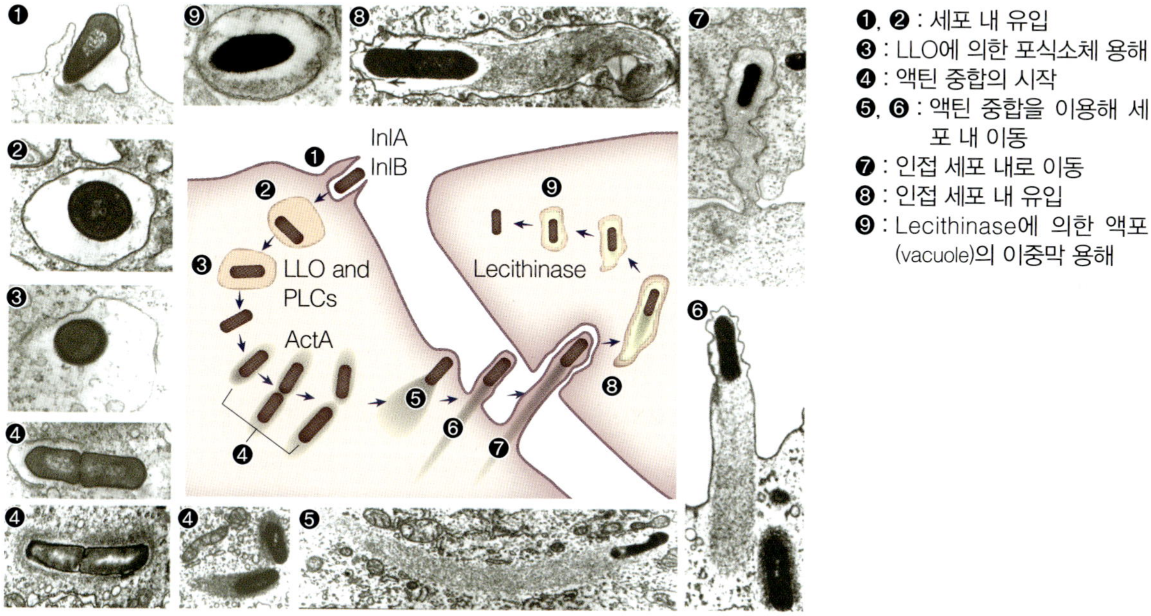

(중앙) 모노사이토게네스균이 대식세포 내에서 이동하는 과정과 액틴 중합을 이용하여 인접 세포로 이동하는 과정이다.
(바깥) 각 단계의 전자현미경 사진. Tilney와 Portnoy의 논문(1989)에서 발췌.

그림 6-14
모노사이토게네스균의 세포 간 이동

3 그람음성 구균

1) 나이세리아(*Neisseria*)속

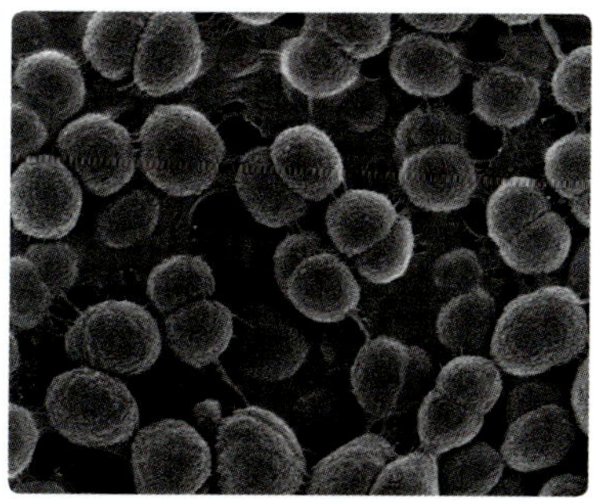

그림 6-15
나이세리아속(주사현미경상)

그람음성 구균(gram-negative coccus)으로, 누에콩 모양을 하고 있으며 오목한 부분에서 서로 마주보고 쌍을 이루고 있는 쌍구균이다(그림 6-15). 호기성으로 산화효소(oxidase), 카탈라아제(catalase, 과산화수소분해효소)를 생산할 수 있다. 나이세리아속에는 21균종이 분류되어 있으며 구강 내 상재균종이지만, 병원성은 명확하지 않다.

(1) 임균(*Neisseria gonorrhoeae*)

임질(gonorrhea)의 원인균이다. 임질은 성매개병(sexually transmitted disease, STD)의 하나로 성병 가운데 가장 흔하다. 성접촉을 통해 전파되며, 섬모를 이용해 남성과 여성의 비뇨생식기 점막에 부착하여 염증을 일으킨다. 카탈라아제(catalase)를 생산하며, 포식세포의 식균작용에 저항성을 보인다. IgA1 단백분해효소(protease)를 생성하여 분비형 IgA1을 분해해 점막면역을 피한다.

임질의 증상은 남성과 여성에서 상당히 다르게 나타난다. 남성에서는 요도염을 일으켜 감염 2~7일 후부터 배뇨 시 심한 통증이 나타나고 요도를 통해 고름이 배출되는 등의 증상이 나타난다. 치료하지 않을 경우 증상이 수개월 지속되며 부고환염, 전립선염으로 진행될 수 있다.

여성에서는 요도염, 질염, 자궁경부염을 일으키는데, 남성과 달리 여성의 임질은 증상이 경미하거나 무증상인 때도 있어 치료가 늦어지는 경우가 있다. 치료하지 않을 경우 자궁내막염, 골반염, 난관염 등으로 진행하여 조산, 유산, 불임 등의 원인이 되므로 주의가 필요하다.

산모가 임질에 걸린 경우 출산 과정에서 신생아가 감염될 수 있다. 신생아가 임균에 감염되면 실명의 원인이 되므로 출생 시에 항균제를 점안한다.

(2) 수막염균(*Neisseria meningitidis*)

유행성 뇌척수막염(epidemic cerebrospinal meningitis)의 원인균으로, 점막상피에 부착하는 데에 필요한 섬모와 포식세포의 식균작용에 저항하는 협막을 가지고 있다. 상인두(epipharynx, 코인두) 점막에서 증식한 세균이 점막을 침범해 혈류로 들어가 뇌척수막(meninges)에 이르러 수막염을 일으키며, 주로 5세 이하의 소아에게서 발병한다.

상기도염, 발열 등의 증상부터 두통, 구토, 경부경직(stiff neck) 등의 수막자극증상까지 나타난다. 조기에 적절한 치료를 받지 않으면 치사율이 높아지기 때문에 주의할 필요가 있다.

4 그람음성 간균

1) 장내세균과(*Enterobacteriaceae*)

장내세균과로 분류되는 세균은 ① 그람음성 간균이고, ② 주모성 편모를 가지며, ③ 보통 배지에서 발육하고, ④ 통성 혐기성이며, ⑤ 포도당을 발효시키고, ⑥ 질산염을 환원해 아질산으로 만드는 공통된 성질을 가지고 있다. 대부분은 장내 상재균(indigenous bacterium)이지만, 장 감염질환의 원인균이 되는 경우가 많다.

(1) 대장균(*Escherichia coli*)

대장균(그림 6-16)은 장내 상재균의 하나로, 사람의 경우 대변 속 상재균의 약 0.1%를 차지한다. 대장균은 매우 높은 유전적 다양성을 보이는데, 대부분의 대장균은 병원성이 없으며 장내 정상세균총의 구성원으로서 병원성 세균이 장 내에 자리 잡는 것을 막고 비타민 K_2를 합성하는 등 숙주에 이로운 영향을 주기도 한다. 반면 사람에게 병원성을 나타내는 것을 통틀어 병원성 대장균이라고 하는데, 약 200개의 병원성 대장균이 알려져 있다.

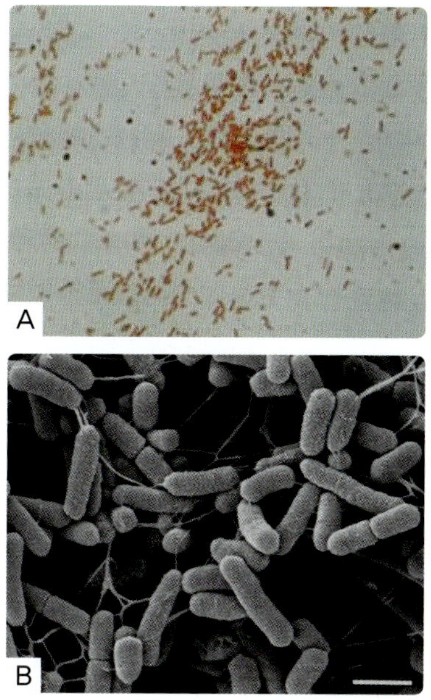

그림 6-16
대장균
A. 그람염색상 B. 주사현미경상

① 병원성 대장균

병원성 대장균(그림 6-17)은 혈청학적 방법을 이용하여 추가적으로 분류할 수 있는데, 다음의 3가지 성분이 분류에 이용된다.

> ❶ O항원 : 내독소인 지질다당류(lipopolysaccharide, LPS)를 구성하는 다당류
> ❷ K항원 : 협막에 존재하는 다당류
> ❸ H항원 : 편모(flagella)를 구성하는 단백질

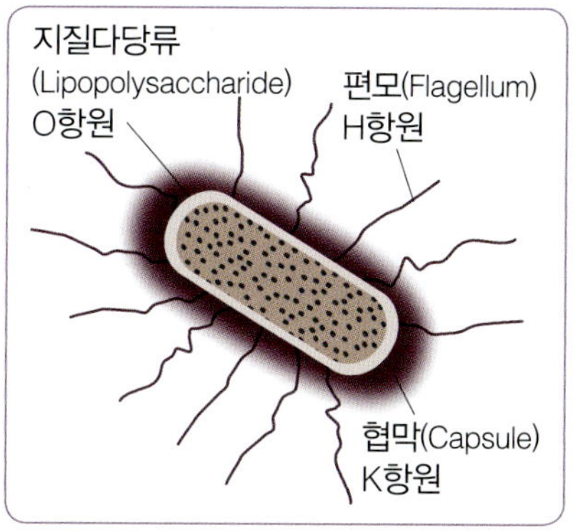

그림 6-17
병원성 대장균

이 방법으로 대장균의 각 구성성분 종류에 따라 *E. coli* O157:H7과 같은 식으로 표기한다. *E. coli* O157:H7은 식중독의 원인이 되는 대표적인 병원성 대장균의 한 종류이다.

병원성 대장균은 크게 설사원성 대장균과 요로병원성 대장균으로 나눌 수 있다.

한편, K1 협막 항원을 가진 대장균은 신생아 수막염을 일으킨다.

가. 설사원성 대장균

세균이 생산하는 독성인자의 특징이나 감염 증상의 형태에 따라 현재 5종류로 분류되고 있다.

a. 장병원성 대장균(enteropathogenic *E. coli*, EPEC) : 장 세포에 부착하여 세포의 변형을 일으켜 설사를 유발한다.

b. 장독소생성 대장균(enterotoxigenic *E. coli*, ETEC) : LT(heat-labile enterotoxin, 열민감장독소)와 ST(heat-stable enterotoxin, 열저항장독소)의 2가지 단백질독소를 생산한다. LT는 콜레라독소와 유사한 구조와 기능을 갖는다. ST는 세포 내 cGMP를 증가시켜 수분과 전해질을 장 내부로 분비하도록 하여 설사를 일으킨다. 개발도상국 어린이들에게서 발생하는 설사의 주원인이며, 여행자 설사의 원인이기도 하다.

c. 장출혈성 대장균(enterohemorrhagic *E. coli*, EHEC) : 대표적인 식중독 원인균이다. 이질이질균(Shigella dysenteriae)이 생산하는 시가독소(Shiga toxin)와 비슷한 베로독소(verotoxin)를 생산한다. 소장에서 증식하며 베로독소를 생산하여 장출혈과 신부전을 일으킨다. 앞에서 예로 든 O157:H7은 대표적인 EHEC이다.

d. 장침투성 대장균(enteroinvasive *E. coli*, EIEC) : 이질과 비슷한 증상(많은 양의 설사와 고열)을 일으킨다.

e. 장응집성 대장균(enteroaggregative *E. coli*, EAEC) : 세포배양실험에서 세포들을 응집시키는 성질이 발견되어 명명되었다. 물이 많은 설사를 유발하나 열은 발생하지 않는다.

> ▶ 장출혈성 대장균에 의한 식중독
> 매년 2,000~3,000명이 감염되고 있다. 충분히 가열되지 않은 고기 요리를 먹음으로써 감염된다. 1996년 대장균 O157:H7의 집단감염에서는 일본에서 9,000명이 넘는 환자가 나와 12명이 사망했다. 2011년에는 쇠고기를 날것으로 먹은 결과 대장균 O111 감염자가 많이 나오고 몇 명이 사망하는 사건이 발생했다. 또 독일을 중심으로 다약제 내성의 대장균 O104:H4의 집단감염도 발생하여 4,000명을 넘는 환자와 50명의 사망자를 냈다.

나. 요로병원성 대장균(Uropathogenic *E. coli*, UPEC)

주로 요로에 감염하는 대장균을 요로병원성 대장균이라고 하며 요관 정착에 필요한 섬모를 가지고 있다. 반복감염을 일으키는 경우도 많다.

(2) 시겔라(*Shigella*)속

이질(shigellosis)의 원인균이다. 시겔라라는 속명과 시겔라속 균이 생산하는 독소인 시가독소(Shiga toxin)는 발견자인 시가 키요시(1871~1957)의 이름을 따서 명명되었다.

현재 시겔라속에는 4가지 균종인 이질이질균(*S. dysenteriae*), 플렉스네리이질균(*S. flexneri*), 보이디이질균(*S. boydii*), 손네이이질균(*S. sonnei*)이 분류되고 있다. 이질이질균만 시가독소를 생산하지만, 시가독소를 생산하지 않는 다른 균들도 세균성 이질의 원인이 된다.

오염된 물이나 식품을 통해 경구감염된 세균은 위장점막연관림프조직(gut-associated lymophoid tissue, GALT)을 덮은 상피를 통해 침입하며, 대식세포(macrophage)에 식균되어도 포식소체를 용해시켜 세포질로 빠져나와 세포내기생체가 되어 살균작용을 피해 주위 상피조직 세포 내부로 직접 이동(cell-to-cell spread)하여 재감염시킨다(그림 6-18). 이는 모노사이토게네스균의 세포간 이동(그림 6-14 참조, p.137)과 비슷한 기전을 보인다. 다만 장티푸스와 같은 질병을 일으키는 살모넬라(Salmonella)속과는 달리 감염부위의 점막에 머물며 전신으로 퍼지지는 않는다. 최근 유전자분석기법에 따르면 시겔라(Shigella)속과 대장균(Escherichia)속은 매우 가까운 관계에 있어 시겔라속을 대장균속으로 통합하자는 주장이 제기되고 있다.

(3) 살모넬라(*Salmonella*)속

살모넬라속(그림 6-19)은 시겔라속과 마찬가지로 음식이나 물을 통해 전파되며, 위장점막연관림프조직(GALT)을 덮은 상피의 일부로부터 점막 내로 침입한다.

살모넬라속 중에서도 전신으로 퍼져 장티푸스나 파라티푸스를 일으키는 살모넬라티피[*Salmonella enterica* serovar(혈청형) Typhi]와 살모넬라파라티피 A(*S. enterica* serovar Paratyphi A)는 위장관점막연관림프조직으로부터 장간막림프절(mesenteric lymph node)로 이동하고 다시 대식세포에 식균되어 전신의 림프절, 간, 비장으로 이동한다.

살모넬라엔테리티디스(*S. enterica* serovar Enteritidis) 등에 오염된 물이나 음식물을 섭취하면 대장(large intestine)과 소장(small intestine)에서 세균이 감염부위에서 증식하며 전신으로 퍼지지는 않는다. 음식물 섭취 후 약 6~24시간 후에 급성 장염이 나타나며 두통, 구토, 설사와 함께 고열이 며칠간 계속되는데, 이것이 살모넬라 식중독이다.

증상은 2~5일이면 저절로 회복되나 회복 후에도 몇 주에서 심지어 몇 년 동안 살모넬라가 발견되는 경우도 있다(그림 6-20).

살모넬라속은 돼지나 소, 가금류 등 동물의 내장에서도 서식할 수 있기 때문에 육류나 계란, 우유 및 유제품을 통해 감염되는 경우가 많다. 살모넬라속은 선진국에서는 감염형 식중독의 가장 흔한 원인균 중 하나이다. 개는 높은 비율로 이 균을 보유하고 있는데 무증상인 경우가 많으며,

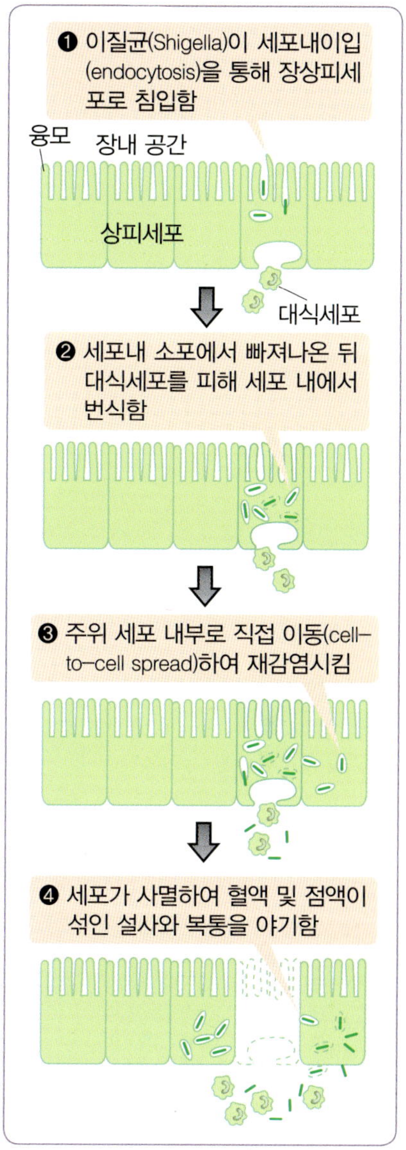

그림 6-18
이질의 발생기전

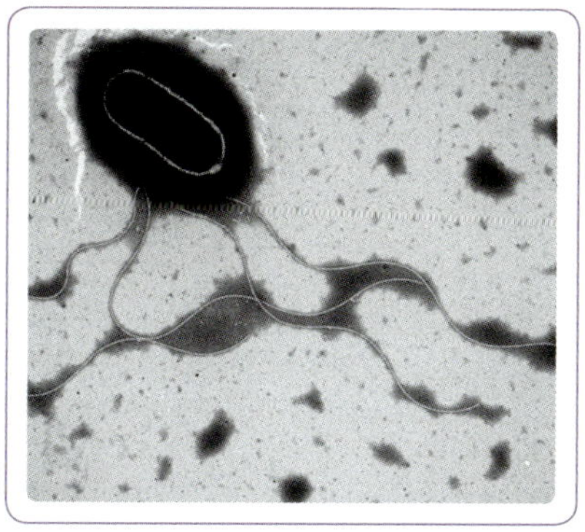

그림 6-19
살모넬라속
편모의 음성염색 전자현미경상

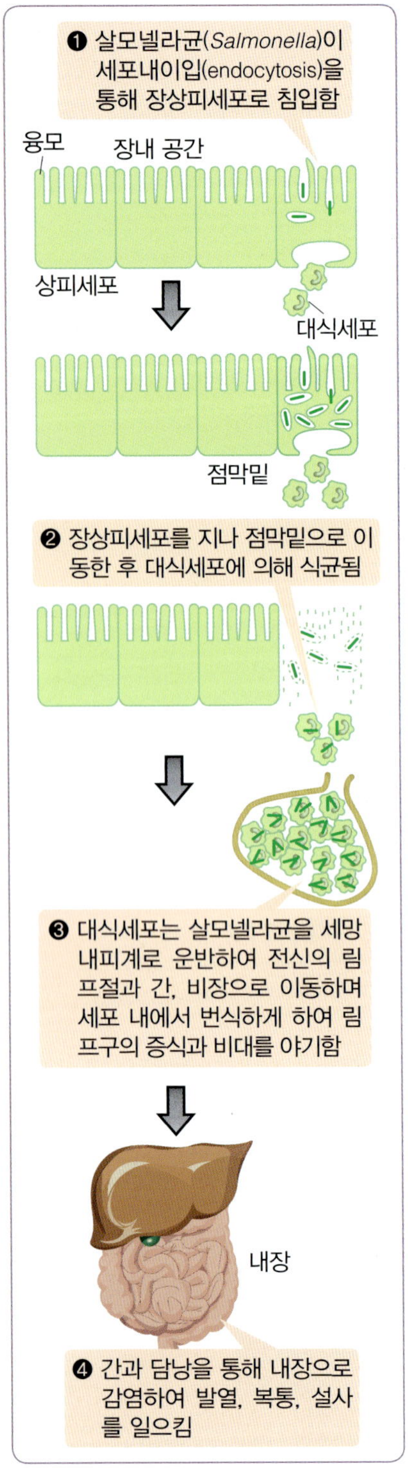

그림 6–20
살모넬라티피와 살모넬라파라티피 A의 감염기전

애완동물인 초록거북 등의 파충류가 상재균으로 보유하는 살모넬라는 인간에게 위장염을 일으키므로 주의가 필요하다.

(4) 페스트균(*Yersinia pestis*)

페스트균은 통성 혐기성의 그람음성 간균으로, 중세 유럽에서 대유행하여 당시 유럽 인구의 약 1/3을 희생시킨 페스트(plague)의 원인균이다.

페스트균은 쥐에 서식하며, 쥐에 기생하여 피를 빠는 벼룩을 통해 인간을 비롯한 다른 포유류에 전파된다. 감염된 쥐의 피를 쥐벼룩이 빨아먹을 때 페스트균을 함께 섭취하는데, 페스트균은 쥐벼룩의 장에서 증식하다가 쥐벼룩이 다른 동물을 물 때 전파된다.

① 병원성

페스트균 감염에 의한 증상은 크게 3가지로 구분되며 각각 다음과 같다.

가. 림프절형 페스트(bubonic plague) : 페스트균을 보유한 벼룩에 물리면 페스트균은 물린 부위에서 가까운 림프절로 이동한다. 2~6일의 잠복기를 거쳐 오한, 고열, 근육통, 관절통, 두통 등의 증상이 나타나며, 해당 림프절 부위가 부어오르고 통증이 발생한다. 이 단계에서 치료할 경우 증상이 빠르게 호전되나 치료하지 않고 방치하면 세균이 혈액으로 침투하여 패혈증(sepsis)을 일으킨다. 페스트균의 내독소에 의한 출혈로 피하출혈 반점이 형성되어 피부에 검은 얼룩이 나타나는데, 이 때문에 흑사병(black death)이라고 부르게 되었다. 또한, 패혈증 단계로 진행되면 림프절종창, 통증, 쇼크, 피로감, 정신착란 등의 증상이 나타나며 보통 3~5일 이내에 사망한다. 가래톳은 서혜림프절이 부어오른 증상을 말하는 것으로, 벼룩이 주로 다리를 물기 때문에 허벅지나 서혜부림프절에 종창이 나타나므로 이러한 이름이 붙여졌다.

나. 패혈증형 페스트(septicaemic plague) : 약 20%의 환자에게서는 림프절종창이 발생하지 않고 페스트균이 혈액을 통해 전신으로 빠르게 퍼져 패혈증이 발생한다. 증상이 급속도로 진행되어 보통 진단이 내려지기 전에 사망한다.

다. 폐렴형 페스트(pneumonic plague) : 약 5%의 환자에게 발생하며 매우 치명적이다. 페스트균을 직접 흡입하거나 림프절형 페스트에서 이 세균이 폐에 도달할 경우 발생한다. 약 2일의 잠복기를 거친 후 객혈과 호흡부전 등의 증상이 나타난다. 폐렴형 페스트는 호흡기를 통해 빠르게 전파될 수 있으므로 감염 환자는 즉시 격리해야 한다.

② 치료 및 예방

림프절형 페스트는 신속히 진단할 경우 성공적으로 치료할 수 있다. 스트렙토마이신(streptomycin)이나 겐타마이신(gentamicin)의 비경구 투여나 독시사이클린(doxycycline), 시프로플록사신(ciprofloxacin) 또는 클로람페니콜(chloramphenicol)의 정맥투여가 효과적이다.

패혈증형 및 폐렴형 페스트도 치료할 수 있으나 매우 빠른 속도로 진행되기 때문에 치료시기를 놓치는 경우가 많다.

페스트는 동물 보균체(쥐)와 매개체(벼룩)를 통해 전파되므로 공중보건의 향상과 설치류의 집단 제어를 통해 전파를 막을 수 있다. 현재는 거의 발생하지 않는 질병이나 아시아, 아프리카, 아메리카 일부 지역에서 부분적으로 발병하므로, 유행지역을 여행하는 경우 주의가 필요하다.

그 밖에 예르시니아(*Yersinia*)속 균들 중 거짓결핵균(*Y. pseudotuberculosis*)과 엔테로콜리티카균(*Y. enterocolitica*)이 사람에게 강한 병원성을 나타낸다. 엔테로콜리티카균은 식중독 원인균의 하나로, 저온(5℃)에서도 증식하므로 식품 관리에 주의가 필요하다.

(5) 기타

그 밖의 장내세균과 세균 중에 폐렴간균(*Klebsiella pneumoniae*), 엔테로박터(*Enterobacter*)속, 세라시아(*Serratia*)속, 프로테우스(*Proteus*)속 등이 기회감염을 일으키는 경우가 있다. 프로테우스 불가리스(*Proteus vulgaris*)(그림 6-21)는 리케차(Rickettsia)와 공통 항원성을 가지고 있으므로 리케차 감염 진단에 사용된다[바일-펠릭스검사(Weil-Felix test)].

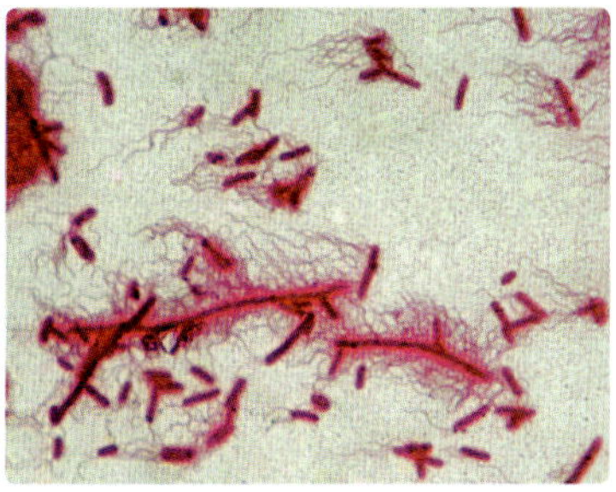

그림 6-21
프로테우스 불가리스의 편모염색

2) 녹농균(*Pseudomonas aeruginosa*)

녹농균은 호기성 그람음성 간균으로, 편모를 가지고 있어 운동성이 있다. 토양이나 물에 널리 존재하며 사람의 정상세균총(normal bacterial flora)에서도 볼 수 있다. 슈도모나스(*Pseudomonas*)속에는 50종류 이상의 균종이 분류되어 있는데, 그 가운데 여러 종이 동물이나 식물에 병원성을 나타낸다.

피오시아닌(pyocyanin) 색소를 생산하여 감염 병소의 고름이 녹색을 띠므로 녹농균이라고 한다.

① 병원성

사람에 대한 병원성은 약하지만, 면역력이 저하된 사람(immunocompromised host)에게 감염병을 일으키는 기회감염 병원체이다. 알긴산(alginate) 등의 세포외다당류(extracellular polysaccharide)를 생산해 균막(biofilm)을 형성하므로, 숙주의 선천면역계로부터 벗어나 만성 난치성의 균막 감염병을 일으키기도 한다. 체내에 유치된 의료용 카테터나 콘택트렌즈에 균막을 형성하는 경우도 있다.

서양인에게 많은 유전성 질환인 낭성섬유증(cystic fibrosis)에서는 기도 내에 감염을 일으켜 대량의 점성물질(세포외다당류)을 생산하여 난치성 질환이 된다. 최근에는 항균제가 듣지 않는 다약제내성 녹농균이 출현해 원내감염의 원인으로서 문제가 되고 있다.

3) 레지오넬라균(*Legionella pneumophila*)

1976년 미국 재향군인대회에 참가한 사람들에게서 원인 불명의 폐렴이 집단으로 발생하여 20명 이상이 사망하는 사건이 발생했다. 이후의 연구에서 원인이 되는 세균을 분리할 수 있었고, 재향군인을 의미하는 'legionary'에서 이름을 따서 레지오넬라 뉴모필라(*Legionella pneumophila*)라고 명명되었다.

그람음성의 편성 호기성 간균으로 자연계에서는 흙에 서식하며, 25~42℃의 따뜻한 물에서 잘 번식하여 호텔, 종합병원, 백화점 등 대형 건물의 냉각탑, 수도관 등에서 서식하며 감염을 일으킨다. 생체 내에서는 대식세포(macrophage) 내에서 증식하는, 이른바 조건 세포내기생체이다.

① 병원성

세균에 오염된 물을 통해 호흡기로 전파되므로 목욕탕, 온천, 분류식 기포목욕탕, 가습기, 에어컨 등이 오염된 경우 감염원이 될 수 있다. 사람 사이에는 감염이 전파되지는 않는다.

이 균이 들어 있는 에어로졸을 들이마시면 폐포에 존재하는 대식세포가 이를 식균하고 대식세포 내에서 증식해 주위로 방출되기 때문에 2~10일의 잠복기를 거친 후 증상을 나타낸다.

감기와 비슷하게 목이 붓고, 고열, 설사, 오한, 두통, 구토 등의 증상을 보이며 심한 경우 쇼크와 출혈, 폐렴으로 사망할 수도 있다. 노인이나 면역력이 저하된 사람에게서는 건강한 사람보다 감염률과 사망률이 훨씬 높게 나타난다.

4) 백일해균(*Bordetella pertussis*)

백일해균은 호기성 그람음성의 구간균으로, 심한 기침이 장기간 계속되는 백일해(pertussis/whooping cough)의 원인균이다.

① 병원성

백일해독소(pertussis toxin)가 주요 병원인자로, 백혈구 증가, 히스타민감수성 항진, 인슐린 분비촉진 등을 유도한다. 균체 표층에 있는 섬유모양 적혈구 응집소(filamentous hemagglutinin, FHA)는 적혈구를 응집시킴과 동시에 숙주세포에 대한 접착인자로서 작용한다. 예방에는 디프테리아 톡소이드, 파상풍 톡소이드 및 백일해 백신을 더한 3종 혼합백신(DPT)이 사용된다.

5) 헤모필루스(*Haemophilus*)속

헤모필루스속은 그람음성의 통성 혐기성 간균으로 운동성은 없다. 인간을 비롯하여 대부분의 동물 점막(상기도, 구강, 장관, 질)에 정착하고 있다.

(1) 인플루엔자균(*Haemophilus influenzae*)

인플루엔자균은 1892년 파이퍼(Robert Pfeiffer)가 환자의 가래에서 분리한 그람음성의 구간균으로, 당시 유행하던 인플루엔자의 원인균이라고 생각했기 때문에 *H. influenzae*라고 명명했다. 현재는 인플루엔자바이러스가 인플루엔자의 원인임이 밝혀졌으며, 인플루엔자균은 인플루엔자바이러스 감염 시 이차감염을 일으키는 것으로 보고 있다.

협막을 형성하는 균주는 협막을 형성하지 않는 균체보다 병원성이 강하다. 협막을 형성하는 균주는 협막다당체의 항원성에 따라 a~f의 6종류로 분류되며, 이 가운데 *H. influenzae* type b가 후두개염(epiglottitis)을 일으키는 등 강한 병원성을 나타내어 특별히 Hib라고 불린다.

① 병원성

협막다당체는 보체에 대한 저항성, 호중구의 식균작용에 대한 저항성을 부여해 숙주 정착에 중요한 역할을 한다. Hib 감염에 의한 수막염에서는 단시간에 혼수, 호흡정지의 전격형 경과를 나타내는 경우가 있다.

아시아의 이환율은 인구 10만 명당 13~19명이다. 인플루엔자균의 경우는 폐렴연쇄상구균(*Streptococcus pneumoniae*), 모락셀라 카타랄리스균(*Moraxella catarrhalis*)과 함께 소아 중이염, 폐렴의 원인균이 된다.

(2) 연성하감균(*Haemophilus ducreyi*)

연성하감균은 성매개병(STD)의 하나인 연성하감(chancroid)을 일으킨다. 2~5일의 잠복기 후 외생식기에 농포가 생겼다가 저절로 터지고 궤양이 형성된다. 방치하면 영역림프절[서혜림프절(inguinal node)]로 염증이 퍼진다. 마크롤라이드계(macrolide) 항균제에 감수성이 있다.

6) 캄필로박터 제주니(*Campylobacter jejuni*)

캄필로박터 제주니는 굽은 나선 모양의 그람음성 간균으로, 쌍극 또는 단극에 1개의 편모를 가지고 있으며, 특징적인 선회운동을 나타낸다. 고열과 두통, 오한, 구토, 복통 등을 일으키고 때때로 피가 섞인 설사를 동반하는 캄필로박터 장염의 원인균이다. 닭, 칠면조 등의 가금류와 개, 돼지 등 동물의 장관 내에 널리 분포하고 있어, 조리가 불충분한 닭고기나 애완동물의 분변에 오염된 식품, 생간 등을 통해 감염되는 경우가 많다. 잠복기간은 2~5일이며 감염형 식중독으로서 설사, 복통, 발열 등이 나타난다.

증상은 7~10일 정도면 저절로 가라앉으나 약 25% 정도는 재발한다. 충분한 개인위생 관리와 조리되지 않은 가금류 및 조리기구를 철저히 세척함으로써 감염을 막을 수 있다. 최근 캄필로박터 장염은 증가하는 경향이 있다. 에리트로마이신(erythromycin)이나 퀴놀론(quinolone)계 항생제로 치료한다.

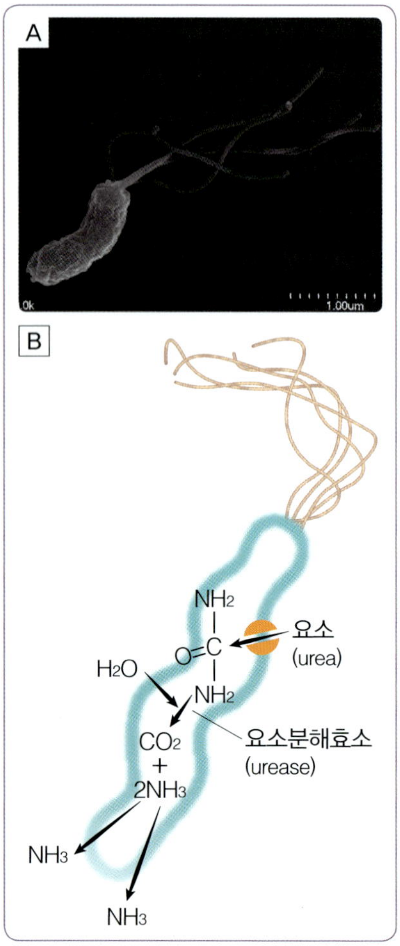

그림 6-22
헬리코박터 파일로리
A. 헬리코박터 파일로리의 주사전자현미경 사진
B. 암모니아(ammonia)를 합성하는 요소분해효소 반응

7) 헬리코박터 파일로리(*Helicobacter pylori*, 위나선균)

1983년 만성 위염 환자로부터 처음 분리된 헬리코박터 파일로리(그림 6-22)는 그람음성의 나선 모양 간균으로, 편모를 가지고 있으며 운동성이 있다. 미호기성(microaerophilic, 산소 5%~10%) 환경에서 발육한다. 인간 이외의 숙주는 알려진 바 없으며, 감염자와의 접촉 또는 오염된 물이나 음식물 섭취를 통해 전파된다고 추정된다.

헬리코박터 파일로리를 발견하고 이 세균이 위염 및 소화성 궤양과 관련되어 있음을 밝혀낸 공로로 워런(Robin Warren)과 마셜(Barry Marshall)

이 2005년 노벨생리의학상을 수상했다.

전세계적으로 인구의 50% 이상이 감염되어 있는 것으로 추정되고 있으나 감염된 사람 모두에게서 증상이 나타나는 것은 아니다.

① 병원성

사람의 위점막에 서식하는데, 사람의 위 내부는 강한 산성이기 때문에 세균이 서식할 수 없을 것으로 생각되었으나 헬리코박터 파일로리가 발견되면서 그 이론은 폐기되었다. 헬리코박터 파일로리는 요소분해효소(urease)를 생산하여, 요소를 분해해서 이산화탄소와 암모니아를 생산하는데, 이 암모니아로 주변의 산을 중화시킴으로써 위점막에서 살아갈 수 있다. CagA, VacA 등의 독소를 생산하여 염증, 조직파괴 및 궤양을 유발한다.

헬리코박터 파일로리에 의한 만성 위염을 치료하지 않을 경우 위암으로 진행될 수 있다.

② 진단

가. 생검(biopsy)을 통한 검사 : 위의 궤양조직 생검을 통해 헬리코박터 파일로리를 분리배양하거나 생검조직의 현미경 관찰을 통해 헬리코박터 파일로리의 존재를 확인함으로써 진단할 수 있다.

나. 요소분해효소 검사 : 환자에게 방사성 동위원소인 ^{14}C로 표지된 요소(urea)를 마시게 하면 헬리코박터 파일로리에 감염된 사람의 경우 요소가 분해되어 이산화탄소와 암모니아가 만들어진다(그림 6-22). 헬리코박터 파일로리 감염 환자의 호기(expiration)에서 방사성 동위원소 ^{14}C로 표지된 이산화탄소가 검출될 경우 헬리코박터 파일로리에 감염되었음을 확인할 수 있다.

다. 혈액검사 : 환자에게서 혈액을 채취하여 혈청학적 검사를 통해 헬리코박터 파일로리 IgG 항체의 유무를 측정하여 헬리코박터 파일로리의 감염 여부를 확인할 수 있다.

> **▶ 미생물 감염과 암**
> B형, C형 간염바이러스나 사람유두종바이러스 등 여러 종류의 바이러스에 감염된 사람에게서 암이 유발될 수 있다고 알려져 있다. 반면, 세균의 경우는 현재까지 헬리코박터 파일로리(*Helicobacter pylori*)만이 유일하게 암(위암)을 유발할 수 있는 것으로 알려져 있다. 그래서 1992년 WHO에서 *H. pylori*를 1급 발암원(class I carcinogen)으로 명명했다.

③ 치료

위궤양, 십이지장궤양이 발생한 경우 메트로니다졸(metronidazole), 테트라사이클린(tetracycline), 아목시실린(amoxicillin) 등 2~3종류의 항생제와 비스무트(bismuth)를 함유한 제산제 등의 약제를 동시에 투여하는 방법으로 치료하고 있다.

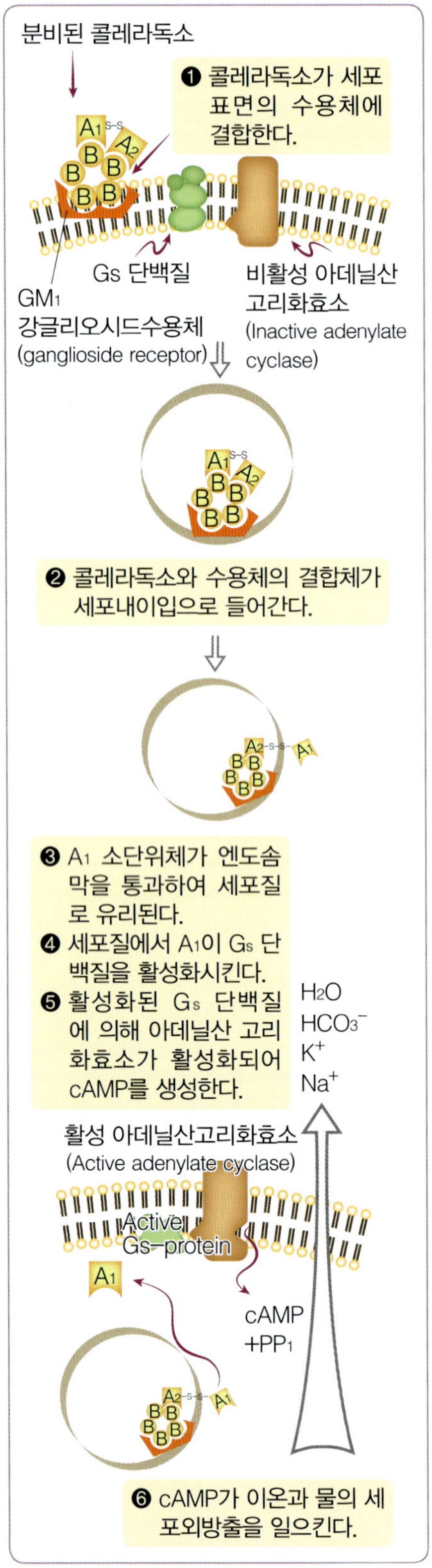

그림 6-23
콜레라독소의 작용기전

8) 비브리오(*Vibrio*)속

비브리오속은 그람음성의 통성 혐기성 간균으로, 구부러진 균체의 한쪽 끝에 단모성 편모를 가지며 활발하게 운동한다. 대부분이 발육에 염화나트륨(NaCl)을 필요로 하는 호염균으로 물을 통해 전파된다. 기수역(강이 바다와 만나 섞이는 곳)이나 바닷가의 표층수가 자연 서식지이다.

(1) 콜레라균(*Vibrio cholerae*)

콜레라(cholera)의 원인균이다. 지질다당류(lipopolysaccharide, LPS)에 존재하는 O항원의 형태에 따라 150개 이상의 다양한 혈청형(serotype)으로 분류된다. 그중 *V. cholerae* O1과 O139가 콜레라독소(cholera toxin)를 생산해 콜레라를 일으킨다. *V. cholerae* O1은 다시 2가지의 생물형(biotype)인 고전형(classical)과 엘토르형(El Tor)으로 분류된다. 1817년 이후 총 7차례의 콜레라 대유행(pandemic)이 있었는데, 그중 처음 여섯 차례가 *V. cholerae* classical O1에 의한 것이었고, 1961년 발생한 일곱 번째 대유행은 *V. cholerae* El Tor O1이 원인이었다. 1992년에는 새로운 변종인 *V. cholerae* O139가 나타나 지속적으로 확산되고 있다.

① 병원성

콜레라균은 소장 상피세포에 부착하여 증식하며, 콜레라독소를 생산해서 증상을 유발한다. 콜레라균에 감염된 경우 수시간에서 수일간의 잠복기가 지난 후 쌀뜨물 설사(다량의 물과 점막을 함유한 설사가 쌀뜨물과 비슷하게 보여 붙여진 이름)와 구토가 발생한다. 그 결과 탈수증상과 전해질이상이 나타난다.

증상은 보통 4~6일 정도 지속되며, 설사로 인해 손실되는 전해질과 수분을 보충해 주지 않으면 사망률은 50%에 이른다. 이유는 분명하지 않지만, 혈액형이 O형인 사람이 감염되기 쉽고 중증화되기 쉬운 경향이 있다.

② 콜레라독소의 작용기전 (그림 6-23)

콜레라독소는 A와 B의 소단위체(subunit)로 이루어진 AB type 독소로, 하나의 콜레라독소는 우선 1개의 A 소단위체 폴리펩타이드(polypeptide)와 5개의 B 소단위체 폴리펩타이드로 만들어진다(AB_5). A 소단위체는 A_1과 A_2, 2개의 소단위체가 이황화결합으로 연결된 형태로 되어, A_1 소단위체는 세포의 Gs를 활성화시키며, A_2 소단위체는

B 소단위체에 결합하는 기능이 있다. B 소단위체는 사람의 세포 표면 수용체에 부착하여 세포내이입(endocytosis)을 통해 독소가 세포 내로 들어갈 수 있도록 한다. 독소가 세포 안으로 들어가면 A_1 소단위체가 분리되어 세포질로 빠져나와 작용하는데, A 소단위체는 Gs단백질을 자극하여 아데닐산 고리화효소(adenylate cyclase)를 활성화하여 세포내 2차 전령(second messenger)인 cAMP를 생성해서 그 결과 세포 내 전해질과 수분을 지속적으로 장 내부로 분비하도록 하여 다량의 물을 함유한 설사를 일으킨다.

콜레라로 인한 수분 손실은 1시간에 2리터 가량의 속도로 매우 빠르게 진행되고 하루에 20리터가 넘는 설사를 유발하기 때문에 손실된 전해질과 수분을 보충해 주지 않으면 탈수로 인해 사망할 가능성이 있다.

③ 치료 및 예방

충분한 전해질과 수분을 구강이나 정맥을 통해 공급하면 자연적으로 회복되며, 항생제 투여가 반드시 필요하지는 않다. 스트렙토마이신(streptomycin)이나 테트라사이클린(tetracycline)을 투여하면 회복되는 데 걸리는 시간을 단축할 수 있다. 마시는 물을 통해 전염되므로 적절한 하수처리시설과 마시는 물의 정수시설을 갖춤으로써 예방할 수 있다.

콜레라는 적절한 물 처리시설을 갖추지 못한 개발도상국에서 주로 발생한다.

(2) 장염비브리오균(*Vibrio parahaemolyticus*)

장염비브리오균은 호염균으로, 연안 지방의 기수역(강이 바다와 만나 섞이는 곳) 및 바닷물에서 서식한다. 근해에서 잡히는 어패류에서 나온 균이 감염형 식중독의 원인이 된다. 증식이 빨라 분열에 필요한 시간은 약 15분이지만, 장 감염이 성립되려면 10^6개 이상을 섭취해야 한다. 감염된 경우 예후는 일반적으로 좋지만, 이 균이 생산하는 내열성 용혈독에 의한 심장독성으로 사망하는 경우도 있다. 바닷물 온도가 15℃ 이상이 되는 계절에는 이 균에 의한 식중독이 유행하기 때문에 주의가 필요하다.

9) 편성 혐기성 간균

그람음성의 편성 혐기성 간균은 사람의 구강이나 장관(intestinal canal)에서 정상세균총의 일부를 구성하는데, 박테로이데스(*Bacteroides*)속, 포르피로모나스(*Porphyromonas*)속, 프레보텔라(*Prevotella*)속, 푸소박테륨(*Fusobacterium*)속, 그리고 렙토트리키아(*Leptotrichia*)속 등이 알려져 있다.

5 스피로헤타

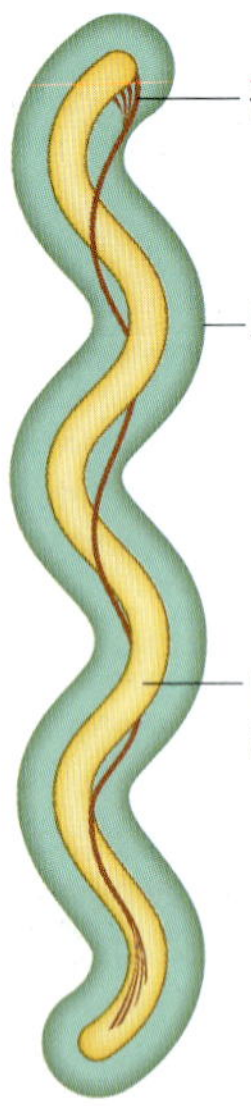

그림 6-24
스피로헤타의 구조

스피로헤타(Spirochete)는 코르크 마개를 따는 나사처럼 홀쭉한 모양의 운동성을 갖는 그람음성균을 말한다. 스피로헤타는 편모를 이용해 이동하지만, 다른 세균들과는 달리 편모가 세균의 외막과 내막 사이에 위치하여 세균의 몸통을 따라 붙어 있는 형태로 되어 있다. 이러한 구조를 축사(axial filament)라고도 한다. 축사가 회전하면 세포체는 반대방향으로 회전하는데, 이 회전력이 세포를 움직이게 하는 원동력이 된다(그림 6-24).

병원성 스피로헤타에는 트레포네마(*Treponema*)속, 보렐리아(*Borrelia*)속, 렙토스피라(*Leptospira*)속이 있으며 구강에도 상재한다.

1) 매독균(*Treponema pallidum*)

매독균은 성매개병(STD)인 매독(syphilis)의 원인균이다. 인공배지에서 배양이 불가능하기 때문에 배양 시에는 토끼의 고환 내에 접종해서 증식시킨다. 매독에는 성행위 등으로 감염되어 발병하는 후천매독과 모체로부터 태반을 거쳐 수직감염되는 선천매독이 있다.

선천매독은 허친슨 3징후(Hutchinson's triad; 허친슨 치아, 내이성 난청, 실질성 각막염)를 나타낸다. 페니실린(penicillin)을 이용한 치료는 효과가 있지만, 먼저 위생교육을 통해 예방을 철저히 하는 것이 중요하다.

2) 보렐리아(*Borrelia*)속

재귀열균(*Borrelia recurrentis*)의 감염으로 반복해서 열발작이 일어나는 재귀열(relapsing fever)이 발생한다. 설치류나 원숭이가 자연숙주이며, 이나 진드기 등을 통해 사람에게 전파된다. 주로 열대권의 불결한 환경에서 발생하기 쉽다.

같은 속인 보렐리아 부르그도페리(*Borrelia burgdorferi*)는 라임병(Lyme

disease)의 원인균으로, 숲에 사는 진드기를 통해 감염된다. 북미 지역에서 흔한 인수공통감염증으로, 환자가 세계적으로 연간 10만 명에 이르는 신종 감염병이다.

3) 렙토스피라 인터로간스(*Leptospira interrogans*)

렙토스피라 인터로간스는 개, 돼지 등의 가축을 자연숙주로 한다. 감염된 동물의 배설물이나 배설물에 오염된 물이 점막이나 피부 상처에 접촉하여 감염된다. 인체에 침입한 세균은 간과 신장에서 증식할 수 있다.

가장 심각한 증상은 바일병(Weil disease)으로, 신부전과 간손상으로 인한 황달이 나타나며, 치사율이 5~30%로 높다.

6 기타 세균

1) 폐렴미코플라스마(*Mycoplasma pneumoniae*)

미코플라스마(*Mycoplasma*)속은 인공배양이 가능한 가장 작은 미생물로, 세포벽이 없다.

미코플라스마속 균 중 인간에게 병원성을 나타내는 것은 폐렴미코플라스마(*M. pneumoniae*)로 폐렴을 유발한다. 폐렴미코플라스마 감염에 의한 폐렴은 5~30세에 호발하며, 학생들 사이에서 집단발병하는 경우가 있다. 세포벽이 없으므로 균의 세포벽 합성을 억제하는 항생제(예 : β-락탐고리를 갖는 페니실린계, 세펨계 등)는 효과가 없지만, 마크롤라이드(macrolide), 플루오로퀴놀론(fluoroquinolone), 테트라사이클린(tetracycline) 등의 항생제에 감수성을 보인다.

2) 리케차(*Rickettsia*)

리케차는 동물의 세포 속에서만 증식할 수 있는 편성 세포내기생체로, 그람음성의 구간균 모양을 나타낸다. 대사에 필요한 많은 효소를 스스로 생산할 수 없기 때문에 미토콘드리아와 비교되는 경우가 많으며, 세균과 바이러스의 중간 형태로 보기도 한다.

많은 동물을 숙주로 삼고 있으며, 이, 벼룩, 진드기 등의 절지동물을 통해 다른 동물로 전파된다. 사람에게 병원성을 나타내는 것은 리케차 프로바제키(*R. prowazekii*; 발진티푸스의 원인균), 리케차 리케치(*R. rickettsii*; 록키산홍반열의 원인균)가 있다. 쯔쯔가무시병의 원인균인 오리엔티아 쯔쯔가무시(*Orientia tsutsugamushi*)는 발견 당시는 리케차속으로 분류되었다가 1995년에 오리엔티아(*Orientia*)속으로 분리되었다.

3) 클라미디아(*Chlamydia*)

클라미디아는 편성 세포내기생체로 그람음성균과 비슷하나 펩티도글리칸(peptidoglycan)이 없다. 절지동물의 매개를 필요로 하지 않고 접촉에 의해 감염된다. 클라미디아는 특별한 생활주기(life cycle)를 가지고 있는데, 감염성을 가지는 기본소체(elementary body)와 이분법으로 증식 가능한 망상체(reticulate body)로 변한다. 클라미디아 트라코마티스(*Chlamydia trachomatis*)는 전염성이 있는 만성 각결막염인 트라코마(trachoma)를 유발한다. 이 균은 성매개병인 비임균성 요도염, 자궁경관염, 서혜림프육아종의 원인균이기도 하다.

클라미디아에 의한 성매개병이 증가하고 있다. 여성에게서는 증상이 가볍기 때문에 감염을 놓치기 쉽고, 가끔 복막염이나 간피막의 염증을 동반하는 Fitz-Hugh-Curtis증후군으로 진행되거나 불임의 원인이 된다.

클라미디아 시타시(*Chlamydia psittaci*)는 앵무새병(psittacosis)의 병원체로, 감염된 새의 배설물을 사람이 흡입함으로써 발열과 폐렴 등의 전신증상을 나타낸다. 애완동물인 잉꼬나 비둘기로부터 감염되는 경우가 많다.

Review Test

01. 병원균과 질병이 바르게 짝지어진 것은?

① 오리엔티아(*Orientia*) – 에이즈

② 미코플라스마(*Mycoplasma*) – 쯔쯔가무시병

③ 장염비브리오균(*Vibrio parahaemolyticus*) – A형 간염

④ 클라미디아(*Chlamydia*) – 성매개병

⑤ 파상풍균(*Clostridium tetani*) – 이완성 근육마비

02. 메티실린 내성 황색포도상구균(Methicillin resistant *Staphylococcus aureus*, MRSA)에 대한 설명으로 옳은 것은?

① 항생제 내성을 가지는 포도상구균으로 원내감염을 일으키는 경우가 있다.

② 류마티스열이나 성홍열을 일으키는 용혈연쇄상구균이다.

③ T세포에 감염되어 면역결핍을 일으킨다.

④ 메티실린 내성 황색포도상구균(MRSA) 감염병 치료에는 페니실린을 사용한다.

⑤ 카탈라아제를 생산하지 않는다.

03. 신경근 접합부나 자율신경 시냅스에 작용하여 아세틸콜린의 방출을 억제함으로써 근육수축을 막아 이완성 근육마비를 유발하여 성형 또는 치과미용과 같은 치료에 이용하는 독소는?

① 보툴리누스균(*Clostridium botulinum*)

② 장염비브리오균(*Vibrio parahaemolyticus*)

③ 나병균(*Mycobacterium leprae*)

④ 포도상구균(*Staphylococcus*)

⑤ 레지오넬라균(*Legionella pneumophila*)

04. 원인균과 독소가 바르게 짝지어진 것은?

① 황색포도상구균(*Staphylococcus aureus*) – 엔테로톡신(장독소)

② 파상풍균(*Clostridium tetani*) – 베로톡신(베로독소)

③ 디프테리아균(*Corynebacterium diphtheriae*) – 에리트로톡신(발적독)

④ 보툴리누스균(*Clostridium botulinum*) – 테타노스파스민(신경독)

⑤ 이질균(*Shigella*) – 콜레라독소

05. 요로감염병에 관여하는 미생물은?

① 대장균 ② 콜레라균 ③ 이질균

④ 모노사이트게네스균 ⑤ 헬리코박터 파일로리

06. 모노사이토게네스균(*Listeria monocytogenes*)의 세포 내 이동 및 세포간 확산(cell–to–cell spreading) 시 필요한 기전은?

① 액틴중합 ② 세포벽합성 ③ 편모운동

④ 단백질합성 ⑤ 축사

07. 오염된 물이나 식품을 통해 감염이 되며 피가 섞인 설사를 일으키는 세균 중 vero 독소를 생성하는 세균은?

① 콜레라균(*Vibrio cholerae*)

② 장출혈성 대장균(enterohemorrhagic *E.coli*)

③ 살모넬라균(*Salmonella*)

④ 모노사이토게네스균(*Listeria monocytogenes*)

⑤ 녹농균(*Pseudomonas aerusinosa*)

08. 냉장보관 시에도 살아남아 식중독을 일으킬 수 있는 균은?

① 콜레라균(*Vibrio cholerae*)

② 장출혈성 대장균(enterohemorrhagic *E.coli*)

③ 살모넬라균(*Salmonella*)

④ 모노사이토게네스균(*Listeria monocytogenes*)

⑤ 세레우스균(*Bacillus cereus*)

09. 펩티도글리칸(peptidoglycan)층이 없으며, 폐렴을 일으키는 균은?

① 콜레라균(*Vibrio cholerae*)

② 폐렴미코플라스마(*Mycoplasma pneumoniae*)

③ 살모넬라균(*Salmonella*)

④ 대장균(*Escherichia coli*)

⑤ 클라미디아(*Chlamydia*)

10. 심장 등에 있는 단백질과 유사하여 단백질항체가 교차반응을 일으켜 속발성 연쇄상구균 질환인 류마티스열의 원인이 될 수 있는 것은?

① A 단백질 ② C 단백질 ③ G 단백질

④ M 단백질 ⑤ O 단백질

11. 볶음밥을 섭취한 후 바로(1~6시간 내) 구토증상과 식중독을 일으켰다. 이러한 독소형 식중독의 원인균으로 생각되는 세균은?

① 장출혈성 대장균(enterohemorrhagic *E.coli*)

② 살모넬라균(*Salmonella*)

③ 모노사이토게네스균(*Listeria monocytogenes*)

④ 세레우스균(*Bacillus cereus*)

⑤ 고초균(*Bacillus subtilis*)

12. 세포벽이 없어서 세포벽 합성을 억제하는 항생제의 효과가 나타나지 않는 균은?

① 폐렴미코플라스마(*Mycoplasma pneumoniae*)

② 임균(*Neisseria gonorrhoeae*)

③ 화농연쇄상구균(*Streptococcus pyogenes*)

④ 파상풍균(*Clostridium tetani*)

⑤ 인플루엔자균(*Haemophilus influenae*)

13. 적혈구가 완전히 파괴되어 경계가 명확한 용혈대가 형성되는 것은?

① α-용혈 ② β-용혈 ③ γ-용혈

④ 불완전 용혈 ⑤ 녹색 용혈

14. 그람음성의 나선 모양 간균으로, 편모를 가져 운동성이 있으며, 위장질환을 유발하는 균은?

① 캄필로박터 제주니(*Campylobacter jejuni*)

② 헬리코박터 파일로리(*Helicobacter pylori*)

③ 렙토스피라 인테로간스(*Leptospira interrogans*)

④ 클라미디아 트라코마티스(*Chlamydia trachomatis*)

⑤ 녹농균(*Pseudomonas aerusinosa*)

15. 다음의 특성이 있는 미생물은?

- 란스필드에 의한 분류(Lancefield Serologic Groupings)에서 A군(Group A)으로 분류된다.
- 괴사성 근막염(necrotizing fasciitis)을 일으켜 살을 파먹는 세균이라고 불리기도 한다.
- 인두염(pharyngitis, strep throat)을 일으킨다.

① 화농연쇄상구균(*Streptococcus pyogenes*)

② 폐렴연쇄상구균(*Streptococcus pneumoniae*)

③ 황색포도상구균(*Staphylococcus aureus*)

④ 표피포도상구균(*Staphylococcus epidermidis*)

⑤ 엔테로코쿠스 파이칼리스균(*Enterococcus faecalis*)

16. 다음의 특성이 있는 미생물은?

- 단백질 A(protein A)라는 병인인자를 가지고 있다.
- 과산화수소분해효소(catalase)를 가지고 있다.
- 부상이나 수술, 문신 등에 의해 피부가 손상될 경우 상처 부위로 침입하여 질환을 일으킬 수 있다.

① 화농연쇄상구균(*Streptococcus pyogenes*)

② 폐렴연쇄상구균(*Streptococcus pneumoniae*)

③ 황색포도상구균(*Staphylococcus aureus*)

④ 표피포도상구균(*Staphylococcus epidermidis*)

⑤ 엔테로코쿠스 파이칼리스균(*Enterococcus faecalis*)

17. 다음과 같은 특성이 있는 미생물은?

> • 폐렴을 가장 많이 일으키는 균이다.
> • 뇌수막염과 중이염의 주요 원인균 중 하나이다.
> • 최근에 PCV10(신플로릭스), PCV13(프로베나 13)과 같은 결합백신이 개발되어 사용되고 있다.

① 화농연쇄상구균(*Streptococcus pyogenes*)
② 폐렴연쇄상구균(*Streptococcus pneumoniae*)
③ 황색포도상구균(*Staphylococcus aureus*)
④ 표피포도상구균(*Staphylococcus epidermidis*)
⑤ 엔테로코쿠스 파이칼리스균(*Enterococcus faecalis*)

해답 01. ④ 02. ① 03. ① 04. ① 05. ① 06. ① 07. ② 08. ④ 09. ② 10. ④ 11. ④ 12. ① 13. ② 14. ② 15. ① 16. ③ 17. ②

Chapter 07

병원성 바이러스

1. 바이러스의 구조와 분류
2. DNA 바이러스
3. RNA 바이러스
4. 프리온(prion)

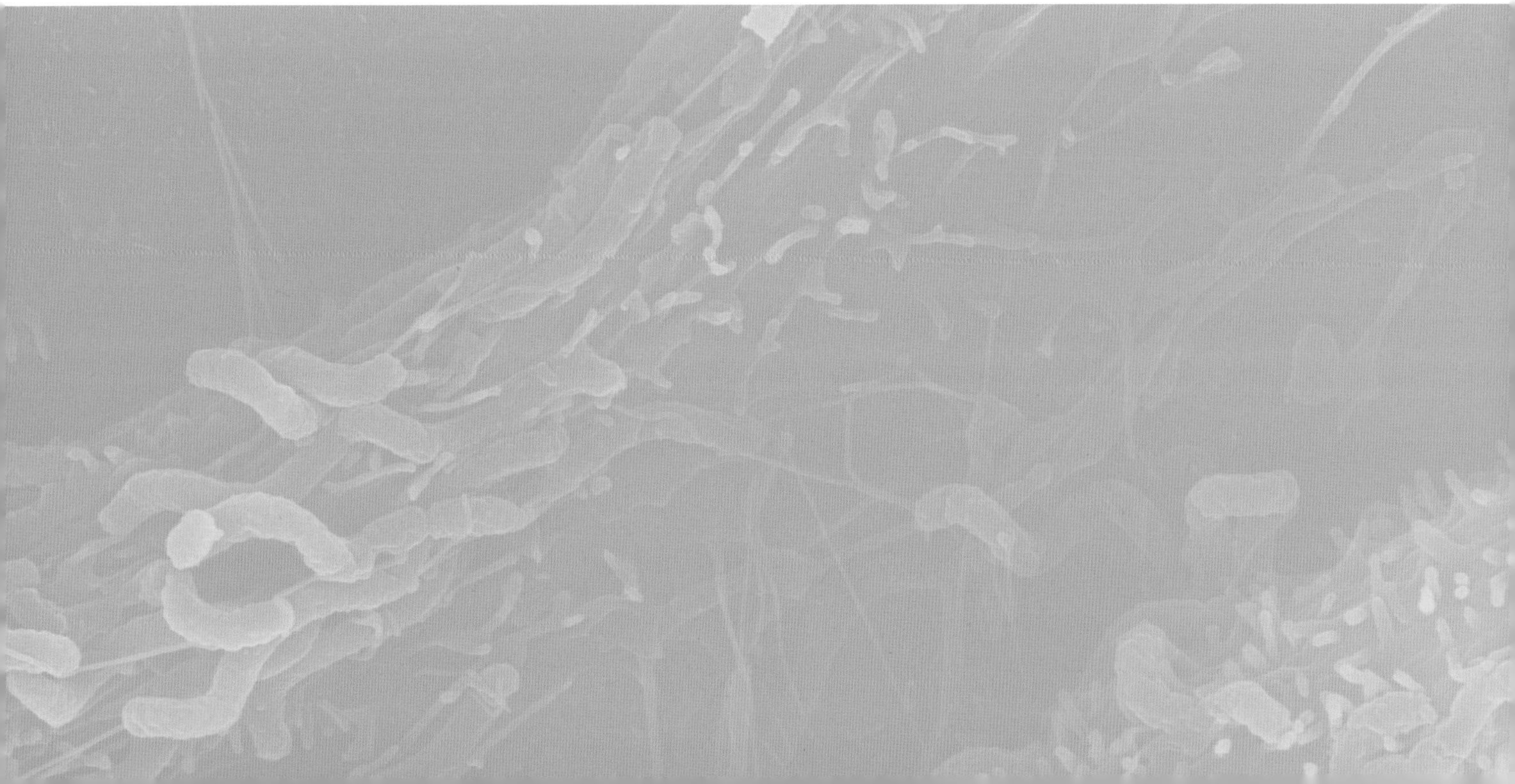

▶ 학습목표

1. 엡스타인-바바이러스(Epstein-Barr virus)의 특성을 설명할 수 있다.
2. 거대세포바이러스(cytomegalovirus)의 특성을 설명할 수 있다.
3. 유두종바이러스(papilloma virus)의 특성을 설명할 수 있다.
4. 간염바이러스(hepatitis virus)의 종류와 특성을 설명할 수 있다.
5. 풍진바이러스(rubella virus)의 특성을 설명할 수 있다.
6. 콕사키바이러스(coxsackie virus)의 특성을 설명할 수 있다.
7. 인플루엔자바이러스(influenza virus)의 특성을 설명할 수 있다.
8. 홍역바이러스(measles virus)의 특성을 설명할 수 있다.

바이러스(virus)는 매우 작은 형태의 비세포성 유전 요소로서, 일반적으로 DNA 또는 RNA로 이루어진 유전체(genome)와 단백질로 이루어진 캡시드(capsid)로 구성되어 있다(그림 2-13 참조, p.32). 하지만 바이러스는 대사(metabolism)를 하지 못해 살아 있는 숙주세포(host cell) 안에서만 증식할 수 있으며, 이러한 특징 때문에 바이러스는 보통 생물과 비생물의 중간 형태로 간주한다.

이 장에서는 바이러스의 기본적인 구조와 특성에 대해 설명하고, 사람에게 병원성을 나타내는 주요 바이러스에 대해 정리하기로 한다(표 7-1, 7-2).

	외피	유전체	바이러스 종류 (Family, 과)	대표적인 바이러스	관련 질환
DNA 바이러스	무	ssDNA	파르보바이러스과 (*Parvoviridae*)	파르보바이러스(Parvovirus) B19	감염성 홍반
		dsDNA	아데노바이러스과 (*Adenoviridae*)	아데노바이러스(Adenovirus)	인두염, 폐렴
			파필로마바이러스과 (*Papillomaviridae*)	사람유두종바이러스(Human papillomavirus)	유두종, 자궁경부암
	유	dsDNA	헤르페스바이러스과 (*Herpesviridae*)	엡스타인-바바이러스(Epstein-Barr virus)	버킷림프종, 전염단핵구증
				거대세포바이러스(Cytomegalovirus)	장애(선천적 기형)
				단순헤르페스바이러스(Herpes simplex virus, 단순포진바이러스)	단순포진
				수두대상포진바이러스(Varicella-zoster virus)	수두 · 대상포진
			폭스바이러스과 (*Poxviridae*)	두창바이러스(Variola virus)	천연두
			헤파드나바이러스과 (*Hepadnaviridae*)	B형 간염바이러스(Hepatitis B virus)	B형 간염

ss : single strand ds : double strand

* 파란 글씨 : 학습목표에 포함된 바이러스 및 질병

표 7-1 사람에게 질병을 일으키는 주요 DNA 바이러스

	외피	유전체	바이러스 종류 (Family, 과)	대표적인 바이러스	관련 질환
RNA 바이러스	무	ssRNA	피코르나바이러스과 (*Picornaviridae*)	A형 간염바이러스(Hepatitis A virus)	A형 간염
				콕사키바이러스(Coxsackie virus)	수족구병
				소아마비바이러스(Poliovirus)	소아마비
				라이노바이러스(Rhinovirus)	감기
			캘리시바이러스과 (*Caliciviridae*)	노로바이러스(Norovirus)	급성 위장염
		dsRNA	레오바이러스과 (*Reoviridae*)	로타바이러스(Rotavirus)	바이러스성 설사
	유	ssRNA	오르소믹소바이러스과 (*Orthomyxoviridae*)	인플루엔자바이러스(Influenza virus)	인플루엔자
			파라믹소바이러스과 (*Paramyxoviridae*)	홍역바이러스(Measles virus) 유행성 이하선염바이러스(Mumps virus)	홍역 유행성 이하선염
			마토나바이러스과 (*Matonaviridae*)	풍진바이러스(Rubella virus)	풍진
			플라비바이러스과 (*Flaviviridae*)	C형 간염바이러스(Hepatitis C virus)	C형 간염
				일본뇌염바이러스(Japanese encephalitis virus)	일본뇌염
				황열병바이러스(Yellow fever virus)	황열병
				뎅기열바이러스(Dengue virus)	뎅기열
			코로나바이러스과 (*Coronaviridae*)	중증급성호흡기증후군/ 중동호흡기증후군/신종 코로나바이러스	SARS(중증급성호흡기증후군) MERS, COVID-19
			랍도바이러스과 (*Rhabdoviridae*)	광견병바이러스(Rabies virus)	광견병
			레트로바이러스과 (*Retroviridae*)	사람면역결핍바이러스 (Human immunodeficiency virus)	AIDS

ss : single strand ds : double strand

* 파란 글씨 : 학습목표에 포함된 바이러스 및 질병

표 7-2 **사람에게 질병을 일으키는 주요 RNA 바이러스**

1 바이러스의 구조와 분류

1) 바이러스의 구조 (표 7-3)

바이러스는 세균, 진균 등의 다른 미생물이나 동 · 식물의 세포와는 매우 달라 세포벽, 세포막, 세포질, 핵이라는 세포구조를 갖지 않는다.

바이러스의 유전정보를 담당하는 유전체인 핵산(DNA나 RNA 중 하나)을 중심으로 그 주위를 단백질껍질인 캡시드(capsid)가 둘러싼 구조를 하고 있다(그림 7-1).

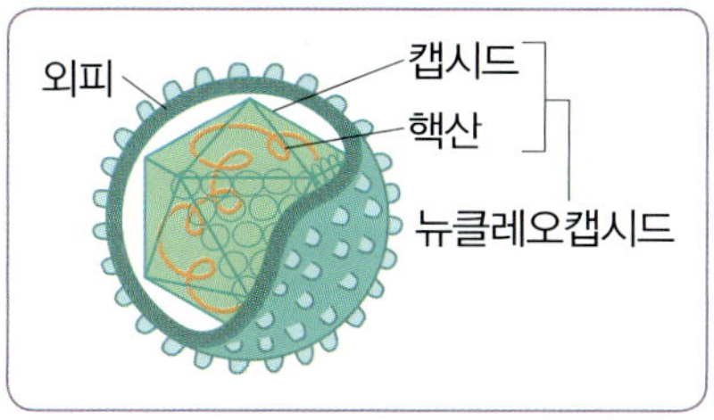

그림 7-1
바이러스의 구조

바이러스의 핵산은 바이러스의 감염성을 담당한다. 즉 바이러스는 핵산의 자가복제에 필요한 효소와 껍질을 만드는 단백질의 유전정보를 가지고 있다.

캡시드는 바이러스의 핵산을 감싸고 있는 단백질로 캡소미어(capsomere)라는 구조단위가 규칙적으로 배열하여 형성된다.

핵산과 캡시드의 집합체를 뉴클레오캡시드(nucleocapsid)라고 하며 바이러스의 종류에 따라서는 이 바깥층에 다시 지질막과 당단백질로 구성된 외피(envelope)가 존재하기도 한다. 외피는 숙주세포에서 바이러스 입자가 방출될 때 세포막이나 핵막이 달라붙어 형성된다. 일부 바이러스는 외피 표면에 당단백질의 돌기(spike)를 가지는데 이 돌기는 숙주세포 부착과 침입에 관여한다(예 : 인플루엔자바이러스, 풍진바이러스, 코로나바이러스 등).

바이러스 유전체의 유형과 그 유전체를 복제하는 방법, 그리고 유전체로부터 mRNA를 만드는 방법에 따라 바이러스를 7가지 유형으로 분류한 볼티모어(Baltimore) 분류체계가 사용되고 있다. 이를 간단히 요약하면 표 7-4와 같다.

이 분류를 이해하려면 먼저 mRNA를 만드는 전사(transcription) 과정(그림 7-2)에 대해 알아둘 필요가 있다. mRNA는 주형(template)으로 사용된 DNA 가닥과 상보적인(complementary) 염기서열을 갖는다. 따라서 이중가닥 DNA에서 주형이 되는 한 가닥은 mRNA와 반대방향, 즉 상보적인 염기서열을 가지며, 다른 한 가닥은 이 DNA로부터 만들어지는 mRNA와 같은 방향, 즉 동일한 염기서열을 갖게 된다. 일반적으로 mRNA의 방향을 양성(+)으로 표기하므로, 이중가닥 DNA에서 주형이 되는 DNA 가닥은 그 반대인 음성(–) 단일가닥 DNA가 되며, 다른 한 가닥은 mRNA와 방향이 같은 양성(+) 단일가닥 DNA가 된다.

유형	구조	바이러스과
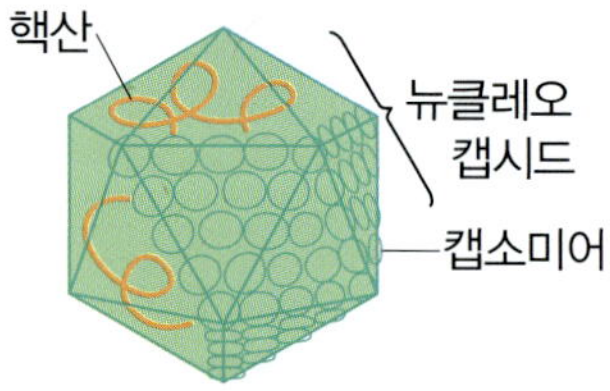	입방대칭의 캡시드 안에 핵산을 갖는 정이십면체 뉴클레오캡시드형	피코르나바이러스과
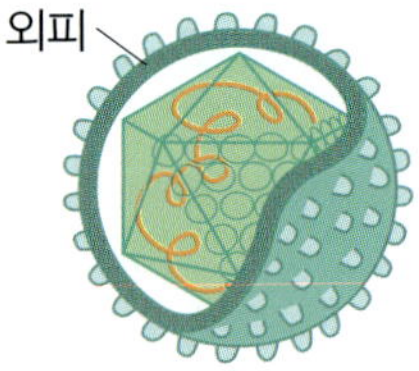	정이십면체 뉴클레오캡시드 바깥쪽에 외피를 갖는 유형	헤르페스바이러스과
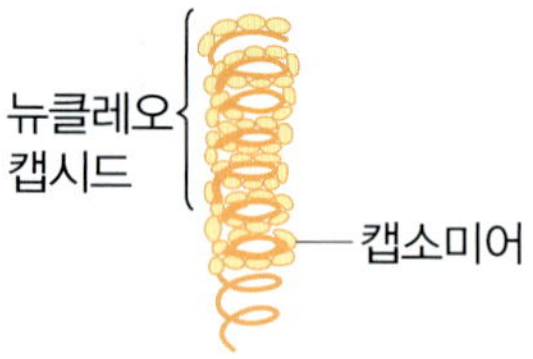	나선대칭의 캡시드 안에 핵산을 갖는 뉴클레오캡시드형	담배모자이크바이러스 (식물바이러스의 일종)
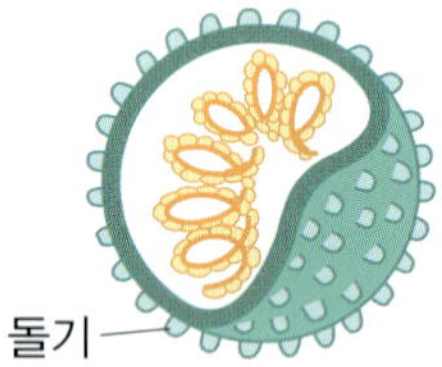	나선대칭의 뉴클레오캡시드 바깥쪽에 외피를 갖는 유형	오르소믹소바이러스과
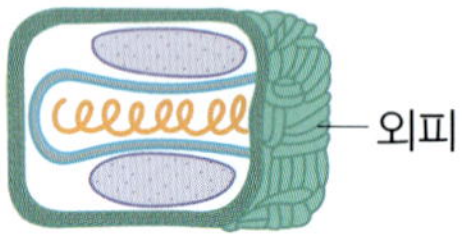	벽돌 모양의 복잡한 구조로 이루어진 유형	폭스바이러스과
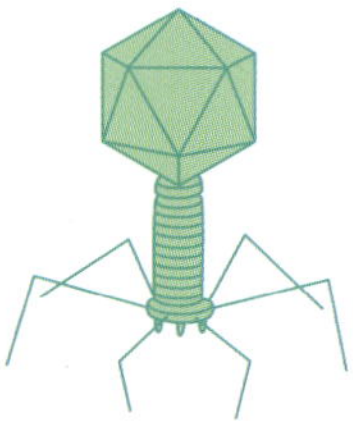	복합 대칭형	박테리오파지 (세균에 감염되는 바이러스)

표 7-3 **바이러스의 기본구조**

종류	유전체	유전체 복제 및 mRNA 합성 방법	예
I	dsDNA	숙주세포와 같은 방법으로 복제 및 mRNA 전사	단순헤르페스바이러스(Herpes simplex virus), 엡스타인–바바이러스(Epstein–Barr virus), 거대세포바이러스(Cytomegalovirus), 유두종바이러스(Papilloma virus), 폭스바이러스(Poxvirus)
II	ssDNA(+)	이중가닥 DNA 합성 후 숙주세포와 같은 방법으로 복제 및 mRNA 전사	닭전염성빈혈바이러스(Chicken infectious anemia virus)
III	dsRNA (RdRp 효소)	바이러스 유전체와 함께 주입하는 RNA 의존성 RNA 중합효소를 이용하여 복제 및 전사	레오바이러스(Reovirus)
IV	ssRNA(+)	바이러스 유전체를 mRNA로 직접 사용하며, 새로 합성하는 바이러스 단백질인 RNA 의존성 RNA 중합효소를 이용하여 복제	A형 간염바이러스(Hepatitis A virus), C형 간염바이러스(Hepatitis C virus), 풍진바이러스(Rubella virus), 콕사키바이러스(Coxsackie virus), 폴리오바이러스(polio virus), 중동호흡기증후군 코로나바이러스(MERS Corona virus), 중증급성호흡기증후군 코로나바이러스(SARS coronavirus), 제2형 중증급성호흡기증후군 코로나바이러스(SARS coronavirus2)
V	ssRNA(–) (RdRp 효소)	바이러스 유전체와 함께 주입하는 RNA 의존성 RNA 중합효소를 이용하여 복제 및 전사	인플루엔자바이러스(Influenza virus), 홍역바이러스(Measles virus), 광견병바이러스(Rabies virus)
VI	ssRNA(+) (RT 효소)	바이러스 유전체와 함께 주입하는 역전사효소를 이용하여 dsDNA를 합성한 후 그로부터 ssRNA 유전체 복제 및 전사	사람면역결핍바이러스(Human immunodeficiency virus, HIV) [유형 VI의 바이러스를 레트로바이러스(Retrovirus)라고도 함]
VII	dsDNA	새로 합성하는 바이러스 단백질인 역전사효소를 이용하여 복제	B형 간염바이러스(Hepatitis B virus)

ss : single strand ds : double strand RdRp 효소 : RNA–dependent RNA polymerase

* 파란 글씨 : 학습목표에 포함된 바이러스 및 질병

* 헤르페스바이러스, 사람면역결핍바이러스는 12장 학습목표에 포함된 바이러스임

표 7–4 **볼티모어(Baltimore)의 바이러스 분류체계**

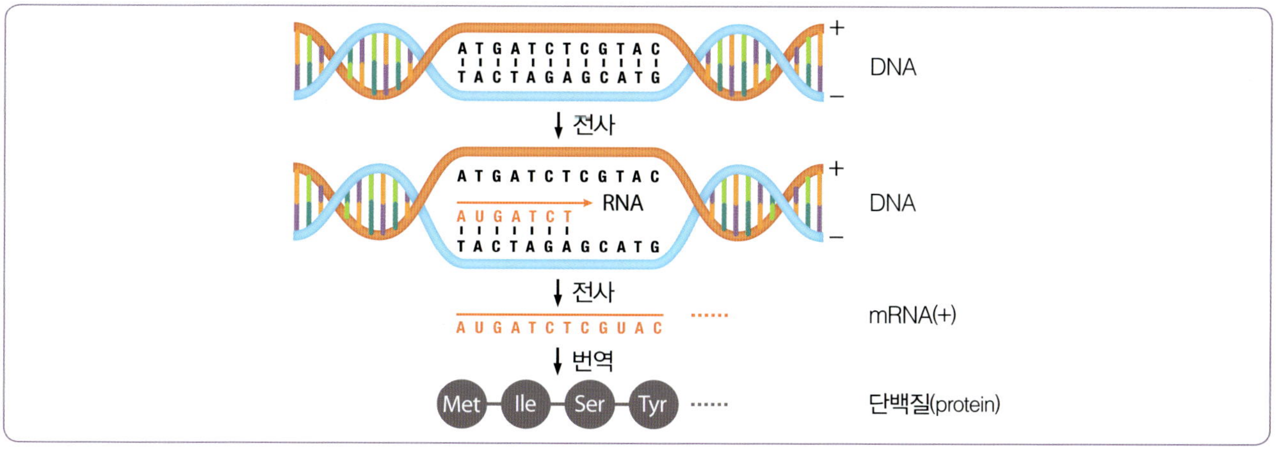

그림 7–2

일반적 전이과정의 전사 및 번역

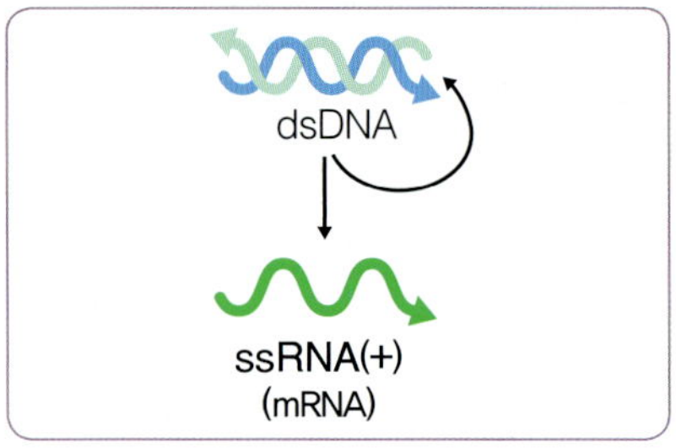

그림 7-3
유형 I

2) 바이러스의 분류

(1) 유형 I

유형 I(그림 7-3)의 바이러스는 숙주세포와 같은 이중가닥(double strand, ds) DNA를 가지며, 이 유형의 바이러스에서 일어나는 복제 및 전사과정은 숙주세포에서 일어나는 과정과 거의 같다.

(2) 유형 II

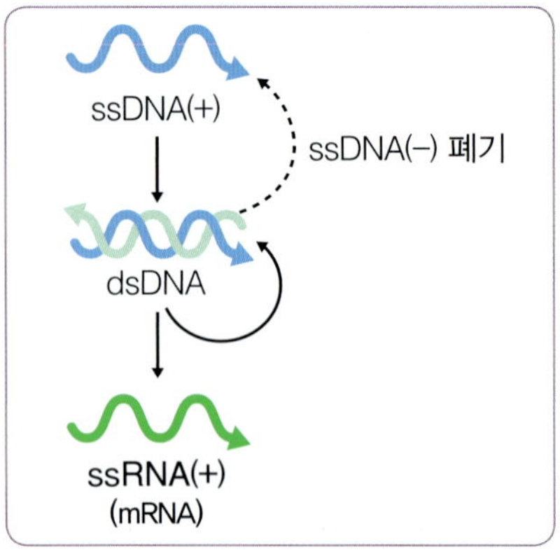

그림 7-4
유형 II

유형 II(그림 7-4)는 단일가닥(single strand, ss) DNA를 갖는 바이러스이다. 이 유형의 바이러스는 먼저 단일가닥 DNA 유전체로부터 이중가닥 DNA를 합성해야 한다. 이렇게 합성된 이중가닥 DNA는 바이러스의 유전체 복제 및 mRNA 전사를 위한 주형으로 사용되며, 최종적으로는 한 가닥의 DNA는 폐기되고 나머지 한 가닥의 DNA만 바이러스의 유전체가 된다.

거의 모든 ssDNA 바이러스는 양성(+) DNA 가닥을 가지고 있으나, 현재까지 알려진 유일한 예외는 1997년 발견된 토크테노바이러스(Torque Teno virus)이다.

(3) 유형 III

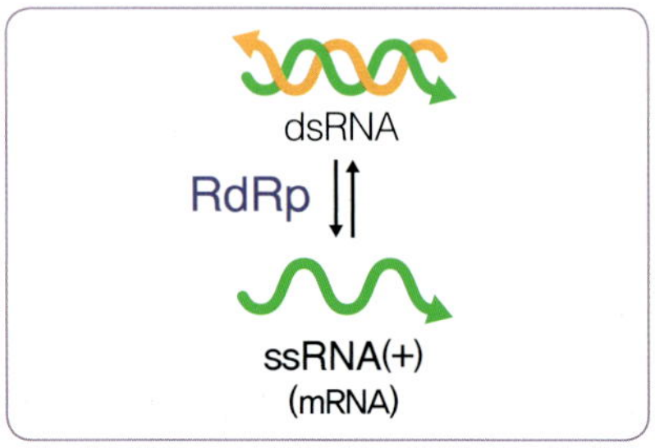

그림 7-5
유형 III

유형 III(그림 7-5)은 이중가닥 RNA 바이러스이다. 이 유형의 바이러스는 dsRNA 유전체로부터 ssRNA(+)(mRNA)를 새로 합성해야 한다. 그러나 숙주세포에는 dsRNA로부터 mRNA를 합성할 수 있는 효소(RNA-dependent RNA polymerase, RdRp, RNA 의존성 RNA 중합효소)가 존재하지 않는다. 이들 유형의 바이러스는 비리온 안에 RNA 의존성 RNA 중합효소 단백질이 함께 들어 있어, 바이러스 유전체와 함께 주입하는 RNA 의존성 RNA 중합효소를 이용하여 mRNA를 만들기 시작한다. 이 mRNA는 단백질 번역에 사용되며, 또한 이중가닥 RNA 유전체 복제를 위한 주형으로도 사용된다.

(4) 유형 IV

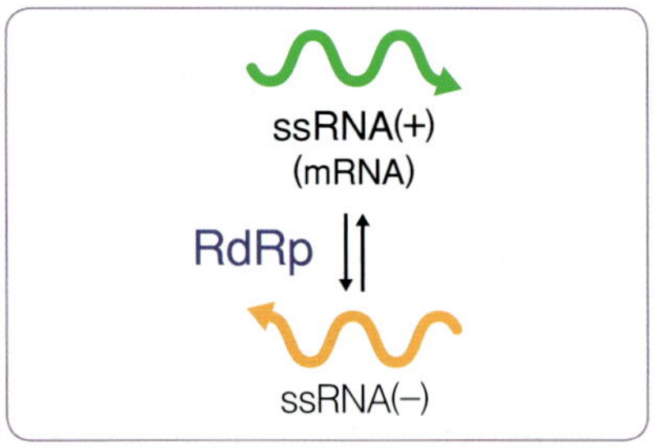

그림 7-6
유형 IV

유형 IV(그림 7-6)는 양성(+) 단일가닥 RNA 바이러스이다. 바이러스 유전체는 숙주세포 내에서 곧바로 mRNA처럼 사용될 수 있으므로, 이들은 이미 만들어진 RNA 의존성 RNA 중합효소를 바이러스 유전체와 함께 운반하지는 않는다. 즉, 비리온(바이러스입자) 안에 이 중합효소를 가지고 있지 않다. 그러나 유전체를 복제하기 위해서는 RNA 의존성 RNA 중합효소가 필요하기 때문에, 숙주세포에 침투했을 때 바이러스 유전체를 이용해 가장 먼저 RNA 의존성 RNA 중합효소를 합성하여 이용한다. 그 결과 다른가닥 RNA가 형성되며, ssRNA(+)유전체 복제 및 mRNA 전사를 위해 이용된다.

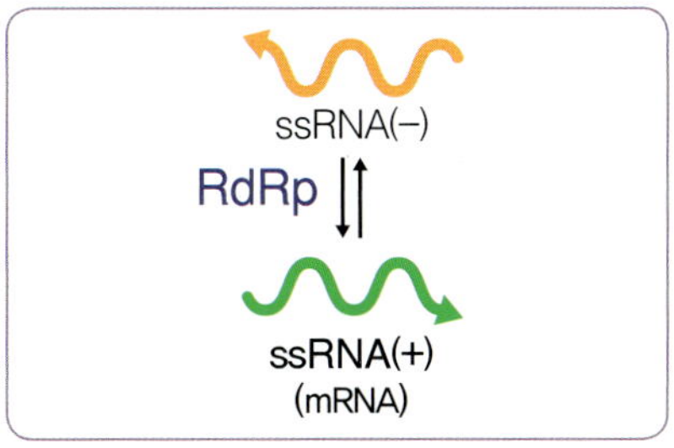

그림 7–7
유형 V

(5) 유형 V

유형 V(그림 7–7)는 음성(−) 단일가닥 RNA 바이러스이다. 이들 바이러스의 유전체는 단백질 생산에 이용될 수 없기 때문에, 앞에서 설명한 유형 III의 바이러스처럼 비리온 안에 RNA 의존성 RNA 중합효소 단백질이 들어 있어 이를 이용하여 ssRNA(+)(mRNA)를 합성하여 복제 및 전사를 한다.

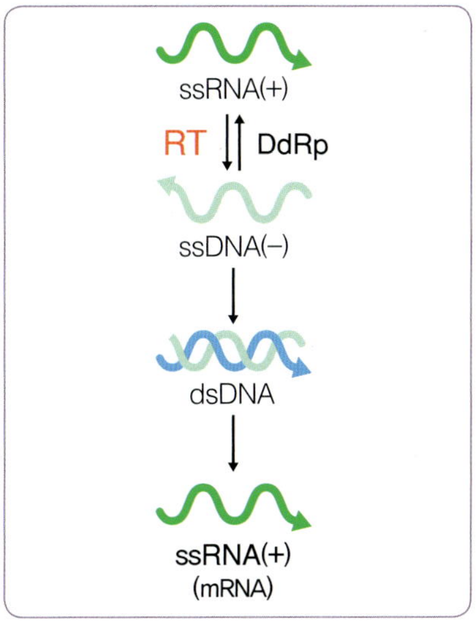

그림 7–8
유형 VI
* DdRp : DNA–dependent RNA polymerase

(6) 유형 VI

유형 VI(그림 7–8)은 양성(+) 단일가닥 RNA를 갖는 RNA 바이러스이다. 그러나 이들 바이러스는 유형 IV의 바이러스와는 달리 유전체로부터 단백질을 생산하는 대신, 비리온 안에 존재하는 역전사효소(reverse transcriptase, RT, RNA 의존성 DNA 중합효소)를 이용하여 RNA 유전체로부터 ssDNA(−)를 만든 후, 이중가닥 DNA를 합성한다. 여기서 생성된 이중가닥 DNA는 핵으로 이동하여 숙주세포의 유전체에 삽입되는데, 이 상태를 프로바이러스(provirus)라고 한다. 프로바이러스는 숙주세포의 전사 및 번역시스템을 이용하여 필요한 RNA 유전체 및 단백질을 생산한다. 일반적으로 유전정보의 흐름은 DNA → RNA → 단백질의 방향으로 일어난다고 알려져 있으나, 이 유형의 바이러스는 이와 반대방향으로 RNA로부터 DNA를 합성하기 때문에 레트로바이러스(retrovirus)라고도 한다.

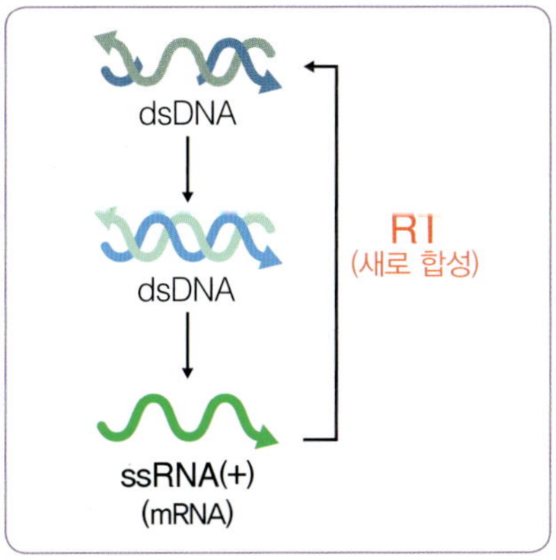

그림 7–9
유형 VII

(7) 유형 VII

유형 VII(그림 7–9)은 이중가닥 DNA 바이러스이나 양성(+) 가닥이 음성(−) 가닥보다 짧아 일부 구간에서는 단일가닥 형태로 존재한다. 그렇기 때문에 mRNA의 전사가 일어나기 전에 완전한 이중가닥 DNA를 형성한다. 그리고 mRNA가 전사되는 과정은 유형 I 바이러스와 같다. 반면 DNA의 복제과정은 단일가닥 RNA의 중간단계를 거치는데 새로 합성된 역전사효소에 의해 양성가닥 RNA로부터 음성가닥 DNA가 합성되고, 이어서 이중가닥 DNA가 만들어진다. 참고로 이 유형의 바이러스 DNA는 레트로바이러스와 달리 숙주세포의 염색체에 삽입되지 않는다.

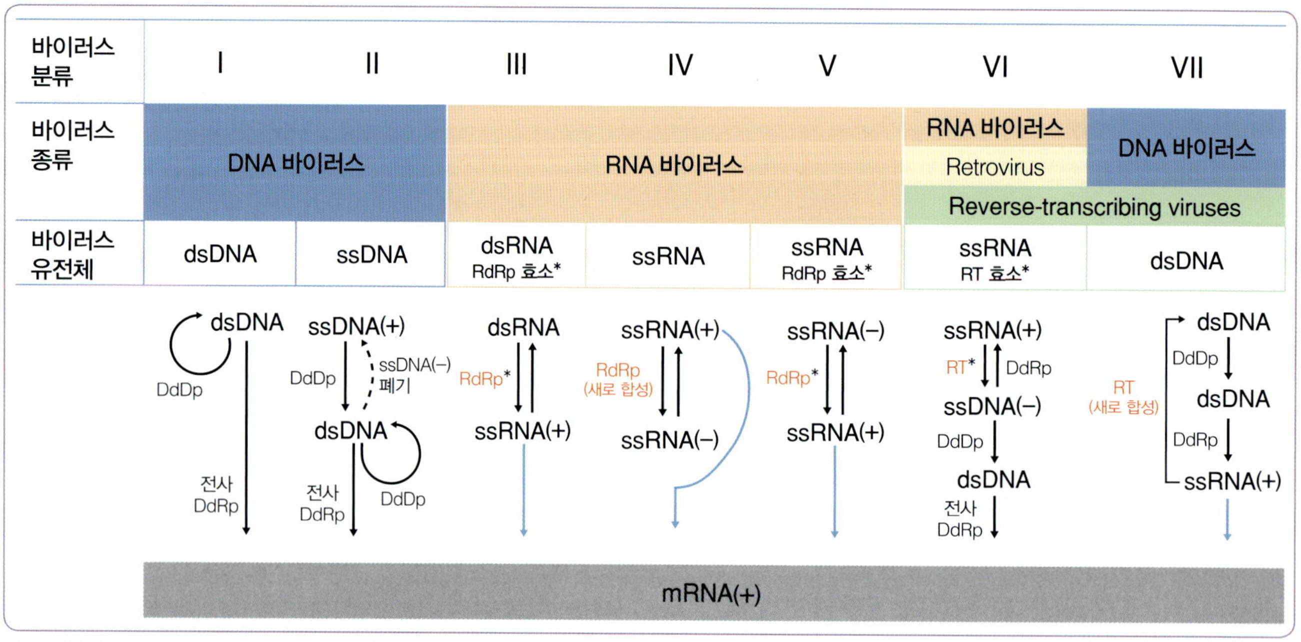

그림 7–10

바이러스 유형별 전사 및 복제 형식

- DdDp : DNA–dependent DNA polymerase(기존의 DNA를 가지고 새로운 DNA를 만드는 효소)
- DdRp : DNA–dependent RNA polymerase(기존의 DNA를 가지고 새로운 DNA를 만드는 효소)
- RdRp : RNA–dependent RNA polymerase (기존의 RNA를 가지고 새로운 RNA를 만드는 효소)
- RT : Reverse Transcriptase(기존의 RNA를 가지고 새로운 DNA를 만드는 효소)
- RdRp, RT의 유전자는 바이러스 유전체에 존재
- DdDp, DdRp의 유전자는 숙주 유전체에 존재
- * : 효소가 바이러스 유전체와 함께 숙주에 주입되는 효소
- (새로 합성) : 주입된 바이러스 유전체로부터 새로이 합성되는 효소
- 파란 화살표 : ssRNA(+)가 mRNA로 역할

▶ 헤르페스바이러스(herpesvirus)

① 헤르페스 1형 : 구순 단순포진 (Herpes Simplex Virus, HSV)
② 헤르페스 2형 : 성기 단순포진 (Herpes Simplex Virus, HSV)
③ 헤르페스 3형 : 수두 대상포진(Herpes Zoster)
④ 헤르페스 4형 : 엡스타인–바 바이러스
⑤ 헤르페스 5형 : 거대 세포 바이러스
⑥ 헤르페스 6형 : B세포 림프 증식성 바이러스
⑦ 헤르페스 7형 : T세포 림프 증식성 바이러스
⑧ 헤르페스 8형 : 카포시 육종과 연관

2 DNA 바이러스

1) 헤르페스바이러스(herpesvirus) (표 7–5, 그림 7–11)

헤르페스바이러스는 외피(envelope)를 가지고 있으며 이중가닥 DNA 유전체를 정이십면체의 캡시드(capsid) 안에 가지고 있는 유형 I의 바이러스로, 인간뿐만 아니라 많은 동물에 감염하여 병원성을 발휘한다(표 7–1, 7–2, 7–5, 그림 7–12). 헤르페스(herpes)는 작은 수

포를 의미한다. 사람에게 감염을 일으키는 사람헤르페스바이러스(human herpesvirus, HHV)는 8종류가 알려져 있다.

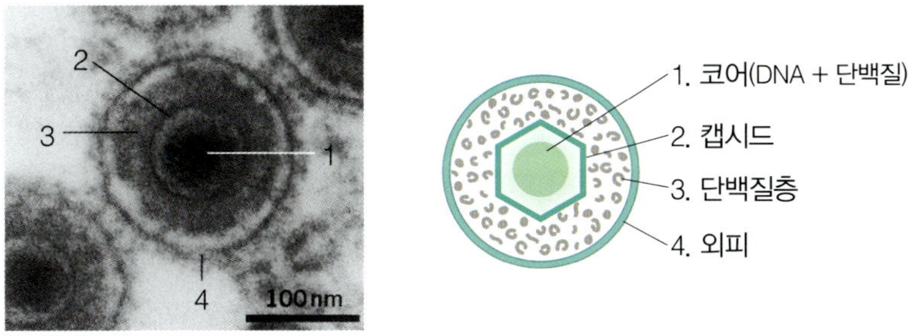

그림 7–11
헤르페스바이러스의 전자현미경상과 구조

아과(subfamily)	종(species)	관련 질환
알파헤르페스비리네	Herpes simplex virus(HHV–1)	각막염, 안경염, 구순염, 뇌염
	Herpes simplex virus 2(HHV–2)	외음염, 귀두염, 뇌막염
	Varicella–zoster virus(HHV–3)	대상포진, 수두
베타헤르페스비리네	Human cytomegalovirus(HHV–5)	단핵구증, 선천감염
감마헤르페스비리네	Epstein–Barr virus(HHV–4)	전염성 단핵구종, 비인두암종, 버킷림프종, B세포 종양

표 7–5 **헤르페스바이러스의 아과 및 관련 질환**

(1) 단순헤르페스바이러스(herpes simplex virus, HSV, HHV–1, HHV–2)

단순헤르페스바이러스에는 주로 헤르페스치은구내염(herpetic gingivostomatitis), 구순헤르페스(herpes labialis)(그림 7–13)를 일으키며 삼차신경절에 잠복감염하는 HSV–1과, 외음부 점막에 생식기헤르페스(genital herpes)를 일으키고 요수 및 천수신경절에 잠복감염하는 HSV–2가 있다. 각각 HHV–1, HHV–2라고 표기하기도 한다. HSV–1의 생애 첫 감염(초회 감염)은 주로 유소년기에 불현성(무증상) 감염으로 끝나는 것이 많으나, 최근 현성(증상) 감염 사례가 증가하고 있다. 감염률은 20세까지 50~80%에 달한다. HSV–2는 주로 성행위를 통해 감염되기 때문에 처음 감염되는 시기는 대부분 20~30대이다. 피로, 스트레스, 면역력 저하, 자외선 자극 등은 잠복감염 중인 HSV–1 또는 HSV–2가 다시 활성화되는 원인이 된다(그림 7–12). 재활성화된 생식기헤르페스에서는 HSV–2의 분리 빈도가 높다. 생식기헤르페스는 성매개병(STD)의 하나이다.

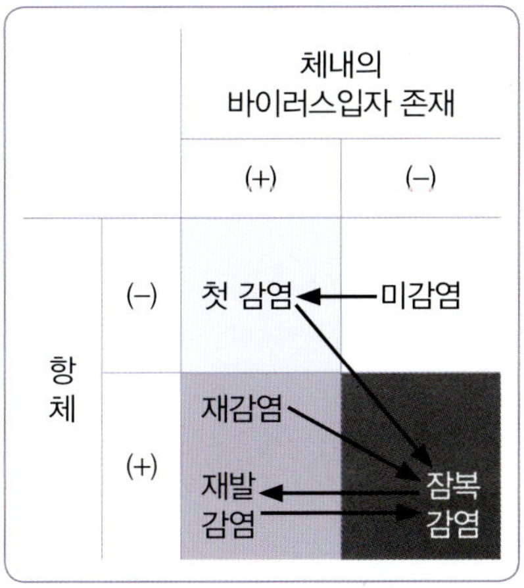

그림 7–12
헤르페스바이러스의 감염경과

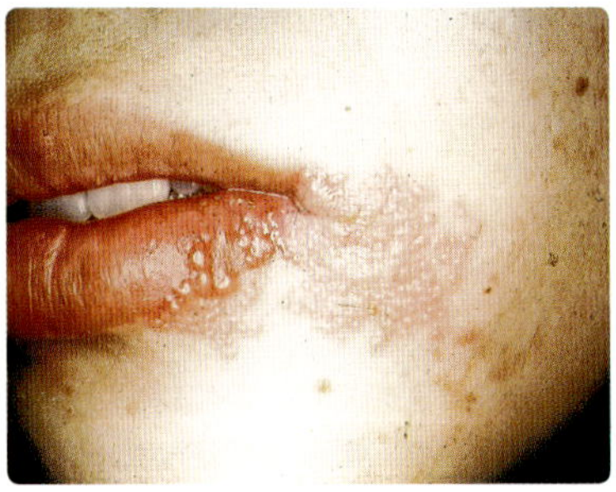

그림 7-13
구순헤르페스의 피부병소

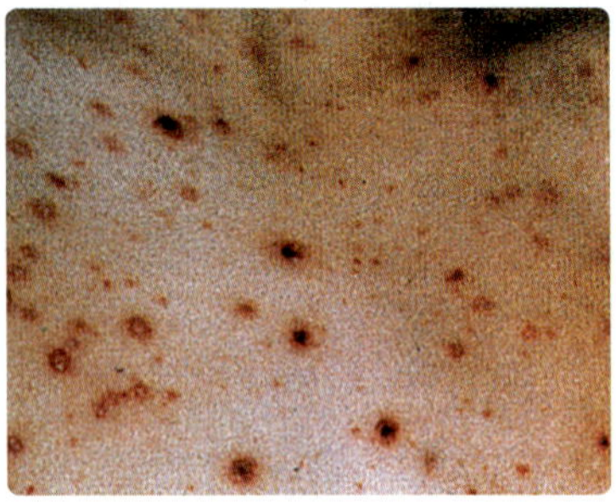

그림 7-14
수두대상포진바이러스에 의한 수두

HSV-1과 HSV-2는 단순헤르페스뇌염(herpes simplex encephalitis)을 일으키기도 하는데, 급성기에는 발열, 의식장애, 경련 등의 증상을 나타내며, 증례의 30% 정도에서 후유증이 남는 위험한 질환이다.

항헤르페스바이러스제로는 아시클로버(acyclovir), 발라시클로버(valacyclovir), 비다라빈(vidarabine), 간시클로버(ganciclovir) 등이 사용된다.

(2) 수두대상포진바이러스(varicella-zoster virus, VZV, HHV-3)

유소년기에 처음으로 감염되면 수두(varicella)(그림 7-14)를 일으킨 후 전신의 감각신경절에 잠복해 있다가 연령 증가에 따른 면역력 저하나 스트레스에 의해 대상포진(herpes zoster)(그림 7-15)의 형태로 재발하므로 수두대상포진바이러스라고 명명되었다. 수두에 대해서는 평생면역이 성립한다(두 번 다시 이환되는 일은 없다). 바이러스가 재활성화하여 대상포진이 발생하는 기전은 잘 알려지지 않았으나, 보통 일생에 한 번 나타난다. 삼차신경 제 2가지 영역(상악신경; 코 주위, 광대뼈, 윗입술, 윗니)은 대상포진 호발부위이다.

치료에는 발라시클로버, 아시클로버, 팜시클로버(famciclovir), 비다라빈 등의 항바이러스제가 사용된다. 미국에서는 유년기의 수두백신 접종과 60세 이상을 대상으로 한 대상포진백신 접종을 시행하고 있다.

▶ **대상포진(herpes zoster)의 증상**

피부 · 점막증상이 나타나기 1주일 전 무렵부터 위화감(이질감), 소양감(가려움증), 따끔따끔한 통증을 느끼는 일이 있고, 그 후 신경분포를 따라 한쪽 편에 홍반이나 작은 수포가 형성된다. 급성기에는 종종 심한 통증을 동반한다. 대상포진 발생률은 약 500명 중 1명이며, 그중 약 10%가 삼차신경 영역에서 나타난다. 삼차신경 제1가지(눈신경) 영역의 경우에는 실명 우려가 있으므로 조기진단과 치료가 필요하다. 구강 영역에 병소가 생기는 경우, 대상포진 후 신경통이 오랜 기간 남는 경우가 있다. 안면신경 영역에 생기면 이명과 현기증이 발생하며, 안면신경마비가 동반되는 람세헌트증후군(Ramsay Hunt's syndrome)에 걸릴 가능성이 있으므로 주의가 필요하다.

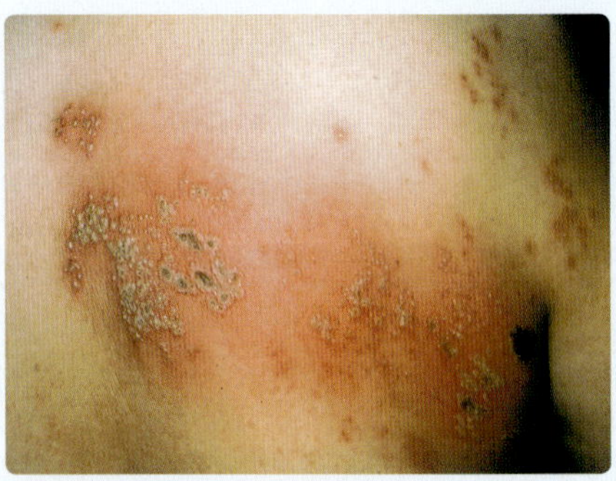

그림 7-15
대상포진의 피부병소(발병장소 : 등)

(3) 엡스타인-바바이러스(Epstein-Barr virus, EBV, HHV-4)

엡스타인-바바이러스는 아프리카 지역에서 주로 관찰되는 버킷림프종(Burkitt's lymphoma)의 원인 바이러스이다. 그 밖에도 비인두암과 일부 림프종의 원인으로 알려져 있다. 이 바이러스는 B세포에 감염하여 암을 발생시킨다. 어린 시절에 감염될 경우 별다른 증상을 보이지 않으나, 사춘기 이후에 처음 감염되면 전염단핵구증을 일으킨다.

이 바이러스가 B세포에 감염될 경우 림프구 침윤이 치주염에서 특징적으로 나타나지만, 거대세포바이러스와 마찬가지로 이 바이러스가 치주염과 관련이 있는지의 여부는 확실하지 않다. 현재까지 엡스타인-바바이러스에 효과적인 항바이러스요법은 개발되지 않았다.

(4) 거대세포바이러스(cytomegalovirus, CMV, HHV-5)

거대세포바이러스의 감염은 매우 흔하나 대부분 불현성이어서 타액선에서 우연히 거대세포 봉입체를 발견함으로써 진단되는 경우가 많다. 처음 감염되는 시기가 임신기일 경우에는 태아에게 장애가 일어나기 쉽다. 조직 중에 봉입체(inclusion body)를 가진 거대(megalo)한 세포(cyto)가 관찰된다고 하여 이 병명과 바이러스명이 붙었다(그림 7-16). 처음 감염되는 시기가 사춘기 이후일 경우에는 전염단핵구증(glandular fever)과 유사한 증상이 나타난다. 면역력이 저하된 환자에게서 재활성화되면 매우 위험하므로 바이러스 감염 여부를 면밀히 조사해야 한다. 인체의 거의 모든 장기에 감염할 수 있으며 주로 대식세포에 잠복한다. 치주염 환자의 치주낭에서 발견되기도 하나, 단순히 바이러스에 감염된 대식세포가 치주낭으로 이동했을 가능성이 있으며 치주염과의 인과관계는 밝혀지지 않았다. 치료제로는 간시클로버를 사용한다.

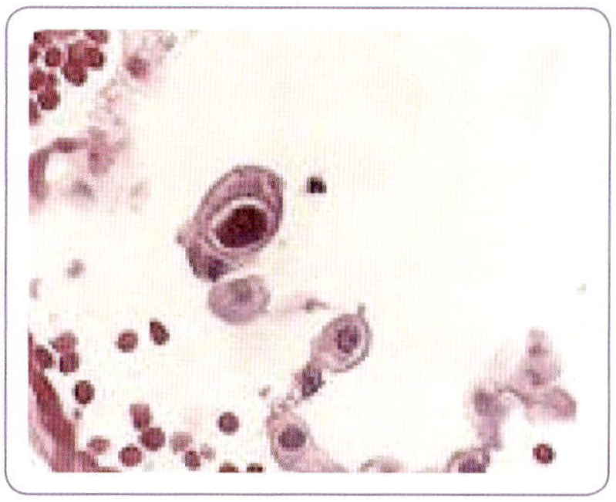

그림 7-16

거대세포바이러스 감염을 나타내는 전형적인 '올빼미 눈(Owl's eye appearance)'

2) 아데노바이러스(adenovirus) (그림 7-17)

외피(envelope)가 없는 노출형 유형 I의 DNA 바이러스로, 영유아의 호흡기 감염병, 인두결막염, 소아의 바이러스성 설사 등을 일으킨다. 대부분은 경증이다.

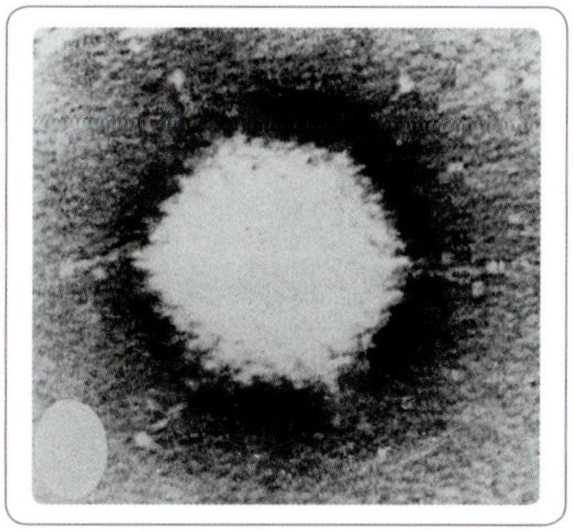

그림 7-17

아데노바이러스(전자현미경 사진)

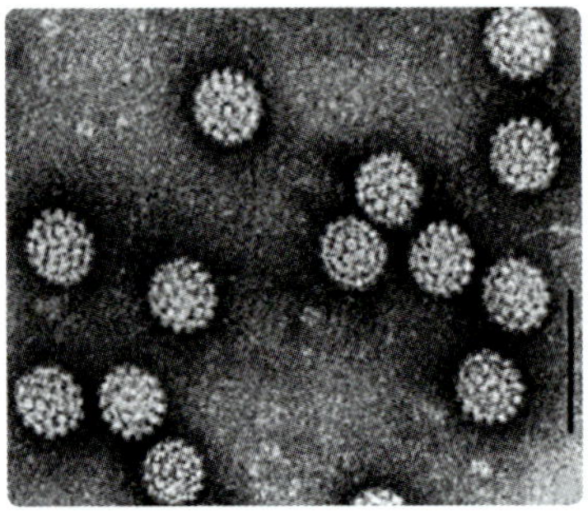

그림 7-18
사람유두종바이러스(전자현미경 사진)

3) 사람유두종바이러스(human papilloma virus, HPV) (그림 7-18)

유형 I의 이중가닥 DNA 바이러스이다. 건강한 사람의 피부에도 존재하며 보통은 특별한 증상을 일으키지 않는다. HPV에 의해 발생하는 흔한 증상은 피부나 구강, 생식기 점막에 발생하는 사마귀이다(그림 7-19). HPV에 의한 사마귀는 대부분 해롭지 않으나 일부는 암을 유발할 수 있다. HPV-16과 HPV-18은 자궁경부암 발생과 관련이 있다고 알려져 있다.

HPV에 의한 생식기 질환으로서 생식기 주위에 사마귀 형태로 나타나는 첨규콘딜로마(condyloma acuminatum)가 있다. HPV-6과 HPV-11이 원인 바이러스이며, 성접촉을 통해 전파된다.

구강의 경우 HPV-13과 HPV-32가 구강점막에 발생하는 국소적 상피증식(focal epithelial hyperplasia)과 관련이 있다고 알려져 있다. HPV-16과 HPV-18이 비인두(코인두) 및 구강의 악성종양 발생과 관련이 있다는 보고도 있으나 그 연관성은 자궁경부암만큼 명확하지 않다.

현재 자궁경부암 예방백신이 개발되어 있으며, 이는 고위험형인 HPV-16, HPV-18과 저위험형인 HPV-6과 HPV-11의 감염을 막아 준다. 자궁경부암 백신은 성생활을 시작하기 전에 접종하는 것이 권장된다.

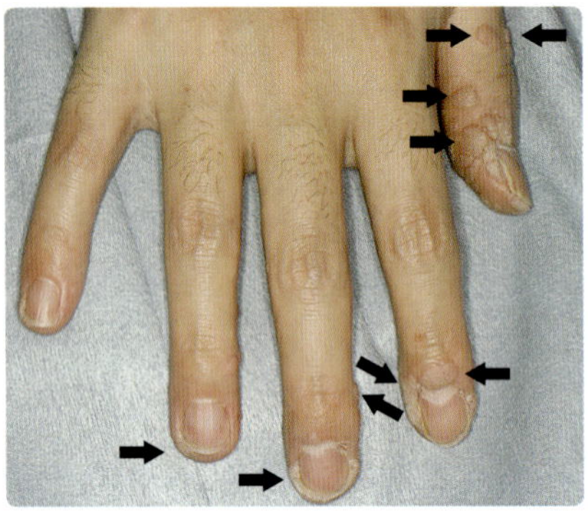

그림 7-19
보통사마귀

4) B형 간염바이러스(hepatitis B virus, HBV)

B형 간염의 원인 바이러스로, 간암을 유발할 수 있다. 유형 VII의 바이러스로, 유전체는 원형의 이중가닥 DNA로 구성되어 있으나 일부 구간은 단일가닥으로 이루어져 있다.

B형 간염 핵심항원(hepatitis B core antigen, HBcAg)으로 구성된 정이십면체 형태의 뉴클레오캡시드(nucleocapsid) 내부에 바이러스 유전체와 역전사효소(reverse transcriptase)가 들어 있다.

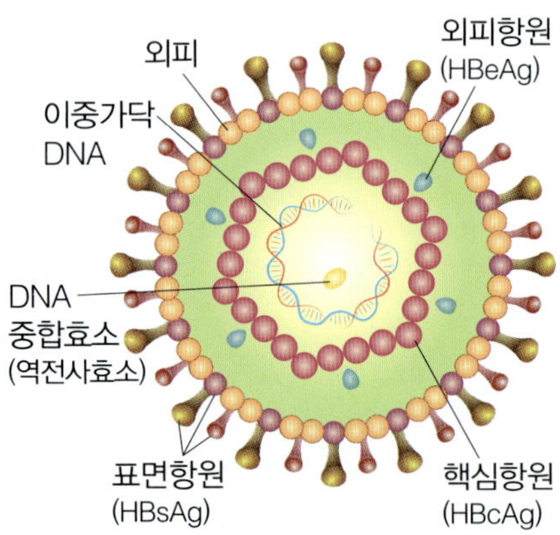

그림 7-20
B형 간염바이러스의 구조와 항원

뉴클레오캡시드는 외피에 싸여 있으며, 여기에 B형 간염 표면항원(hepatitis B surface antigen, HBsAg)이 존재한다. 그리고 B형 간염 외피항원(hepatitis B envelope antigen, HBeAg)이 외피와 뉴클레오캡시드 사이 공간에 존재한다(그림 7-20). 우리나라의 필수예방 접종 중 하나로 세 번 접종한다. 일반인에 비해 치과종사자들은 B형간염 발병율이 2~5배 높다. 따라서 치과종사자는 반드시 B형간염 항체검사 또는 예방접종을 받아야 한다.

전파경로는 매우 다양하여 주로 혈액을 비롯한 타액, 정액, 질분비액, 모유 등을 통해 전파되며, 성접촉, 의료기기 및 위생용품의 공유, 깨물기 등을 통해서도 감염될 수 있다. 출생 과정에서 산모로부터 태아에게 수직감염도 일어난다.

B형 간염바이러스의 감염은 급성과 만성의 2가지 형태로 나타난다. 급성 감염의 경우 바이러스의 증식이 활발히 일어나는 기간이 2주 이하로 짧으나, 만성 감염의 경우 바이러스의 증식이 활발한 상태가 30년 이상 유지되기도 한다. 대부분 감염된 사람은 특별한 임상적 증상을 보이지 않으나, 급성 감염의 경우 황달 증상이 나타나기도 한다. 만성 감염의 경우 감염 후 약 5년에서 길게는 20년 후에 심각한 간질환이 나타날 가능성이 높으며, 간암으로 진행되기도 한다.

바이러스 감염이 급성으로 진행되는지 만성으로 진행되는지를 결정하는 가장 중요한 요소는 환자의 연령이다. 출생 과정에서 수직감염된 태아의 경우 약 95%의 확률로 만성 감염으로 진행된다. 반면 정상적인 면역계를 가진 성인이 감염될 경우 만성 감염으로 진행될 확률은 5% 정도이다.

B형 간염을 진단하는 데에는 혈청학적 검사법을 이용한다. B형 간염 표면항원(HBsAg)의 존재를 확인함으로써 그 사람이 HBV에 감염되어 있음을 알 수 있지만, 감염이 급성인지 만성인지, 또 바이러스가 활발히 증식하는 감염성이 높은 상태인지는 알 수가 없다.

B형 간염 외피항원(HBeAg) 또는 바이러스 DNA의 존재 여부를 검사함으로써 바이러스가 활발히 증식하고 있는지를 알 수 있다. 감염이 급성인지 만성인지를 판단하기 위해서는 B형 간염 핵심항원(HBcAg)에 대한 IgM 항체의 존재 여부를 검사한다. 해당 항체가 존재할 경우 급성으로 판정하며, 환자가 성인일 경우 수 개월 안에 회복될 것을 기대할 수 있다. B형 간염바이러스에 감염되었다가 회복된 사람의 경우 혈청에 HBsAg는 존재하지 않으나 HBsAg와 HBcAg에 대한 IgG 항체를 갖는다. B형 간염바이러스 감염검사에 이용되는 지표와 그 결과에 따른 해석을 정리하면 표 7-6과 같다.

B형 간염바이러스의 감염을 치료할 수 있는 방법은 현재 없으며, 바이러스의 증식을 억제하는 라미부딘(lamivudine), 엔테카비어(entecavir), 테노포비어(tenofovir) 등의 약물이 사용되고 있다. 약물요법을 통해 전염성과 간암의 발생 위험성을 효과적으로 낮출 수 있으나, 평생 약물을 투여해야 하며 약물에 내성을 보이는 바이러스의 출현 여부를 확인하기 위해 주기적으로 검사를 받아야 한다. 한편, HBV 백신접종을 통해 바이러스의 감염을 효과적으로 예방할 수 있어 우리나라에서는 B형 간염 예방접종이 필수 예방접종 중 하나로 지정되어 있다.

상태	혈청에서 발견되는 인자				
	HBsAg	anti-HBs IgG	anti-HBc IgG	anti-HBc IgM	HBeAg/ HBV DNA
바이러스와 접촉하지 않은 사람. 면역 없음	−	−	−	−	−
백신 접종으로 면역 획득. 전염성 없음	−	+	−	−	−
감염 후 회복되어 면역 획득. 전염성 없음	−	+	+	−	−
급성 감염. 전염성 높음	+	−	+	+	+
급성 감염에서 회복 중. 전염성 낮음	−	−	+	+	−
만성 활동성 감염. 전염성 높음	+	−	+	−	+
만성 비활동성 감염, 전염성 낮음	−	−	+	−	−

표 7-6 **B형 간염바이러스 감염 검사에 사용되는 지표**

3 RNA 바이러스

1) A형 간염바이러스(hepatitis A virus, HAV)

양성(+) 단일가닥 RNA 유전체를 갖는 유형 IV의 바이러스이다. 대변구강(fecal-oral) 경로를 통해 전염되며, 급성 간염을 일으킨다. 젊은 사람은 감염되어도 증상이 나타나지 않는 경우가 많다. 연령 증가에 따라 증상이 심해지면 황달이 생기기 쉽다. 만성화되지는 않는다.

A형 간염바이러스 백신은 우리나라의 필수 예방접종 중 하나이며, 현재까지 치료제는 개발되어 있지 않다.

2) C형 간염바이러스(hepatitis C virus, HCV)

양성(+) 단일가닥 RNA 유전체를 갖는 유형 IV의 바이러스이다. HBV와 전염 경로가 비슷하여 주로 오염된 혈액이나 혈액제제, 의료기기 등을 통해 감염되므로 치과진료에서 주의가 필요하며, 진료기구의 재사용을 피해야 한다. 그러나 성접촉을 통한 감염이나 수직감염의 가능성은 낮다.

HBV 감염과 달리 HCV 감염의 진행 경과는 면역계의 성숙도와 관계가 없으며, 70% 이상에서 만성 감염으로 진행한다. 급성 C형 간염의 경우 대부분 증상 없이 자연적으로 회복되나, 일부 환자의 경우 독감과 비슷한 증상을 겪기도 한다. 반면, 만성 감염으로 진행될 경우 자연적으로 회복되는 일은 매우 드물며 간암의 발생 위험이 증가한다. 이는 느리게 진행되어 20년 이상 걸리는 경우가 많은데, 알코올 섭취는 질환의 진행을 빠르게 한다.

혈중 HCV 특이항체를 검출하여 진단할 수 있으나, 급성 감염과 만성 감염을 구별할 수 있는 방법은 없다. C형 간염에 대한 백신은 현재까지 없으나 2010년대 중반 이후 소포스부비르(sofosbuvir)를 비롯한 여러 종류의 치료제가 개발되어 90% 이상의 매우 높은 완치율을 보이고 있다.

▶ MMR 백신

홍역바이러스(measles virus), 멈프스바이러스(mumps virus), 풍진바이러스(rubella virus)에 대한 3종 혼합백신[홍역(measles)과 유행성이하선염(mumps, 볼거리), 풍진(rubella)의 머리글자를 따서 MMR 백신이라고 함]이 개발되어 있다.

3) 풍진바이러스(rubella virus)

양성(+) 단일가닥 RNA 유전체를 갖는 유형 IV의 바이러스로, 풍진[rubella; 3일 홍역(three-day measles)이라고도 함]의 원인이 된다. 비말을 통해 감염되며 2~3주의 잠복기 후 발열, 림프절종창, 피부발진이 나타난다. 비교적 경증으로 끝나지만, 처음 감염되는 시기가 임신 초기일 경우에는 태아에게서 선천성 풍진증후군[congenital rubella syndrome; 내이성 난청, 심혈관계 이상, 눈 이상(백내장, 녹내장)]이 일어날 가능성이 있다.

필수 예방접종 중 하나인 MMR백신 접종을 통해 예방할 수 있으나, 임신 중에는 이 백신의 접종을 피해야 하며 접종 후 2개월간은 피임해야 한다.

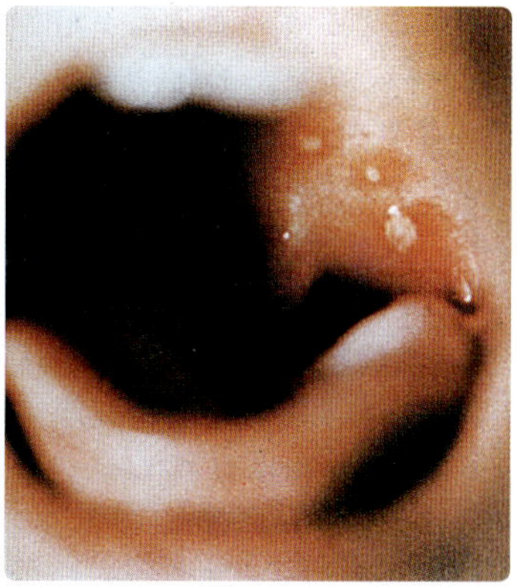

그림 7-21

콕사키바이러스 A군에 의한 포진성 구협염

4) 콕사키바이러스(coxsackie virus), 에코바이러스(echovirus)

양성(+) 단일가닥 RNA 유전체를 갖는 유형 IV의 바이러스이다. 고열과 함께 연구개 부위 점막에 다수의 수포와 궤양이 형성되는 포진성 구협염(herpangina)(그림 7-21)과 손발, 구강점막에 수포성 발진이 나타나는 수족구병(hand-foot-mouth disease)의 원인 바이러스이다(그림 7-22).

포진성 구협염은 주로 콕사키바이러스 A 또는 에코바이러스에 의해 발생하며, 수족구병은 콕사키바이러스-A 10 · 16, 에코바이러스-71 등에 의해 발생한다.

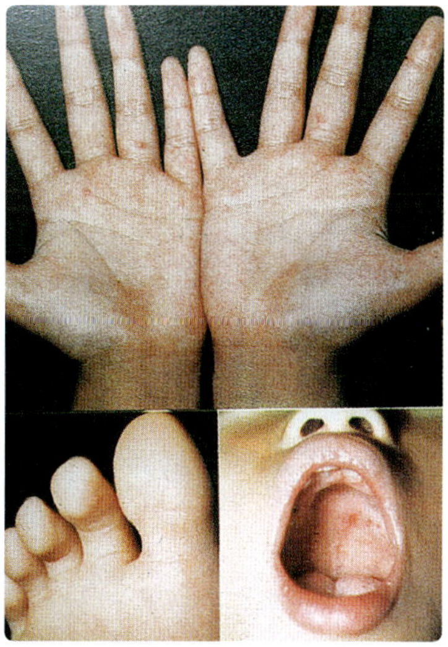

그림 7-22

콕사키바이러스 A16형에 의한 수족구병

5) 폴리오바이러스(poliovirus)

유형 IV의 양성(+) 단일가닥 RNA 바이러스로, 소아마비(acute poliomyelitis, 급성 회색질척수염, 폴리오)의 병원체이다. 경구 감염되며 소장 파이어판(Peyer's patch)의 M세포가 침입경로이다. 대부분이 불현성(무증상) 감염이지만, 사지에 이완성 마비를 일으켜 사망하거나 불구가 되는 경우가 있다.

1950년대 이후 백신이 개발되어 현재는 세계 일부 지역을 제외하고는 박멸된 것으로 보고 있다. 하지만 우리나라의 필수 예방접종 중 하나이다.

6) 노로바이러스(norovirus)

양성(+) 단일가닥 RNA 유전체를 갖는 유형 IV의 바이러스이다. 굴 등 조개류에 의한 식중독의 원인 바이러스로 종종 겨울철에 집단 발생한다. 감염된 사람의 분변이나 구토물 등을 통해서도 전파될 수 있다. 노로바이러스에 의한 집단감염은 학교 등에서 일어나며, 노인이나 어린아이들이 감염되기 쉽다.

7) 일본뇌염바이러스(Japanese encephalitis virus)

양성(+) 단일가닥 RNA 유전체를 갖는 유형 IV의 바이러스이다. 이 플라비바이러스과(*Flaviviridae*) 바이러스에는 절지동물을 매개로 감염(매개체 감염, vector-borne infection)을 일으키는 바이러스가 몇몇 포함된다. 일본뇌염바이러스는 돼지의 피를 빨아먹은 작은빨간집모기(*Culex tritaeniorhynchus*)에 의해 사람이 감염된다. 대부분 불현성 감염으로 끝나지만, 100~1,000명 중 1명의 비율로 뇌염이 발병하며, 그 사망률은 20~40%로 높다. 특별한 치료법이 없으므로 백신접종을 통한 예방이 중요하다. 우리나라의 필수 예방접종 중 하나이다.

플라비바이러스과 중에서 그 밖에 절지동물을 매개로 감염을 일으키는 바이러스에는 뎅기바이러스(dengue virus; 아시아 태평양 지역 및 중남미에 서식하는 열대줄무늬모기가 매개체), 황열병바이러스(yellow fever virus; 남미 및 아프리카에 서식하는 열대줄무늬모기가 매개체), 웨스트나일바이러스(West Nile virus; 아프리카, 유럽 및 북미에서 서식하는 집모기나 숲모기가 매개체)가 있는데, 지구온난화에 따라 우리나라를 포함한 중위도 지역으로 감염 확대가 우려되고 있다.

8) 리노바이러스(rhinovirus)

양성(+) 단일가닥 RNA 유전체를 갖는 유형 IV의 바이러스로, 급성호흡기감염증을 일으킨다. 감염된 사람의 분비물과 직접 접촉 또는 비말로 전파되며 감염시 인후통, 호흡기 증상, 근육통 등을 일으킨다. 예방백신이나 특이적인 항바이러스제는 없으며 사망은 드물게 나타난다.

9) 코로나바이러스(coronavirus)

양성(+) 단일가닥 RNA 유전체를 갖는 유형 IV의 바이러스로, 사람과 동물에서 호흡기질환을 일으키는 것으로 알려져 있다. 외피를 가진 공모양의 입자로, 입자 표면에는 돌기(spike, S)단백질이 돌출되어 있고 그 말단은 화분 모양이다. 이 바이러스의 명칭은 돌기단백질이 입자를 감싸는 모습이 태양의 코로나(corona)와 비슷한 것에서 유래한다(그림 7-23). 사람 감염 코로나바이러스는 주로 겨울부터 초봄에 걸쳐 감기를 일으키는 유형(229E, OC43, NL63, HKU1)과 중증폐렴을 일으킬 수 있는 유형(SARS-CoV, MERS-CoV)이 있다(그림 7-24).

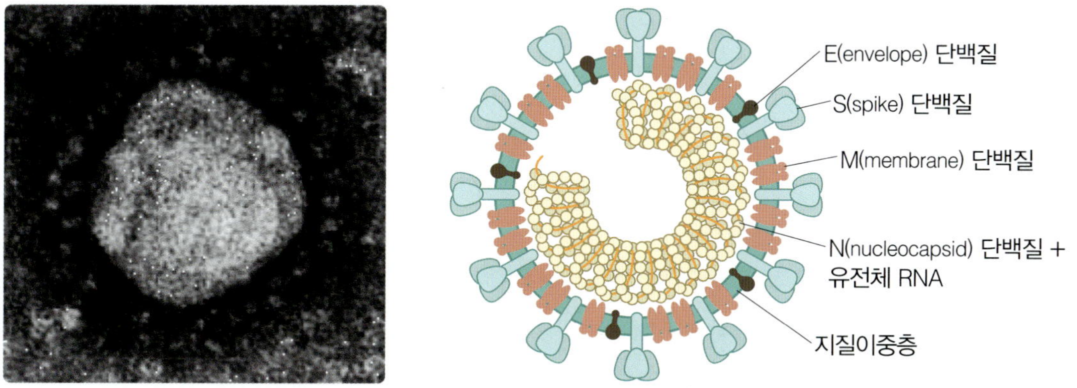

그림 7-23
코로나바이러스의 선자현미경상과 구소
바이러스 표면에 왕관 모양으로 보이는 돌기(S)단백질이 코로나바이러스의 특징이다.

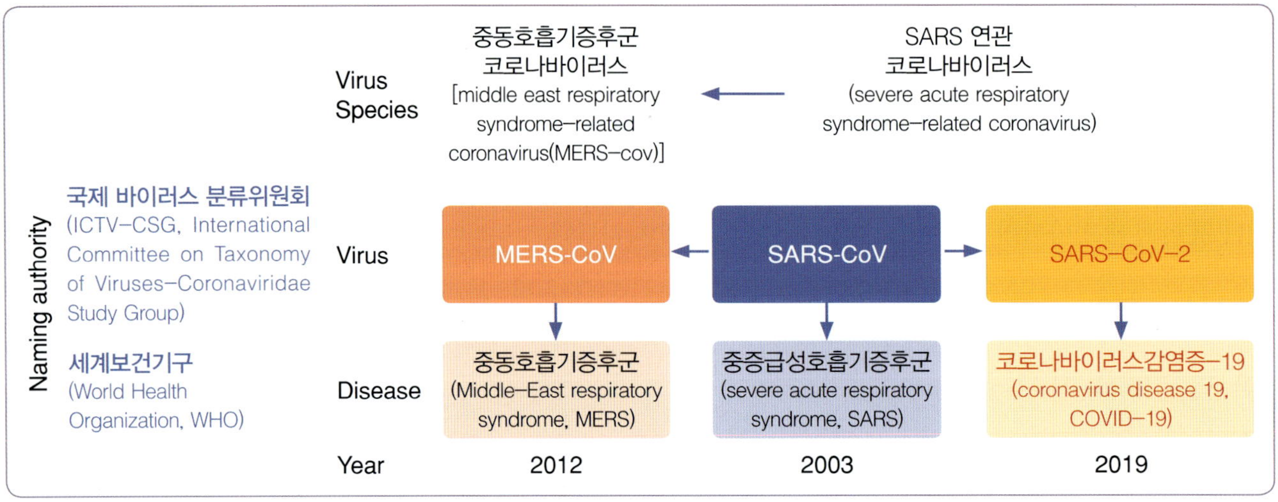

그림 7-24
신종 코로나바이러스 분류

(1) SARS 코로나바이러스(SARS coronavirus)

21세기에 들어 처음 세계적으로 유행한 감염병인 중증급성호흡기증후군(severe acute respiratory syndrome, SARS)의 원인바이러스이다. 2003년 동남아시아에서 발생된 SARS의 감염경로는 비말 및 접촉감염이다. 일반적으로는 사람간의 밀접한 접촉 시 감염성 비말에 노출됨으로써 전파된다. SARS 코로나바이러스의 자연 숙주는 박쥐이며, 흰코사향고양이를 통해 사람에게 감염되었다고 추측한다. 잠복기는 2~10일(평균 5일)이다. 38℃ 이상의 발열, 기침, 전신권태감 등 인플루엔자 유사증상으로 갑자기 발병하는 경우가 많다. 발병 2주일 무렵에는 (비정형)폐렴으로 진행하여 기침, 호흡곤란이 관찰된다. 발병자의 약 80%는 호전되지만, 급격하게 급성호흡곤란증후군(acute respiratory distress syndrome, ARDS)으로 진행하여 사망하기도 한다. 최대 70%의 환자가 물설사를 일으킨다는 보고도 있다.

(2) MERS 코로나바이러스(MERS coronavirus)

2012년 사우디아라비아 등 중동지역에서 발생한 중동호흡기증후군(Middle East respiratory syndrome, MERS)의 원인 바이러스이다. 주요 감염경로는 비말감염이나 접촉감염이다. 단봉 낙타가 MERS 코로나바이러스를 보유한 동물이며 사람의 감염원으로서 유력시되고 있다.

잠복기는 2~14일(평균 5일)이다. 발열, 기침, 호흡곤란 등 상기도염

증상으로 끝나는 것에서부터 폐렴, 설사, 패혈쇼크, 다장기부전 등에 이르는 다양한 증상을 나타낸다. 특히 기저질환(당뇨, 신부전, 만성폐질환, 면역결핍질환)을 가진 사람에서 감염률이 높고 예후도 불량하다.

(3) SARS-CoV-2

2019년 12월 새로운 유형의 코로나바이러스(SARS-CoV-2)에 의한 호흡기감염질환인 코로나바이러스감염증-19(coronavirus disease 19, COVID-19)가 전세계로 확산되었다. 호흡기나 눈, 코, 입의 점막을 통해 감염자의 비말이 침투될 때 감염된다. 오염된 표면을 만진 후 점막을 통한 감염도 가능하다. 약 2~14일(추정)의 잠복기를 거친 뒤 발열(37.5℃) 및 기침이나 호흡곤란 등의 호흡기증상, 폐렴이 주증상으로 나타나지만 그밖에 두통, 객혈과 오심, 설사 등도 나타날 수 있다. 무증상 감염 사례 빈도도 높게 나오고 있다. 고령자, 면역기능이 저하된 환자, 기저질환을 가진 환자가 주로 중증화되며 사망을 초래한다.

10) 인플루엔자바이러스(influenza virus)

음성(-) 단일가닥 RNA 유전체를 갖는 유형 V의 바이러스이다. 인플루엔자의 원인 바이러스로, 외피(envelope)형 RNA 바이러스이다(그림 7-25). A, B, C형의 3가지 종속으로 분류되는데, 이 가운데 주기적으로 대유행을 반복하는 것이 A형이다. A형 인플루엔자바이러스의 자연계에서의 숙주는 오리이며, 많은 포유동물에도 감염을 일으킬 수 있다.

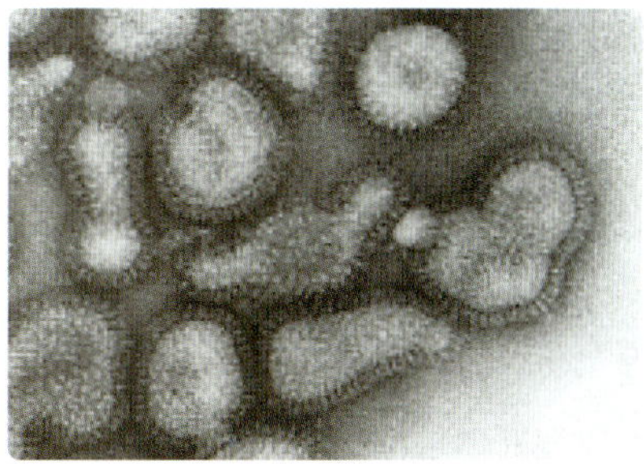

그림 7-25
인플루엔자바이러스의 전자현미경상

외피에 존재하는 적혈구응집소(hemagglutinin, 헤마글루티닌)의 항원성에 따라 H1에서 H15까지 아형이 존재하고, 뉴라민분해효소(neuraminidase)의 항원성에 따라 N1에서 N9까지 아형이 존재한다. A형 인플루엔자바이러스는 8개로 분절된 유전체를 가지며, 외피에는 세포의 흡착과 침입에 필요한 적혈구응집소와 세포로부터 유리될 때 필요한 뉴라민분해효소를 가지고 있다(그림 7-26).

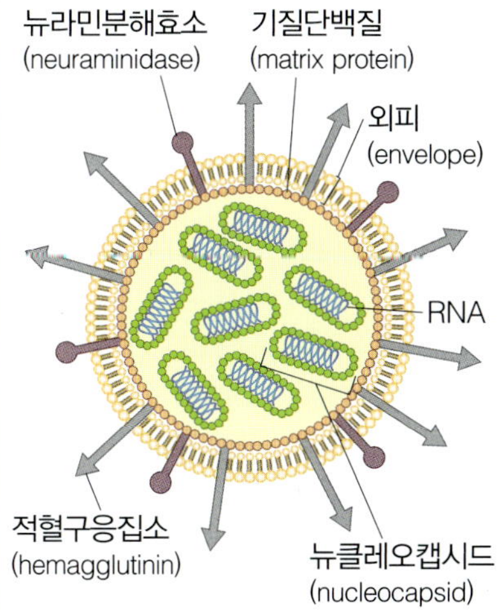

그림 7-26
A형 인플루엔자바이러스의 구조

A형 인플루엔자바이러스에 대한 항바이러스제로는 자나미비어(zanamivir), 오셀타미비르[oseltamivir; 상품명 : 타미플루(Tamiflu)], 아만타딘(amantadine)이 있다. 타미플루의 경우 21세기 초에 대유행한 신종 인플루엔자에 대응하기 위해 수요가 급증했었다. 예방 목적으로 타미플루를 사용하는 경우 내성을 유발할 수 있다. 타미플루에 내성을 보이는 환자는 대체 항바이러스제인 리렌자(relenza)를 사용해야 한다. 어린이나 청소년의 경우 수두, 인플루엔자 등

바이러스성 질환을 앓는 동안 아스피린을 복용하면 라이증후군(Reye syndrome)이 나타날 수 있다.

라이증후군은 심한 구토와 의식소실, 황달을 동반하지 않는 지방간, 뇌부종 등을 나타내는 치명적인 질환으로, 어린이나 청소년에게 인플루엔자바이러스 감염 증상을 완화시키기 위해 아스피린을 사용하는 것은 피해야 한다.

(1) 인플루엔자바이러스의 항원 변화

인플루엔자바이러스의 유전체 복제과정에서 돌연변이(mutation)가 일어나 바이러스 표면에 존재하는 적혈구응집소나 뉴라민분해효소의 단백질 구조에 작은 변화가 일어날 수 있다. 이러한 현상을 항원 소변이(antigenic drift)라고 한다. 인플루엔자 유행이 매년 발생하는데, 매년 백신접종을 받도록 권장하는 이유는 항원 소변이로 인해 인플루엔자바이러스의 항원이 계속해서 변하여 감염이나 백신접종으로 인해 생성된 면역이 시간의 흐름에 따라 효과가 떨어지기 때문이다.

한편 서로 다른 2개 이상의 인플루엔자바이러스가 한 세포에 감염했을 때, 바이러스의 8개 분절 유전체 중 일부 분절이 섞일 수 있다. 이 경우 새로 만들어져 세포로부터 방출되는 바이러스는 세포를 처음 감염시킨 바이러스와는 크게 다른 단백질 조합을 갖는 바이러스가 된다. 이러한 현상을 항원 대변이(antigenic shift)라고 한다(그림 7-27). 약 10~40년을 주기로 발생하는 전 세계적인 인플루엔자 대유행은 이러한 항원 대변이로 인해 과거에 획득한 면역을 거의 무효화시키는 새로운 형태의 바이러스가 나타나기 때문이다. 최근 발생한 고병원성 조류인플루엔자바이러스(H5N1)는 조류의 바이러스가 항원 대변이를 통해 조류와 사람을 동시에 감염시킬 수 있도록 변화한 것으로 추측되고 있는데, 조류를 통해 빠르게 전파될 수 있고, 사람은 이 바이러스에 대한 면역력이 없어 대유행의 발생이 우려되고 있다.

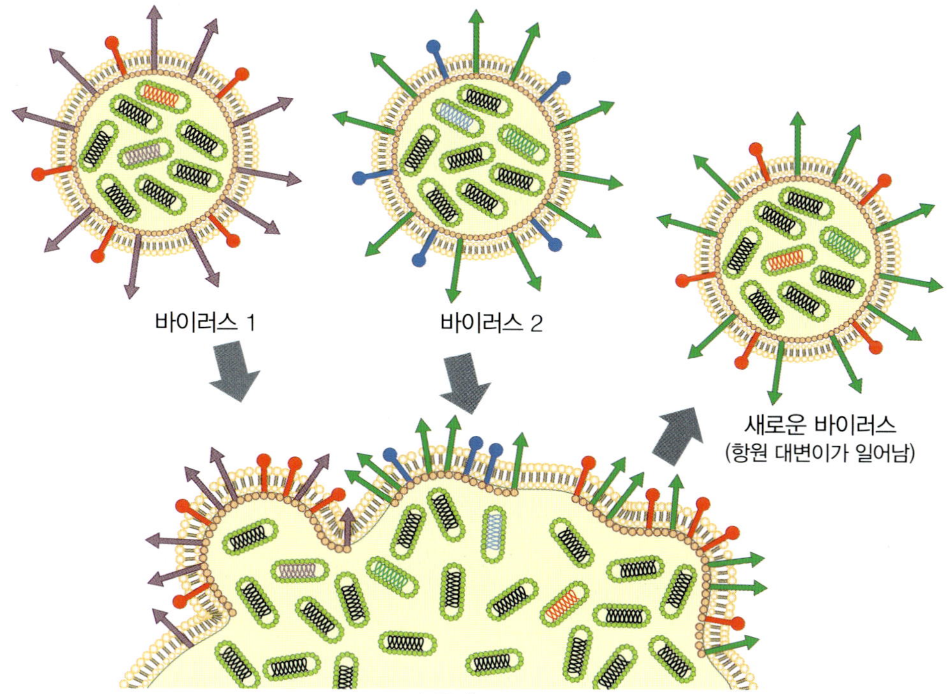

그림 7-27
항원 대변이

11) 홍역바이러스(measles virus)

음성(–) 단일가닥 RNA 유전체를 갖는 유형 V의 바이러스이다. 홍역의 원인 바이러스로 비말을 통해 감염된다. 홍역은 소아의 감염병으로 1~2주일의 잠복기를 거쳐 발열, 기침, 콧물, 결막염 등의 증상을 일으킨다(전구기). 구강점막에는 조기진단에 유용한 코플릭반점(Koplik's spot; 상악 구치 부위의 볼점막에 나타나는 백색 얼룩)(그림 7-28)이 보이는 경우가 있다.

전구기의 증상은 일단 쇠퇴하지만, 다시 발열과 홍역 특유의 홍반성 구진 형태의 피부발진이 나타난다(발진기)(그림 7-29). 전구기와 발진기 동안 바이러스는 눈물, 콧물, 혈액, 타액, 소변 등으로 배출된다.

필수 예방접종 중 하나인 MMR백신 접종을 통해 예방할 수 있으나, 성인 여성이 예방을 위해 백신을 접종받는 경우에는 임신하지 않은 것을 확인한 후에 접종해야 하며 접종 후 2개월간은 피임해야 한다.

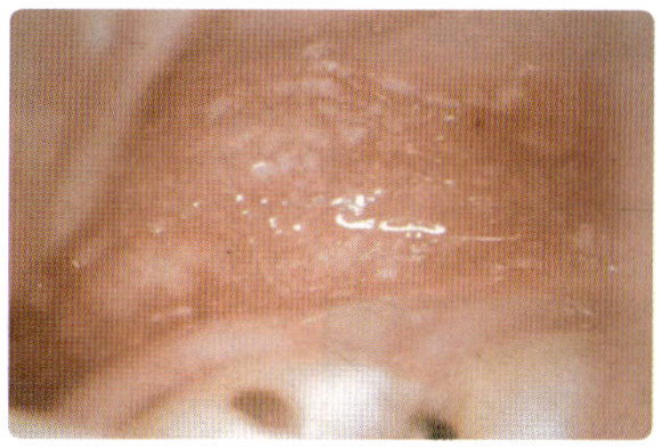

그림 7-28
구강 볼점막의 코플릭반점

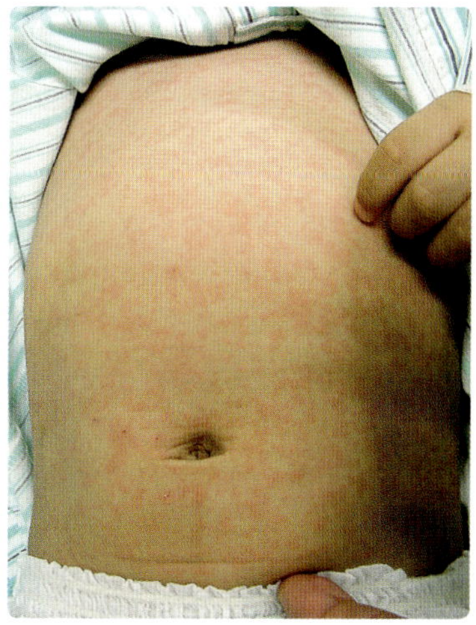

그림 7-29
홍역바이러스에 의한 발진

12) 멈프스바이러스(mumps virus)

음성(–) 단일가닥 RNA 유전체를 갖는 유형 V의 바이러스로, 유행성이하선염(볼거리)의 원인이 되며, 비말을 통해 감염된다. 2~3주일의 잠복기 후 한쪽 또는 양쪽 이하선에 종창이 생긴다. 처음 감염되는 시기가 사춘기 이후일 경우는 고환염(orchitis)이 발병해 불임의 원인이 될 수도 있다.

13) 광견병바이러스(rabies virus)

음성(–) 단일가닥 RNA 유전체를 갖는 유형 V의 바이러스이다. 광견병의 원인이 되며, 거의 모든 포유동물에 감염된다. 광견병(rabies)은 광견병바이러스가 일으키는 치사성의 인수공통감염병(zoonosis)으로, 모든 포유동물과 박쥐 등이 감수성을 가지며 이 바이러스가 속한 랍도바이러스과 리사바이러스속(Lyssavirus)의 다른 바이러스에 의한 감염에서도 비슷한 병태를 나타낸다. 광견병은 일본, 북유럽 여러 나라, 영국, 아이슬란드, 뉴질랜드 등을 제외하고 전세계에 분포한다(그림 7–30).

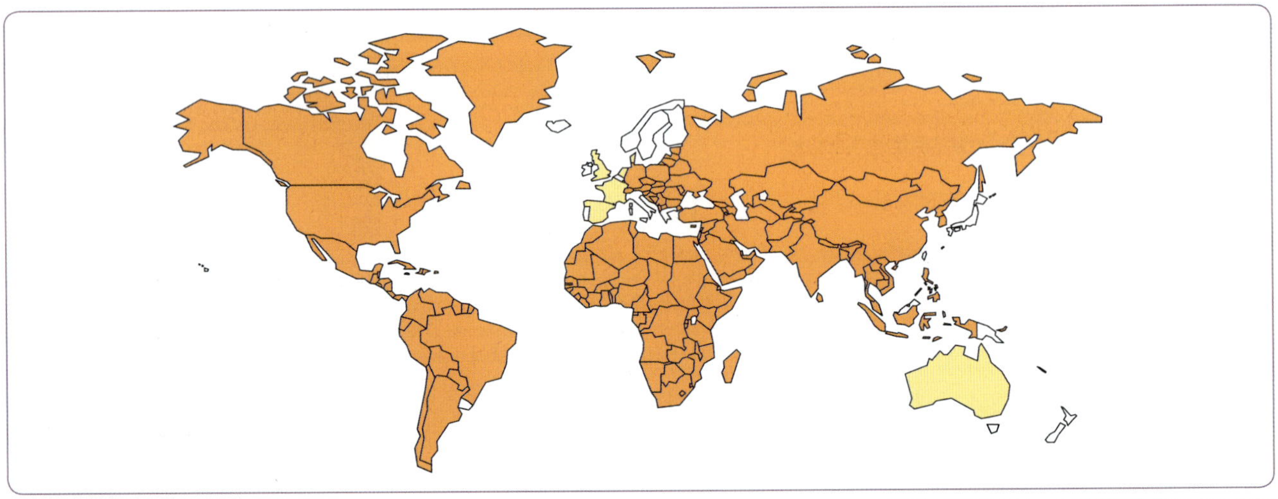

그림 7–30
세계의 광견병바이러스 감염 상황
▭ : 광견병바이러스(리사바이러스속 바이러스 포함) 침투국 ▭ : 광견병바이러스 이외의 리사바이러스속 바이러스 침투국
▭ : 광견병바이러스 청정국

14) 사람면역결핍바이러스(human immunodeficiency virus, HIV)

유형 VI의 바이러스로, 역전사효소(reverse transcriptase)를 가지고 있어서 RNA에서 DNA를 합성할 수 있다. 바이러스가 세포와 결합하면 역전

사효소와 RNA 유전체가 세포질 내로 유리되고, 역전사효소가 RNA 유전체로부터 이중가닥 DNA를 합성하며, 합성된 바이러스 DNA는 핵 내의 인간 유전체에 끼어들게 된다. HIV는 주로 보조 T세포(helper T cell, Th cell)에 감염하며 보조 T세포의 유전체에 바이러스 DNA를 끼워 넣은 프로바이러스 형태로 수십 년 동안 잠복해 있기도 한다.

HIV에는 HIV-1과 HIV-2의 2종류가 있는데, 전 세계적으로 문제가 되는 것이 HIV-1이다. HIV-1은 혈액 및 체액을 통해 감염하고, HIV-2는 주로 서아프리카 지역에 나타나며 약한 병원성을 보인다.

HIV-1의 감염 과정은 여러 단계로 구분할 수 있다(그림 7-31). 감염 2~4주 후 환자의 약 50%가 발열, 가슴부위 발진, 림프절종창 등의 증상을 보이는 급성 HIV 증후군(primary HIV-1 infection, PHI)을 나타낸다. 급성 HIV 증후군은 1~3주 정도 지속되는데 이 기간에는 환자의 혈액에서 HIV-1이 검출되지만, HIV-1에 대한 항체는 검출되지 않는다.

급성기가 지나면 수년간의 불현성기가 이어진다. 그러나 이 기간에도 바이러스는 계속해서 천천히 증식하고 있다. 사람에 따라서는 15년 이상 불현성기가 지속되기도 한다.

HIV-1에 감염된 대부분의 환자는 점진적인 면역력 저하가 나타나는데, 혈중 보조 T세포 수치를 관찰함으로써 질환의 진행상태를 파악할 수 있다. 면역력 저하가 계속됨에 따라 환자는 감염에 취약해져, 정상세균총에 속하는 세균이나 건강한 사람에게서 병원성을 나타내지 않는 세균에 의한 기회감염(opportunistic infection)이 쉽게 발생한다.

HIV-1 감염을 치료하지 않아 후천성 면역결핍증후군(acquired immune deficiency syndrome, AIDS)에 이르게 되면 치명적이었으나, 현재는 항바이러스요법을 통해 질환의 진행 속도와 환자의 삶의 질을 크게 개선할 수 있게 되었다.

불현성기 동안에는 감염자의 구강 건강 상태는 건강한 사람과 차이가 없으나, HIV-1에 의해 면역력이 저하되기 시작하면 다양한 구강 내 증상이 나타난다. 가장 흔한 증상은 진균인 캔디다 알비칸스(*Candida albicans*)에 의한 구내염(stomatitis)이다. 또한 괴사성 궤양성 치은염(necrotizing ulcerative gingivitis, NUG)도 HIV-1 감염과 관련되어 나타난다. 치아를 둘러싸고 있는 치은조직이 붓고 괴사되는 것을 관찰할 수 있다(그림 12-21 참조, p.289).

괴사성 궤양성 치은염은 HIV-1 감염에 의한 면역력 저하로 발생하는 것으로, 구강위생을 철저히 하면 효과적으로 치료할 수 있다.

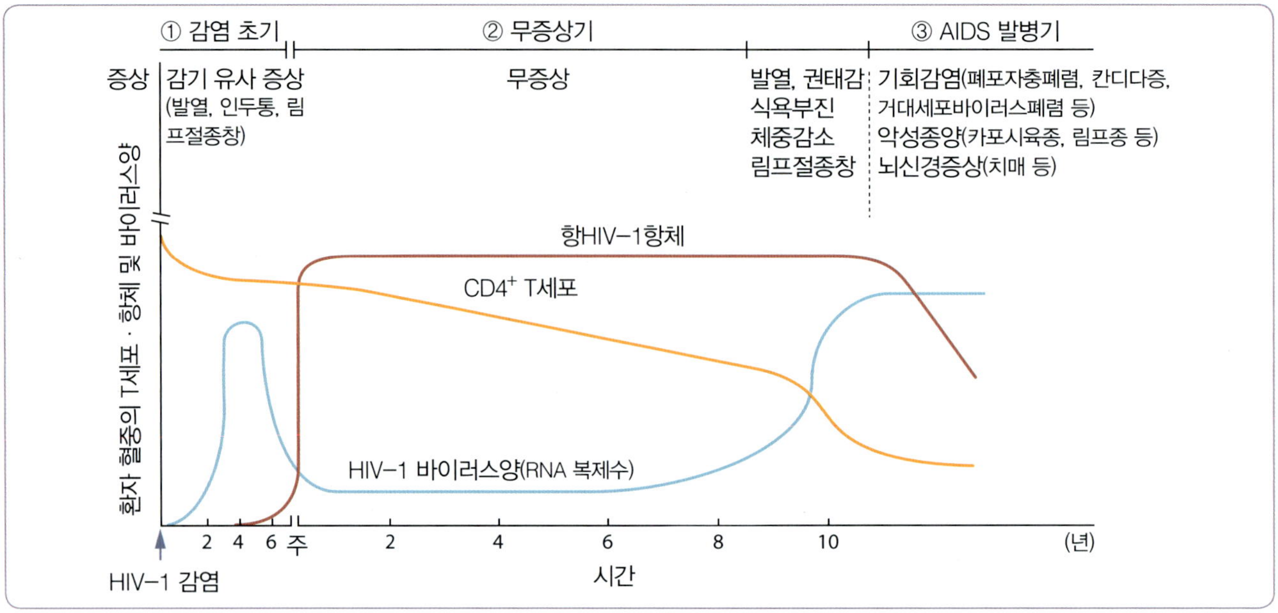

그림 7-31
HIV 감염에서 AIDS 발병까지의 경과

4 프리온(prion)

프리온은 단백질로, 생물은 아니지만 미생물학의 연구 분야 중 하나이다. 프리온이라는 이름은 단백질(protein)과 비리온(virion)의 합성어로, 바이러스와 같이 전염성을 갖는 단백질 입자라는 뜻에서 붙여진 이름이다. 프리온은 인간 크로이츠펠트–야콥병(Creutzfeldt–Jakob disease, CJD), 소 해면양뇌증(bovine spongiform encephalopathy, BSE) 등의 원인 단백질이다. 또한 전달성 해면양뇌증(transmissible spongiform encephalopathy, TSE)을 일으키는 원인으로 보고 있다. 이러한 질환에서는 신경세포의 변성 및 괴사에 의한 뇌의 스펀지 모양 변성이 특징적인 병리학적 소견으로 나타난다. 프리온은 원래 뇌 속에 존재하는 단백질로, 정상 상태일 때는 질환을 일으키지 않는다.

질환을 일으키는 프리온 단백질은 정상 프리온과 동일한 아미노산 서열을 가지나 형태가 다르다(변형 프리온). 변형 프리온은 매우 안정적이어서 단백질분해효소(proteolytic enzyme)에 잘 분해되지 않으며, 열, 자외선, 화학물질 등으로 처리하여도 잘 변성되지 않는다. 즉 변형 프리온은 뇌세포 내에서 분해되지 않는다. 또한, 변형 프리온은 정상 프리온 단백질과 접촉하면 정상 프리온을 변형 프리온으로 변형시키는 특징이 있다. 그 결과 변형 프리온이 세포 내에 축적되고, 이로 인해 세포의 손상과 사멸이 일어난다. 이러한 프리온 질환은 건강한 개체에서도 정상 프리온 단백질이 우연히 변형되어 발생할 수 있다.

사람의 경우 100만 명당 1명의 비율로 발생하는 것으로 알려져 있다. 또한, 변형 프리온이 동물 또는 사람 사이에 전파되어 발병하는 경우도 있다. 프리온 질환으로 사망한 개체의 뇌 및 신경조직을 섭취함으로써 전파될 수 있으며, 크로이츠펠트-야콥병 사망자에게서 채취한 뇌경막으로 제조한 건조 경막을 사용하여 수술한 후 발병한 증례도 보고되었다. 이러한 프리온을 불활성화시키는 방법은 표 7-7에 정리했다.

처리법	온도	시간
소각		
3% 도데실황산나트륨(SDS)	100℃	5분
고압증기멸균	132℃	1시간
1M 수산화나트륨	실온	2시간
1~5% 차아염소산나트륨	실온	2시간
7M 염산구아니딘	실온	2시간
60%(이상) 개미산	실온	2시간
50%(이상) 페놀	실온	2시간

주) 보통의 병원미생물에 대해 사용되는 가압증기멸균(121℃, 15분), 필터통과, 자외선조사, 감마선 조사, 에틸렌옥사이드가스, 에탄올 등은 효과가 없음

표 7-7 **프리온의 불활성화법**

Review Test

01. 다음 중 바르게 짝지어진 것은?

① 홍역바이러스(measles virus) – 코플릭반점

② 멈프스바이러스(mumps virus) – 수두 · 대상포진

③ 아데노바이러스(adenovirus) – 태아의 심혈관계 이상

④ 일본뇌염바이러스(Japanese encephalitis virus) – 수족구병

⑤ 거대세포바이러스(cytomegalovirus) – 버킷림프종

02. 바이러스에 의해 감염되는 질환은?

① 수족구병

② 베드나르 아프타(Bednar's aphthae)

③ 지도모양혀(geographic tongue)

④ 콜레라

⑤ 말라리아

03. 바이러스의 특성에 대한 설명으로 옳은 것은?

① 세균여과기를 통과하지 못한다.

② 핵산으로 DNA와 RNA를 모두 가지고 있다.

③ 핵산은 캡시드에 둘러싸여 있다.

④ 스스로 대사(metabolism)하여 증식한다.

⑤ 펩티도글리칸으로 구성된 외피를 가지고 있다.

04. 인플루엔자바이러스에 대한 설명으로 옳지 않은 것은?

① 음성 단일가닥 RNA 유전체를 갖는다.

② 외피에 존재하는 적혈구응집소와 뉴라민분해효소가 항원성을 나타낸다.

③ 유전체 복제과정에서 생기는 돌연변이가 항원 대변이(antigenic shift)를 일으킨다.

④ 대표적인 항바이러스제로 오셀타미비르(oseltamivir; 상품명 : 타미플루)가 있다.

⑤ 어린이나 청소년 환자의 경우 증상 완화를 위해 아스피린을 투여해서는 안 된다.

05. 역전사효소를 가지고 있는 바이러스로 감염 시 간암까지 유발할 수 있는 것은?

① 콕사키바이러스(coxsackie virus)

② B형 간염바이러스(hepatitis B virus)

③ 홍역바이러스(measles virus)

④ 풍진바이러스(rubella virus)

⑤ 유두종바이러스(papilloma virus)

06. 다음 중 B형 간염바이러스가 활발히 증식하고 있어 전염성이 높은 상태인지를 판단할 수 있는 지표는?

① HBsAg

② anti – HBs IgG

③ anti – HBc IgG

④ anti – HBc IgM

⑤ anti – HBc IgA

07. 다음 중 DNA 바이러스가 아닌 것은?

① 아데노바이러스(adenovirus)

② 유두종바이러스(papilloma virus)

③ 단순헤르페스바이러스(herpes simplex virus)

④ A형 간염바이러스(hepatitis A virus)

⑤ B형 간염바이러스(hepatitis B virus)

08. 거대세포바이러스(cytomegalovirus)에 대한 설명으로 옳지 않은 것은?

① 감염되어도 대부분 특별한 증상은 나타나지 않는다.
② 임신기에 감염될 경우 태아에게 장애가 일어날 수 있다.
③ 주로 대식세포(macrophage)에 잠복한다.
④ 치료제로는 간시클로버(ganciclovir)를 사용한다.
⑤ 치주염을 유발한다.

09. 다음 보기에서 설명하는 바이러스로 옳은 것은?

- 유형 VII의 바이러스이다.
- 출생 과정에서 산모로부터 태아에게 수직감염이 일어날 수 있다.
- 치과의료 종사자가 이 바이러스에 대한 항체를 가지고 있지 않은 경우, 백신접종을 받아야 한다.

① 아데노바이러스(adenovirus)
② B형 간염바이러스(hepatitis B virus)
③ 단순헤르페스바이러스(herpes simplex virus)
④ 사람면역결핍바이러스(human immunodeficiency virus, HIV)
⑤ 거대세포바이러스(cytomegalovirus)

해답 01. ① 02. ① 03. ③ 04. ③ 05. ② 06. ① 07. ④ 08. ⑤ 09. ②

Chapter 08

병원성 진균 및 원충

1. 진균
2. 원충(원생동물)

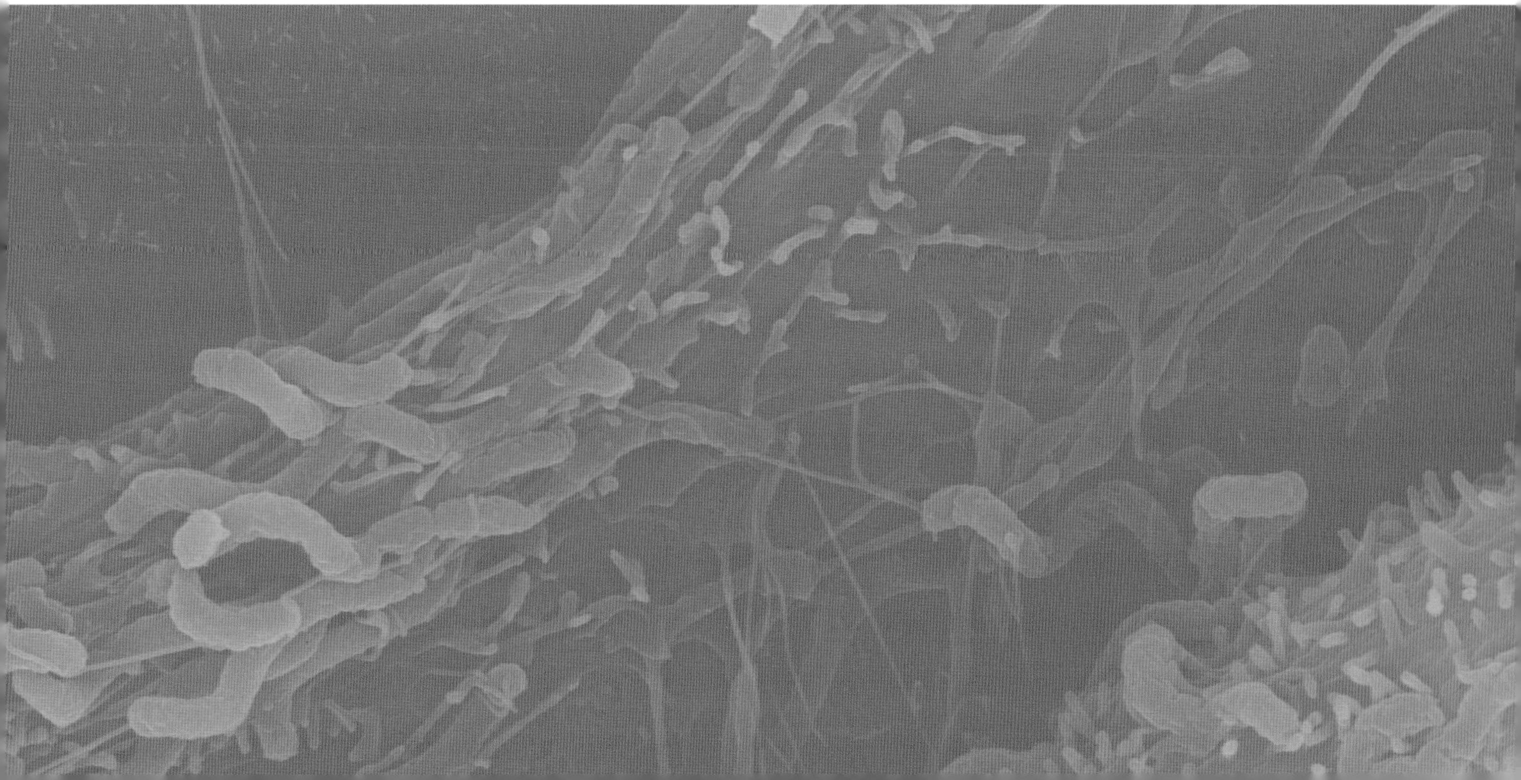

▶ 학습목표

1. 캔디다 알비칸스(*Candida albicans*)의 특성을 설명할 수 있다.
2. 피부사상균(Dermatophyte)의 특성과 종류를 설명할 수 있다.
3. 이질아메바(*Entamoeba histolytica*)의 특성을 설명할 수 있다.
4. 질편모충(*Trichomonas vaginalis*)의 특성을 설명할 수 있다.

1 진균

진균(fungus)은 진핵생물류(eukarya)에 속하는 미생물로, 원핵생물류(prokarya)에 속하는 세균류(bacteria)나 고세균류(archaea)는 물론, 같은 진핵생물류에 속하는 동물계와 식물계의 생물들과도 구분되는 특성을 가진다(2장 참조).

세균과 비교하면 그 비율은 낮으나 진균 역시 구강 정상세균총의 구성원이다. 사람의 구강에서 흔히 발견되는 진균에는 캔디다 알비칸스(*Candida albicans*)가 있다. 현재까지 약 10만 종의 진균이 밝혀졌는데, 그 중 150여 종이 사람에게 병원성을 나타내며 그중 일부가 구강질환을 유발한다. 이 장에서는 사람에게 병원성을 나타내는 진균에 대해 살펴보기로 한다.

진균 감염병은 감염부위에 따라 표재성 진균증(superficial mycoses), 피내진균증(cutaneous mycoses), 피하 진균증(subcutaneous mycoses)으로 분류할 수 있다.

표재성 진균증은 피부의 각질층 및 모간(털줄기; 털이 피부 바깥으로 드러난 부분) 부위에 국한된 진균 감염병으로, 대부분 치명적이지 않은 경우가 많고 주로 미용적인 부분이 문제가 된다.

피내 진균증은 표피와 피부 부속기관(털, 손발톱)에 나타나는 진균증이다. 염증반응을 일으키나 주위 조직을 손상시키지는 않는다. 구강캔디다증이나 피부사상균 감염병이 대표적인 피내 진균증이다.

피하 진균증은 외상 등의 이유로 진균이 피하조직에 접종되어 발생한다. 치료가 어려워 수술적 절제가 필요한 경우가 있다.

전신에 일어나는 진균 감염병을 심재성(전신) 진균증[deep(systemic) mycoses]이라고 하는데, 폐, 복부 장기, 뼈, 중추신경계 등에 발생하는 진균증이다.

병원성 진균은 크게 일차 병원균(primary pathogen)과 기회성 병원균(opportunistic pathogen)으로 나뉘는데, 히스토플라즈마(Histoplasma)와 같이 일차 병원균에 속하는 병원성 진균들은 건강한 사람들에게도 감염하여 호흡기 질환을 일으키며, 기회성 병원균에 속하는 진균들은 주로 면역력이 떨어진 환자에게 질환을 일으킨다. 기회감염에 의한 심재성 진균증으로는 대표적으로 캔디다증(candidiasis), 크립토코쿠스증(cryptococcosis), 아스페르길루스증(aspergillosis)이 있는데, 이를 3대 심재성 진균증이라 한다.

진균이 원인이 되어 발생하는 다양한 질환을 표 8-1에 정리했다.

진균 감염은 건강한 사람에게 감염을 일으키는 경우도 있지만, 대부분은 기회감염(opportunistic infection)을 일으키는데, 다행히 이것은 중증 질환으로 진행되지는 않는다.

그러나 숙주의 면역력이나 저항력 등이 극도로 저하된 암 환자나 AIDS 환자의 경우는 진균 감염이 치명적일 수도 있다.

균명	형태		주요 감염경로	주요 감염병태	대표적인 기저질환	비고
캔디다	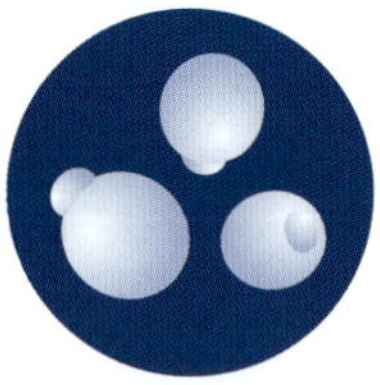	효모	구강 상재균이며 점막으로 감염(표재성)	• 구강캔디다증 • 식도캔디다증	• 당뇨병, AIDS 등의 면역결핍	AIDS 환자에게서 흔히 볼 수 있음
			피부나 창자 상재균이며 유치 카테터 등을 통해 감염(심재성)	• 간농양 • 폐농양 • 신장농양 • 캔디다혈증	• 악성종양, 백혈병 등 • 스테로이드 장기 복용	
크립토코쿠스	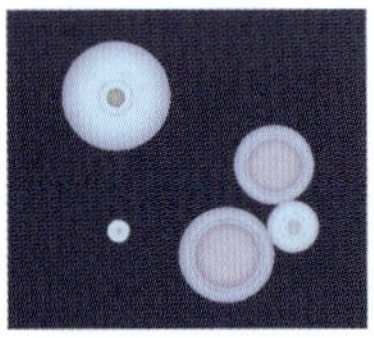	효모	대기 중의 포자(아포)를 흡입하여 감염(심재성)	• 폐렴 • 뇌수막염	• AIDS 등의 면역결핍 • 스테로이드 장기 복용	AIDS 환자에게서 흔히 볼 수 있음
아스페르길루스	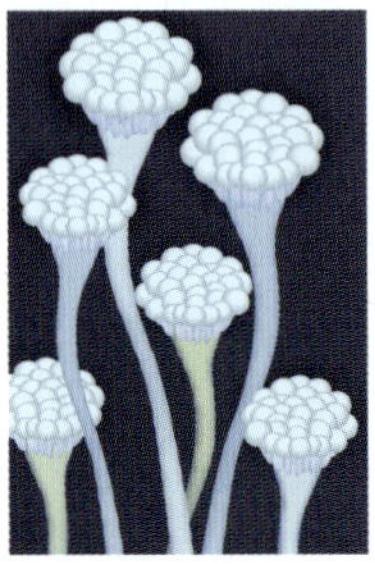	사상균	체표에서 감염(표재성)	• 각막염 • 외이도염	• 외상 등	
			대기 중의 포자를 흡입하여 감염(심재성)	• 폐 아스페르길루스증 • 알레르기성 기관지폐렴 • 전신성 아스페르길루스증	• 백혈병 • 호중구감소증 • 스테로이드 장기 복용	패혈증이나 폐렴은 심각
피부사상균	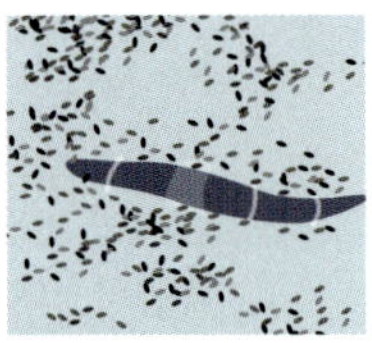	사상균	접촉을 통해 감염	• 몸백선증 • 손백선증 • 발백선증 • 머리백선증 • 손톱백선증 • 샅백선증		정상인에게도 감염, 발병

표 8-1 **대표적인 진균과 감염병**

1) 캔디다(*Candida*)

캔디다속으로 분류되는 진균 중 가장 흔하게 감염을 일으키는 종은 캔디다 알비칸스(*Candida albicans*)이다. 캔디다 알비칸스는 생활사의 대부분을 효모형 또는 균사형으로 보내는 대표적인 이형(dimorphic) 진균이다. 그러나 특정 조건에서는 세균의 내생포자와 비슷한 후막포자(chlamydospore)를 형성하거나, 균사와 비슷하나 격막 부위가 협착하여 길게 늘어난 세포가 연결되어 있는 모양과 같은 가성균사(pseudohyphae) 형태로 존재하기도 하여 다형(polymorphic) 진균이라고도 한다. 가성균사는 본래의 균사가 아니라 효모가 변형한 것이다(그림 8–1A). 캔디다 알비칸스의 다양한 형태는 그림 8–1과 같다.

이 캔디다 알비칸스는 20~40%의 사람에게서 구강 정상세균총의 구성원으로 존재하며, 면역력이 떨어진 환자에게는 기회감염(opportunistic infection)을 일으키기도 한다.

이러한 캔디다 알비칸스(*Candida albicans*)의 기회감염으로 구강캔디다증이 발생한다(표 8–2). 구강캔디다증의 분류와 각 특징적인 임상 증상(표 8–3)은 12장에 자세히 설명되어 있다.

- 산성 타액
- 구강건조증
- 수면 중 의치 착용
- 흡연
- 면역력 저하
- 광범위 항생제 투여
- 스테로이드제제 투여
- 철분, 엽산, 비타민 B_{12} 결핍
- 영양실조 · 위장 흡수장애
- 고탄수화물 식이
- 조절되지 않은 당뇨병
- 사람면역결핍바이러스
- 내분비 이상
- 상피형성 이상
- 혈액질환과 악성종양
- 방사선 및 화학요법
- 노인 · 영아

표 8–2 구강캔디다증을 유발하는 인자

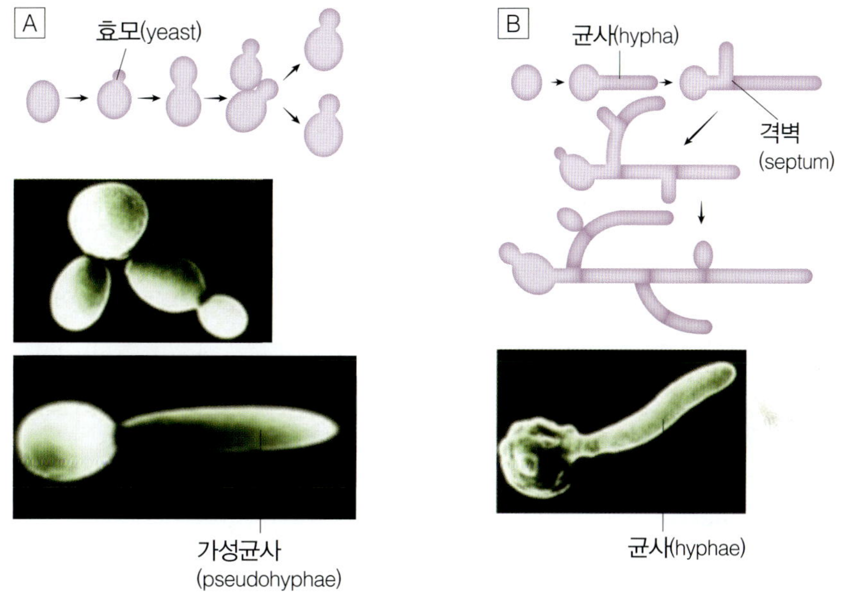

그림 8–1
캔디다 알비칸스의 다양한 형태
A. 효모형(yeast) B. 균사형(hypha)

분류	임상적 증상
급성 위막성(acute pseudomembranous)	문지르면 떨어지는 다수의 백색반
만성 위막성(chronic pseudomembranous)	문지르면 떨어지는 다수의 백색반
급성 위축성(홍반성)[acute atrophic(erythematous)]	조직이 전반적으로 붉게 변함
만성 위축성(홍반성)[chronic atrophic(erythematous)]	의치 장착 부위의 조직이 전반적으로 붉게 변함
만성 증식성(chronic hyperplastic)	구각(oral angle) 부위, 볼점막에 문질러도 떨어지지 않는 백색반
구각구순염(angular cheilitis)	구각 부위가 양측성으로 갈라짐
정중능형설염(median rhomboid glossitis)	혀의 등쪽면에 나타나는 백색 · 적색 병소

표 8-3 **구강캔디다증의 분류와 특징적 증상**

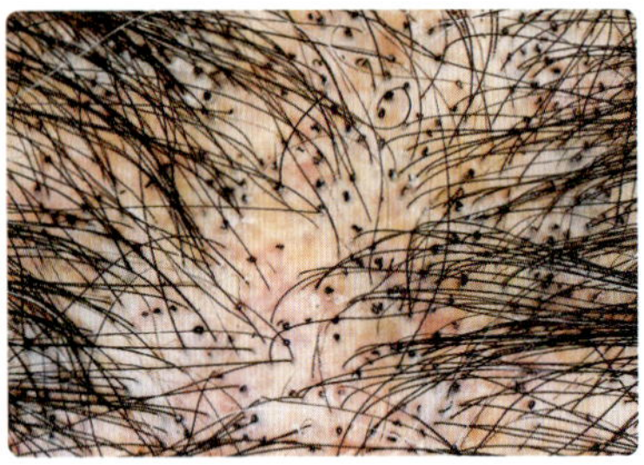

그림 8-2
트리코피톤 톤슈란스(*Trichophyton tonsurans*)에 의한 머리백선증

2) 피부사상균(Dermatophyte)

백선균(*Trichophyton*), 소포자균(*Microsporum*), 표피사상균(*Epidermophyton*)의 세 균종을 일컬어 피부사상균이라고 한다. 이들 진균들은 피부, 털, 손톱 등 각질이 풍부한 곳에 감염하는데, 각질분해효소(keratinase)를 생산하여 각질을 분해해서 영양분으로 삼는 특성이 있다. 임상적으로 무좀(tinea pedis), 완선(tinea cruris), 머리백선증(tinea capitis)(그림 8-2), 백선종창(kerion) 등을 일으킨다. 직접 접촉하거나 또는 오염된 물건을 통해 전파될 수 있기 때문에 유도나 레슬링 선수의 집단감염도 보고되어 있다.

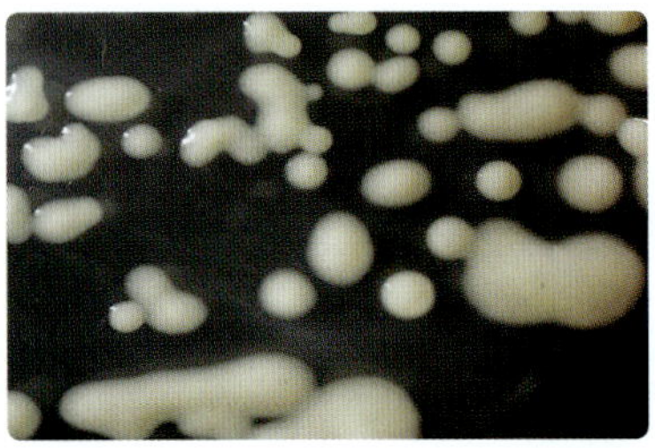

그림 8-3
크립토코쿠스 네오포르만스의 집락

3) 크립토코쿠스(*Cryptococcus*)

크립토코쿠스속의 주요 병원균은 크립토코쿠스 네오포르만스(*Cryptococcus neoformans*)로, 다당류로 이루어진 두꺼운 협막(capsule)을 형성하기 때문에 백색~크림색의 점성이 있는 집락을 형성한다(그림 8-3). 토양 속이나 조류에 널리 분포하며, 특히 비둘기의 분변에서 증식하는 경우가 많으며, 이것이 공기 중으로 흩날리고 이를 흡입함으로써 폐에 감염을 일으킨다. 폐에 병소를 만든 후 혈류를 통해 뇌, 뇌척수막, 피부 등으로 확산되어 육아종을 형성하는 경우가 많으나, 구강 병소가 나타나는 일은 드물다. 그러나 면역력이 저하된 환자에게는 기회감염을 일으켜 다발성 병소를 형성할 수 있다(AIDS 환자, 스테로이드제 투여 환자 등). 구강 병소는 주로 혀, 구개, 치은, 발치와 등에 생기며, 궤양이나 결절 형태로 나타난다. 따라서 편평세포암종(squamous cell carcinoma), 결핵, 외상성 궤양 등과의 감별진단이 필요하며 생검을 통해 확진할 수 있다.

4) 폐포자충(*Pneumocystis*)

사람폐포자충(*Pneumocystis jiroveci*)은 기회감염 병원체로, AIDS 환자 등 면역력이 저하된 사람에게 폐포자충폐렴을 일으킨다. 발견 당시에는 원생동물로 분류되었으나 계통학적 분석과 생화학적 특성에 기초하여 현재는 진균으로 분류되고 있다.

5) 아스페르길루스(*Aspergillus*)

생활환경에 널리 분포되어 있는 진균으로, 주요 병원균으로 아스페르길루스 푸미가투스(*Aspergillus fumigatus*)(그림 8-4, 8-5)가 알려져 있다. 아스페르길루스속 진균에 의한 감염병을 아스페르길루스증(aspergillosis)이라고 한다. 구강 아스페르길루스증은 매우 드물지만 3가지 형태로 나타날 수 있다. 알레르기성 아스페르길루스증은 진균 균사체에 대한 면역 과민반응에 의해 나타난다. 부생성(saprophytic) 아스페르길루스증은 진균이 조직 내로 침투하지 않고 성장하는 형태이다. 마지막으로 침습성(invasive) 아스페르길루스증은 진균이 조직에 침투하여 심각한 조직괴사를 유발한다. 앞의 2가지 형태는 건강한 사람에게서 드물게 나타나며 증상도 경미한 반면, 침습성 아스페르길루스증은 면역력이 저하된 환자에게 더 심각한 형태로 나타난다. 구강 병소는 연구개, 혀, 치은 등이다. 심재성 진균증의 발생이 증가하고 있으며 캔디다와 마찬가지로 면역력이 저하된 사람에게 감염을 일으키는 주요 기회감염 병원체이다.

균체 배양을 통해 진단할 수 있으나 시간이 오래 걸리므로 생검을 통해 진단한다. 확진되면 항진균제의 정맥투여가 권장된다.

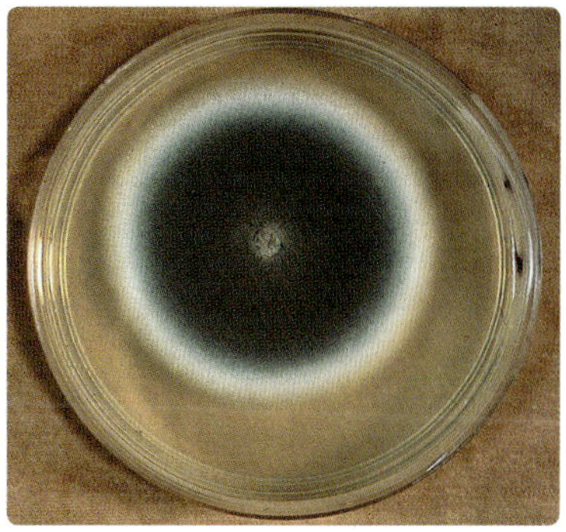

그림 8-4
회녹색의 특징적인 거대 집락을 형성한 아스페르길루스 푸미가투스

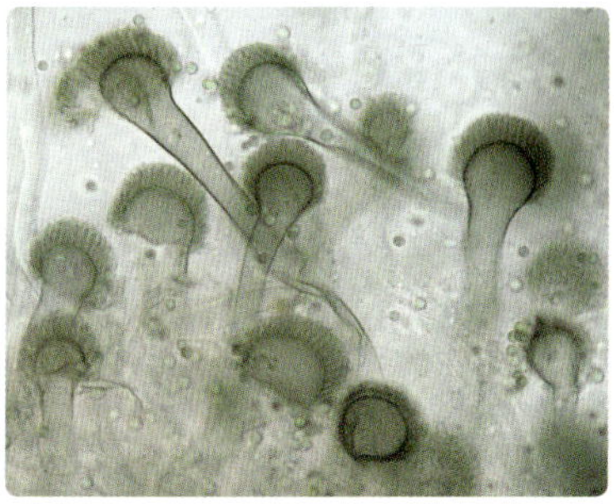

그림 8-5
아스페르길루스 푸미가투스의 분생포자

6) 털곰팡이(*Mucorales*)

털곰팡이과(*Mucoraceae*)에 속하는 리조푸스(*Rhizopus*)속과 털곰팡이(*Mucor*)속 진균들에 의한 피하 진균증을 털곰팡이증(mucormycosis)이라 하며, 드물지만 치명적일 수 있으므로 중요하다. 건강한 사람에게는 잘 나타나지 않으며, 케토산증(ketoacidosis)을 동반한 조절되지 않은 당뇨병, 악성 혈액종양, 화상, 영양결핍, 요독증, 간경화, AIDS, 장기이식, 항암화학요법 등으로 인해 면역력이 저하된 사람에게서 주로 나타난다.

2 원충(원생동물)

원충은 운동성을 지닌 단세포성의 진핵생물로, 단세포이지만 운동, 영양섭취, 배설과 관계 있는 미세기관을 가지고 있다. 구강에도 몇 종류의 원충이 존재하는 것으로 알려져 있으나 구강질환과의 연관성에 대해서는 알려진 바가 없다.

1) 이질아메바(*Entamoeba histolytica*) (그림 8-6)

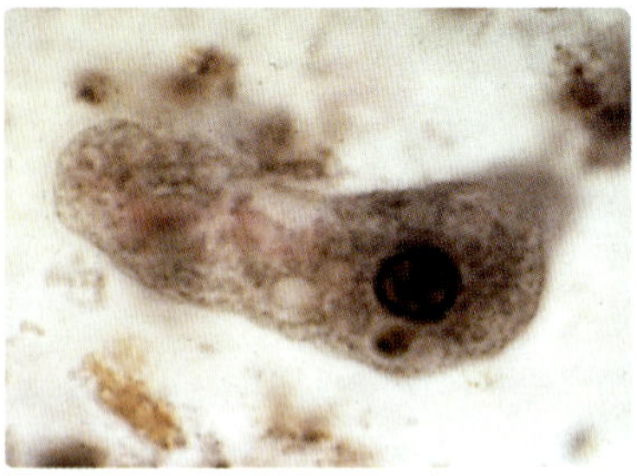

그림 8-6
이질아메바

아메바이질(amebic dysentery)의 병원체로, 열대지역을 중심으로 전세계에 분포하며 매년 전세계 인구의 약 1%가 감염되는 것으로 추정된다. 주로 동물의 구강이나 장에 서식한다. 열대 · 아열대 지역에 흔하며, 배설물에 오염된 음료나 식품을 통해 경구감염된다. 구강성교를 통해서도 감염될 수 있으며 남성 동성애자 사이에서 감염률이 높고, 개나 고양이 등에도 자연감염이 나타나므로 성매개병(sexually transmitted disease, STD, 성병), 인수공통감염증(zoonosis)으로 분류된다.

대체로 감염되어도 증상이 없으나 장점막에 침투하면 궤양을 일으켜 설사와 심한 복통을 유발하기도 한다. 치료하지 않으면 간, 폐, 뇌까지 침투하여 종양을 발생시키거나 죽음에 이르게 할 수도 있다.

2) 질편모충(*Trichomonas vaginalis*)

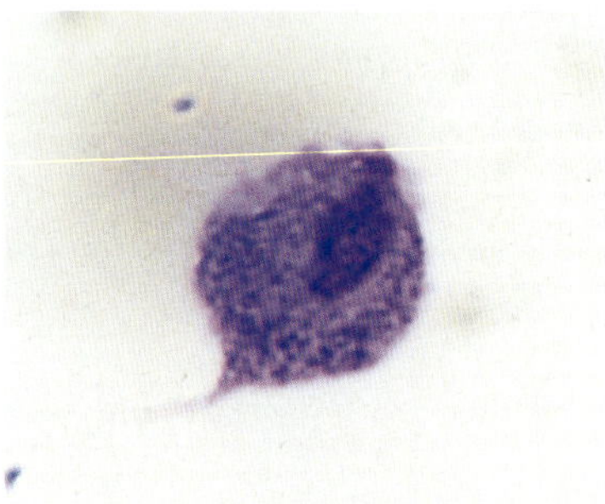

그림 8-7
질편모충

질편모충(그림 8-7)은 사람의 비뇨생식계통에 기생하는 원충이다. 여성의 질과 요도, 남성의 전립선과 정낭, 요도에 서식할 수 있다. 여성의 경우는 질분비물 증가, 질염, 배뇨통 등의 증상이 나타나지만, 남성의 경우 무증상인 경우가 많다. 성행위를 통해 전파되는 성매개병(STD) 중 하나이지만, 오염된 변기시트, 사우나 의자, 수건 등을 통해 전파되기도 한다. 성관계를 통한 전파력이 매우 높으므로, 한 사람이 감염된 경우 배우자나 파트너도 함께 치료를 받아야 한다. 치료에는 메트로니다졸(metronidazole)을 사용한다.

3) 열원충(*Plasmodium*)속

열원충속 원충 중 열대열원충(*Plasmodium falciparum*), 삼일열원충(*Plasmodium vivax*), 난형열원충(*Plasmodium ovale*), 사일열원충(*Plasmodium malariae*)의 4종류가 사람에게 말라리아(malaria)를 일으킨다. 전 세계적으로 매년 3억 명 이상이 말라리아에 감염되며 100만 명 이상이 사망한다.

① 전파 및 생활사

말라리아원충은 학질모기(*Anopheles*, 얼룩날개모기)에 의해 전파된다. 우리나라에서는 삼일열원충만 발견되고 있으며, 매개체는 중국학질모기(*Anopheles sinensis*)이다. 말라리아 유행지역은 매개체인 모기가 서식하는 열대 및 아열대 지역이지만, 지구온난화로 인해 우리나라를 포함한 온대 지역으로도 유행이 확대될 것으로 우려된다.

말라리아원충은 사람과 모기를 오가는 복잡한 생활사를 보인다. 매개체인 모기가 사람을 물 때 포자소체(sporozoite) 형태로 침입하고, 이 포자소체는 간으로 이동·성장하여 분열체(schizont)가 되며, 이 분열체가 다시 나뉘어 분열소체(merozoite)가 되어서 적혈구를 감염시킨다.

분열소체는 적혈구 내에서 성장·분열하고, 적혈구를 파괴하면서 주변으로 방출되어 다른 적혈구를 감염시킨다. 이 과정에서 일어나는 적혈구 파괴로 인해 발열과 빈혈, 비장비대 등의 증상이 나타난다.

그리고 일부 분열소체는 생식모세포(gametocyte)로 분화하여 모기가 사람을 물 때 모기 몸으로 들어가서 생식자(gamete)로 성숙한다. 2개의 생식자가 접합하여 접합체(zygote)를 형성하고, 이 접합체는 모기의 장외벽으로 이동·성장하여 포자소체를 형성하게 된다. 말라리아원충의 생활사를 정리하면 그림 8–8과 같다.

② 감염증상

열원충에 감염되고 10~15일 이상이 경과한 후 말라리아가 발병한다. 발열, 빈혈, 비장비대를 주증상으로 한다. 식욕부진이나 두통 등의 증상이 나타난 후 갑자기 열이 나기 시작하여 39~41℃에 도달한다. 발병 초기에는 부정기적으로 발열을 일으키지만 점차 주기적으로 바뀐다.

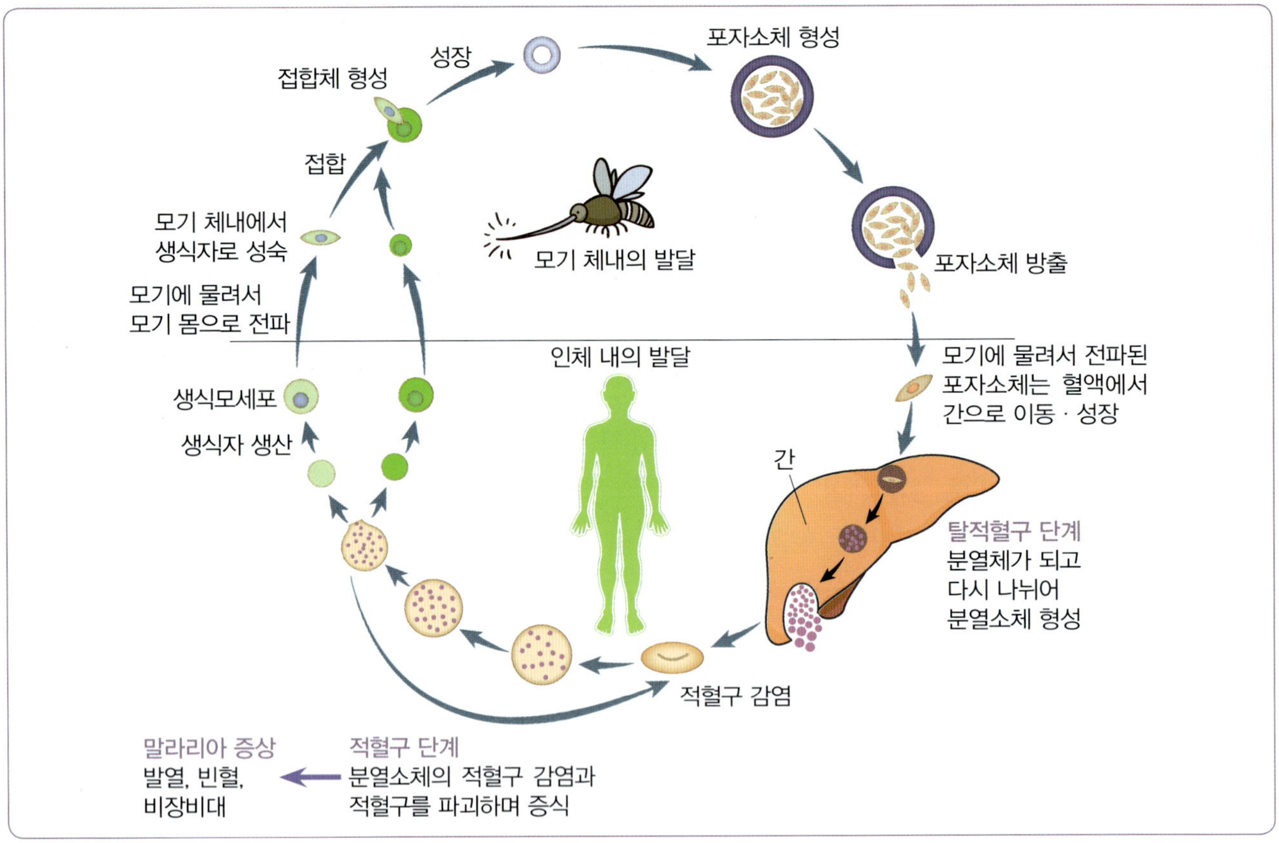

그림 8–8
말라리아원충의 생활사

③ 진단, 치료 및 예방

혈액을 채취 · 도말하여 적혈구 내에 존재하는 말라리아원충을 관찰함으로써 진단할 수 있다. 현재 말라리아에 대한 백신은 없으며, 말라리아의 치료와 예방을 위해 클로로퀸(chloroquine)이나 프리마퀸(primaquine)을 사용한다. 말라리아 위험 지역을 방문할 경우 출발 전부터 해당 지역에 체류하는 동안, 그리고 돌아온 이후에도 정해진 기간 동안 약을 복용해야 한다. 한편, 최근 해당 약제에 저항성을 보이는 균주가 증가하고 있어 문제가 되고 있다.

말라리아 예방에서 최선의 방법은 말라리아 매개체인 모기를 제거하는 것이며, 모기가 산란하는 늪이나 습지를 제거하는 방법과 해당 지역에 살충제를 뿌려 모기를 박멸하는 방법도 말라리아 예방에 효과적이다.

4) 톡소포자충(*Toxoplasma gondii*)

톡소포자충은 널리 분포하는 원충으로, 건강한 사람에 대한 병원성은 높지 않지만, 면역력이 저하된 사람에게 기회감염을 일으키거나 임신 중 태반을 통해 태아에게 수직감염하는 경우 문제가 된다. 숙간숙수는 돼시, 양, 소, 고양이 등이며, 덜 익은 고기, 고양이 분변 등을 통해 임신부가 경구감염되면 임신 초기에는 유산을 유발할 수 있고 임신 중기 이후에는 선천톡소포자충증(congenital toxoplasmosis; 태아의 맥락망막염, 수두증, 뇌내 석회화, 정신 · 운동기능장애)을 일으킬 수 있다. 따라서 임신 중에는 고기를 충분히 익혀서 섭취하도록 하고, 고양이가 있는 가정에서는 미리 톡소플라스마 검사를 받는 것이 좋다.

5) 가시아메바(*Acanthamoeba*)속

가시아메바속의 아메바는 토양이나 물에 서식한다. 사람이 감염되면 각막염을 일으키는데, 콘택트렌즈 착용자에게서 감염률이 훨씬 높게 나타난다. 콘택트렌즈 보존액이나 세정액 내에서도 살균되지 않고 증식할 수 있기 때문에 콘택트렌즈 사용자는 렌즈를 착용하고 물에 들어가는 것을 삼가는 등의 주의가 필요하다.

Review Test

01. 진균에 대한 설명으로 옳은 것은?

① 진균은 원핵세포생물이다.
② 진균의 종류와 배양조건에 따라 다양한 형태로 존재한다.
③ 구강 내 가장 일반적인 진균은 캔디다 글라브라타(*Candida glabrata*)이다.
④ 어떤 진균은 내독소를 생산한다.
⑤ 섬모를 이용하여 이동한다.

02. 진균의 세포막과 세포벽에 대한 설명으로 옳지 <u>않은</u> 것은?

① 진균은 동물세포와 달리 세포벽을 가지고 있다.
② 진균의 세포벽은 펩티도글리칸(peptidoglycan)으로 구성되어 있다.
③ 진균의 세포막은 스테롤인 에르고스테롤을 함유하고 있다.
④ 진균의 세포막은 동물세포의 세포막 구성성분인 콜레스테롤을 함유하고 있지 않다.
⑤ 진균의 세포벽은 키틴, β-글루칸, 만난 등을 함유하고 있다.

03. 구강캔디다증을 유발하는 인자가 <u>아닌</u> 것은?

① 비타민 투여
② 구강건조증
③ 흡연
④ 광범위 항생제 투여
⑤ 당뇨병

04. 캔디다 알비칸스에 대한 설명으로 옳은 것은?

① 편성 혐기성의 그람음성균이다.

② 항생물질 감수성이 높은 진균이다.

③ 기회감염의 병원체가 되는 진균이다.

④ 효모형으로만 나타낸다.

⑤ 피부, 털, 손톱 등 각질이 풍부한 곳에 감염한다.

05. 대체로 감염되어도 증상이 없으나 장점막에 침투하면 궤양을 일으켜 설사와 심한 복통 증상을 유발하는 원충은?

① 이질아메바(*Entamoeba histolytica*)

② 질편모충(*Trichomonas vaginalis*)

③ 톡소포자충(*Toxoplasma gondii*)

④ 가시아메바(*Acanthamoeba*)

⑤ 삼일열원충(*Plasmodium vivax*)

06. 피부, 털, 손톱 등 각질이 풍부한 곳에 감염하며 각질분해효소(keratinase)를 이용하여 각질을 분해하여 영양분으로 삼는 특성을 갖는 진균은?

① 캔디다(*Candida*)

② 폐포자충(*Pneumocystis*)

③ 아스페르길루스(*Aspergillus*)

④ 피부사상균(*Dermatophyte*)

⑤ 털곰팡이(*Mucor*)

07. 남 · 녀 모두의 비뇨생식계통에 기생하지만, 주로 여성에게 질염, 배뇨통 등의 증상을 일으키는 원인이 되며, 성접촉을 통해 빠르게 전파되는 원충은 무엇인가?

① 아스페르길루스(*Aspergillus*)

② 이질아메바(*Entamoeba histolytica*)

③ 질편모충(*Trichomonas vaginalis*)

④ 캔디다 알비칸스(*Candida albicans*)

⑤ 가시아메바(*Acanthamoeba*)

08. 성매개 질병을 일으키는 병원균으로 옳지 않은 것은?

① 캔디다 알비칸스(*Candida albicans*)

② 매독균(*Treponema pallidum*)

③ 가시아메바(*Acanthamoeba*)

④ 이질아메바(*Entamoeba histolytica*)

⑤ HIV

09. 용해소체(lysosome)가 있는 미생물은? (국시 기출)

① *Candida albicans*

② *Treponema pallidum*

③ *Streptococcus mutans*

④ *Staphylococcus aureus*

⑤ *Porphyromonas gingivalis*

해답 01. ② 02. ② 03. ① 04. ③ 05. ① 06. ④ 07. ③ 08. ③ 09. ①

Chapter 09

구강환경과 구강미생물총

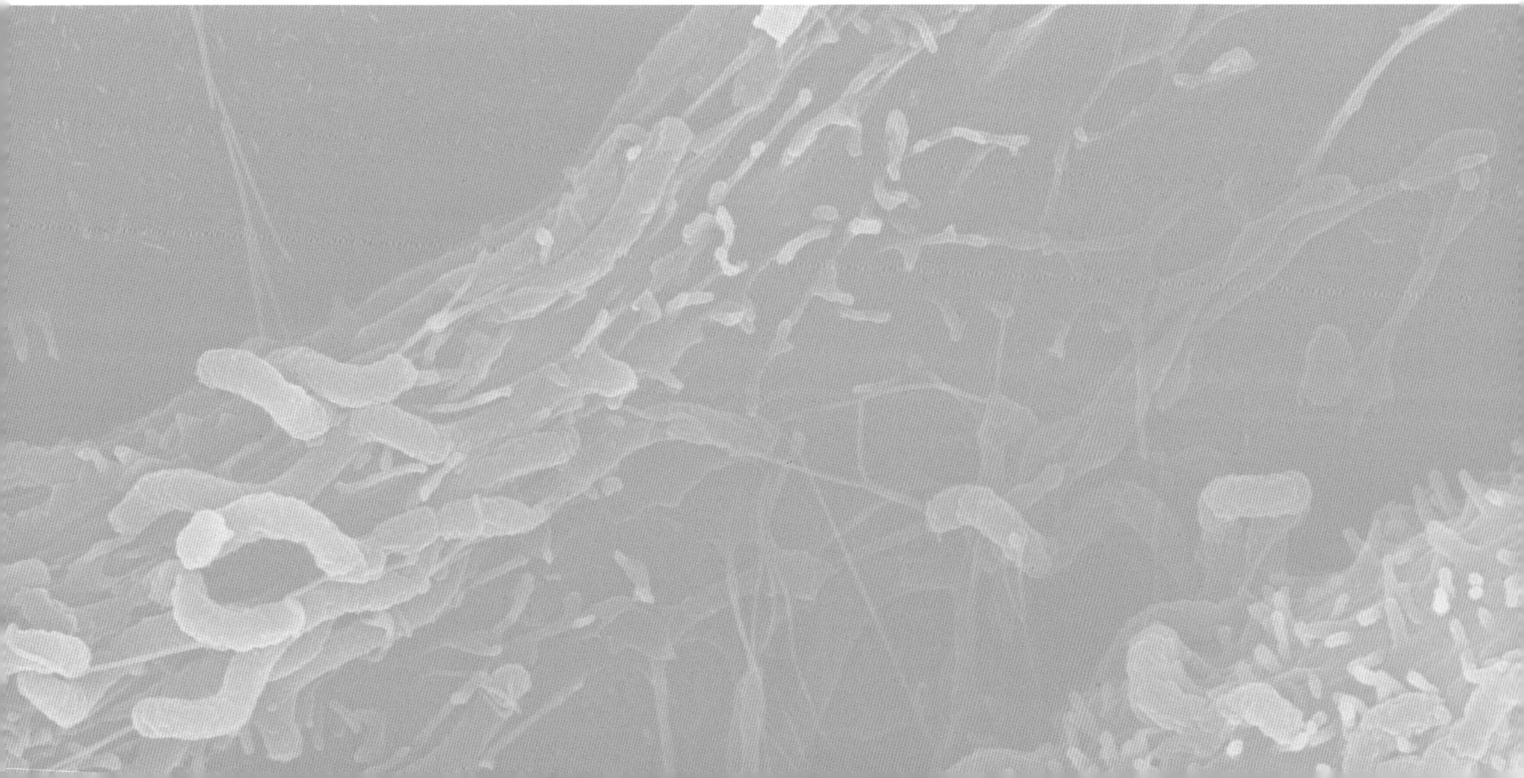

학습목표

제1절 구강환경

1. 구강환경의 특징을 설명할 수 있다.
2. 구강미생물의 생장에 영향을 미치는 요인을 열거할 수 있다.
3. 타액의 구성성분에 대하여 설명할 수 있다.
4. 타액의 항미생물인자를 설명할 수 있다.
5. 타액의 분비량, 완충작용, 산화환원 전위 등이 세균의 생장에 미치는 영향을 설명할 수 있다.

제2절 구강미생물의 분포

1. 구강미생물의 생태학적 변이과정을 설명할 수 있다.
2. 구강미생물총 형성에 영향을 미치는 인자들에 대해서 설명할 수 있다.

제3절 치면세균막의 형성

1. 획득피막의 구성성분과 부착기전을 설명할 수 있다.
2. 치면세균막 형성과 성숙과정을 설명할 수 있다.
3. 치은연상 치면세균막과 치은연하 치면세균막을 설명할 수 있다.
4. 치면세균막의 형성을 억제할 수 있는 방법들을 설명할 수 있다.

제1절 구강환경

사람의 내부 조직에는 미생물이 존재하지 않지만, 외부에 노출되어 있는 피부와 점막 표면인 구강과 장에는 많은 미생물이 서식하고 있다. 구강에 서식하는 미생물의 대부분은 배양이 불가능하지만, 분자생물학적 방법을 통해 구강미생물총을 구성하는 세균이 약 700종 이상인 것으로 알려졌다.

이처럼 많은 종류의 미생물을 구강에서 볼 수 있는 이유는 구강이 미생물의 발육에 적절한 조건을 가지고 있기 때문이다. 한편, 생체는 상재 미생물이 너무 증가하지 않도록 발육을 억제시키는 기전도 갖추고 있다. 이 장에서는 구강환경의 특징과 그 특징이 미생물의 발육에 어떠한 영향을 미치고 있는가에 대해 알아본다.

▶ **분자생물학적 방법**
생명현상을 분자 수준(molecular level)으로 분석하는 여러 방법을 통틀어 이야기하며, 그중에 미생물 DNA의 염기서열을 알아내어 세균의 종류나 수를 해석하는 방법도 있다(예 : PCR).

1 구강환경의 특징 (표 9-1)

1) 해부학적 특징

해부학적으로 구강은 연조직(soft tissue)뿐만 아니라 경조직(hard tissue)인 치아가 있어 다양한 종류의 미생물이 발육할 수 있는 서식 조건을 갖추고 있다. 예를 들어, 산소가 풍부한 점막 표면뿐만 아니라 산소가 적게 존재하는 치은열구(gingival sulcus) 또는 치주낭(periodontal pocket)이 있어, 산소를 선호하는 미생물(호기성)이나 산소를 기피하는 미생물(혐기성)도 알맞은 장소에서 모두 성장할 수 있다.

또한, 치면세균막(dental plaque) 형성에 있어서 치아의 다양한 구조(고랑)도 임상적으로 중요한 의미를 가질 수 있다. 치아를 둘러싸고 있는 치은조직은 미생물의 침입을 방어하기도 하며 반대로 미생물 부착 수용기를 발현하여 미생물의 집락형성을 유도할 수도 있다.

2) 영양학적 특징

구강은 사람이 영양소를 얻기 위해 음식물이나 음료를 섭취하는 기관이며, 소화관으로 가는 입구이기도 하다. 섭취한 음식물은 저작운동을 통해 잘게 부서지고 타액 속에 들어 있는 소화효소(아밀라아제)에 의해 소화된다. 이러한 타액에는 미생물의 발육에 필요한 탄소원(탄수화물), 질소원(단백질), 미네랄 등이 이용하기 쉬운 상태로 들어 있다. 또한, 치은열구나 치주낭에는 혈청의 영양분을 많이 함유한 치은열구액(gingival crevicular fluid, GCF)이 들어 있어 미생물 발육에 중요한 영양원이 된다.

타액과 치은열구액은 이러한 영양분뿐만 아니라 미생물의 발육에 필수적인 수분도 함유하고 있어서 구강은 미생물이 살기 좋은 환경을 제공한다. 하지만 타액과 치은열구액에 함유되어 있는 다양한 면역성분이 미생물에 대한 방어를 하기도 한다(아래 '면역학적 특징' 참조).

3) 생리학적 특징

> ▶ 항상성(homeostasis)
> 환경의 변화와 상관없이 생체의 상태를 일정하게 유지시키는 기전이다.

구강은 몸의 다른 부위와 마찬가지로 항상성(homeostasis)을 갖추고 있기 때문에 구강 세균은 안정된 환경에서 발육할 수 있다. 건강한 성인에서 구강 온도는 33.7~36.6℃ 정도이며, 섭취하는 음식물의 온도에 따라 일시적으로 변화하기도 하나 일정하게 유지된다. 이 온도 범위를 최적온도로 하는 구강미생물은 온도에 큰 영향을 받지 않고 발육할 수 있다. 타액에는 완충능력이 있어, 안정 시 건강한 성인의 타액 pH는 대략 6.8로 유지되고 있다. 따라서 구강미생물은 극단적인 산성이나 알칼리성 환경에 노출되는 일 없이 최적 pH인 중성 범위에서 안정되게 발육할 수 있다.

4) 면역학적 특징

구강은 탈락성의 부드러운 점막 표면과 비탈락성의 단단한 치면으로 구성되어 있으며, 선천면역(innate immunity)과 획득면역(acquired immunity)에 의해 보호받고 있다. 구강의 면역성분은 대타액선이나 소타액선, 치은열구를 통해 구강으로 분비된다. 타액 속에 함유되어 있는 다양한 면역성분이 미생물에 대한 방어를 담당하고 있다. 따라서 약물 복용이나 자가면역질환의 영향으로 타액의 분비량이 감소하면 치아우식증이나 치주질환이 악화되기도 한다. 치은열구에서는 면역계 세포와 성분을 함유한 치은열구액이 방어를 담당하고 있다. 치은열구액의 면역세포와 성분은 치은의 혈관으로부터 유래된다.

해부학적 특징	산소 분포가 다른 해부학적 구조(예 : 산소량이 적은 치은열구와 치주낭 바닥, 산소량이 많은 점막 표면 등)
영양학적 특징	타액(미생물 발육에 필요한 탄수화물, 단백질, 미네랄 등을 포함하며 수분을 공급), 치은열구액(치은열구나 치주낭 미생물에 풍부한 영양을 공급)
생리학적 특징	체온의 항상성, 타액의 완충능력(pH 조절)
면역학적 특징	타액(다양한 항균인자), 치은열구액(면역계 세포와 혈청 조성 성분)

표 9-1 **구강환경의 특징**

2 구강미생물의 증식 요인

구강환경은 항상성을 유지하고 있으나 인간의 활동에 따라 구강의 조건이 변화되면 미생물 증식도 영향을 받게 된다.

1) 온도

건강한 성인의 구강 온도는 매우 다양하다. 차가운 오렌지주스를 마신 후 뜨거운 커피를 마시면 최소 15.4℃에서 최고 68℃까지 상승한다. 치아의 위치나 국소적 염증 유무에 따라 온도에 차이를 보인다. 건강한 성인에서는 구강 온도가 33.7~36.6℃ 정도이지만, 염증이 발생하면 치주낭의 온도는 상승하게 된다. 이러한 온도 변화는 미생물의 병원성에 영향을 줄 수 있다.

> ▶ **최적온도(optimum temperature)**
> 증식에 가장 적합한 온도를 최적온도라고 한다. 이는 미생물의 종류에 따라 다르며, 세균의 경우 최적온도가 20℃ 전후인 것을 저온균, 35℃ 전후인 것을 중온균, 55℃ 전후인 것을 고온균이라고 한다. 대부분의 병원성 세균은 중온균이지만, 진균은 최적온도가 25℃ 전후인 것이 많다.

2) pH

구강세균은 당 대사 후 풍부하고 다양한 산을 생산한다. 스테판(Robert Stephan)의 실험결과에 따르면 치아우식이 없는 건강한 성인의 치면세균막 pH는 약알칼리(~7.2)이지만, 치아우식증이 있는 경우 5.5보다 낮은 pH를 보인다. 뮤탄스균(*Streptococcus mutans*)과 유산균(*Lactobacillus*)은 산에 내성을 보이는 세균으로, 낮은 pH에서도 생존할 수 있다.

> ▶ **최적 pH와 한계 pH**
> 증식에 가장 적합한 pH를 최적 pH, 증식이 불가능한 pH를 한계 pH라고 한다. 일반적으로 구강세균의 최적 pH는 6.5~8.0 정도이다. 한편, 유산균(*Lactobacillus*)처럼 낮은 pH에서 증식할 수 있는 세균도 있으며, 콜레라균(*Vibrio cholerae*)처럼 pH 8.0~9.0에서 증식하는 세균도 있다.

> ▶ **활성산소[Reactive oxygen species(ROS), 활성산소종]**
> 산소원자를 포함한 화학적으로 반응성 있는 분자이다. 분자들은 산소이온 그리고 퍼옥시드(두 산소 분자가 단일결합으로 연결된 화학물질)를 포함하고 있으며, 짝지어지지 않은 전자 때문에 반응성이 매우 높다. 활성산소는 산소의 정상적인 대사작용에 의해 자연스럽게 생기며 세포의 신호와 항상성에 중요한 역할을 한다. 활성산소의 농도는 환경적인 스트레스로 인하여 증가할 수 있는데, 이로 인해 세포구조가 손상될 수 있으며 이것이 산화적 스트레스이다. 따라서 활성산소종을 유해산소라 명명하기도 한다. 세포 내의 거대한 분자(단백질, 지질 등)를 산화시킴으로써 세포의 항상성을 파괴하고 세포를 사멸시키는 등의 작용으로 세포에 치명적 손상을 유발한다.

3) 산소

구강의 산소 농도는 매우 다양하다. 흡기(inspiration)를 통해 들어온 기체에는 대기와 같은 농도의 산소가 들어 있지만, 구강에 접촉하게 되면 신속히 농도가 바뀌게 된다. 초기 치면세균막은 호기 상태이고, 성숙한 치면세균막은 혐기 상태이다. 세균 성장에서 산소 농도보다 더 중요하게 영향을 미치는 것은 세균과 숙주에 의해 생성되는 활성산소종(reactive oxygen species; O_2^-, H_2O_2, OH^-)이다. 활성산소종은 세균에 손상을 준다. 그러나 일부 세균은 활성산소종을 제거할 수 있는 기전을 갖고 있다.

따라서 활성산소종을 유해산소라 명명하기도 한다. 세포 내의 거대한 분자(단백질, 지질 등)를 산화시킴으로써 세포의 항상성을 파괴하고 세포를 사멸시키는 등의 작용으로 세포에 치명적 손상을 유발한다.

4) 기계적 연마력(mechanical abrasive force)

치면세균막은 치아 전체에 동일하게 퍼져 있지 않고 주로 치아 사이나 치은연(gingival margin)에 인접한 치면에 존재한다. 그 이유는 상대적으로 구순, 협점막, 혀의 움직임에 의한 강력한 세정작용이 미치기 어렵기 때문이다.

5) 액체 흐름(fluid flow)

타액은 치면세균막, 치아우식증과 치주질환 발병을 제어하는 데 중요한 역할을 한다. 타액의 가장 중요한 역할은 액체의 움직임에 의한 물리적 세정작용이다. 지속적인 타액 분비와 연하작용을 통해 미생물의 대사산물인 산이나 독성인자가 제거된다.

6) 숙주 연령(host age)

사람의 연령에 따라 다양한 종류의 미생물이 존재한다. 진지발리스균(*Porphyromonas gingivalis*)은 유아기에는 없다가 청소년기에 나타나기 시작한다. 모체로부터 감염된 뮤탄스균(*Streptococcus mutans*)은 치면이나 의 치면의 표면에 부착해야 하므로 치아가 맹출하기 전 유아에게서는 일시적으로 발견될 수 있다.

3 타액의 항균인자

구강에는 대타액선(이하선, 악하선, 설하선)과 소타액선을 통해 매일 0.5~1.5 L의 타액이 분비된다(그림 9-1). 전체 타액의 65%는 악하선, 23%는 이하선, 4%는 설하선에서 분비된다. 소타액선은 남은 8%를 담당하고 있다. 타액 분비량은 기계적 청결 효과로 구강세균 서식에 큰 영향을 미친다. 타액 분비량이 감소하면 구강 내 세균이 증가하여 치아우식증과 구강 질환 및 감염이 일어날 수 있다. 정상인의 비자극성 전타액분비율은 0.25~0.35 mL/min이고 자극성 전타액분비율은 1.0~3.0 mL/min이다. 대개 타액의 pH는 5.6~7.0(평균 6.7)인데, 이 범위는 대다수 세균의 발육에 적합하며, 타액 유출량이 많을수록 pH가 증가하고 적을수록 낮아진다. 타액의 산화환원 전위는 약 +300 mV로서 호기성 세균의 발육에 적합하다. 타액은 무기물과 유기물을 모두 함유하고 있는데 무기물로는 염소, 칼륨, 나트륨, 탄소와 같은 전해질, 유기물로는 소화효소인 아밀라아제, 점막 당단백질, APRP(acidic proline-rich protein), FRP(tyrosine-rich protein)와 많은 체액성 숙주방어인자들이 있다. 타액 속의 항균인자는 표 9-2와 같다.

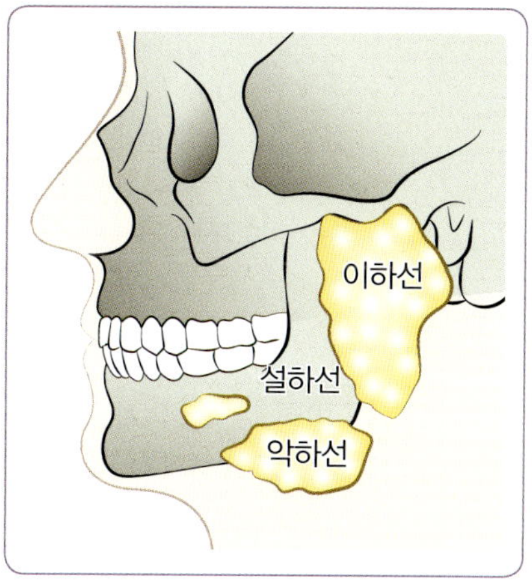

그림 9-1
대타액선

▶ 산화환원 전위
어떤 물질이 산화되거나 환원되려는 경향의 세기로, 전위 값이 클수록 환원되기 쉽고, 작을수록 산화되기 쉽다.

비특이적 항균인자 (선천면역 항균인자)	① 양이온 항균성 펩티드(cationic antimicrobial peptide) • 디펜신(defensin) • 히스타틴(histatin) • 스타세린(statherin) ② 응집을 유도하는 부착단백질(adherence protein) • 뮤신(mucin) • 타액 응집소(salivary agglutinin) • 계면활성제 단백질 A(surfactant protein A) • β_2 마이크로글로불린(β_2 microglobulin) • PRPs(proline-rich protein) • 섬유결합소(fibronectin) ③ 메탈이온 킬레이터(chelator) • 3라토페린(lactoferrin) ④ 단백분해효소(protease) 억제물질 • 시스타틴(cystatin) • 분비백혈구단백질분해효소 억제제(secretory leukocyte peptidase inhibitor) ⑤ 세균 세포벽을 표적으로 하는 효소 • 용균효소(lysozyme, 라이소자임) ⑥ 과산화효소(peroxidase) • 시알로페록시다제(sialoperoxidase, 타액과산화효소) • 미엘로페록시다제(myeloperoxidase, 골수세포형과산화효소)
특이적 항균인자 (후천면역 항균인자)	① 항체(분비형 IgA)

표 9-2 타액 속의 항균인자

1) 비특이적 항균인자(선천면역 항균인자)

타액선뿐만 아니라 상피세포와 호중구로부터 다양한 비특이적 항균물질이 분비된다. 이 항균물질은 광범위하게 세균, 진균, 바이러스를 포함한 미생물의 성장을 억제하거나 사멸시킬 수 있다.

(1) 양이온 항균성 펩티드(cationic antimicrobial peptide)

15~20개의 아미노산으로 구성된 저분자 펩티드로, 50%의 아미노산이 소수성 특성을 보이기 때문에 미생물 세포막에 결합하여 세균, 진균, 바이러스를 표적으로 항미생물 작용을 나타낸다. 디펜신, 카텔리시딘(cathelicidin), 히스타틴, 스타세린, C-C 모티프 케모카인 28(C-C motif chemokine 28), 아주로시딘(azurocidin) 등이 이에 해당된다.

① 디펜신(defensin) (그림 9-2)

디펜신은 혀, 점막 표면, 대타액선, 소타액선에 있는 상피세포 등에서 생산되는 항균성 단백질이다. 세균, 진균의 세포막에 결합해 세포막에 구멍을 뚫어 살균작용을 한다.

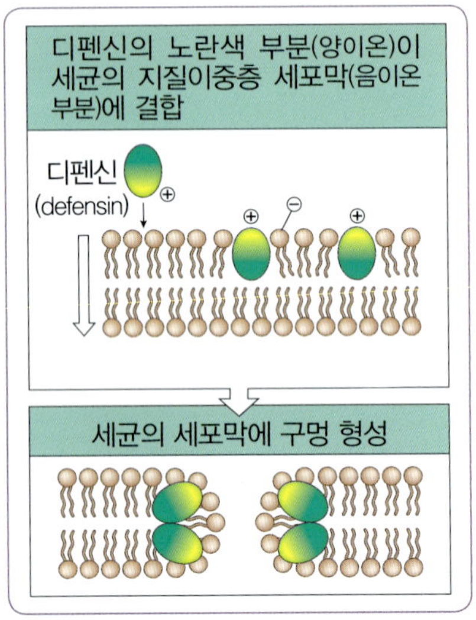

그림 9-2
디펜신(defensin)

② 히스타틴(histatin)

히스티딘(histidine)을 많이 함유한 폴리펩티드로, 악하선, 이하선, 설하선에서 많이 분비된다. 뮤탄스균(*Streptococcus mutans*), 캔디다 알비칸스(*Candida albicans*)에 대해 항균작용을 한다. 히스타틴은 뮤탄스균이 피막에 부착하는 것을 억제하고 캔디다 알비칸스 내 APT 형성을 감소시키거나, 세균 성장에 필요한 단백질분해효소(proteinase)를 억제하기도 한다.

③ 스타세린(statherin)

스타세린은 이하선, 악하선에서 분비되며 연쇄상구균(*Streptococcus*)의 부착을 억제하는 단백질이다. 스타세린 단백질 분자의 C-terminal은 혐기성 세균의 성장을 억제한다.

(2) 응집(agglutination)을 유도하는 부착단백질(adherence protein)

① 뮤신(mucin)

357개의 아미노산으로 구성된 저분자 산성 당단백질로 악하선, 설하선, 소타액선에서 분비된다. 구강점막을 보호하는 기능을 가지며 점

조성, 윤활성이 있어 세균 표면을 덮어 구강점막이나 치아 표면에 부착하는 것을 억제함으로써 항균작용을 나타낸다. 치주염 환자의 타액에서는 수치가 감소한다.

② 타액 응집소(salivary agglutinin)

타액 응집소는 고분자 당단백질로, 이하선에서 분비된다. 치아우식을 유발하는 연쇄상구균(*Streptococcus*)을 포함한 많은 구강세균의 응집을 유도함으로써 항균작용을 나타낸다.

③ 계면활성제 단백질 A(surfactant protein A)

콜렉틴족(collectin family)에 속하는 계면활성제 단백질 A는 세균의 응집을 유도하고 인플루엔자바이러스의 부착을 억제한다. 만성 타액선염 시 타액 내 수치가 증가한다.

④ β_2 마이크로글로불린(β_2 microglobulin)

β_2 마이크로글로불린은 뮤탄스균(*Streptococcus mutans*)을 포함한 다른 세균의 응집을 유도하는 역할을 한다. 치주염이 있는 경우 수치가 증가하며 쇼그렌증후군(Sjögren's syndrome)의 타액 생물표지자(biomarker)이기도 하다.

⑤ PRPs(proline-rich proteins)

PRPs는 주로 이하선, 설하선에서 분비되며, 타액에 있는 전체 단백질 중 약 70%를 차지한다. PRPs의 아미노산 중 25~40%가 프롤린(proline)이다. 고분자량의 PRPs는 치면에 붙어 세균의 부착을 유도하는 반면, 저분자량의 PRPs는 타액 내 세균의 부착을 억제한다. 또한 사람면역결핍바이러스(human immunodeficiency virus, HIV) 활성을 억제한다.

⑥ 섬유결합소(fibronectin)

섬유결합소는 고분자의 당단백질로, 상피세포를 포함한 많은 세포에서 분비된다. 타액에서도 발견되는데 세균의 응집을 유도함으로써 세균의 부착을 억제한다. 진지발리스균(*Porphyromonas gingivalis*)의 섬모에 붙어 섬모에 의한 대식세포의 염증사이토카인 발현을 억제한다. 섬유결합소의 감소는 성인 치주염과 뮤탄스균 증가와 연관이 있다.

▶ 킬레이트(chelate)

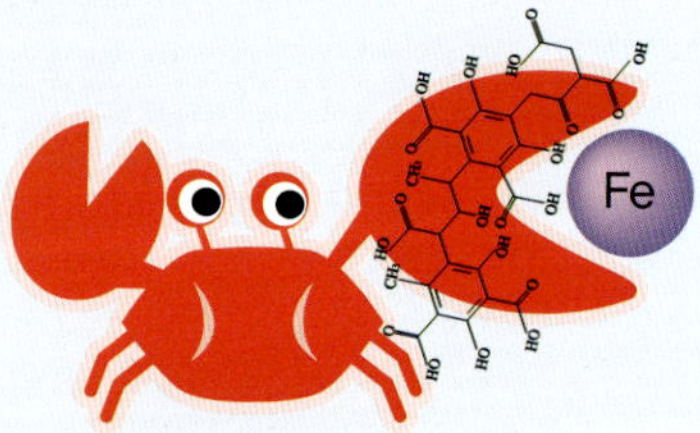

- 집게발로 물건을 꽉 잡을 수 있는 형상
- 즉, 미네랄이 아미노산 등 유기물의 ligand에 의해 발톱으로 꽉 잡히듯 결합한다는 의미
- 미네랄은 동식물 체내에서 킬레이트 형태로 결합되어 존재하는데 혈색소와 철분, 엽록소와 마그네슘이 그 좋은 예

▶ 시스테인프로테아제(cysteine protease)

단백질(protein, polypeptide; 서로 다른 아미노산으로 이루어진 선형 중합체)을 구성하는 아미노산 사슬을 분해하는 효소

(3) 메탈이온 킬레이터(chelator)

① 락토페린(lactoferrin)

락토페린은 80 kDa의 당단백질로 대타액선, 소타액선, 호중구에서 분비되며 타액과 치은열구액을 포함한 대부분의 점막 분비물에서 발견된다.

락토페린은 세균 성장 시 필요한 철 이온과 결합하여 세균이 철을 이용하지 못하게 하여 성장을 억제한다. 아그레가티박터 악티노미세템코미탄스(*Aggregatibacter actinomycetemcomitans*)에 대해 살균 효과를 보이며 또한, LPS의 구성성분인 지질 A(lipid A)에 부착하여 LPS(지질다당류)의 작용을 억제한다.

(4) 단백질분해효소(protease) 억제물질

① 시스타틴(cystatin)

시스타틴은 악하선과 설하선에서 분비되며 세균의 시스테인프로테아제(cysteine protease; 예를 들면 진지발리스균의 gingipain)의 작용을 억제함으로써 항균작용을 나타낸다.

시스타틴은 영양분 획득에 중요한 세균의 단백질분해효소를 억제함으로써 황색포도상구균(*Staphylococcus aureus*), 진지발리스균(*Porphyromonas gingivalis*) 등의 성장을 억제하여 항균작용을 나타낸다.

② 분비백혈구단백질분해효소 억제제 (secretory leukocyte peptidase inhibitor, SLPI)

SLPI는 11.7 kDa의 양이온 단백질로, 치은의 각질세포나 다른 점막 상피세포에서 분비되며 타액을 포함한 점막 분비물에 존재한다. 단백질분해효소(serine protease) 억제인자로 작용하여 항균, 항진균, 항염증 작용을 나타낸다. 또한 사람면역결핍바이러스(human immunodeficiency virus, HIV)의 숙주세포 내 침투를 억제할 수 있다(그림 9-3).

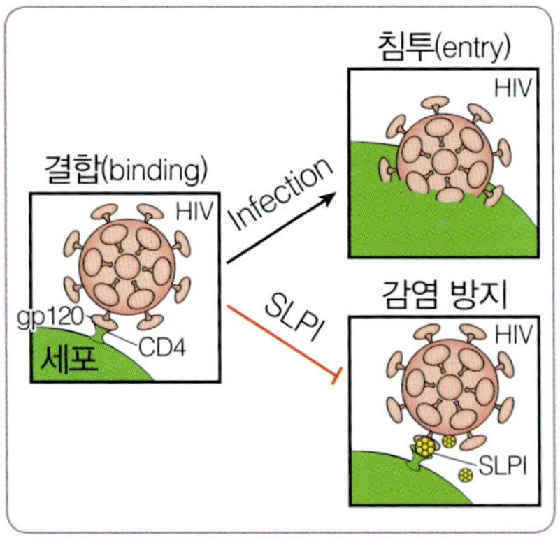

그림 9-3
HIV 숙주세포 내 침투를 억제하는 SLPI

(5) 세균 세포벽을 표적으로 하는 효소

① 용균효소(lysozyme, 라이소자임)

용균효소는 14 kDa의 단백질로 사람의 눈물, 콧물, 모유뿐만 아니라 타액과 치은열구액에 존재한다. 구강에서는 대타액선, 소타액선, 호중구와 대식세포에서 분비된다.

세균의 세포벽을 구성하는 펩티도글리칸(peptidoglycan)을 가수분해하여 살균 효과를 나타낸다. 또한, 세포벽 자가분해효소를 활성화시키거나 세균의 응집을 유도하며 락토페린, 타액과산화효소, 분비형 IgA의 작용을 상승시킨다.

급성 진행성 치주염에서는 용균효소의 분비가 증가하는 경향을 보인다.

(6) 과산화효소(peroxidase)

과산화효소는 모든 점막 분비물에서 발견된다. 구강에는 항균작용을 나타내는 시알로페록시다제(sialoperoxidase)와 미엘로페록시다제(myeloperoxidase) 2종류의 과산화효소가 있다. 우유에서 발견되는 락토페록시다제(lactoperoxidase)와 유사한 시알로페록시다제는 이하선과 악하선에서 분비되며 미엘로페록시다제는 호중구에서 분비된다.

과산화효소는 세균의 호기성 대사산물인 과산화수소와 타액이나 치은열구액의 티오시안산 이온(thiocyanate ion, SCN^-)으로부터 하이포티오시안산(hypothiocyanite, $OSCN^-$)을 생성하게 한다. 생성된 하이포티오시안산은 미생물의 해당작용에 관여하는 효소를 산화시킴으로써 연쇄상구균, 유산균, 진균을 포함한 구강미생물의 성장을 억제한다. 또한, 진핵세포를 손상시키는 H_2O_2를 제거함으로써 구강점막을 보호하는 역할을 한다.

$$H_2O_2 + SCN^- \rightarrow OSCN^-\text{(하이포티오시안산)} + H_2O$$

2) 특이적 항균인자(후천면역 항균인자)

(1) 항체(antibody)

항체는 특이적 면역반응에 관여하는 성분이다. 타액에 가장 많이 함유되어 있는 항체는 분비형 IgA(secretory IgA, sIgA)로 타액선 주위 형질세포(plasma cell)에서 생성된다.

혈장에 존재하는 단량체의 IgA와 달리 분비형 IgA는 J사슬로 연결되어 있는 이량체(dimer)성 항체이다(그림 9-4).

분비형 IgA는 타액선관 상피세포 표면의 분비성분(secretory component, SC)과 결합한 후 세포내이입(endocytosis, 엔도시토시스)과 세포외배출(exocytosis, 엑소시토시스)의 과정을 거쳐 타액선관으로 분비되어 구강으로 배출된다(그림 9-5).

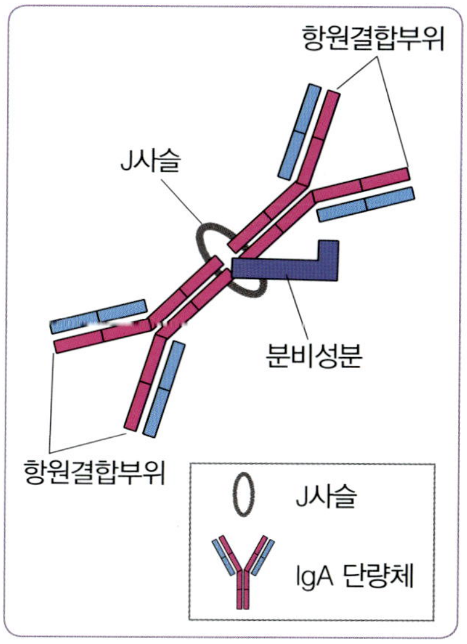

그림 9-4
분비형 IgA의 구조

분비형 IgA는 미생물의 어느 부분에 대한 항체인가에 따라 미생물 표면에 결합해 조직 부착을 억제할 수 있고 미생물의 효소나 독소와 결합하여 이들의 작용을 억제할 수도 있다(그림 9-6).

또한 락토페린(lactoferrin)과 과산화효소(peroxidase)의 항균 효과를 증진시킨다. 그러나 IgG나 IgM 항체와는 달리 보체를 활성화시키지 않아 보체에 의한 염증반응을 유도하지 않는다.

분비형 IgA는 단백질분해효소에 내성을 보여 단백질분해효소가 존재하는 구강환경에서도 오랫동안 항체 역할을 유지할 수 있다. 분비형 IgA는 구강의 감염방어에 중요한 작용을 할 뿐만 아니라 눈물, 콧물, 기도점액, 소화관분비액, 모유 등에도 많이 함유되어 있어 점막면역에서 중심적인 역할을 한다.

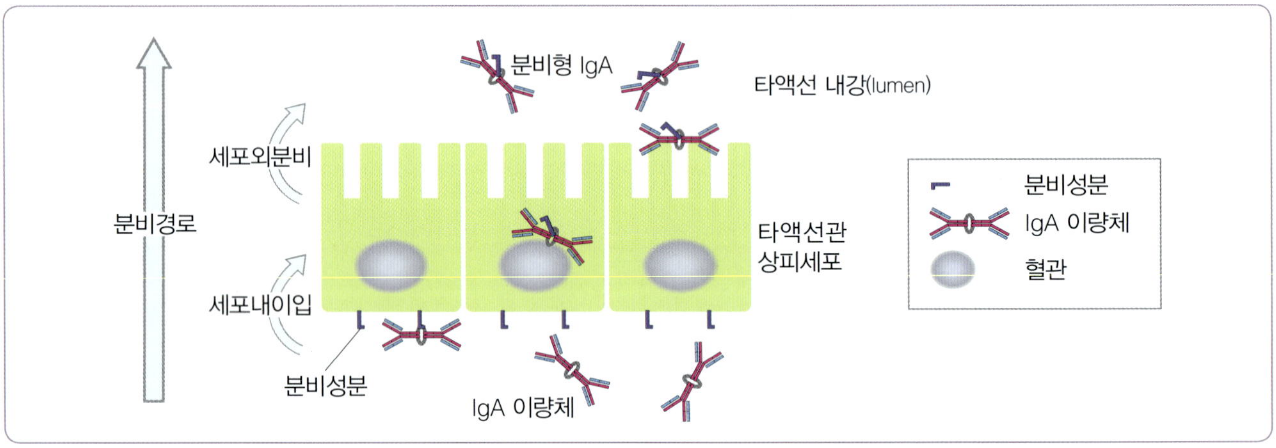

그림 9-5
분비형 IgA의 분비과정

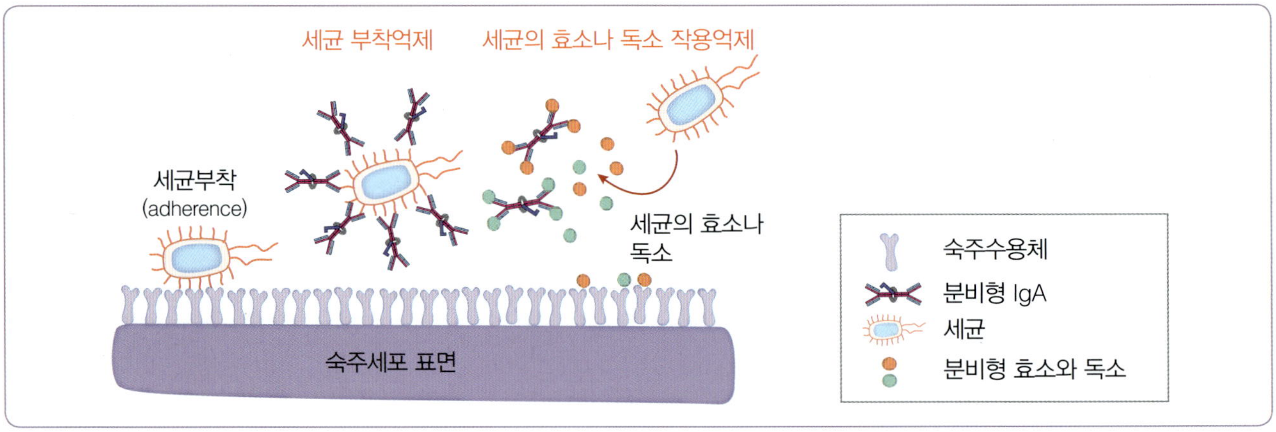

그림 9-6
분비형 IgA의 방어역할

분비형 IgA는 신생아의 타액에는 없다. 그러나 출생 후 1~2세까지 급격히 증가하며 4~7세가 되면 성인의 수치에 도달한다. 나이뿐만 아니라 타액분비율, 흡연, 임신, 스트레스 등이 타액의 분비형 IgA 수치에 영향을 미칠 수 있다. 분비형 IgA의 대부분은 악하선, 30~35%는 소타액선에서 분비된다. 악하선과 소타액선에는 많은 IgA 분비 혈장세포가 존재하며 악하선의 혈장세포 수는 이하선의 2배 이상이다.

타액에는 분비형 IgA뿐만 아니라 단량체의 IgA와 IgG를 함유하고 있는데, 이는 치은열구액을 통해 구강으로 들어온 것이다. 치은열구액 유래의 IgG 항체는 호중구의 뮤탄스균(*Streptococcus mutans*) 식균을 촉진하여 우식에 대한 방어작용을 할 수 있다.

제2절 구강미생물의 분포

미생물은 출생 직후부터 구강에 서식하기 시작하여 생존에 적절한 환경을 획득하기 위해서 상리공생이나 길항(대항, 경합) 등을 반복하면서 적절하게 구강환경에 적응하면서 비교적 안정된 무리를 형성하게 된다. 구강에는 일정기간 상시 존재하는 상재미생물총(indigenous microbiota)과 일과성으로 나타나는 일시정착미생물총(transient microbial flora)이 존재하는데, 이들을 총칭하여 구강미생물총(oral microbial flora)이라고 한다.

구강미생물총은 여러 종류의 미생물로 구성되어 있으며 다양성을 보인다. 구강미생물총을 이루고 있는 세균의 종류, 양과 비율은 구강의 각 부위(타액, 구강점막, 혀, 치아, 치은열구 등)에 따라 다르며 동일한 구강 부위라도 사람에 따라 다르다. 또한, 같은 사람이라도 시시각각으로 변동한다.

▶ 공생(symbiosis)

공생은 생물학 관점에서 각기 다른 종의 미생물이 서로 영향을 주고 받는 관계를 일컫는다.

- 상리공생(mutualism) : 쌍방의 생물종이 서로 이익을 얻는 경우
- 편리공생(commensalism) : 한쪽만 이익을 얻는 경우
- 편해공생(amensalism) : 한쪽만 피해를 입고 상대방은 아무 영향을 받지 않는 경우
- 기생(parasitism) : 한쪽에만 이익이 되고 상대방은 피해를 입는 경우

1 구강미생물총의 다양성

1) 타액의 미생물총

타액은 타액선에서 분비될 때는 무균상태이나 분비되는 즉시 구강(점막, 설배, 인두, 치면, 치주낭)의 세균이 타액 속에 서식하게 되어 타액 1 mL당 대략 수억 개에서 수백억 개($10^{8\sim10}$개)의 세균이 존재하게 된다. 따라서 타액 속 세균의 종류나 그 비율은 구강 전체 미생물총의 비율을 반영하고 있다고 할 수 있다. 타액 속의 미생물 수는 양치질이나 음식물 섭취에 따른 연하 등에 따라 변동되지만, 하루 동안에는 변화가 거의 없다. 타액은 비교적 쉽게 채취할 수 있어 타액 속의 세균 수나 종류에 대한 검사가 구강의 건강상태나 질환의 위험도 평가에 활용되고 있다(그림 9–7).

정상인의 타액 속에는 연쇄상구균(*Streptococcus salivarius*, *Streptococcus mitis*, *Streptococcus sanguinis*)이 많이 존재하며, 방선균(*Actinomyces*), 코리네박테륨(*Corynebacterium*), 편성 혐기성균인 베일로넬라(*Veillonella*) 등도 관찰된다.

▶ 길항작용(antagonism, 대항작용)

2종 이상의 미생물이 함께 서식할 때 한 종의 미생물 증식에 의해 다른 미생물의 생육이 억제되는 현상을 말한다.

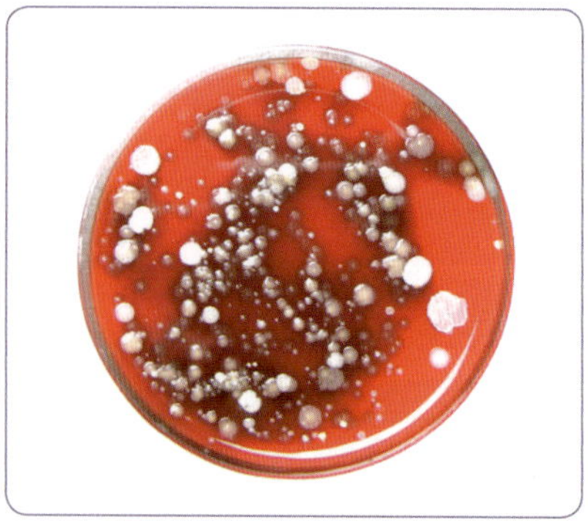

그림 9–7

혈액 한천배지(blood agar plate)에서 배양한 타액 속 세균

2) 혀의 미생물총

혀에는 설유두(lingual papilla)가 있어 요철(오목함과 볼록함)이 많고 산소분압이 다양하여 여러 미생물이 살기 적합하다. 혀에서 박리된 상피세포에는 세포 당 100개 이상의 세균이 부착되어 있다. 연쇄상구균(*Streptococcus salivarius*, *Streptococcus mitis* 등) 외에 베일로넬라(*Veillonella*), 코리네박테륨(*Corynebacterium*), 프로피오니박테륨(*Propionibacterium*) 등이 이에 해당된다.

균교대현상(microbial substitution)으로 구강의 캔디다 알비칸스(*Candida albicans*) 수가 증가하면 혀에서도 그 수가 증가하여 위막(pseudomembrane)이 형성된다.

거동이 어려운 병상생활로 구강 위생상태가 악화된 경우, 타액분비량이 감소되거나 면역력이 저하된 경우 많은 세균이나 진균을 함유한 설태(coated tongue)가 형성되며, 설태는 흡인성 폐렴(aspiration pneumonia)을 일으킬 수 있다. 혀 표면의 상태가 전신의 건강상태를 반영하고 있어 동양의학에서는 혀를 진찰하는 설진(舌診)이 매우 중요시되고 있다.

> ▶ **균교대현상(microbial substitution; 균교대증)**
>
> 항균스펙트럼이 넓은 항균제를 장기간 복용함으로써 감수성 균이 감소하고 반대로 비감수성 미생물이 살아남아 증식해서 새로운 감염병을 일으키는 것을 말한다. 캔디다(*Candida*)나 아스페르길루스(*Aspergillus*)가 증식해서 일어나는 진균증(mycosis)이나 대장의 상재균인 클로스트리듐 디피실레균(*Clostridium difficile*)이 증식하여 설사, 복통, 출혈변이 발생하는 위막성 대장염(pseudomembranous colitis)이 이에 해당된다.

3) 구강점막의 미생물총

볼점막 표면의 박리상피세포에는 세포 당 대략 25개의 세균이 부착해 있다. 볼점막의 세균총 중 연쇄상구균(*Streptococcus*)이 약 80~90%를 차지하며, 연쇄상구균 중 스트렙토코쿠스 미티스(*Streptococcus mitis*)가 가장 많다.

4) 치면세균막의 미생물총

치면세균막(dental plaque)에는 1 g당 250억 개(2.5×10^{11})의 세균이 존재하며, 세균의 종류는 형성되는 시기에 따라 다르다. 주로 스트렙토코쿠스상귀니스(*Streptococcus sanguinis*)와 스트렙토코쿠스 뮤탄스(*Streptococcus mutans*)가 가장 많은 비율로 존재한다. 치면세균막의 바깥층에는 호기성균(aerobe)이 많으며, 심층에는 혐기성균(anaerobe)이 많다.

5) 치은열구의 미생물총

치은연하 치면세균막이 형성되어 염증이 발생되면 치은열구가 깊어져 치주낭이 생긴다. 치은연하 치면세균막에는 편성 혐기성의 그람음성 간균[프레보텔라(*Prevotella*), 포르피로모나스(*Porphyromonas*), 푸소박테륨(*Fusobacterium*), 박테로이데스(*Bacteroides*) 등]과 스피로헤타과의 트레포네마(*Treponema*)가 많으며, 깊은 치주낭에서는 이러한 세균의 비율이 증가한다.

2 구강미생물총의 변화에 영향을 미치는 인자

구강미생물총의 변화에 영향을 미치는 인자로는 미생물 생성 물질과 숙주의 건강상태, 식습관, 연령, 구강의 위생상태 등이 있다(표 9-3). 이들 인자들은 구강미생물총을 구성하는 세균의 수나 종류의 변화를 일으키는데, 이와 같은 변화를 구강미생물총의 변화라고 한다.

일중변동(하루변이)	저작이나 연하, 취침에 의한 타액 분비의 변화
연령에 따른 변화	출생 시 모친으로부터 감염, 유치 및 영구치의 맹출, 무치악, 의치 착용
생활습관에 따른 변화	잦은 섭식, 다량의 당 섭취, 숙주의 건강상태, 약물복용
구강관리에 따른 변화	자가관리, 전문가관리

표 9-3 **구강미생물총의 변화에 영향을 미치는 인자**

1) 미생물 요인

구강미생물총에 영향을 미치는 미생물 유래 물질에는 여러 가지가 있다. 일부 미생물은 서로의 성장에 도움을 주는 물질을 생성하여 공생관계를 유지한다. 스트렙토코쿠스 뮤탄스(*Streptococcus mutans*)는 스트렙토코쿠스 상귀니스(*Streptococcus sanguinis*)의 대사산물인 파라아미노벤조산(p-aminobenzoic acid)을 이용하고, 포르피로모나스 진지발리스(*Porphyromonas gingivalis*)는 다른 세균이 생성한 비타민 K를 이용하여 성장하는 데 도움을 받는다. 설탕을 많이 섭취하면 구강세균의 탄수화물 대사산물로 산을 생성하기 때문에 구강 pH가 낮아져 유산균과 뮤탄스균과 같은 내산성 세균의 수가 증가한다.

2) 숙주 요인

(1) 일중변동(diurnal variation)

구강세균의 수는 저작이나 연하에 의해 끊임없이 변화한다. 24시간 관찰 시 식사나 수면하는 동안 주기적으로 변화하는데, 이것을 일중변동이라고 한다. 식사 중에는 연하운동에 의한 세정효과로 타액 속의 미생물 수가 감소한다. 취침 중에는 타액 분비와 연하 횟수가 감소하므로 다량의 세균이 축적된다. 따라서 하루 중 기상 직후에 타액의 균수가 가장 많다.

(2) 연령에 따른 변화

출생 전 태아의 구강은 무균상태이다. 그러나 출생 시 산모 산도의 상재균이 신생아의 구강으로 들어온다. 출생 직후 신생아의 구강에는 주로 통성 혐기성균인 연쇄상구균(*Streptococcus*)과 포도상구균(*Staphylococcus*), 유산균인 되데르라인간균(Döderlein's bacillus), 나이세리아(*Neisseria*)와 베일로넬라(*Veillonella*)가 존재한다. 이들 세균 중 구강환경에 적응하는 세균이 살아남아 상재균총이 된다. 근친자로부터 지속적으로 전파되는 세균, 특히 모친으로부터 수직적으로 전파되는 세균의 종류와 양이 신생아의 상재균총에 큰 영향을 미친다.

그 후 연령 증가에 따른 구강환경은 상재균의 구성에 영향을 미친다. 가장 큰 구강환경의 변화는 유치의 맹출(eruption)로 구강에 경조직이 출현하는 것이다. 맹출 후 치아 표면에 정착하는 세균(*Streptococcus mutans*, *Streptococcus sobrinus*, *Neisseria*, *Actinomyces*, *Nocardia*, *Veillonella* 등)이 나타나며, 치은열구가 형성되어 캡노사이토퍼거(*Capnocytophaga*), 편성 혐기성균인 푸소박테륨(*Fusobacterium*)과 프레보텔라(*Prevotella*) 등이 보이게 된다.

Caufield(1993) 등이 제시한 감염의 창(window of infectivity) 이론에 따르면 부모로부터 전파된 뮤탄스균(*Streptococcus mutans*)이 집중적으로 정착하는 시기는 생후 19~31개월 사이이다. 타액 속의 세균 수는 유아기에 적으며 초등학교 저학년에는 1 mL당 10^6개 정도이지만, 영구치가 나오면서 증가하며 편성 혐기성균(*Selenomonas* 등)이나 운동성균(*Treponema* 등)의 비율이 증가한다.

치아우식이나 치주질환으로 치아를 모두 상실하여 무치악(edentulous jaw)이 되면 통성 혐기성균이 증가하며, 의치를 장착하면 편성 혐기성균, 캔디다 알비칸스(*Candida albicans*) 등이 집락을 형성하게 된다.

(3) 생활습관에 따른 변화

생활습관은 구강미생물총의 수와 구성에 영향을 미친다. 식습관, 특히 잦은 섭식이나 다량의 당 섭취는 전체 균수를 증가시킬 뿐만 아니라, 구성 세균의 대사를 증가시켜 대사산물(산)에 의한 치아우식 유발을 증가시킨다. 또 숙주의 건강상태도 구강미생물총에 영향을 미친다. 수면부족이나 불규칙한 생활습관에 따른 면역력 저하는 치주낭 내의 세균 수를 증가시켜 치주질환을 악화시킨다. 또한 약물 부작용에 의한 타액 분비량 감소나 항생제 장기복용에 따른 균교대현상에 의해 구강미생물총에 변화가 일어날 수 있다.

(4) 구강관리에 따른 변화

올바른 구강위생관리(자가관리)는 구강미생물총의 수와 종류를 감소시킨다. 구강위생관리의 방법, 횟수, 용품의 종류에 따라 그 효율은 크게 달라진다. 또 전문가 치면세균막 관리(professional mechanical tooth cleaning, PMTC), 스케일링(scaling), 치근활택술(root planing) 등 치과의사, 치과위생사에 의한 전문적인 구강위생관리는 구강미생물의 수와 종류를 감소시킬 뿐만 아니라, 만성 염증조직이나 치석을 제거함으로써 미생물이 정착할 장소를 감소시켜 구강환경을 개선한다.

제3절 치면세균막의 형성

구강은 다양한 미생물이 군집을 이루어 서식할 수 있는 적절한 장소이며 약 700여 종의 세균이 구강점막, 치아, 혀 등에 서식하는 것으로 보고되고 있다.

치면세균막(dental plaque)은 치아 또는 보철물 표면에 형성되는 세균성 침착물이다. 70% 이상은 세균이지만 세균 생산물, 음식물 찌꺼기 이외에 치은의 상피세포나 호중구(neutrophil) 등 숙주세포도 포함되어 있다(그림 9–8). 치면세균막을 구성하고 있는 세균의 종류는 시간이 지남에 따라 변화한다. 초기 군집 세균은 주로 연쇄상구균(*Streptococcus*)과 방선균(*Actinomyces*)이며, 시간이 지나면서 이러한 통성 혐기성 그람양성균은 감소하고 혐기성 그람음성균이 치은연에 자리잡게 된다.

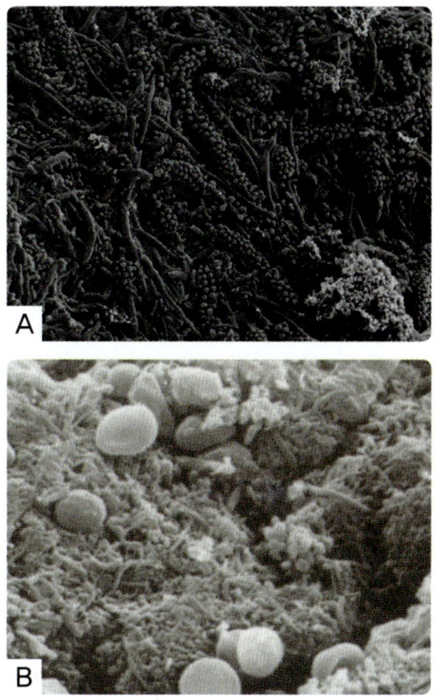

그림 9–8
치면세균막의 주사전자현미경사진
A. 치면세균막
B. 치주질환자의 치은연하 치면세균막

1 치면세균막의 형성과정

치면세균막은 다음과 같은 과정을 거쳐 치면에 형성된다.

① 세균의 치면 부착
- 획득피막(acquired pellicle) 형성
- 초기 군집 세균 부착
- 미세집락(microcolony) 형성

② 비수용성 세포외다당류 생산
③ 후기 군집 세균 정착(공동응집)
④ 치면세균막 성숙

1) 세균의 치면 부착

치아 표면은 타액에서 유래된 유기물질(acquired pellicle, 획득피막)로 덮인다. 획득피막은 치면을 보호하는 작용을 하기도 하지만, 세균의 치면

> ▶ **반데르발스 힘(van der Waals force)**
> 전하를 갖지 않은 분자 간에 생기는 약한 응집력을 말한다.

부착을 매개하기도 한다. 법랑질 표면은 매우 매끄러워 세균이 부착하기 어렵다. 그러나 피막에 함유되어 있는 고프롤린 함유 단백질(proline-rich protein)과 당단백질은 세균의 표층 구조인 부착소(adhesin)와 결합하여 세균이 치면에 부착할 수 있도록 한다.

초기 군집 세균(early colonizer, initial colonizer)은 피막과 결합할 수 있는 부착소를 가지고 있어 초기에 치아 표면에 부착할 수 있다. 또한 정전기적인 결합력, 소수성 결합, 반데르발스 힘(van der Waals force), 수소결합과 Ca^{2+} bridge가 세균의 초기 치면 부착에 관여한다(그림 9-9). 치면에 초기 부착한 세균은 증식해서 미세집락(microcolony)이라고 하는 작은 덩어리를 형성한다. 이 시기의 치면세균막은 매우 불안정하여 타액의 세정작용에 쉽게 떨어진다.

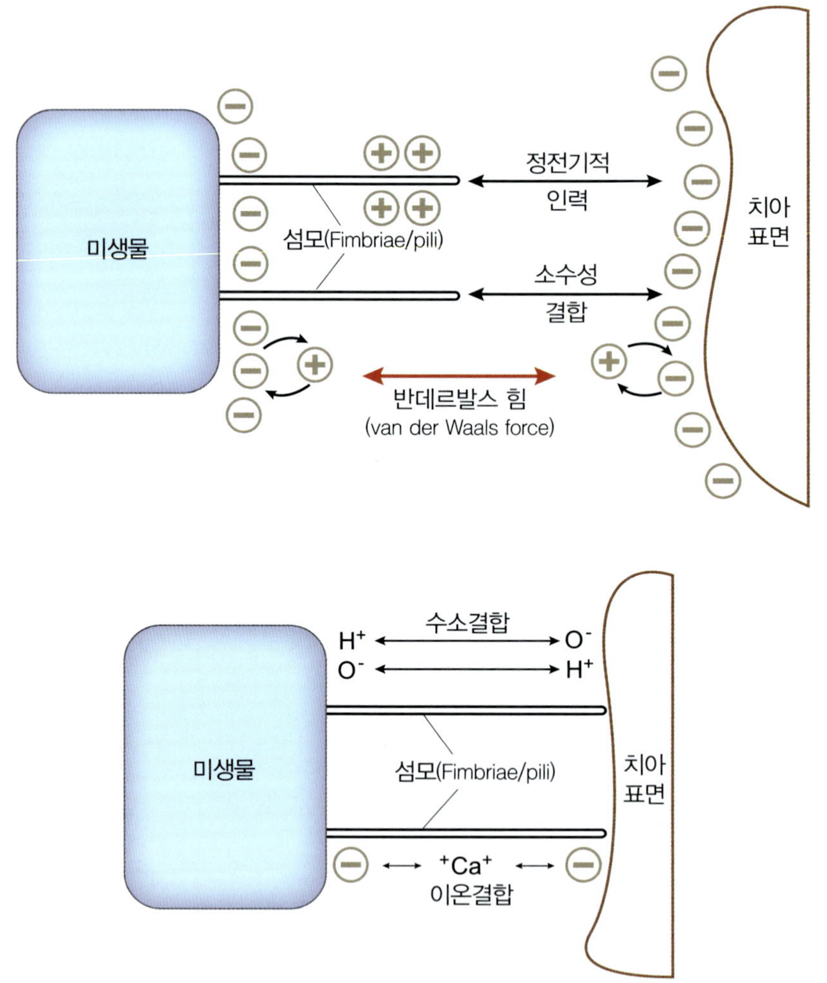

그림 9-9
결합력을 이용한 치면 부착

2) 비수용성 세포외다당류 생산

스트렙코쿠스 뮤탄스(*Stretptococcus mutans*)는 세균 밖으로 글리코실전달효소(glycosyl-transferase, Gtf)를 분비하여 자당으로부터 포도당 다당체(glucose polymer)인 비수용성 글루칸(glucan)을 생성한다. 생성된 비수용성 글루칸은 점착성이 높아 세균의 부착을 매개한다.

3) 후기 군집 세균 정착

치면에 직접 부착하지 못하는 세균은 세균 간의 특이적인 응집(coagglutination, 공동응집)을 통해 치면세균막 내에 정착하게 된다(그림 9-10). 공동응집은 동종세균 사이에서뿐만 아니라 서로 다른 세균 사이에서도 관찰할 수 있는데, 그중에서도 푸소박테륨(*Fusobacterium*)은 다양한 세균과의 결합능을 가지고 있어 공동응집의 중심이 된다.

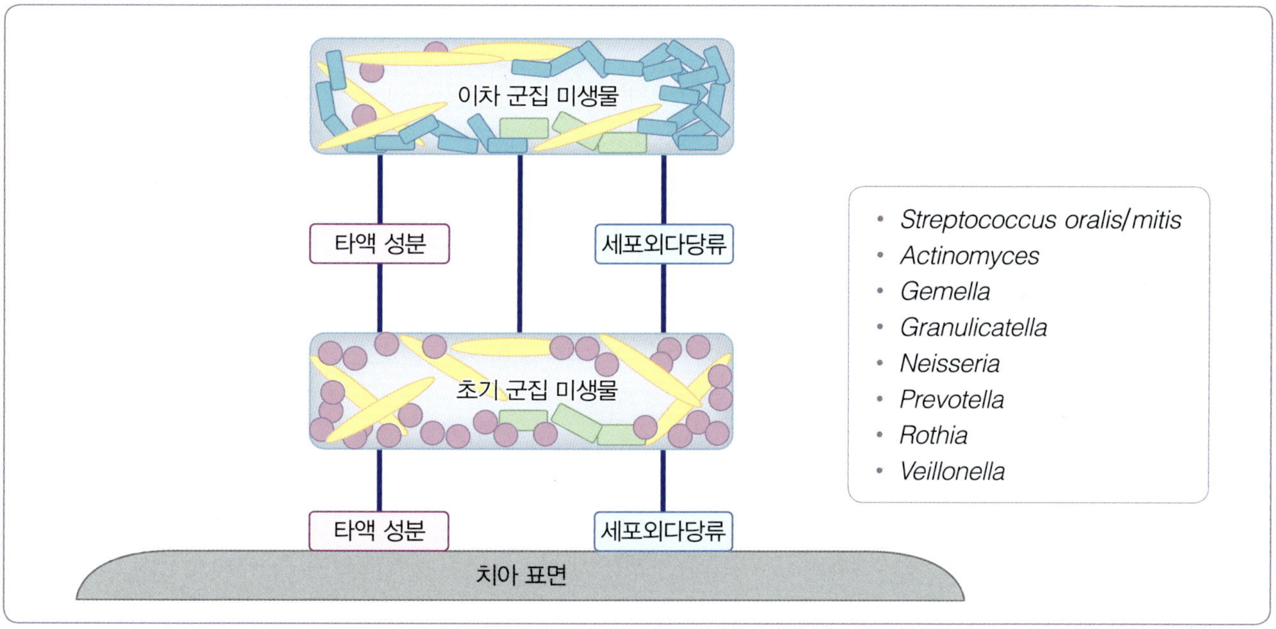

그림 9-10
세균 간의 특이적인 응집(공동응집)

4) 치면세균막 성숙

치면세균막은 세균의 증식, 세포외다당류 생성, 공동응집에 의한 새로운 세균의 부착으로 시간이 흐를수록 두꺼워진다. 치면세균막의 내부 산소가 통성 혐기성균의 대사에 소비되어 세균막 심부의 혐기도는 상승한

▶ 옥수수대(corn-cob)

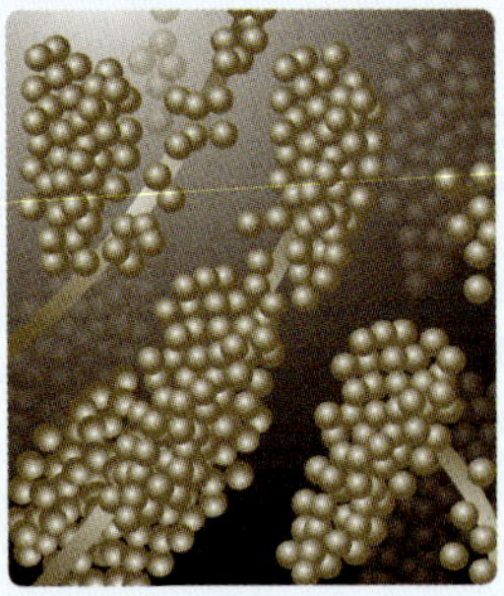

다. 그렇게 되면 사상균, 편성 혐기성균(*Prevotella*, *Porphyromonas* 등), 운동성균(*Treponema* 등)이 증식하는 환경이 갖추어지고, 이들 세균이 증가하게 된다. 운동성 세균의 증가는 성숙한 치면세균막의 특징이므로, 위상차 현미경을 이용해 치면세균막을 관찰하여 운동성 세균 수의 변화를 파악함으로써 구강위생관리의 동기부여나 자가관리 평가에 이용할 수 있다.

형성 후 1주일이 지나면 내부 세균은 비교적 안정되고 구균이 필라멘트형 미생물의 표면에 부착·증식하여 옥수수대(corn-cob) 배열을 한다. 타액이나 치은열구액의 칼슘, 인산, 무기염류가 균체 내외에 축적되면 치면세균막은 결정화·석회화되어 치석(dental calculus)이 된다. 치석 표면은 요철이 많아 새로운 치면세균막 형성의 발판이 된다.

2 치면세균막의 종류

1) 시간경과에 따른 분류

(1) 초기 치면세균막

형성 초기의 치면세균막으로, 호기성균과 통성 혐기성균이 많이 분포하고 있으며 대표적인 초기 군집 세균으로는 연쇄상구균(*Streptococcus*)과 방선균(*Actinomyces*)이 있다.

(2) 성숙 치면세균막

형성 개시 후 어느 정도 시간이 지난 치면세균막으로, 통성 혐기성 연쇄상구균, 그람양성 간균, 편성 혐기성균 등 다양한 세균이 많이 존재하며 호기성 나이세리아(*Neisseria*)와 노카르디아(*Nocardia*) 등도 소수 분포하고 있다.

2) 장소에 따른 분류

(1) 치은연상 치면세균막(supragingival plaque)

치은연상에 형성된 치면세균막으로, 여기에 포함되는 세균의 종류는 시간이 지남에 따라 변화한다.

피막은 약 2시간이 지나면 약 10 μm로 두꺼워지며 피막과 접촉하는 최초의 세균은 구균이다. 이러한 구균에는 나이세리아(*Neisseria*)와 연쇄상구균(*Streptococcus*; *S. sanguinis*가 대표 세균)이 있다. 타액의 특정 단백질은 뮤탄스균(*Streptococcus mutans*)이 경조직인 수산화인회석에 부착하는 데 도움을 준다. 피막 형성 후 24시간이 지나면 연쇄상구균이 전체 세균의 95% 이상을 차지한다. 초기 군집 세균은 타액에서 유래한 당단백질층과 세균의 세포외다당류에 집락을 형성한다. 그람양성 간균인 유산균, 방선균, *Rothia dentocariosa*의 균종들은 치면세균막 형성 초기에 나타나며 대부분의 혐기성 세균은 치면세균막 형성 후기에 나타난다.

초기 치면세균막에서 호기성 세균의 비율이 높게 나타나는 이유는 치면세균막이 형성될 때 충분한 산소공급이 이루어지기 때문이다. 타액 속의 공기는 주요 산소공급원이 되며, 치면세균막의 호기적 조건을 결정하는 주요 요인이 된다. 치면세균막이 두꺼워지면 심층에 존재하는 세균에까지 타액의 접근이 어려워지고 바깥쪽에서 들어오는 산소는 표층의 호기성 세균이 소비하기 때문에 치면세균막의 산소공급은 매우 저하되어, 심층에서 혐기성 세균이 증가하게 된다. 특히 치아 인접면은 타액 접근이 어려워 혐기적 환경이 빠르게 형성된다.

(2) 치은연하 치면세균막(subgingival plaque)

치은열구 또는 치주낭 내에 형성된 치면세균막으로, 이들 부위에는 산소가 적기 때문에 형성 초기부터 성숙 치면세균막의 세균이 존재하는 경우가 많다. 치주낭이 깊은 경우에는 편성 혐기성균이나 운동성균의 비율이 높아진다.

3 치면세균막의 억제

치면세균막의 미생물은 치은열구에서 세균이 증식하는 원천이 된다. 치아우식증(dental caries)과 치은염(gingivitis)과 같은 구강미생물에 의한 질병을 예방하기 위해서는 치면세균막의 형성을 억제하고 이미 형성된 치면세균막을 제거하는 것이 중요하다. 이러한 방법에는 백신과 항생물질의 활용, 비병원성 세균의 투여 등이 있다.

(1) 칫솔질 및 치실 사용

물리적인 힘에 의한 치면세균막의 제거는 치아우식이나 치주질환을 예방하는 데 효율적이다. 치약에는 치면세균막을 제거하는 데 도움을 주는 연마제와 세정제가 들어 있다.

(2) 구강 수압 청정기

구강 수압 청정기는 치은연하 치면세균막을 제거하는 기구로, 강한 수압을 이용한다.

(3) 저작

▶ **백질(meteria alba)**
치아나 치은, 치면세균막 위에 미생물이나 떨어져 나온 상피세포 등이 응집된 형태로 쉽게 떨어져 나갈 수 있는 침착물이다.

껌이나 섬유질이 많은 음식(사과나 샐러리)을 씹으면 백질과 같은 연한 침착물은 제거된다.

(4) 구강 세정

구강을 물로 세정함으로써 치면세균막의 가용성 구성성분(예를 들어 설탕, 연한 침착물)을 제거할 수 있다. 그러나 단단히 부착된 치면세균막은 제거할 수 없다.

(5) 항생물질

반코마이신(vancomycin), 카나마이신(kanamycin), 테트라사이클린(tetracycline), 미노사이클린(minocycline) 등의 항생물질은 치주질환을 억제할 뿐만 아니라 치면세균막의 형성을 감소시킨다. 특히, 거동이 힘든 병상 환자나 스스로 구강청결을 유지할 수 없는 사람에게 이러한 항생제는 유용하다. 그러나 항생물질의 사용은 알레르기반응 또는 내성균의 출현 가능성이 있으므로 주의해서 사용해야 한다.

(6) 메트로니다졸(metronidazole)

이 화합물은 치주질환을 일으키는 병원성 미생물을 포함하여 혐기성 세균에 효과적인 화학요법제이다.

(7) 클로르헥시딘(chlorhexidine)

치아 표면에 부착하는 특성과 항균 활성 때문에 치면세균막의 형성 억제 및 제거에 매우 유효한 화합물이다. 장기간 처치 시 구강점막에 통증을 유발하고 쓴맛이 나며 치아를 갈색으로 변색시키는 단점이 있다. 변색은 영구적이지 않지만 제거하려면 전문적인 치면세마가 요구된다.

(8) 상귀나린(sanguinarine)

상귀나린은 겨자과 식물인 혈근초(Sanguinaria canadensis)를 알코올 추출방법으로 얻은 벤조페난트리딘계(benzophenanthridine) 알칼로이드이다. 클로르헥시딘처럼 항치면세균막 활성 효과가 있으며 세정 후에도 여러 시간 동안 치면세균막 내에 남아 있다.

(9) 가용성 피로인산(pyrophosphate)

피로인산사나트륨(tetrasodium pyrophosphate)과 같은 화합물은 치석제거용 치약에 이용된다. 이러한 화합물은 무정형 $Ca_2(PO_4)_2$가 치석 결정체로 전환되는 것을 방해한다.

4 치면세균막과 균막(바이오필름)

'치면세균막은 균막(biofilm)이다'라는 개념은 십수년 전부터 알려져 왔다. 치면세균막은 자당(sucrose)으로부터 생성된 세포외다당류와 여러 종의 세균으로 구성되어 있다. 즉, 치면세균막은 치면에 형성된 균막이다(multi-species biofilm). 치면세균막이 갖는 균막의 특징은 표 9-4와 같다. 균막인 치면세균막은 약물을 이용해서 제거하기가 어렵기 때문에 칫솔질 등의 자가관리 이외에 치과위생사에 의한 스케일링이나 치근활택술(root planing) 등 물리적으로 제거해야 한다.

- 치면에 부착되어 있다.
- 공동체를 형성하고 있다.
- 쿼럼센싱시스템(quorum sensing system)이 존재한다.
- 세균 내부의 유전자 발현이 균막 모드로 변화된다.
- 다양한 세균으로 구성되어 있다.
- 당 섭취에 의해 내부 세균총이 변화한다.
- 환경에 대한 저항성을 가지고 있다.

표 9-4 **균막으로서 치면세균막의 특징**

(1) 면역세포로부터 회피하는 기전

세포외다당류를 생산해 균막을 형성하는 세균과 생산하지 않는 세균을 호중구(neutrophil)와 함께 배양하면 세포외다당류를 생산하지 않는 세균은 호중구에 식균되지만, 세포외다당류를 생산하는 세균은 거의 식균되지 않고 저항한다.

▶ 균막(biofilm)

균막이란 세균과 세균 자신이 생산하는 세포외다당류로 구성되는 구조체로, 많은 세균이 함께 사는 커뮤니티(community)라고 정의되고 있다. 세균은 고체면에 부착해서 증식하며 세포외다당류 등을 생산해 입체구조물(biofilm)을 형성한다.

(2) 항생물질이나 소독제에 대한 저항성 획득

① 균막(biofilm) 내부에는 약물이 침투하기 어렵다

세포외다당류의 상당수는 소수성이어서 친수성 약물이 침투하기 어렵다. 따라서 균막 바깥쪽 세균은 살균되어도 안쪽 세균은 살균할 수 있는 농도의 약물이 도달하지 못해 살아남는다.

② 휴면 상태의 세균이 존재한다

균막 안쪽은 바깥쪽에 비해 산소량과 영양공급이 적다. 때문에 균막의 바깥쪽 세균은 풍부한 산소나 영양을 사용해 활발하게 증식할 수 있으나 중심부의 세균은 대사활성이 낮고 억제되어 있어 휴면상태이다. 항생물질의 대부분은 발육할 때 흡수되어 효과를 발휘하기 때문에 휴면상태의 중심부 세균에는 효과가 없다.

이러한 이유로 균막에 약물을 작용시켜도 중심부의 세균은 살아남아, 환경이 갖추어지면 증식해서 다시 균막을 형성한다. 이러한 반복을 통해 균막 감염병은 치료해도 재발된다.

Review Test

01. 타액 속 과산화효소의 역할은?

① 세정작용 ② 항균작용 ③ 용해작용
④ 소화작용 ⑤ 응집작용

02. 일반적으로 구강 내 세균이 증식하기에 적합한 pH는?

① 3.0 부근 ② 5.0 부근 ③ 7.0 부근
④ 9.0 부근 ⑤ 11.0 부근

03. 타액의 항균인자 중 세균의 발육에 필요한 철분과 결합하여 세균증식을 억제하는 것은?

① 뮤신 ② 시스타틴 ③ 락토페린
④ 리소자임 ⑤ 과산화효소

04. 세균이 발육하기 좋은 구강 내 환경 조건으로 옳지 <u>않은</u> 것은?

① 수분이 풍부하다.
② 타액의 pH는 중성에 가깝게 유지되고 있다.
③ 구강의 온도는 대략 37℃로 유지되고 있다.
④ 구강 내 산소분압에는 변화가 없다.
⑤ 세균의 영양분이 음식물, 타액, 또는 치은열구액으로부터 공급된다.

05. 타액관을 통해 분비되는 특이적 항균인자에 대한 설명으로 옳은 것은?

① 오량체이다.
② 태반을 통과한다.
③ IgG이다.
④ 알레르기에 관여한다.
⑤ 세균의 구강 내 부착을 억제할 수 있다.

06. 획득피막(acquired pellicle)의 주된 성분은?

① 부착소 ② 미생물 ③ 당단백질
④ 인산 ⑤ 칼슘

07. 법랑질 표면에 타액 내 당단백질로 이루어진 막은?

① 백질 ② 치석 ③ 균막
④ 획득피막 ⑤ 치면세균막

08. 치면세균막 형성 초기에 치면에 정착하는 세균은?

① 트레포네마(*Treponema*)
② 악티노마이세스(*Actinomyces*)
③ 캄필로박터(*Campylobacter*)
④ 스트렙토코쿠스(*Streptococcus*)
⑤ 노카르디아(*Nocardia*)

09. 치면세균막의 형성과정에 대한 설명으로 옳은 것은?

① 제일 먼저 초기 군집 세균이 치면에 직접 부착된다.
② 초기 군집 세균은 피막과 결합할 수 있는 부착소를 가지고 있다.
③ 초기 치면세균막은 안정적으로 부착되어 타액에 의해 쉽게 떨어지지 않는다.
④ 스트렙코쿠스 뮤탄스(*Stretptococcus mutans*)는 수용성 글루칸을 생성하여 다른 세균의 부착을 매개한다.
⑤ 치면세균막 형성 초기에 혐기성 세균이 나타난다.

10. 타액 성분 중 세균의 응집을 유도하는 물질이 아닌 것은?

① 뮤신(mucin)
② PRPs(proline-rich protein)
③ 디펜신(defensin)
④ 타액 응집소(salivary agglutinin)
⑤ 섬유결합소(fibronectin)

11. 하이포티오시안산(hypothiocyanite) 생성을 매개하여 유산균, 진균을 포함한 구강미생물의 성장을 억제하는 타액 성분은?

① PRPs(proline-rich protein)

② 분비백혈구단백질분해효소 억제제(secretory leukocyte peptidase inhibitor, SLPI)

③ 락토페린(lactoferrin)

④ 과산화효소(peroxidase)

⑤ 시스타틴(cystatin)

해답 01. ② 02. ③ 03. ③ 04. ⑤ 05. ⑤ 06. ③ 07. ④ 08. ④ 09. ② 10. ③ 11. ④

Chapter 10

치아우식과 미생물

1. 구강감염병
2. 치아우식의 정의
3. 치아우식발생설과 실험
4. 치아우식 발생부위별 주요 구강세균총
5. 치아우식의 발생기전
6. 뮤탄스 연쇄상구균의 우식원성
7. 기타 치면세균막 세균의 우식원성
8. 치아우식의 발생과정
9. 치아우식의 예방

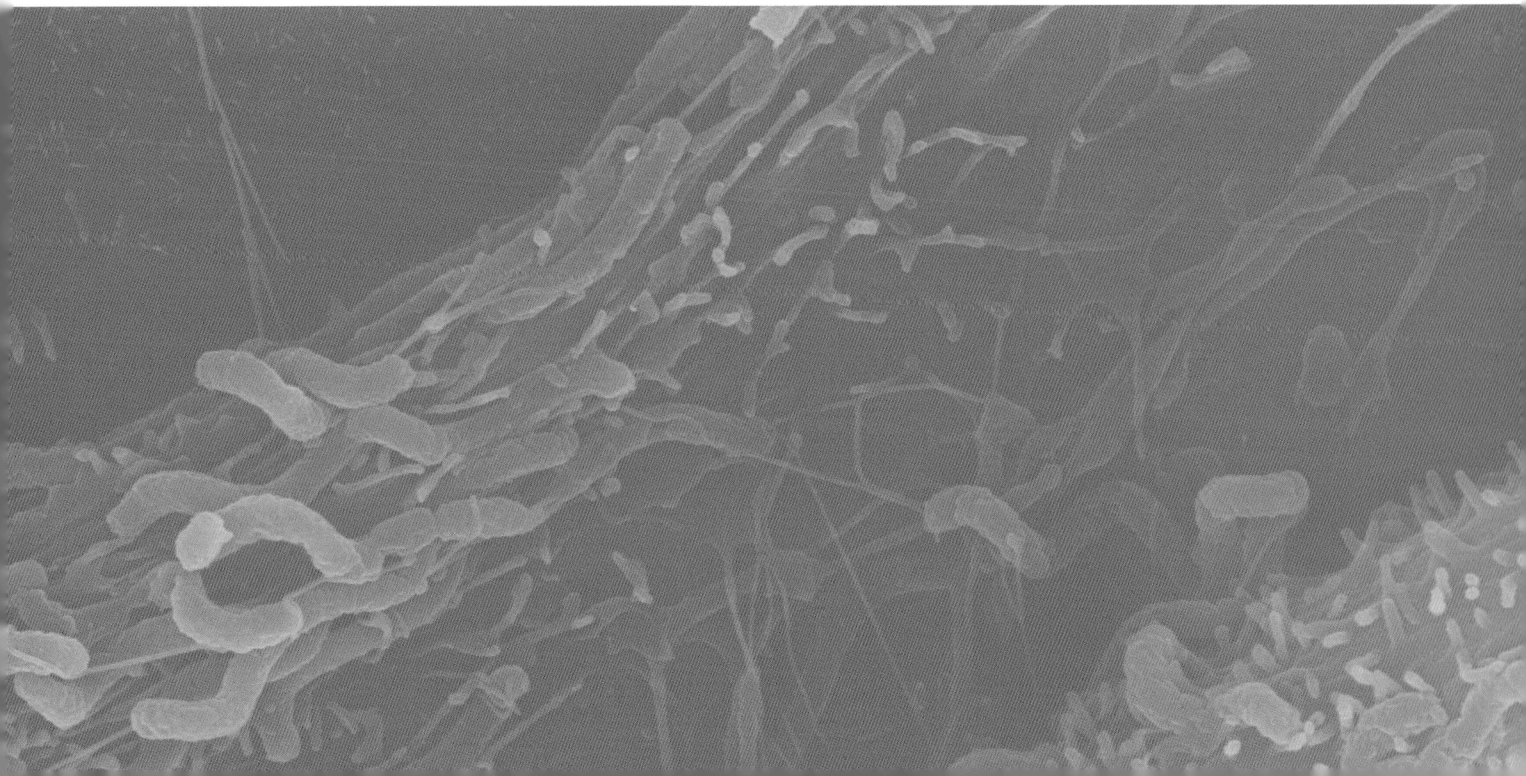

학습목표

1. 치아우식 발생부위별 주요 구강미생물을 열거할 수 있다.
2. 치아우식의 발생기전을 설명할 수 있다.
3. 스트렙토코쿠스 뮤탄스(*Streptococcus mutans*)의 특성을 설명할 수 있다.

1 구강감염병

구강감염병은 구강세균총(oral flora)에 의해 발생하는 내인성 감염병과 외래 미생물에 의해 발생하는 외인성 감염병으로 분류할 수 있다(표 10–1).

내인성 감염병	• 불결한 구강위생이 주요인 – 국소에 특정 미생물무리의 증가 • 치아우식증(dental caries), 치주질환(periodontal disease)이 대표적 • 혼합 감염병으로 질환의 원인 세균이 2종류 이상
외인성 감염병	• 생체의 면역력 및 기타 저항력 저하 • 한 종류의 미생물이 관여하는 경우가 대부분 • 진단과 치료는 비교적 용이 • 매독, 결핵 등과 같은 세균성 질환, AIDS와 같은 바이러스성 질환의 경우 전신증상 일부가 구강에서 나타남

표 10–1 구강감염병의 분류

2 치아우식의 정의

조직의 무기질이 감소하는 것을 탈회(demineralization)라고 한다. 치아의 경조직인 법랑질(enamel), 상아질(dentin), 백악질(cementum)의 무기질은 수산화인회석[$Ca_{10}(PO_4)_6(OH)_2$]의 결정구조로 이루어져 있다. 치아우식(dental caries)은 세균의 탄수화물대사(당대사, 해당과정)로 생산되는 산(주로 유산)이 수산화인회석(hydroxyapatite)을 분해하여 칼슘과 인이 빠져나오게(탈회) 되는 질환이다.

$$\underset{\text{(hydroxyapatite)}}{Ca_{10}(PO_4)_6(OH)_2} \xrightarrow{8H + (\text{산})} \underset{(\text{칼슘})}{10Ca^{2+}} + \underset{(\text{인산})}{6HPO_4^{2-}} + \underset{(\text{물})}{2H_2O}$$

직업상 고농도의 산을 취급하는 경우에도 치아의 탈회가 관찰되지만, 이는 부식증(erosion)으로서 구별하고 있다.

치아우식은 주로 20세 이하에게서 발생하는데, 이때에는 구강위생을 타인에게 의존하는 경향이 많으므로 예방이 매우 중요하다. 여러 요인이 교집합을 이루는 경우에만 치아우식이 발생하기 때문에, 여러 요인 중 하나 이상을 제거한다면 치아우식을 예방할 수 있다(그림 10–1).

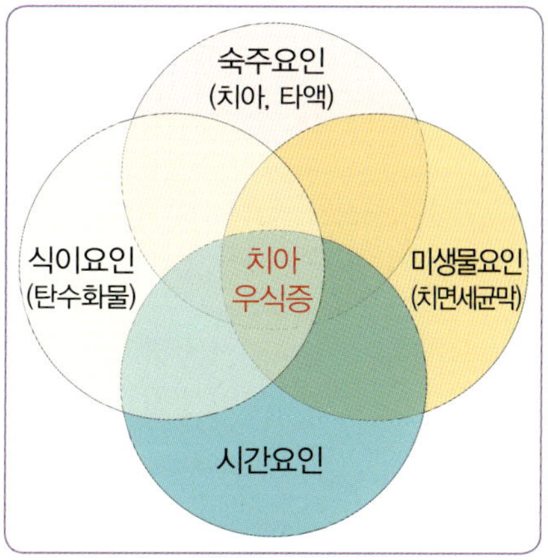

그림 10–1
치아우식 발생의 다인성 병인

따라서 치과종사자는 치아우식을 일으키는 원인이 무엇인지와 그 요인을 제거하는 방법들을 잘 숙지하여 환자에게 교육할 필요가 있다.

3 치아우식발생설과 실험

치아우식과 미생물의 관계에 대한 관심은 현미경을 발명한 네덜란드인

레벤후크(Antonie van Leeuwenhoek, 1632~1723)의 치면세균막(dental plaque) 관찰로부터 시작되었다. 그가 남긴 보고에 따르면 현미경으로 관찰한 우식 치아에서 치아의 통증을 일으키는 작은 벌레를 확인했다고 한다. 세균이 우식을 일으킨다고 하는 학설은 '화학세균설'을 주장한 밀러(W. D. Miller, 1853~1907)로부터 시작되었다. 1890년 그의 저서 "The Microorganism of the Human Mouth"에서는 구강의 세균이 당을 발효시켜 생산한 유산(lactic acid)이 치아 경조직의 무기질 탈회를 일으키며 구강 부패세균이 남은 연화물질을 용해하여 우식이 발생한다고 기술되어 있다. 오늘날에도 밀러의 화학세균설이 우식발생의 원인 학설로서 많은 지지를 받고 있다.

실제로 우식 발병에 미생물이 관여한다는 것은 맥클루어(F. J. McClure)와 휴이트(W. L. Hewitt)가 1946년에 실시한 최초의 실험을 통해 증명되었다. 그들은 쥐(rat)를 이용한 동물실험에서 한 그룹에는 항생제인 페니실린(penicillin)을 넣은 우식 유발 사료를 주고, 다른 한 그룹에는 페니실린이 들어 있지 않은 우식 유발 사료를 주어 25일간 사육했다. 항생제인 페니실린과 사료를 함께 처리한 그룹에서는 우식이 발생하지 않은 반면, 페니실린이 없는 사료가 주어진 그룹에서는 약 50%에서 우식이 발생했다(그림 10-2). 위의 실험결과를 통해 세균이 우식 발병에 관여하고 있음이 시사되었다.

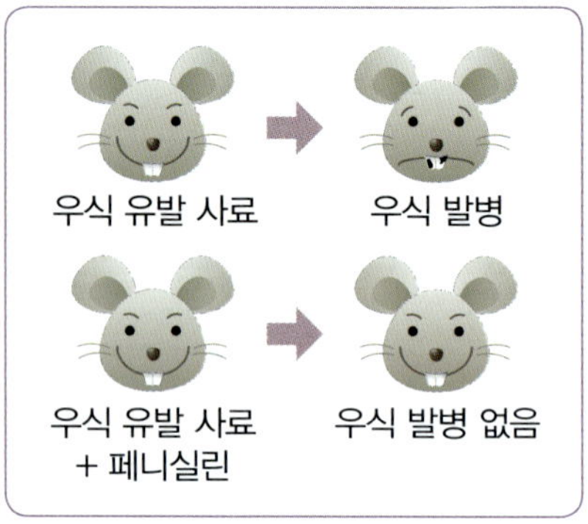

그림 10-2
맥클루어(McClure)와 휴이트(Hewitt)의 실험

또한 1955년에 올랜드(F. J. Orland) 등이 실시한 실험을 통해 우식을 유발하는 특정 미생물총이 있음을 확인했다. 무균 사육 쥐에 우식 유발성 사료(설탕 함량이 많은 사료)를 준 경우 우식이 유발되지 않았으나, 여기에 특정 연쇄상구균종을 접종한 경우 우식이 유발되었고, 다른 세균을 접종한 경우에는 우식이 유발되지 않았다(그림 10-3). 이러한 실험을 통해 우식원성이 강한 구강 연쇄상구균종의 존재가 밝혀졌다. 세균이 지닌 우식을 일으키는 능력을 우식원성(cariogenicity)이라고 하며, 이것을 가진 세균을 우식원성 세균이라고 한다. 지금까지 알려진 우식원성 세균에는 *Streptococcus mutans*, *Lactobacillus* sp., *Actinomyces* sp. 등이 있다. 이들 중 *Streptococcus mutans*가 우식원성이 강한 것으로 알려져 있다.

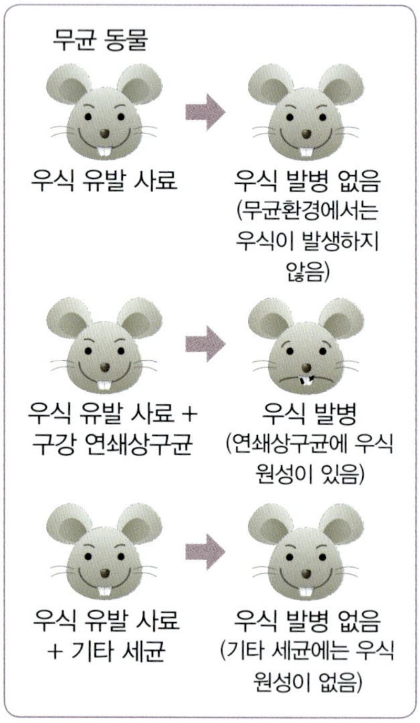

그림 10-3
올랜드(Orland)의 실험

▶ 실험에 이용되는 동물

보통 환경에서 사육되는 '보통 동물', 관리가 철저한 시설에서 사육되어 병원미생물을 보유하지 않은 'SPF(specific pathogen free) 동물', 모든 미생물이 없는 '무균(germ free) 동물'이 있다. 무균 동물에 실험자가 의도적으로 특정 미생물을 접종하여 특정 미생물총을 가진 동물을 만든 경우에는 '노토바이오트(gnotobiote, 특정 미생물 접종 동물)'라고 한다.

4 치아우식 발생부위별 주요 구강세균총 (표 10-2)

치아우식은 발생부위에 따라 ① 소와열구 우식(pit and fissure caries), ② 평활면 우식(smooth surface caries), ③ 치근면 우식(root surface caries), ④ 심부 상아질 우식(deep dentinal caries)으로 구분된다.

치아우식의 종류	주요 구강세균
소와열구 우식	***Streptococcus mutans*, *Lactobacillus* sp.**, *Actinomyces sp.*, *Other Streptococcus*
평활면 우식	***Streptococcus mutans***, *Streptococcus salivarius*
치근면 우식	***Streptococcus mutans*, *Lactobacillus* sp.**, *Other filamentous rods*, *Streptococcus sanguinis*, *Actinomyces viscosus*, *Actinomyces naeslundii*
심부 상아질 우식	***Lactobacillus* sp., *Actinomyces naeslundii***, *Actinomyces viscosus*, **Other filamentous rods**, *Streptococcus mutans*

* 굵은 글씨는 주요 원인균임

표 10-2 **치아우식 발생부위별 주요 구강세균총**

① 치아의 소와와 열구(pit and fissure)는 많은 구강미생물이 정체하기 쉬운 구조를 가지고 있기 때문에 치아우식의 발생빈도가 가장 높다. 소와와 열구의 구강세균으로는 *S. mutans*와 *Lactobacillus*가 치아우식을 유발할 가능성이 크다.

② 치아의 평활면(smooth surface)은 비교적 호기성 환경으로 매끄러운 특성이 있어 호기성 또는 통성 혐기성균이 많이 정착한다. 그중에서도 *S. mutans*의 우식 유발능이 강하다.

③ 치근면(root surface)의 표층은 백악질로서 법랑질보다 석회화 정도가 낮고, 비교적 유기질이 풍부하며 치은열구 삼출액의 영향을 받는 곳이기도 하다. 치근면 우식의 주원인균은 명확하지 않다. 이전에는 *Actinomyces* 계열의 균이 치근면 우식의 원인균으로 알려졌지만 최근의 연구에 따르면 치근면 우식 부위뿐만 아니라 건강한 치근면에서도 *Actinomyces*가 발견됨에 따라 원인균으로 볼 수 없다는 주장이 제기되고 있다. 60~70세 노인들의 치근면 우식 병소에서는 *S. mutans*와 *Lactobacillus*가 발견되어 현재 일부 연구자들은 *S. mutans*와 *Lactobacillus*가 치근면 우식의 주원인균일 가능성을 제시하고 있다.

④ 심부 상아질 우식(deep dentinal caries)은 상아질까지 진행된 우식 또는 2차 우식이 발생한 상태이다. 이 부위에서 가장 우세한 균은 *Lactobacillus*와 *Actinomyces naeslundii*이며 그 밖에도 그람양성 간균이 많이 분리된다.

5 치아우식의 발생기전과 진행과정

1) 치아우식의 발생기전

치아우식을 발생시키는 주요 요인 4가지는 숙주요인(치아, 타액), 식이요인(주로 발효가능한 탄수화물의 섭취), 치면세균막의 미생물요인(치은연상 치면세균막), 시간요인이다. 이 4가지 요인이 모두 충족되는 교집합 부분에서만 치아우식이 발생할 수 있다(그림 10-1 참조, p.235).

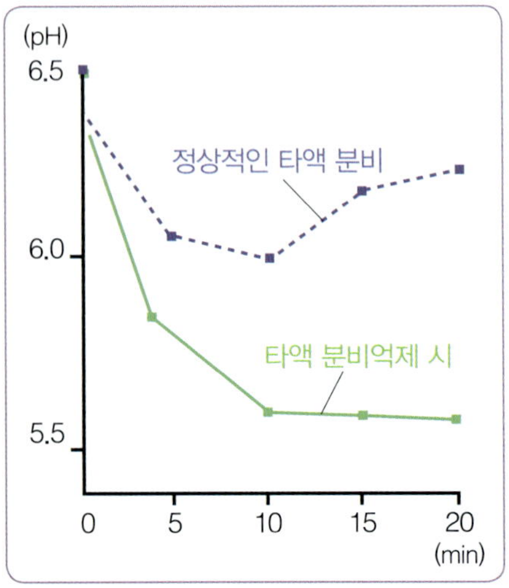

그림 10-4
타액 분비억제에 따른 치면세균막의 pH 변화

(1) 숙주요인

치아우식에 대한 숙주 감수성은 유전적 인자, 치아의 연령 및 구조, 타액의 양 및 조성, 면역상태에 따라 다르게 나타날 수 있다.

여러 연구에 의하면 유전적 형질은 치아우식 발생의 한 요인임이 증명되었는데, 이러한 유전적 인자는 확실하게 밝혀지지 않았으나 부모의 유전형질에 의해 결정될 수 있는 치아의 형성, 치간거리, 소와와 열구의 모양 및 깊이, 치아의 화학적 조성 등과 같은 인자들로 알려져 있다.

치아우식 발생의 원인이 되는 다른 숙주요인은 치아의 연령이다. 사람의 경우, 치아우식은 주로 어린이에게서 발생되며 나이가 들어감에 따라 치아는 우식에 대해 내성을 갖는다. 이는 연령에 따라 타액의 칼슘염이 치아 구조로 함입되어 석회화가 증가(법랑질 성숙)되기 때문이다.

타액 또한 치아우식 발생의 원인이 되는 숙주요인 중 하나이다. 타액은 음식 찌꺼기와 미부착 구강미생물들을 기계적으로 제거하는 데 매우 효율적이다. 또한 완충능을 가지고 있어, 치면세균막의 세균이 생산하는 산을 중화시키는 방향으로 작용한다(그림 10-4). 실험동물에서 타액선을 제거한 경우 치아우식 발생이 증가하며 구강암, 인두 및 후두암 환자가 방사선요법으로 치료를 받을 경우 타액분비가 현저하게 감소하여 치아우식이 빠르게 진행된다.

(2) 식이요인

치아우식과 탄수화물 섭취 사이에는 직접적인 관계가 있다. 치아우식 발생에 가장 큰 영향을 주는 것은 설탕(sucrose, 자당)이며, 다양한 연구를 통하여 설탕이 치아우식의 주요 원인임이 증명되었다.

설탕은 매우 잘 녹아 치면세균막 내로 쉽게 확산되며, 세균의 세포외다당류와 산의 생성을 위한 기질로 작용한다.

식이요인 가운데 중요한 사항은 섭취 빈도이다. 당 함량이 높은 간식의 섭취가 많은 사람은 우식활성이 높다. 한 연구에 의하면 설탕이 포함된 사료를 쥐에게 섭취시켜 농도와 섭취 빈도에 따른 우식발생 정도를 확인한 결과, 설탕 농도에 따른 우식 유발에는 큰 차이가 없었으나 설탕의 섭취 빈도를 높이면 우식의 발생이 증가했다. 이 같은 결과는 우식발생에 설탕 농도보다 섭취 빈도가 더 중요하게 작용한다는 것을 의미한다.

설탕 이외의 탄수화물, 예를 들어 포도당(glucose)과 과당(fructose) 역시 우식을 일으키지만 설탕보다는 덜하다. 우식원성이 낮은 폴리올(polyol) 계통 탄수화물인 당알코올(sugar alcohol)[예 : 자일리톨(xylitol), 솔비톨(sorbitol)]이 생산되어 껌이나 아기들의 음식에 첨가되는 설탕 대용물로 많이 이용되고 있다(그림 10-5).

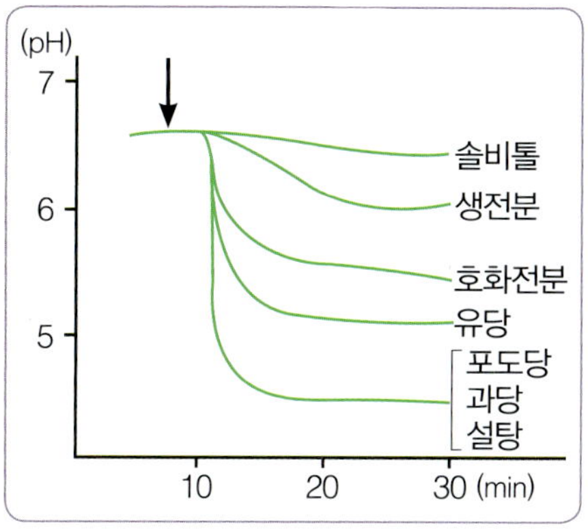

그림 10-5
탄수화물에 의한 치면세균막의 pH 변화

(3) 치면세균막의 미생물요인

치면세균막의 세균들은 치아우식 발생의 전제 조건이다. 우식 유발 가능성이 있는 세균을 무균 쥐에 접종하여 우식이 일어나는 것을 관찰함으로써 미생물이 우식 유발의 주요 원인임을 확인했다. 그러나 우식 유발의 원인에 대해서는 논란의 여지가 있다. 즉, 우식발생이 특정 세균(*S. mutans*)의 작용으로 일어나는지, 아니면 여러 세균들의 복합적 작용에 의해 일어나는지에 관한 의문이다. 전자를 '특이적 치면세균막 가설'이라 하며, 후자를 '비특이적 치면세균막 가설'이라고 한다.

한 구강에서 동일한 부위의 치은연상 치면세균막의 조성이 시간에 따라 큰 변화를 보이기 때문에 모든 우식의 시작과 진행이 *S. mutans*와 같은 특정 세균과 연관되어 있다고 보기는 어렵다. 다른 치면세균막 세균들 역시 우식을 일으키는 데 중요한 것으로 여겨지는 일부 생화학적 특성을 갖고 있다. 따라서 *S. mutans*와 *Lactobacillus* 외 다른 세균도 우식 유발에 관여할 수 있다. 그럼에도 불구하고 *S. mutans*가 우식 원인균이라 불릴 수 있는 요인은 아래에서 자세히 살펴보기로 한다.

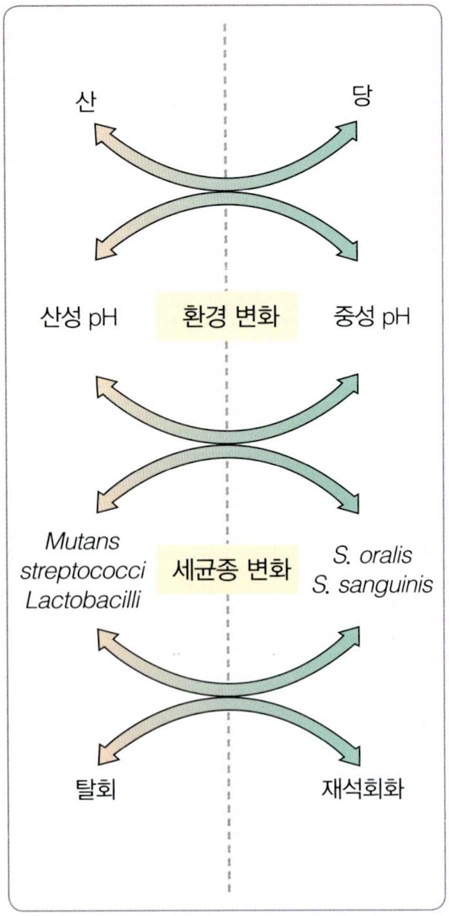

그림 10-6
생태학적 치면세균막 가설

(4) 시간요인

시간요인 또한 치아우식 발생의 주요 원인이다. 치아우식을 발생시키는 데 관여하는 숙주요인, 식이요인, 미생물요인이 모두 충족되더라도 시간요인이 없는 경우에는 치아우식이 발생하지 않는다. 따라서 시간요인을 제거하면 치아우식을 예방할 수 있다. 음식물 섭취 후 3분 이내 칫솔질이나 간식 섭취 후 물양치는 시간요인을 제거하는 중요한 예이다.

(5) 생태학적 치면세균막 가설

'생태학적 치면세균막 가설'은 구강의 환경변화로 치면세균막의 세균 종류가 변하는데 이 변화가 치아우식 발생에 영향을 끼치는 것을 말한다. 우식원성 세균은 치면세균막에 소수 존재하므로 일반 식습관을 가진 경우에는 탈회화–재석회화 과정의 균형이 유지되어 탈회가 일어나지 않는다. 그러나 탄수화물의 섭취 횟수가 늘어나면 치면세균막 세균의 해당과정으로 인해 치면세균막 pH가 장기간 낮은 상태를 유지하게 된다. 이러한 변화로 산에 잘 견디는(aciduric) 세균들(*S. mutans*, *Lactobacillus*)의 증식은 증가되는 반면, 산에 취약한 세균들은 점차 사라지게 된다. 낮은 pH 조건이 계속 지속되면 탈회가 시작된다. 이 가설은 치면세균막 성숙과정에서 숙주환경 변화의 중요성을 강조하는 것이다(그림 10-6).

2) 치아우식의 진행과정

치아우식은 우식 원인균의 당대사로 생성된 산에 의하여 치아의 수산화인회석[$Ca_{10}(PO_4)_6(OH)_2$]이 수용성 칼슘이온과 인산으로 분해되는 과정이다.

세균에 의해 생산된 산이 치아 경조직에 직접 작용하기 위해서는 일정 시간 치아면에 정체되어야 한다. 이 조건을 충족시켜 주는 것이 치면세균막이다. 특히 치면세균막 내의 *S. mutans*는 치아면에 부착능력이 있으며 다량의 산을 생산하여 치아면에 영향을 준다. *S. mutans*는 설탕을 이용하여 수용성 글루칸(덱스트란, 세균의 에너지원), 비수용성 글루칸(뮤탄, 세균부착 매개)과 유산(lactic acid)을 생산한다. 치면세균막의 양적 증대와 생산된 유산의 정체로 pH가 5.5 이하가 되면 수산화인회석이 탈회되기 시작하여 우식이 발생한다(그림 10-7).

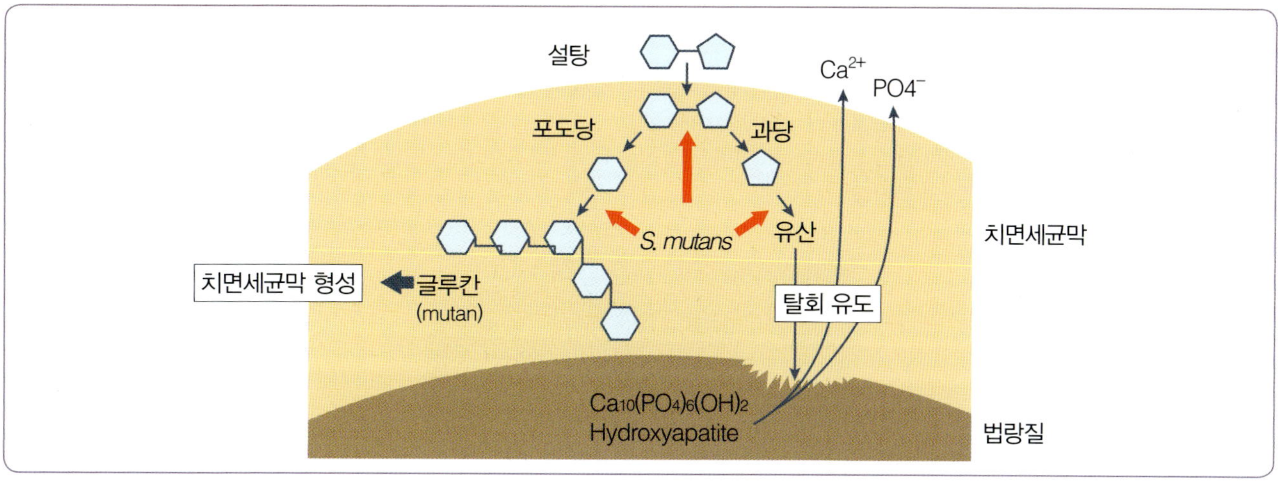

그림 10–7
치면세균막 형성과 우식발생의 기전

*S. sanguinis*와 *S. salivarius* 역시 설탕을 이용하여 세포외다당류를 합성하는데, *S. sanguinis*는 덱스트란(dextran)을 합성하고, *S. salivarius*는 프룩탄(fructan)을 합성하며, 동시에 산을 생산한다. 그러나 이러한 세포외다당류는 수용성이기 때문에 치면세균막에 존재하더라도 정체되는 산이 적어 우식원성도 약하다.

▶ 해당과정(glycolysis)
해당과정은 포도당(glucose)이 피루브산(pyruvic acid)으로 분해되는 과정이다.
해당과정을 통해 1개의 포도당 분자는 2개의 피루브산 분자, 2개의 ATP 분자 및 2개의 NADH 분자를 생성한다.

6 뮤탄스 연쇄상구균의 우식원성

뮤탄스 연쇄상구균(*Mutans streptococci*)에는 *S. mutans*, *S. sobrinus*, *S. rattus*, *S. cricetus*, *S. downei*가 있으며 세포벽 탄수화물의 종류에 따라 여러 혈청형(a–h)으로 구분된다(표 10–3). 미티스 살리바리우스(mitis-salivarius) 배지(MS 배지)에 bacitracin과 sucrose를 추가로 첨가한 배지가 선택배지로 사용된다. 이중 *S. mutans*와 *S. sobrinus*가 치아우식증의 주요 원인균이나.

종	혈청형
mutans	c
	e
	f
rattus	b
sobrinus	d
	g
downei	h
cricetus	a

표 10–3 뮤탄스 연쇄상구균의 종과 혈청형의 관계

▶ **미티스 살리바리우스 배지**

MS 배지는 구강미생물총에 포함되어 있는 *Streptococcus*와 *Enterococcus*(매우 유사해서 전에는 *Streptococcus*에 속해 있었음)들을 선택적으로 배양하고 구별하기 위해 사용되는 선택배지이다.

MS 배지에는 크리스털바이올렛(crystal violet)과 트립판블루(trypan blue), 텔루라이트(tellurite)가 포함되어 있어 그람음성균과 대부분의 다른 그람양성균이 자라지 못한다.

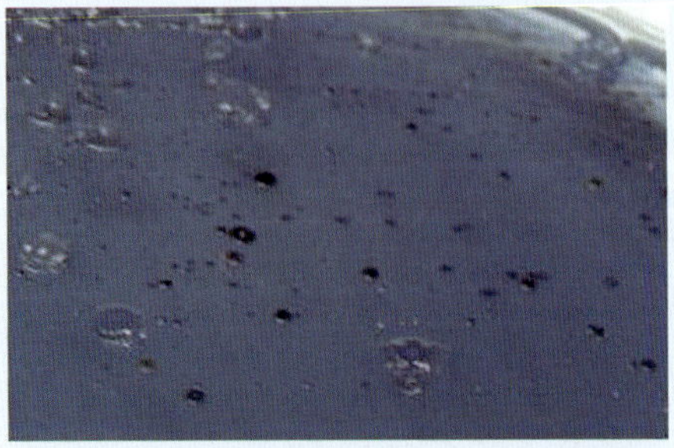

[미티스 살리바리우스(mitis-salivarius, MS) 배지]

1) 치면 획득피막 부착

*S. mutans*는 표면 부착 구조물인 부착소(adhesin)를 이용하여 획득피막의 당단백질에 결합한다(그림 10-8).

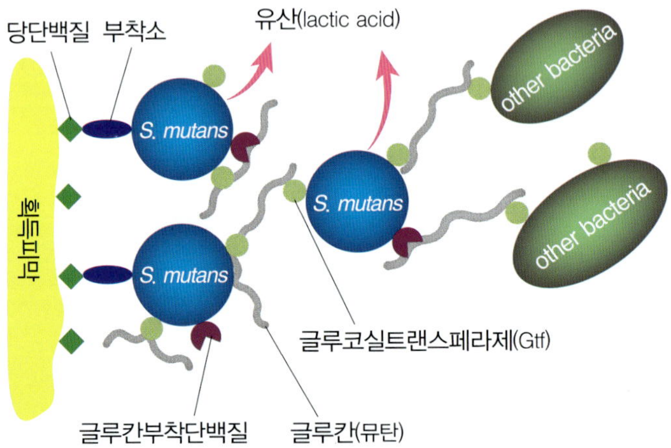

그림 10-8

*S. mutans*에 의한 치아우식 유발과정[치면부착, 글루칸(뮤탄) 합성, 산의 생성]

2) 세포내다당류와 세포외다당류의 합성

*S. mutans*가 생산하는 다당류로는 세균 밖에서 합성되는 세포외다당류와 세포 안에서 합성되는 세포내다당류가 있다.

*S. mutans*는 글루코실트랜스페라제(glucosyltransferase, Gtf)와 프룩토실트랜스페라제(fructosyltransferase, Ftf)를 세균 밖으로 분비한다. 이들 효소는 설탕(sucrose)을 단당류인 포도당(glucose)과 과당(fructose)으로 분해하며 결합에너지를 이용하여 세포외다당류인 포도당 다당류(glucose polymer)와 과당 다당류(fructose polymer)를 합성한다. 포도당 다당류는 글루칸(glucan), 과당 다당류는 프룩탄(fructan, levan)이라고 한다. 글루칸은 포도당이 연결되는 형태에 따라 뮤탄(mutan)과 덱스트란(dextran)으로 분류된다. 뮤탄은 포도당이 주로 α-1, 3 결합으로 연결된 포도당 다당류이며, 덱스트란은 주로 α-1, 6 결합으로 연결된 포도당 다당류이다(그림 10-8). 뮤탄은 비수용성으로 세균부착을 매개하며 덱스트란은 수용성이므로 세균의 에너지원으로 사용된다. 프룩탄은 과당 다당류이며 수용성이므로 세균의 에너지원으로 사용된다. *S. mutans*는 덱스트라나제(dextranase)와 프룩타나제(fructanase)를 생성한다. 이들 효소는 각각 덱스트란과 프룩탄을 포도당과 과당으로 분해하여 이들 세포외다당류가 세균의 에너지원으로 사용될 수 있도록 한다. *S. mutans*가 분비한 Gtf는 *S. mutans* 표면과 다른 미생물 표면에 부착한다. Gtf가 합성한 글루칸(뮤탄)은 *S. mutans* 표면에 존재하는 Gtf와 표면 구조물인 글루칸부착단백질(glucan binding protein), 다른 미생물 표면에 부착한 Gft에 결합하여 세균 간 결합을 매개한다(그림 10-7).

*S. mutans*는 세포 내에서도 포도당 다당류를 합성할 수 있는데, 이를 세포내다당류라 한다. 세포내다당류는 세균의 에너지원으로 사용된다.

3) 유산 생산성

*S. mutans*는 포도당(glucose)과 같은 당을 발효하여 에너지를 얻으며 대사산물로 유산(lactic acid)을 생산한다(그림 10-9). *S. mutans*는 다량의 포도당이 있는 호기성 조건에서는 주로 유산만을 생성하며 소량의 포도당이 있는 혐기성 조건에서는 주로 아세트산염(acetate), 포름산염(formate)과 에탄올을 생성한다. 아세트산염, 포름산염, 유산 중 유산이 강산이므로 유산이 치면세균막 내에 쌓이면 치면의 pH가 5.5 이하로 떨어져 수산화인회석(hydroxyapatite)이 분해된다. 따라서 *S. mutans*의 유산 생성능이 치아우식 유발에 중요한 요인으로 작용한다.

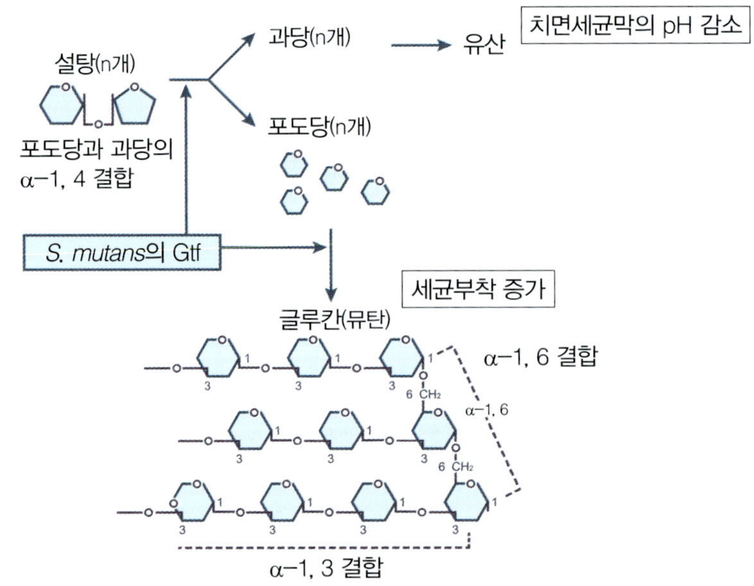

그림 10-9
*S. mutans*에 의한 글루칸(뮤탄)의 생성

4) 내산성(acid tolerance)

대부분의 세균은 중성 영역에서 서식하고 있다. 법랑질이 탈회(demineralization)되는 pH 5.5 이하에서는 대부분의 세균이 해당작용(glucolysis)을 하지 못해 에너지 부족으로 증식할 수 없다. *S. mutans*는 산성 환경에서 살 수 있는데, 이는 적정 pH가 낮은 F-ATPase(proton pump)를 가지고 있어 pH가 낮은 산성 환경에서도 수소이온을 세균 밖으로 배출할 수 있기 때문이다.

5) 산적응(acid adaption)

*S. mutans*가 낮은 pH에 지속적으로 노출되는 경우 세균의 내산성이 강화된다.

7 기타 치면세균막 세균의 우식원성

유산균은 *Lactobacillus casei* 등의 단일형 발효균 유산균과 이형 발효균 유산균으로 구분된다. 단일형 발효균 유산균은 탄수화물대사 최종산물로 유산만을 생산하는 군을 말하며, 이형 발효균 유산균은 최종 발효산물이 유산보다는 개미산(formic acid)과 CO_2를 더 많이 생산한다. 따라서 유산의 생성이 많은 단일형 발효균이 우식유발성이 더 크다. 유산균은 내산성 세균으로 pH가 낮은 우식부위에 생존하여 치아조직을 지속적으로 손상시킨다. 선택배지로 산성의 로고사(Rogosa) 한천배지를 사용한다.

8 치아우식의 예방

구강질환에 대한 관심이 높아지는 만큼 그 예방법에 관한 관심도 높아지고 있는 추세이다. 치아우식은 미생물요인뿐만 아니라 식이적, 환경적 요인과 같은 여러 원인의 상호작용으로 발생되는 다인성 질환이기 때문에 다양한 예방법이 개발되고 있다. 현재 치아우식증을 예방하기 위한 방법에는 치면세균막 세치법, 치면열구전색법, 식이요법, 불화물첨가 등이 있으며 백신의 활용도 고려되고 있다.

1) 기계적 제거

칫솔질, 치실질과 같은 치면세마를 통해 양호한 구강 위생상태를 유지하면 치아우식은 예방된다. 그러나 칫솔질만으로도 소와와 열구 부위는 미생물을 제거하기 어려우므로 화학중합체를 이용하여 법랑질 표면의 홈을 메우는 치면열구전색법(sealant)이 많이 시행된다.

2) 당 섭취 감소

우식성 감미료인 설탕의 섭취를 줄이는 것은 우식을 예방하는 데 효율적인 방법 중 하나이다. 또한 비우식성 감미료인 자일리톨(xylitol)이나 솔비톨(sorbitol)과 같은 설탕 대용물을 섭취함으로써 예방할 수 있다. 세균의 솔비톨 발효 속도는 매우 느리기 때문에 소량의 산이 생성되므로 법랑질이 탈회되기 전에 타액에 의해 중화된다. 자일리톨은 뮤탄스균이 섭취해도 산을 생성하지 못하는 무익회로(futile cycle)를 만들게 된다. 따라서 자일리톨을 섭취한 균이 발효를 하지 못해 에너지를 생성하지 못하게 되며 반복적인 무익회로 과정을 통해 에너지 소모를 유도하여 균의 성장을 억제하게 된다.

3) 불소

현재 전 세계적으로 대략 1 ppm에 해당하는 불소(fluorine)를 상수도에 첨가하여 우식을 예방하는 수돗물 불소농도 조정사업이 시행되고 있다. 또한, 불소를 직접적으로 국소에 도포하는 불소도포법을 포함하여 불소치약, 불소용액양치, 구강겔 등의 사용을 통해 치아우식을 예방할 수 있다.

불소의 우식 예방작용은 다음과 같다.

(1) 법랑질의 용해 방지

불소를 적용하면 법랑질의 무기질 속으로 불소가 함입되어 법랑질의 수산화인회석(hydroxyapatite)이 불화인회석(fluoroapatite)으로 부분 치환되어 산에 대한 내성이 증가하게 된다.

$$Ca_{10}(PO_4)_6(OH)_2 \longrightarrow Ca_{10}(PO_4)_6F_2$$

수산화인회석 → 불화인회석

(2) 세균의 산 생성 방지

유산균과 연쇄상구균의 해당과정에 관여하는 인산분해효소(phosphatase)와 에놀라아제(enolase)의 활성을 억제하는 작용이 있어 유산의 생성을 차단한다.

(3) 법랑질의 재석회화 촉진

보통 초기의 우식 병소는 타액 속에 존재하는 가용성 인산칼슘(calcium phosphate)에 의해 자연적으로 재석회화(recalcification) 과정을 거쳐 복구된다. 이때 불소는 법랑질의 재석회화를 촉진시키는 작용이 있다.

4) 백신

우식발생에 *S. mutans*와 같은 특정 세균이 주요 원인균이라는 사실이 밝혀지면서 우식 예방백신에 관한 연구가 이루어지고 있다.

Review Test

01. 아래 실험 조건으로 구강 연쇄상구균이 치아우식병의 원인균이라는 것을 밝힌 인물은?

> A : 무균 쥐 + 우식 유발 사료
> B : 구강 연쇄상구균 접종 쥐 + 우식 유발 사료
> C : 기타 세균 접종 쥐 + 우식 유발 사료

① Orland(올랜드) ② Miller(밀러)
③ Hewitt(휴이트) ④ McClure(맥클루어)
⑤ Leeuwenhoek(레벤후크)

02. 탄수화물 중 우식발생에 가장 크게 영향을 미치는 것은?

① 포도당 ② 과당
③ 자당(설탕) ④ 유당
⑤ 맥아당

03. 치아우식 원인균이 합성하는 물질 중 에너지원으로 쓰이는 글루칸(glucan)은?

① 레반 ② 뮤탄
③ 프럭탄 ④ 이눌린
⑤ 덱스트란

04. *Mutans streptococci*에 속하지 않는 균은?

① *S.mutans* ② *S.sobrinus*
③ *S.rattus* ④ *S.pyogenes*
⑤ *S.downie*

05. *Streptococcus mutans*가 생성하는 효소로 불용성 세포외다당류를 형성하는 것은?

① 아밀라아제(amylase)

② 인베르타제(invertase)

③ 덱스트리나아제(dextrinase)

④ 글루코실트랜스페라제(glucosyltransferase)

⑤ 시알로페록시다제(sialoperoxidase)

06. 비수용성의 점착성 물질을 생산하며, 치면세균막 형성에 중요한 역할을 하는 내산성 미생물은? (국시 기출)

① *Actinomyces israelii*

② *Prevotella intermedia*

③ *Streptococcus mutans*

④ *Porphyromonas gingivalis*

⑤ *Fusobacterium nucleatum*

해답 01. ① 02. ③ 03. ⑤ 04. ④ 05. ④ 06. ③

Chapter 11

치주질환과 미생물

1. 치주질환의 형태
2. 치주조직 파괴
3. 치주질환 유발 관련 가설
4. 치면세균막 균총
5. 치주질환 관련 세균의 병원성
6. 치주질환 관련 세균
7. 치주질환에서의 면역반응
8. 치주질환의 세균학적 검사법
9. 치주질환과 전신질환

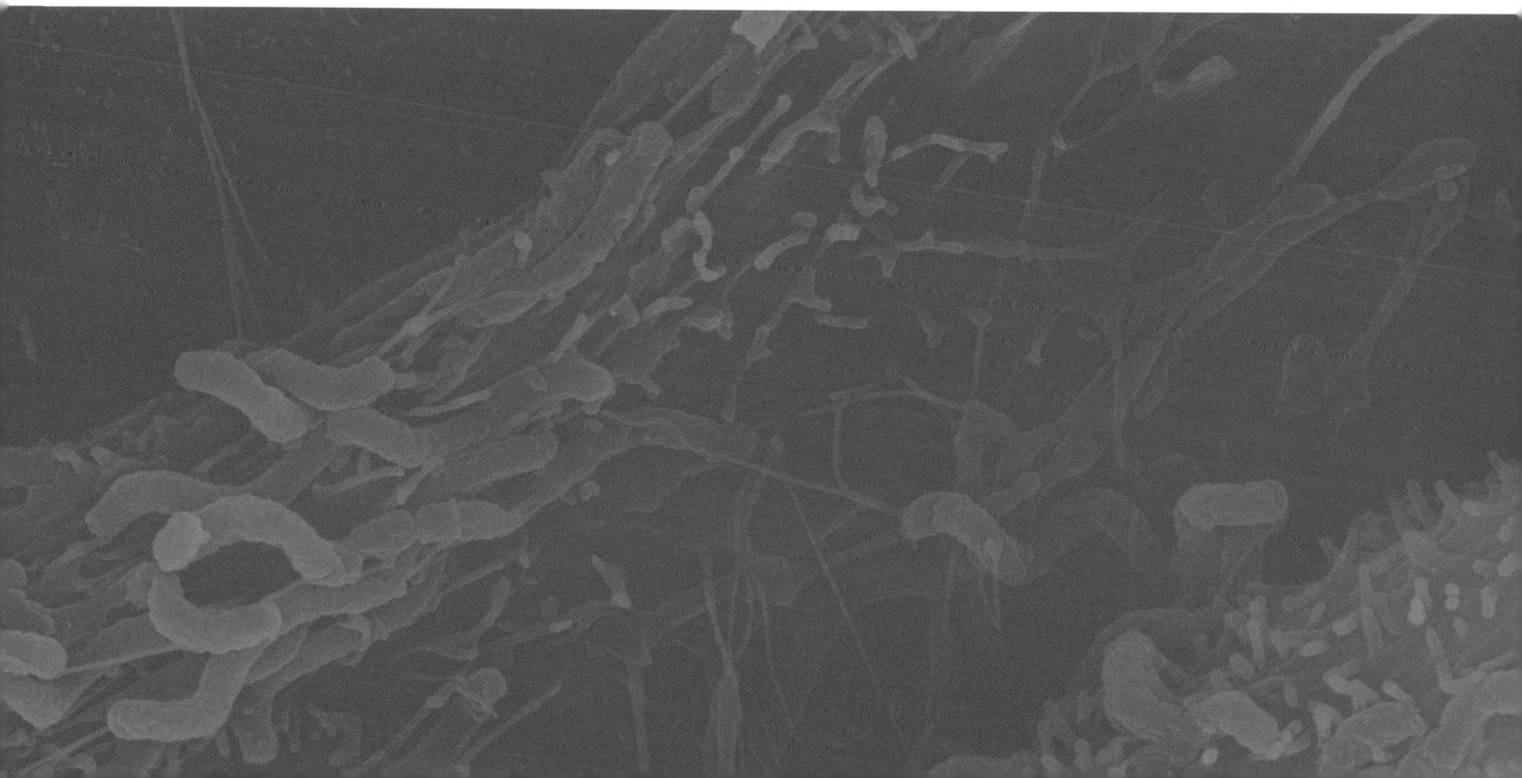

학습목표

1. 치주질환과 세균과의 관계를 설명할 수 있다.
2. 치주조직을 파괴하는 세균 효소의 종류 및 특성을 설명할 수 있다.
3. 치주질환을 일으키는 세균의 내독소와 외독소를 설명할 수 있다.
4. 치조골의 주요 골흡수인자를 설명할 수 있다.
5. *Aggregatibacter actinomycetemcomitans*의 특성을 설명할 수 있다.
6. *Porphyromonas gingivalis*의 특성을 설명할 수 있다.
7. *Prevotella intermedia*의 특성을 설명할 수 있다.
8. *Fusobacterium nucleatum*의 특성을 설명할 수 있다.
9. 치주질환에 대한 면역반응을 설명할 수 있다.

1 치주질환의 형태

치은염(gingivitis)과 치주염(periodontitis)은 오래 전부터 알려진 질환이었으나 1900년대에 들어서 세균과 관련되어 발생한다는 사실이 밝혀졌다. 치주질환은 다양한 병리학적 상태를 나타내는데 조직학적 특성, 병인, 질병의 경과와 소인(predisposing factor)을 기초로 하여 분류된다.

치주질환은 크게 염증이 치은에 국한되는 치은질환과 치주조직 전체(치은, 치주인대, 치조골, 백악질)에 파급되어 치주낭이 형성되는 치주염으로 나눌 수 있으며 표 11-1과 같이 세분화된다.

Ⅰ. 치은질환
치면세균막 연관 치은질환 비치면세균막 연관 치은질환
Ⅱ. 만성 치주염
국소적 만성 치주염 전반적 만성 치주염
Ⅲ. 급진성 치주염
국소적 급진성 치주염 전반적 급진성 치주염
Ⅳ. 전신질환에 의한 치주염 Ⅴ. 괴사성 치주질환 Ⅵ. 치주농양 Ⅶ. 근관병소와 관련된 치주염 Ⅷ. 발육성 또는 후천성 형태이상

표 11-1 치주질환의 종류

치은염 감염 시 치은의 병리적 변화는 치면세균막의 세균에 의해 또는 치면세균막의 세균과 무관하게 야기된다. 세균에 의한 치은질환의 증상은 전신적 요인이나 약물 또는 영양상태에 영향을 받아 더 악화될 수 있다. 반면, 치면세균막의 세균과 무관하게 치은의 병리적 변화를 일으킬 수 있는 요인으로는 바이러스감염(예 : Herpesvirus), 진균감염(예 : 캔디다), 구강 외 세균감염(예 : 매독), 유전적 요인, 자가면역질환과 알레르기 등이 있다.

치주염은 만성 치주염과 급진성 치주염으로 분류된다. 만성 치주염과 급진성 치주염은 치주염이 유발된 치아의 수에 따라 국소적(localized)과 전반적(generalized)으로 분류된다.

만성 치주염은 가장 흔한 치주염으로 모든 연령에서 유발되고 치면세균막의 양과 관련이 있으며 연령이 증가하면서 서서히 진행된다.

급진성 치주염은 치주조직이 빠른 속도로 파괴되는 치주염이다. 치면세균막과 치석 축적이 많지 않으며 가족력이 있어 유전과 환경적 요인이 중요한 것으로 보고있다.

급진성 치주염 환자에서 호중구(neutrophil)의 기능이상 또는 대식세포(macrophage)의 과민반응이 발견되어, 이러한 세포의 변화가 관련이 있을 것으로 추정된다.

국소적 급진성 치주염은 아그레가티박터 액티노마이세템코미탄스(*Aggregatibacter actinomycetemcomitans*)와 밀접한 관련이 있는 것으로 보고 있다.

치주조직은 혈액질환 또는 유전질환과 같은 전신질환에 의해서도 파괴될 수 있다. 괴사성 치주질환에서는 통증이 심하고 푸소박테리아(fusobacteria)와 스피로헤타(spirochetes)가 존재하는 괴사성 치은 병소를 보이며 스트레스, 흡연 또는 AIDS와 관련이 있다.

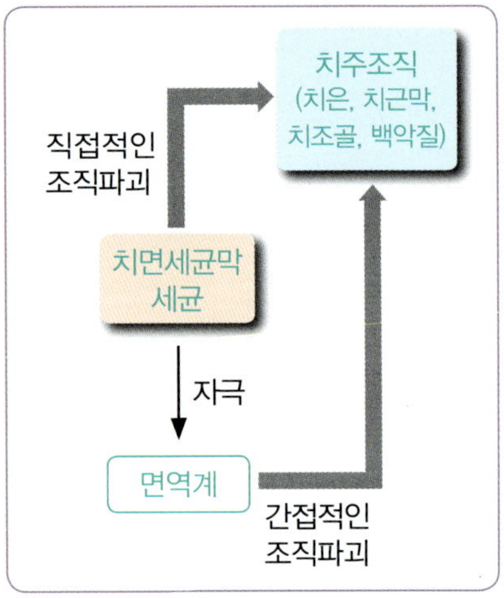

그림 11-1
치주조직의 파괴기전

2 치주조직 파괴

치면세균막 세균의 축적에 의해 치주조직이 파괴되는 과정에는 세균이 생산하는 독소, 효소나 대사산물에 의한 직접적인 조직파괴와 면역반응을 통한 간접적인 조직파괴의 2가지 경로가 있다(그림 11-1).

3 치주질환 유발 관련 가설

치주질환은 세균이 원인이 되어 발생하는 감염성 질환으로, 어떤 세균에 의해 유발되는가에 대한 의문은 치주학의 주요 관심 대상이 되고 있다. 치주염 관련 세균에 대한 가설로는 특이적(specific), 비특이적 치면세균막 가설(non-specific dental plaque hypothesis) 및 생태학적 치면세균막 가설(ecological dental plaque hypothesis)이 있으며, 최근에 제시된 가설로는 미생물군집 시너지 및 불균형가설(Polymicrobial synergy and dysbiosis hypothesis)이 있다.

(1) 특이적 치면세균막 가설 (specific dental plaque hypothesis)

특이적 치면세균막 가설이란 치면세균막에 특정 세균이 수적으로 증가하여 치주질환이 발생한다는 설이다.

(2) 비특이적 치면세균막 가설 (non-specific dental plaque hypothesis)

비특이적 치면세균막 가설이란 치면세균막의 여러 세균들이 수적으로 증가되어 치주질환이 발생된다는 설이다.

(3) 생태학적 치면세균막 가설 (ecological dental plaque hypothesis)

생태학적 치면세균막 가설(그림 11-2)은 치주질환이 내인성 또는 기회감염이며, 국소서식지 생태의 변화로 치면세균막의 상재균 조성에 변화가 생겨 치주질환이 발생한다는 설이다.

① 치은열구(gingival sulcus)의 치면세균막 축적으로 염증반응이 일어나 치은열구액이 증가한다.

② 치면세균막에 소수로 존재하는 그람음성 혐기성 세균이 대사할 수 있는 숙주성분이 치은열구액 증가로 증가하게 된다.

③ 숙주성분을 대사하여 이용할 수 있는 세균이 치면세균막 상재균종(대부분 통성 혐기성 그람양성균)의 성장을 억제하여 치면세균막의 세균 조성에 변화가 일어난다.

④ 변화과정을 거친 치면세균막이 숙주 방어를 압도하는 병독력 인자를 생산하여 조직을 파괴한다.

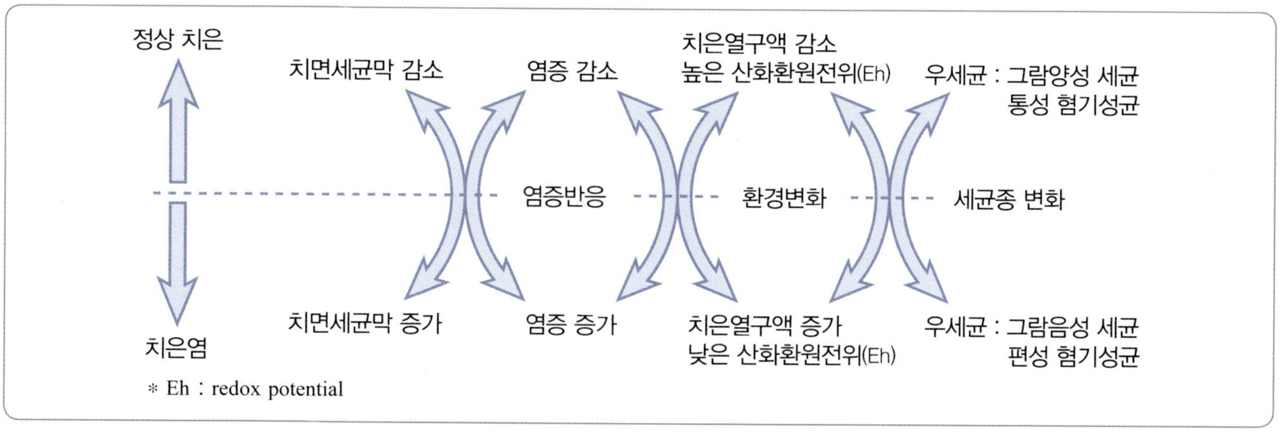

그림 11-2
생태학적 치면세균막 가설

(4) 미생물군집 시너지 및 불균형가설 (polymicrobial synergy and dysbiosis hypothesis)

미생물군집 시너지 및 불균형가설은 치면세균막에 존재하는 여러 미생물들이 각각의 역할을 수행함으로써 상승작용이 나타나 치주병이 발생한다는 가설이다(그림 11-3). 균형 미생물군집(symbiotic microbiota)에 존재하는 보조 유해균이 핵심 유해균의 집락 형성과 독성능을 증가시키면 핵심 유해균이 면역의 이상을 유도한다. 핵심 유해균에 의한 면역이상에 의해 균형 미생물군집에 존재하는 세균 중 염증 친화성 유해균의 증식이 증가하여 불균형 미생물군집(dysbiotic microbiota)이 형성되며 불균형 미생물군집의 미생물이 지속적으로 염증을 일으켜 치주조직이 파괴된다.

염증에 의한 치주조직 파괴로 형성된 조직파괴물질(collagen peptide, heme 함유물질)은 불균형 미생물군집 미생물의 영양소가 되므로 염증은 불균형 미생물군집 형성을 강화시킨다. 불균형 미생물군집 형성과 염증의 지속적인 되먹임으로 치주병이 발생한다.

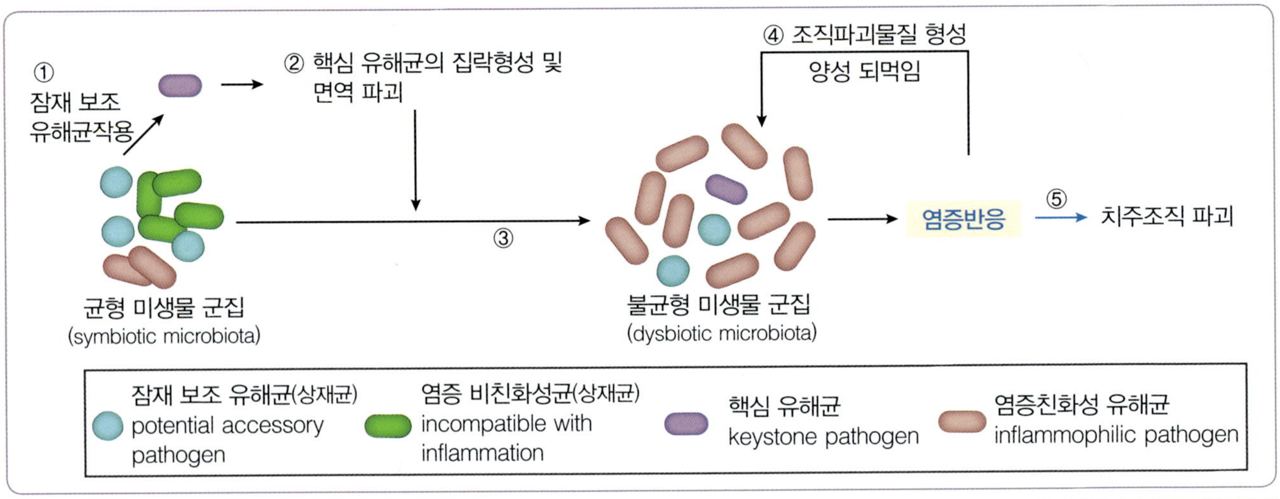

그림 11-3
미생물군집 시너지 및 불균형가설

4 치면세균막 균총

1998년 한 연구팀이 성인 185명으로부터 분리한 대략 13,000개의 치면세균막 세균 분포를 DNA-DNA hybridization 방법으로 분석하여 치은연하 치면세균막에 함께 존재하는 6개의 균총(microbial complex)을 발견하였고 각각의 균총을 색깔로 명명했다(그림 11-4).

4개의 균총은 초기 치면세균막에 존재하는 무리로, 파란색 무리는 *Actinomyces*종으로 이루어진 무리, 노란색 무리는 여러 *Streptococcus*속으로 이루어진 무리, 초록색 무리는 *Eikenella corrodens*, 여러 *Capnocytophaga*종, *Campylobacter concisus*, *Aggregatibacter actinomycetemcomitans* 혈청형 a(serotype a)로 이루어진 무리, 보라색 무리는 *Veillonella parvula*와 *Actinomyces odontolyticus*로 이루어진 무리이다. 나머지 두 무리는 병적 치주 상태인 치면세균막에 존재하는 무리로 오렌지색 무리는 여러 *Prevotella*속, 여러 *Fusobacterium*속, 여러 *Campylobacter*속, *Streptococcus constellatus*와 *Eubacterium nodatum* 무리이며 붉은색 무리는 ***P. gingivalis***, *Tannerella forsythia*와 *Treponema denticola* 무리이다.

붉은색 무리에 해당되는 세균은 그람음성 혐기성 세균으로 치은연하 치면세균막에서 상대적으로 적은 양으로 존재하나 치주병이 유발된 경우 수가 증가하여 치주병의 임상적 지표와 강한 관련성을 가진 것으로 간주되고 있다. ***A. actinomycetemcomitans***는 국소적 급진성 치주염과 밀접한 관련이 있으나 *A. actinomycetemcomitans*의 혈청형 b(serotype b)는 6개의 균총에 속하지 않는다.

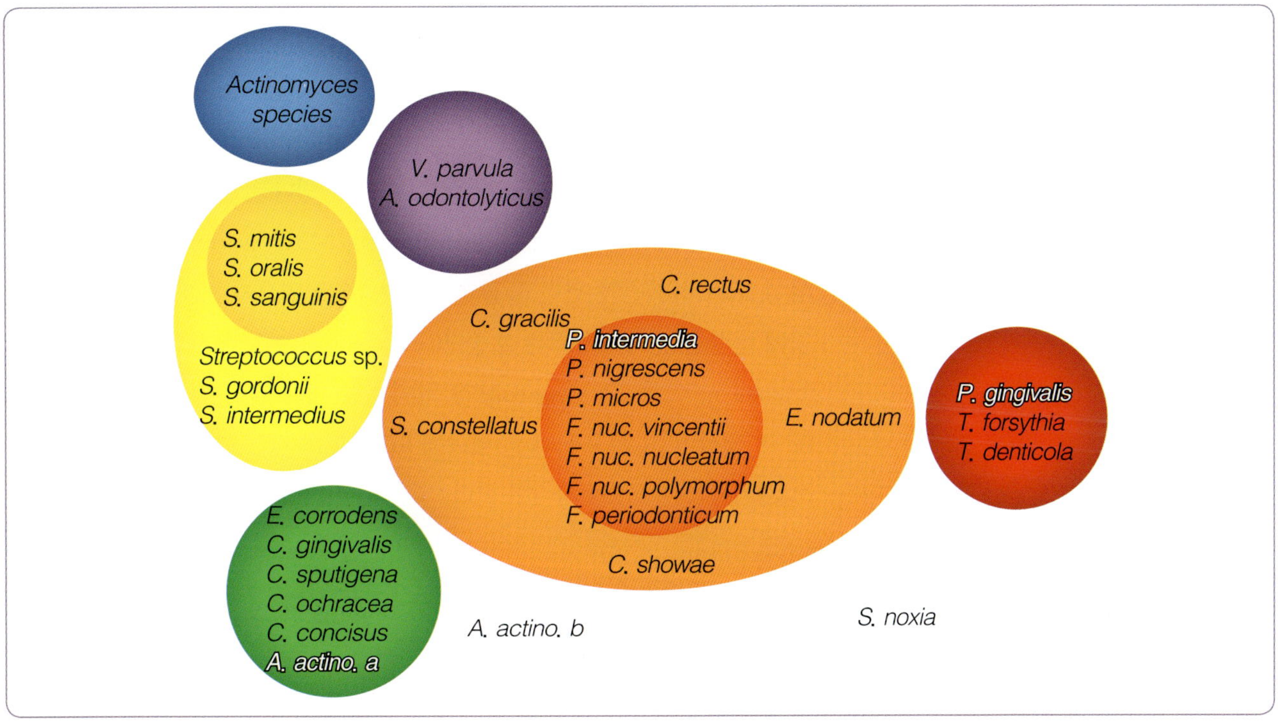

그림 11-4
치은연하 치면세균막 내 미생물 균총

5 치주질환 관련 세균의 병원성

치주질환 관련 세균의 병원성과 관련된 특성으로는 세균의 숙주조직 부착과 침투기능, 독소, 효소와 대사산물 생성기능, 면역회피기능이 있다.

1) 집락 형성

① 부착(attachment)

P. gingivalis, *A. actinomycetemcomitans*, *T. forsythia*, *F. nucleatum*와 *T. denticola*는 세균 표면에 있는 섬모 또는 다양한 비섬모성 부착소(adhesin)를 이용하여 숙주세포, 세포외기질, 동일 종 또는 다른 종의 세균에 부착한다.

② 침투(invasion)

P. gingivalis, *A. actinomycetemcomitans*, *T. forsythia*와 *F. nucleatum*은 상피세포 내로 들어가 생존할 수 있다. 세균 입장에서 숙주세포 내는 영양소가 있고 산소가 적으며 면역계를 피할 수 있다는 점에서 유리한 조건이다. 세포 내 기생세균은 세포의 고사, 증식, MMP(matrix metalloproteinase) 생성 또는 선천면역 관련 물질 생성에 변화를 일으켜 조직의 항상성과 면역에 손상을 준다. IL-8은 호중구(neutrophil)의 이동을 유도하는 케모카인(chemokine)이다. *P. gingivalis*가 상피세포 내에 감염한 경우 상피세포의 IL-8 생성이 억제되며, 다른 세균에 의한 IL-8 생성도 억제되어 치은조직으로 이동하는 호중구가 감소한다.

2) 표면 구조물

① 협막(capsule)

협막은 세균을 덮고 있어 식균작용과 보체 매개 살균작용을 억제한다. *P. gingivalis*와 *A. actinomycetemcomitans*는 협막을 가지고 있다. *P. gingivalis*의 협막은 미생물에 의한 전염증성 사이토카인(proinflammatory cytokine)의 생성을 억제한다. *A. actinomycetemcomitans*의 협막은 파골세포의 분화를 유도하며 조골세포의 증식과 전염증성 사이토카인의 생성을 억제한다.

3) 독소(toxin)

① 외독소(exotoxin)

일부 세균은 인체의 특정 세포나 조직에 해로운 외독소(exotoxin)를 생성한다. 치주질환 관련 세균 중에서는 *A. actinomycetemcomitans*

가 류코톡신(leukotoxin)과 세포독성 팽창성 독소(cytolethal distending toxin, Cdt)를 생성한다. 류코톡신은 단핵구, 호중구와 일부 림프구의 원형질막에 구멍을 형성하여 세포를 손상시킴으로써 면역을 저해한다. 세포독성 팽창성 독소인 Cdt는 DNA분해효소(DNase)로 상피세포, 치은 섬유모세포와 림프구를 포함한 여러 세포의 세포분열을 억제하여 세포분열이 억제된 일부 세포에서는 세포자멸사(apoptosis)가 일어나게 한다.

② 내독소(endotoxin)

모든 그람음성 세균은 외막에 내독소(endotoxin)가 존재한다. 내독소는 지질다당류(lipopolysaccharide, LPS)로, 대식세포의 전염증성 사이토카인(IL-1, TNF) 생성을 유도하여 골흡수와 아교질 파괴를 일으킨다. 대부분의 치주질환 관련 세균이 그람음성 세균이므로 내독소의 역할이 중요하다.

4) 단백질분해효소(protease)

일부 세균은 세포외기질, 적혈구 또는 면역성분(항체, 보체, 사이토카인)을 분해할 수 있는 단백질분해효소를 분비한다. *P. gingivalis*는 비당분해성 세균으로, 단백질과 펩타이드를 분해하여 영양소를 얻어야 하므로 특이성이 다른 다양한 단백질분해효소를 생성하는 대표적인 세균이다. 진지파인(gingipain)은 *P. gingivalis*가 생성하는 단백질분해효소로 기질단백질, 적혈구와 여러 면역성분을 분해한다.

5) 철분 획득

치주질환의 특징은 출혈이며 이러한 환경에서는 헤민(hemin) 또는 철분을 이용할 수 있는 세균의 증식이 활발하게 일어난다. *P. gingivalis*와 *Prevotella intermedia(P. intermedia)*는 성장을 위해서 철분과 헤민을 필요로 하는 대표적인 세균이다. *P. gingivalis*에서 헤민은 에너지생성 대사과정에 관여하는 효소의 보조인자로 작용한다. 철분과 헤민의 공급원은 적혈구의 헤모글로빈(hemoglobin)이다. *P. gingivalis*가 생성하는 진지파인(gingipain)과 혈구응집소(hemagglutinin)는 적혈구와 헤모글로빈으로부터 성장에 필요한 철분과 헤민을 유리시킨다.

6) 대사산물

많은 혐기성균은 대사산물로 휘발성 지방산과 황화합물을 생성한다. 지방산인 부티르산(butyric acid)은 세포의 DNA를 분해하여 세포자멸사를 유도한다. 황화수소, 메틸메르캅탄, 디메틸설파이드, 암모니아나 인돌과 같은 황화합물도 세포독성을 보인다. *P. gingivalis*와 *T. denticola*는 단백질합성과 세포이동을 억제하는 메틸메르캅탄을 생성하며 *T. denticola*는 적혈구의 원형질막을 파괴하는 황화수소를 생성한다.

7) 소포(vesicle)

소포는 그람음성균의 외막이 떨어져 나와 형성된 둥근 모양의 구조물로, 막에는 LPS, 그리고 내부에는 외독소(류코톡신, leukotoxin)와 단백질 분해효소를 비롯한 다양한 활성물질이 함유되어 있다. 소포는 크기가 작아 세포 및 조직에 침투하기 쉬워 세균의 독성물질을 조직으로 운반하는 수단이 될 수 있다.

8) 면역회피

① 호중구에 대한 저항성

호중구는 대표적인 포식세포로 세균을 포식한 후 활성산소종(reactive oxygen species)과 산화질소(nitric oxide)를 생성하여 세포 내 세균을 죽인다. 그러나 일부 치주염 관련 세균은 포식과 포식세포 내 살균에 내성을 보인다.

*P. gingivalis*는 혐기성균으로 슈퍼옥사이드디스뮤타아제(superoxide dismutase)와 루브레리스린(rubrerythrin)을 생성하여 활성산소종과 산화질소에 의한 살균을 막는다.

*T. denticola*의 주외막단백질(major outer membrane protein, MOMP)은 호중구의 세포골격에 영향을 주어 화학주성과 포식을 저해하며 *A. actinomycetemcomitans*는 류코톡신으로 호중구를 죽인다.

② 보체에 대한 저항성

*P. gingivalis, T. forsythia*와 *P. intermedia*는 보체활성화를 억제하는 단백분해효소를 발현한다. 또한 *T. denticola*와 *P. gingivalis*는 숙

주세포가 형성한 보체활성화 억제단백질을 이용하여 세균 표면에서 보체가 활성화되는 것을 막는다.

6 치주질환 관련 세균

그람음성 혐기성균
포르피로모나스 진지발리스(*Porphyromonas gingivalis*) 타네레라 포르시티아[*Tannerella forsythia* (*Bacteroides forsythus*)] 푸소박테륨 누클레아툼(*Fusobacterium nucleatum*) 프리보텔라 인터미디어(*Prevotella intermedia*) 트레포네마 덴티콜라 외 구강 스피로헤타(*Treponema denticola and other oral spirochetes*)
그람음성 통성 혐기성균
아그레가티박터 액티노마이세템코미탄스(*Aggregatibacter actinomycetemcomitans*)

* 파란 글씨 : 11장 학습목표에 포함된 세균

표 11–2 **치주염 관련 주요 세균**

1) 아그레가티박터 액티노마이세템코미탄스 (*Aggregatibacter actinomycetemcomitans*)

그람음성 짧은 간균(coccobacilli)으로 통성 혐기성 또는 호기성균이며, 5~10% CO_2가 있는 조건에서 증식을 잘하는 호이산화탄소성(capnophilic)균이다(그림 11–5). Trypton–soy–serum–bacitracin–vancomycin 선택배지에서 별 모양의 내부 구조를 보이는 투명한 집락을 형성한다.

세균 표면의 탄수화물 항원에 따라 혈청형(a~g)으로 분류된다.

만성 치주염과 국소적 급진성 치주염과 관련성이 있는 세균이나 정상 구강에서도 발견된다. 다음과 같은 독성인자를 지닌다.

① **류코톡신**(leukotoxin) : 외독소로 치주조직에서 방어작용을 하는 호중구, 대식세포와 일부 림프구의 세포막에 구멍을 형성하여 세포를 죽이는 면역억제인자이다.

② Cytolethal distending toxin(Cdt) : DNA분해효소(DNase)로 상피세포, 섬유모세포와 림프구를 포함한 다양한 세포분열을 억제한다.

③ **상피세포 내 기생** : 세균은 세포 내로 들어가 면역계를 피할 수 있다.

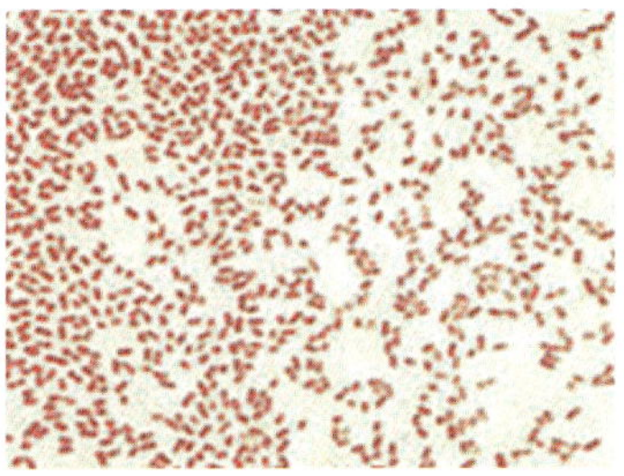

그림 11–5
*A. actinomycetemcomitans*의 그람염색상

▶ **호이산화탄소성균**
배양 환경에 5~10%의 CO_2가 있으면 활발하게 증식하는 균을 말한다.

④ **협막** : 식균작용을 억제한다.

⑤ **지질다당류**(LPS) : 내독소로 파골세포 형성을 유도하여 골흡수를 야기한다.

⑥ **소포**(vesicle) : 류코톡신, LPS 등 독소를 운반한다.

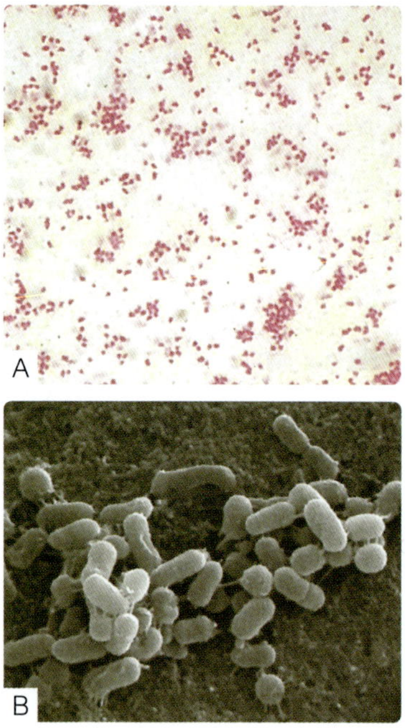

그림 11–6
P. gingivalis
A. 그람염색상 B. 주사 전자현미경상

▶ **세포외기질 금속함유 단백질 분해효소(MMPs)**
세포외기질(extracellular matrix, ECM)의 구성 성분을 분해하는 효소

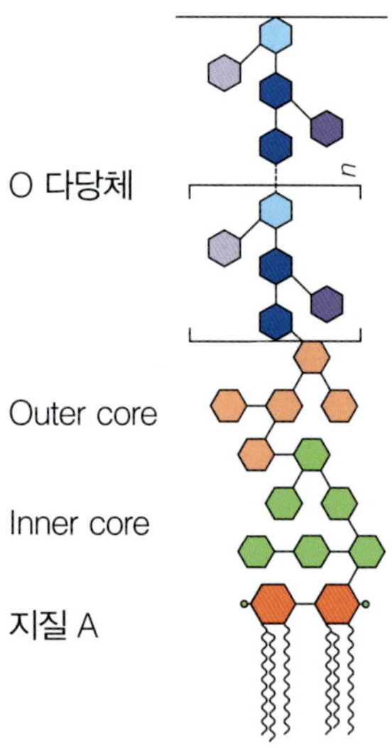

그림 11–7
LPS 구조

2) 포르피로모나스 진지발리스(*Porphyromonas gingivalis*)

편성 혐기성 그람음성 짧은 간균으로 비당분해성 세균(asaccharolytic bacteria)이다. 비운동성이며 대사산물로 황화합물을 생성한다. 성장을 위해서 헤민(hemin; 적혈구의 hemoglobin 성분)과 vitamin K를 필요로 하며, 헤민을 함유한 배지에서 배양하는 경우 검은색의 집락을 형성한다(그림 11–6). 만성 치주염과 관련이 있으나, 정상 구강에서도 발견된다.

이 세균의 독성인자는 다음과 같다.

① **섬모** : 부착소(adhesin)로 작용하여 기질단백질, 상피세포, 타액단백질과 다른 세균종과의 결합을 매개한다.

② **상피세포 내 기생** : 세균은 상피세포 내로 들어가 면역계를 피할 수 있다. 또한 상피세포의 IL–8 생성을 억제하며 다른 세균에 의한 IL–8 생성도 감소시킨다.

③ **협막** : 식균작용을 억제한다.

④ **혈구응집소**(hemagglutinin) : 적혈구로부터 성장에 필요한 철분과 헤민(hemin)을 유리시킨다.

⑤ **단백질분해효소**(protease) : 진지파인(gingipain)이 가장 대표적이며 세포외기질(예 : fibronectin, laminin, 아교질)과 면역물질(예 : 사이토카인, 항체, 항미생물제)을 분해하여 불활성화시킨다. 적혈구로부터 성장에 필요한 철분과 헤민을 유리시킨다. 상피세포의 부착과 침투에 관여하며 세균 또는 숙주세포의 부착소 결합 부위를 노출시킨다. 숙주세포가 생성하는 MMPs를 활성화시켜 MMPs에 의한 치주조직 파괴를 유도한다. 고농도인 경우 보체 성분인 C3를 불활성화시킨다.

⑥ **지질다당류**(LPS) : 지질 A(lipid A)의 구조에 따라 선천면역 억제제 또는 자극제로 작용한다. 헤민이 적은 환경에서는 선천면역을 자극하는 지질 A(lipid A) 구조를 지닌 균종이 많아지며, 헤민이 많은 환경에서는 면역억제 작용을 나타내는 지질 A(lipid A) 구조를 지닌 균종이 많아진다(그림 11–7).

⑦ **소포**(vesicle) : 혈구응집소(hemagglutinin), 단백질분해효소(protease), LPS 등을 운반한다.

3) 프리보텔라 인터미디어(*Prevotella intermedia*)

편성 혐기성 그람음성 간균이며 당분해성 세균이다. 헤민(hemin)과 vitamin K가 성장을 위해 필요하며, 헤민을 함유한 배지에서 검은색의 집락을 형성한다(그림 11-8). 여성호르몬인 에스트로겐이나 난포호르몬에 의해 성장이 촉진된다. 따라서 여성호르몬 분비가 활발한 사춘기나 임신기에 치주조직에서 급격히 증가하여 사춘기성 치은염 또는 임신성 치은염을 일으킨다. *P. intermedia*의 독성인자로는 섬모, 지질다당류(LPS), 콜라겐분해효소 및 보체를 불활성화시키는 단백질분해효소가 있고, 상피세포 내 기생한다.

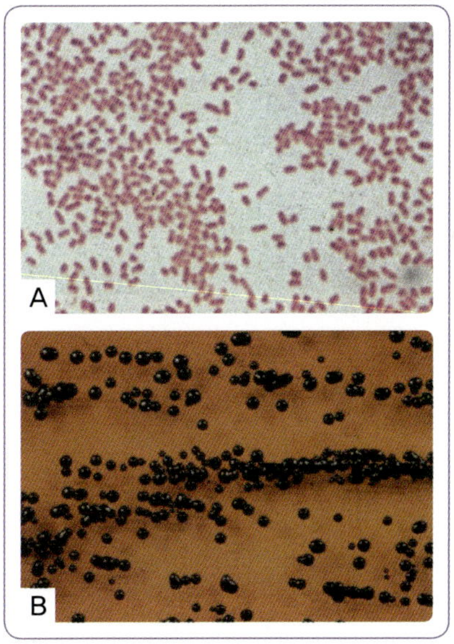

그림 11-8
P. intermedia
A. *P. intermedia*의 그람염색상
B. 혈액 한천배지 상에서 흑색 색소를 생성하는 *P. intermedia* 집락

4) 타네레라 포르시티아(*Tannerella forsythia*)

편성 혐기성 그람음성간균으로 시스테인프로테아제(cysteine protease) 등의 단백질분해효소 외에 시알리다제(sialidase), BspA 단백질, 헤마글루티닌, s-layer, 세포박리인자 등의 다양한 병원인자를 발현한다. *T. forsythia*는 치주낭에서 높은 빈도로 분리되어 치주질환의 고위험 요소 중 하나로 인식되고 있다.

5) 푸소박테륨 누클레아툼(*Fusobacterium nucleatum*)

치주낭에서 높은 빈도로 분리되는 방추상 간균이다. 대사산물로서 대량의 부티르산(butyric acid)을 생성한다. *F. nucleatum*은 다른 많은 세균과 공동응집하여 치면세균막에서 초기 군집 세균과 후기 군집 세균을 이어 주는 중심적인 역할을 한다(그림 11-9). 치면세균막에서는 *F. nucleatum*과 구균이 결합하여 형성된 옥수수대(corn-cob)배열을 관찰할 수 있다. 프레보텔라(*Prevotella*), 트레포네마(*Treponema*)와 함께 빈센트 감염병(Vincent's infection)의 원인이 되며, 급성 괴사성 궤양성 치은염, 괴저성 구내염(noma, 수암)에서 많이 분리된다.

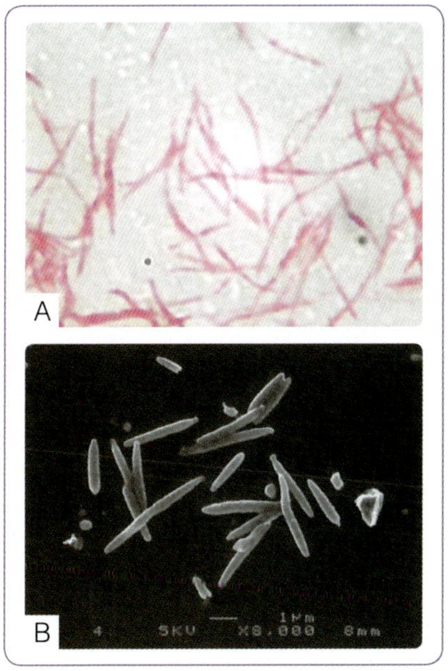

그림 11-9
F. nucleatum
A. 그람염색상 B. 주사 전자현미경상

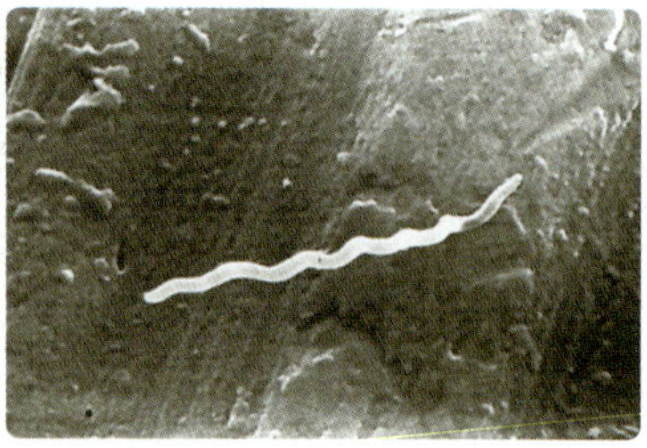

그림 11-10
T. denticola(주사 전자현미경상)

6) 트레포네마 덴티콜라(*Treponema denticola*)

구강 스피로헤타(spirochete)로 분류된다. 편성 혐기성 나선형균으로 배양 조건이 까다로워 일부 세균만 배양이 가능하다. *T. denticola*는 배양이 가능한 세균으로 편모인 축사(axial filament, 축잔섬유)를 가지고 있어 운동성을 보이며 트립신 유사 효소, 면역반응 억제인자를 생산한다. 세균은 치주낭에 서식하며 푸소박테륨(*Fusobacterium*)과 함께 빈센트 감염병의 병소에서도 분리된다(그림 11-10).

▶ 옥수수대(corn-cob)

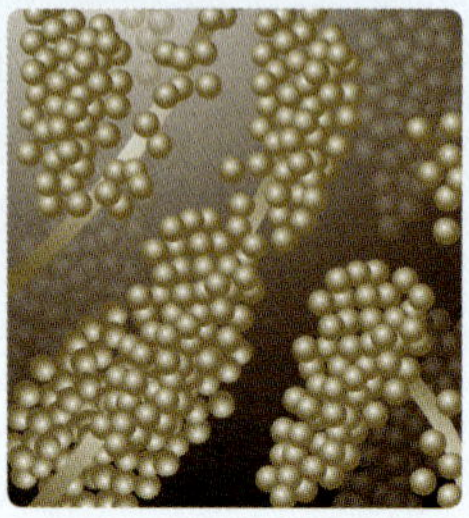

7 치주질환에서의 면역반응

1) 보호작용

치주조직 또는 치은열구에서 여러 세포와 물질이 치면세균막 세균으로부터 치주조직을 보호한다.

① 상피세포

치은에 존재하는 상피는 그 자체가 방어벽 역할을 하며, 또한 항미생물질(예 : beta-defensin)을 생성하고 호중구의 이동을 유도하는 케모카인(chemokine; IL-8)을 생성하여 선천면역에서 중요한 역할을 한다.

② 호중구

혈관 내 호중구가 빠져 나와 세균이 있는 결합조직과 치은열구로 이동한다. IL-8은 호중구의 이동을 유도하는 케모카인(chemokine)으로, 세균과 접촉한 상피세포와 대식세포가 생성한다. 케모카인(chemokine; IL-8)과 세포부착분자(ICAM-1)의 발현이 치면세균막 세균에 노출된 상피세포 상층으로 갈수록 높아지므로 혈관으로부터 빠져 나온 호중구는 치은열구로 이동한다(그림 11-11).

호중구는 세균을 포식한 후 리소좀효소, 활성산소종과산화질소(NO)를 생성하여 포식한 세균을 죽여 조직을 보호한다.

▶ 리소좀효소(lysosomal enzyme)
리소좀(lysosome)은 세포 내에 축적된 불필요한 물질이나 세포 외에서 포식한 물질을 분해하는 성분을 함유하는 소포이며, 리소좀효소는 그 내부에 함유되어 있는 가수분해효소이다.

③ 보체

치은열구액 또는 치주조직에 있는 활성화된 보체 성분은 용균작용, 호중구와 대식세포의 이동과 포식 유도작용을 통해 조직을 보호한다(그림 11-11).

④ 림프구

활성화된 B세포는 형질세포(plasma cell)로 분화하여 항체를 분비하며 형질세포에서 분비된 항체는 세균 또는 세균이 분비하는 효소나 독소의 숙주 부착 억제, 포식 유도작용, 보체의 고전경로 활성화를 통해 세균으로부터 조직을 보호한다. 치은열구액에 함유되어 있는 항체는 IgG가 가장 많고, IgM, IgA도 소량 존재한다(그림 11-11).

활성화된 보조T세포는 사이토카인을 분비하며 분비된 사이토카인은 호중구와 대식세포의 이동과 활성화, B세포와 세포독성T세포의 활성화를 유도한다. 세포독성T세포는 비정상세포를 찾아내어 세포자멸사(apoptosis)를 일으킨다.

> **▶ 염증 시 치은열구액의 변화**
>
> 세균에 의해 염증반응이 유도되는 경우 치주조직의 혈관이 확장되어 치은에 발적(redness)이 일어난다. 그리고 혈관의 투과도가 증가하여 혈관으로부터 용액과 혈액성분이 빠져나와 치은열구로 흘러들어가 치은열구액(gingival crevicular fluid, GCF)이 증가한다.
>
> 또한 염증반응 시 치주조직에서 생성된 물질들도 치은열구로 흘러 들어간다.
>
> 따라서 치은열구액의 양이나 함유되어 있는 성분(항체, 보체, 염증유도 사이토카인 등)의 종류는 염증의 정도를 나타내는 지표가 된다.

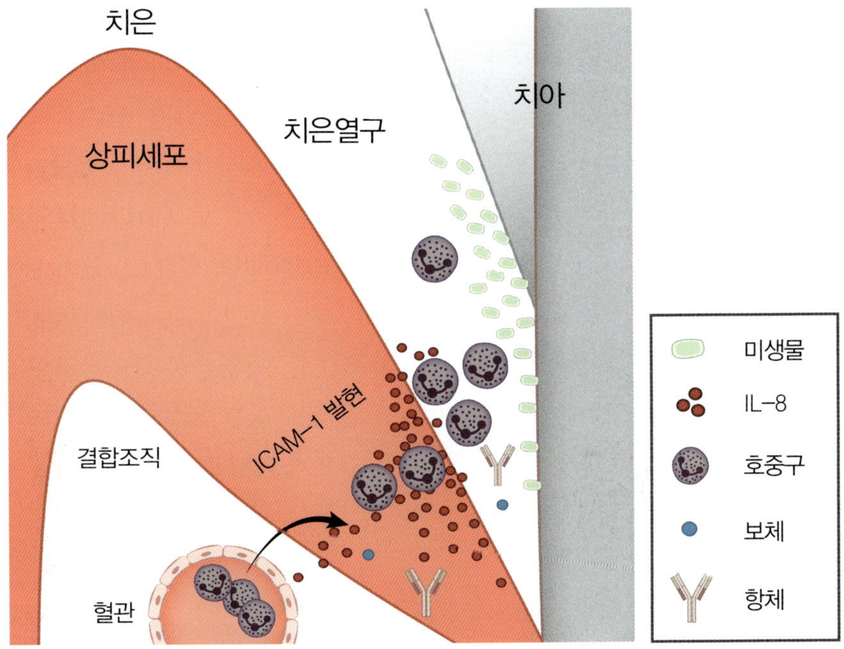

그림 11-11
치은열구에서의 면역반응

2) 면역반응에 의한 치주조직 손상

① 염증세포, 보체와 항체에 의한 손상

치면세균막 세균의 만성적인 자극이나 이로 인해 활성화된 보체의 작용으로 염증세포(호중구, 대식세포)의 이동과 활성화가 증가되어 이들 세포로부터 리소좀효소, 활성산소종과 산화질소(NO)가 방출되어 치주조직의 파괴가 일어난다. 또한, 항체와 항원이 결합한 항원-항체 복합체가 치주조직에 지속적으로 존재하면 만성적으로 보체가 활성화되며, 활성화된 보체 성분이 위와 같은 현상을 유도하여 치주조직이 파괴될 수 있다.

② 림프구에 의한 치조골 흡수

파골세포는 뼈를 흡수하는 세포로, 뼈 인접면에서 수소이온을 유리하여 뼈 표면의 pH를 낮추어 탈회를 일으키며 단백질분해효소를 분비하여 골기질을 분해한다.

지속적인 염증이 유발되면 파골세포의 분화 증가로 골흡수가 유발된다. 파골세포의 분화는 파골세포 분화유도인자인 receptor activator of nuclear factor-κB ligand(RANKL), RANKL의 수용체인 RANK와 파골세포 분화억제인자인 osteoprotegerin(OPG)에 의해 조절된다. RANKL은 파골세포 전구세포 표면의 RANK에 결합하여 파골세포의 분화를 유도하며 OPG는 RANKL과 결합하여 RANKL이 RANK에 결합하는 것을 막는다. 치주염 발생 시 RANKL의 발현은 증가하고 OPG의 발현은 감소하여 RANKL/OPG 비율이 증가한 결과 파골세포 분화가 증가한다.

활성화된 T세포와 B세포, 전염증성 사이토카인(IL-1, IL-6, IL-17, TNF)에 자극받은 조골세포 모두 RANKL을 발현하나 치주염에서는 활성화된 T세포와 B세포가 RANKL을 발현하는 주요 세포로 간주되고 있다(그림 11-12).

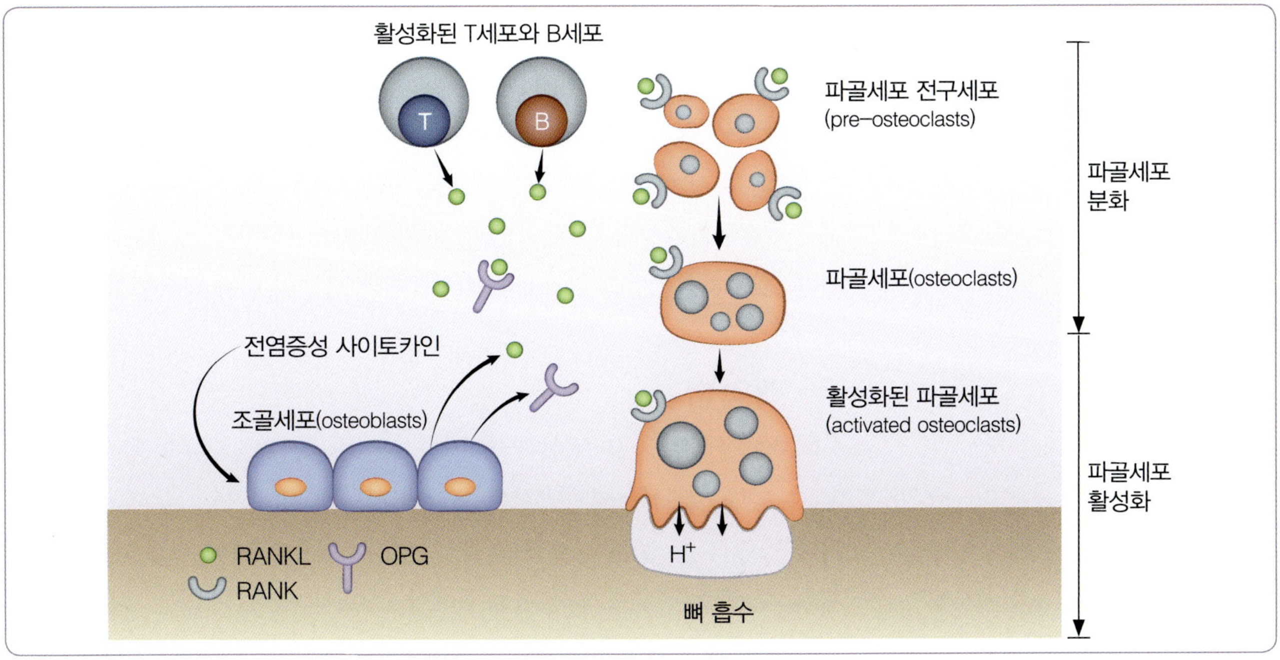

그림 11-12
파골세포의 분화과정

8 치주질환의 세균학적 검사법

현재 치주질환을 진단하기 위한 임상적 기준으로는 시진(부종 및 발열), 출혈 유무, 탐침 깊이 및 방사선사진 분석 등이 활용되고 있다. 그러나 이 같은 방법으로는 어느 부위가 치주질환의 활성부위인지 또는 앞으로 손상이 예견되는 조직은 어디인지, 그리고 치료 시 치주조직은 어떻게 반응할 것인지를 질적 · 양적으로 결정할 수 없는 한계점이 있다. 이러한 문제를 해결하기 위해 여러 가지 치주질환 진단방법이 연구되고 있다. 예로서 타액, 혈액, 치면세균막 또는 치은열구액을 현미경으로 관찰하거나 면역학적, 생화학적으로 분석하여 치주질환을 진단하는 데 이용한다.

치주낭 내의 세균 수나 포함되어 있는 세균종을 알면, 치주질환의 현상이나 예후, 위험을 어느 정도 추측할 수 있다. 그러나 치주낭 내 세균의 분포에는 개인차가 있으며, 채취 부위에 따라 달라질 수 있기 때문에 채취법이나 수기(조작)에 충분한 주의를 기울여, 단 1회의 검사로 그치지 말고 지속적으로 관찰할 필요가 있다.

(1) 현미경을 이용한 치주낭 내 세균 관찰

치주낭 내의 세균을 직접 관찰하는 방법이다. 명시야현미경으로 세균의 형태를 파악하기 위해서는 염색을 거친 후(그람염색 등) 1,000배에서 관찰해야 한다. 위상차현미경이나 암시야현미경을 이용하면 세균을 염색하지 않고도 산 채로 관찰할 수 있어 세균의 형태뿐만 아니라 운동성도 확인할 수 있다. 위상차현미경은 진료실에서 칫솔질 동기부여 등에 응용되고 있다.

(2) 배양법

치주낭에서 세균을 채취한 후 배양하는 방법으로, 세균의 종이나 수를 알 수 있다. 결과를 얻기까지는 오랜 시간이 소요되지만, 각 세균의 성질이나 병원성 등 많은 정보를 얻을 수 있다. 치주낭 내의 편성 혐기성균은 채취 후 즉시 무산소 환경에 보관해야 하며, 배양 불가능한 세균도 많이 있기 때문에 배양조건의 설정과 결과 해석에 주의를 요한다.

(3) 효소활성의 측정

특정 세균이 생산하는 효소를 검출함으로써 그 세균의 존재를 확인하는 방법이다. BAPNA(N-benzoyl-L-arginine-p-nitroanilide) 또는 BANA(benzoyl-DL-arginine-naphthylamide) 검사법은 트립신 활성을 가진 효소를 생산하는 *Porphyromonas gingivalis*, *Tannerella forsythia*, *Treponema denticola*의 존재를 BAPNA 또는 BANA 시료를 이용하여 평가하는 방법이다.

(4) 세균 DNA의 검출

치주낭에서 채취한 검체로부터 DNA를 추출해 PCR로 알아보는 방법이다. 증폭산물의 양으로부터 상대적인 균수를 추측하는 것도 가능하여, 치주질환 관련 세균인 *Aggregatibacter actinomycetemcomitans*, *Fusobacterium nucleatum*, *Prevotella intermedia*, *Porphyromonas gingivalis*, *Tannerella forsythia*, *Treponema denticola* 등의 균종에 적용되고 있다.

최근 분자생물학적 방법의 발달로 DNA sequencing(서열결정; DNA의 염기배열을 읽는 것)의 속도와 정확성은 비약적으로 향상되었다.

가까운 미래에 치주낭 내 전체 세균의 DNA를 해독할 수 있게 됨으로써 그 종류나 수도 단시간에 개별적으로 결정할 수 있게 될 것이다.

검출된 세균에 잘 듣는 약물이나 치료법을 선택해 개인의 맞춤(order made)치료 가능성도 열려 있다.

9 치주질환과 전신질환

치과질환 실태조사에 의하면, 우리나라에서는 50대의 약 절반이 치주질환에 이환되어 있다고 한다. 최근의 대규모 역학적 조사에서 치주질환이 표 11-3과 같은 다양한 전신질환의 발병과 진행에 관여한다는 것이 밝혀져 건강을 유지하는 방법으로서 치주질환의 예방과 치료가 주목을 끌고 있다.

치주질환이 전신질환을 유발하는 기전에 대해서는 불명확한 점이 많지만 현재는 치주염의 발병 부위가 세균 또는 염증매개물질의 공급원으로 작용하여 전신질환을 유발하는 것으로 알려져 있다.

만성 치주염 시 치주낭에 많은 세균이 있어 치주낭은 혈액이나 기도에 세균을 공급하는 저장소로 작용한다. 만성 치주염의 급성기, 스케일링이나 치근활택술(root planing) 직후, 또는 칫솔질 후 치주낭 내 세균이 혈액으로 들어가 세균혈증(bacteremia)이 발생한다는 보고가 있으며, 혈액으로 들어간 세균은 신체 각 부위로 이동해 다양한 질환의 원인이 된다.

혈액으로 들어간 치주낭의 일부 세균은 혈관벽에 침착하여 혈관을 막을 뿐만 아니라 적혈구나 혈소판의 응집을 유도하여 혈류를 저지한다.

죽상동맥경화증 병소에서는 *Porphyromonas gingivalis*나 *Aggregatibacter actinomycetemcomitans*의 DNA가 검출되며, 버거병(Buerger's disease, 폐쇄혈전혈관염) 환자의 혈전에서는 *Porphyromonas gingivalis*나 *Treponema denticola* 등의 세균이 검출되어 치주낭의 세균이 뇌경색증이나 협심증, 심근경색증, 버거병 등의 원인이 된다고 보고 있다.

또한, 혈액으로 들어간 치주낭 내 세균은 기형, 인공 또는 손상받은 심장판막에 정착하여 세균심내막염(bacterial endocarditis)을 유발할 수 있다. *Porphyromonas gingivalis*나 *Aggregatibacter actinomycetemcomitans*가 세균심내막염 환자에게서 분리된다.

연하장애(dysphagia)가 있는 환자, 누워서 지내는 환자, 고령자는 구강의 세균을 폐로 들이마실 가능성이 높은데, 이로 인해 발생하는 폐렴을 흡인성 폐렴이라고 한다. 치주질환을 가진 환자에서는 폐렴 발생빈도와 중증도가 높아진다고 보고되고 있는데, 이러한 사실에 기인하고 있다.

만성 치주염 병소에서 세균에 자극을 받은 치주조직 구성세포와 면역세포로부터 생성된 염증매개물질(PGE_2, 전염증성 사이토카인)은 치주조직뿐만 아니라 혈액을 통해서 전신으로 이동해 다양한 증상을 초래한다.

- 뇌혈관장애(뇌경색증)
- 심혈관장애
  (세균심내막염, 협심증, 심근경색증)
- 버거병
  (Buerger's disease, 폐쇄혈전혈관염)
- 흡인성 폐렴
- 저체중아 출산 · 조산
- 당뇨병

표 11-3 **치주질환과 관련된 전신질환**

치주질환은 저체중아 출산이나 조산의 위험 요소가 되는데, 이것은 만성 치주염에 의해 생성된 PGE_2가 관여하는 것으로 추정된다. PGE_2는 정상 분만 때는 자궁근을 수축시키는 기능을 하지만, 임신 초기에 역치 이상으로 증가하면 자궁수축 및 자궁경부의 확장을 일으켜 저체중아 출생이나 조산의 원인이 된다고 보고 있다.

또, 만성 치주염 시 생산되는 전염증성 사이토카인인 TNF-α(종양괴사인자)는 인슐린(혈당치를 낮추는 작용을 하는 호르몬) 내성을 유발하여 당뇨병 발병에 관여할 수 있을 것으로 추정된다.

Review Test

01. 외독소인 류코톡신(leukotoxin)을 생성하는 치주병원 세균은?

① *Porphyromonas gingivalis*

② *Aggregatibacter actinomycetemcomitans*

③ *Prevotella intermedia*

④ *Treponema denticola*

⑤ *Fusobacterium nucleatum*

02. 그람음성균의 내독소는?

① 용혈소

② 단백질분해효소

③ 류코톡신(leukotoxin)

④ 지질다당류(LPS)

⑤ 진지파인(gingipain)

03. *Porphyromonas gingivalis*가 발현하는 독성인자로 단백질 분해능을 지닌 것은?

① Lipid A

② 축사(axial filament)

③ 류코톡신(leukotoxin)

④ 지질다당류(LPS)

⑤ 진지파인(gingipain)

04. *Prevotella intermedia* 성장 시 필요한 물질로 옳은 것은?

① vitamin A ② vitamin B
③ vitamin C ④ vitamin K
⑤ vitamin D

05. 치주질환을 일으키는 미생물 중 외독소와 내독소를 모두 생산하는 것은? (국시 기출)

① *Streptococcus mitis*
② *Prevotella intermedia*
③ *Fusobacterium nucleatum*
④ *Porphyromonas gingivalis*
⑤ *Aggregatibacter actinomycetemcomitans*

06. 치주질환을 일으키는 미생물 중 운동성을 지닌 나선형 균은?

① *Streptococcus mitis*
② *Prevotella intermedia*
③ *Fusobacterium nucleatum*
④ *Porphyromonas gingivalis*
⑤ *Treponema denticola*

해답 01. ② 02. ④ 03. ⑤ 04. ④ 05. ⑤ 06. ⑤

Chapter 12

구강과 그 주변에 병변이 나타나는 주요 질환

제1절 진균에 의해 발생하는 질환

1. 구강캔디다증

제2절 세균에 의해 발생하는 질환

1. 매독
2. 결핵
3. 방선균증
4. 타액선염

제3절 바이러스에 의해 발생하는 질환

1. 단순헤르페스바이러스 감염병
2. 수두 및 대상포진
3. 홍역 및 유행성 이하선염
4. 콕사키바이러스 감염병
5. 간염
6. 후천성 면역결핍증후군(AIDS)

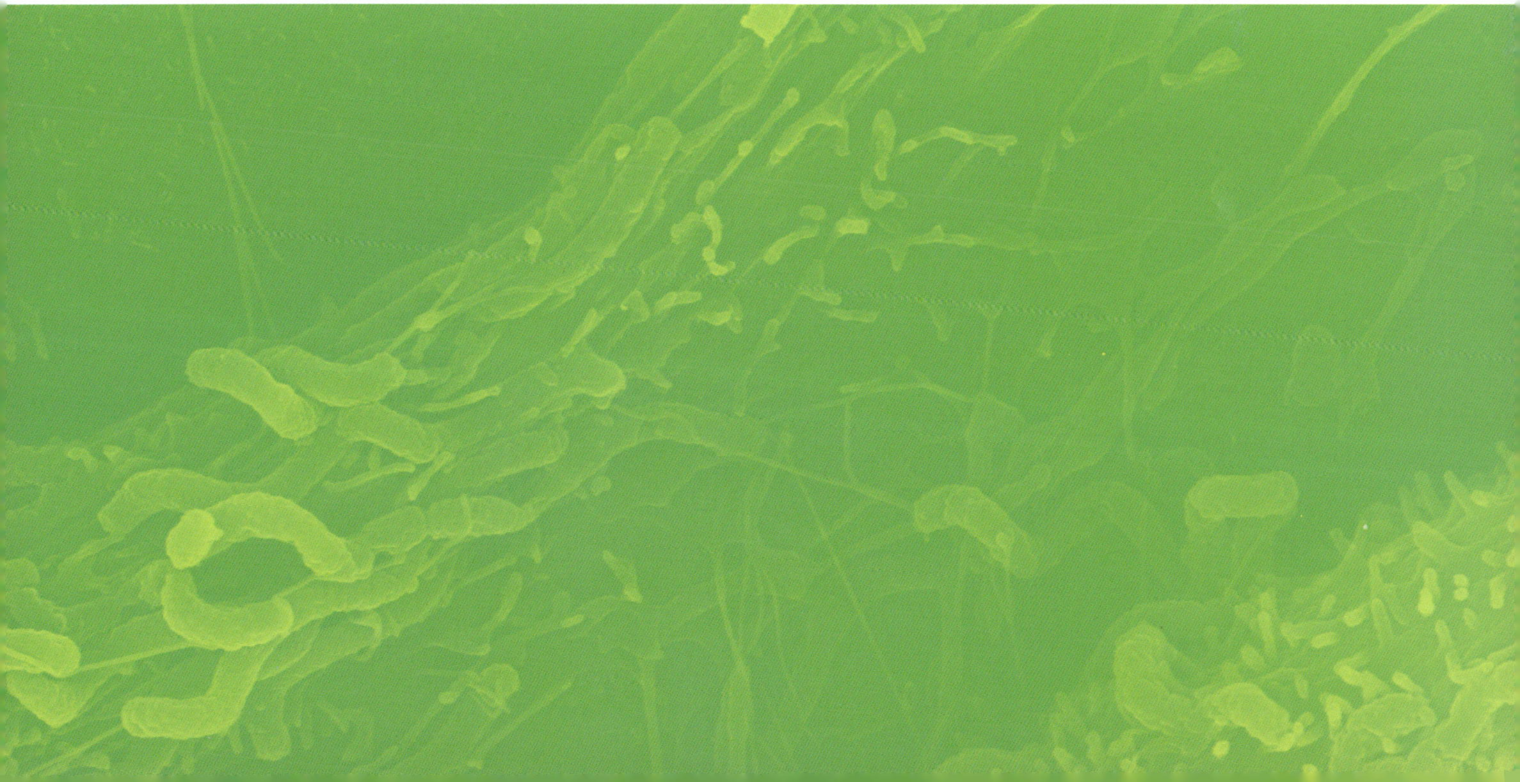

학습목표

1. 구강 캔디다증 원인균의 특성과 증상을 설명할 수 있다.
2. 구강 매독 원인균의 특성과 증상을 설명할 수 있다.
3. 구강 결핵 원인균의 특성과 증상을 설명할 수 있다.
4. 방선균증 원인균의 특성과 증상을 설명할 수 있다.
5. 단순포진 바이러스 감염증 원인 바이러스의 특성과 증상을 설명할 수 있다.
6. 수두-대상포진 바이러스 감염증 원인 바이러스의 특성과 증상을 설명할 수 있다.
7. 후천성 면역결핍증(AIDS) 원인 바이러스의 특성과 증상을 설명할 수 있다.
8. B형 간염 원인 바이러스의 특성과 증상을 설명할 수 있다.
9. 타액선염 원인 바이러스의 특성과 증상을 설명할 수 있다.

제1절 진균에 의해 발생하는 질환

진균은 미토콘드리아, 소포체 등의 세포소기관이 발달하고 키틴(chitin), β−글루칸(β−glucan), 만난(mannan)으로 구성된 단단한 세포벽을 가지고 있다. 핵막이 있는 진핵생물이나, 세포막에 콜레스테롤을 함유한 동물세포와는 다르게 진균의 세포막에는 에르고스테롤이 함유되어 있다. 또한 식물세포와는 다르게 엽록체를 가지고 있지 않아 광합성을 하지 않으며 운동성이 없다. 진균은 세균과 마찬가지로 정상세균총의 구성원이며 현재까지 150여 종이 사람에게 병원성을 나타낸다고 밝혀졌다. 진균 감염병은 피부의 각질층 및 털줄기 부위에 국한된 표재성 진균증(superficial mycoses), 표피와 피부 부속기관(털, 손발톱)에 나타나는 피내진균증(cutaneous mycoses), 진균이 피하조직에 접종되어 발생하는 피하 진균증(subcutaneous mycoses) 그리고 기회감염 진균증으로 분류된다.

1 구강캔디다증

구강캔디다증(oral candidiasis)은 진균인 캔디다 알비칸스(*Candida albicans*)의 기회감염(opportunistic infection)으로 발생한다. 캔디다 알비칸스는 흔히 건강한 사람의 구강과 장 내에 있는 정상미생물이지만, 면역력이 떨어진 환자에게서 과도하게 증식하면 기회감염을 일으켜 인체에 유해하게 작용한다(8장 참조). 국소적으로 구강캔디다증이 발생하는데, 타액분비 감소, 스테로이드연고 사용, 방사선 노출 등이 원인이며, 특히 의치(denture) 환자에게서 흔히 나타난다. 전신적으로는 항균제나 스테로이드의 장기투여, 영양장애, 당뇨병, 면역력 저하 등으로 인해 발생한다.

1) 급성 위막성 캔디다증 (acute pseudomembranous candidiasis)

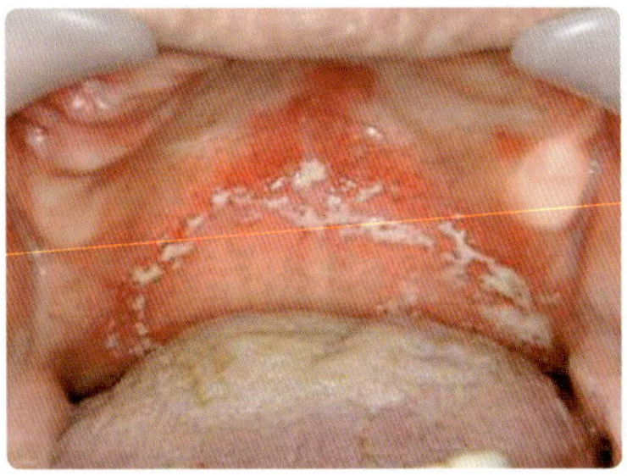

그림 12-1
급성 위막성 캔디다증

급성 위막성 캔디다증(그림 12-1)은 급성 감염으로, 아구창(thrush)이라고도 하며, 유아나 노인, 면역력이 떨어진 사람에게서 주로 나타난다. 따라서 급성 위막성 캔디다증을 발견할 경우 아직 발견되지 않은 당뇨병, 백혈병, 악성종양, 후천성 면역결핍증후군(acquired immunodeficiency syndrome, AIDS) 등을 의심해 볼 필요가 있다. 또한 천식 환자와 같이 부신피질스테로이드(adrenocortical steroid) 제제를 투여하는 환자에게서도 나타날 수 있다. 크림과 같은 형태의 백태가 확인되는데, 설압자나 구강경으로 문지르면 쉽게 떨어진다. 긁어내면 충혈된 점막이 드러나며 피가 나기도 한다. 주로 연구개, 구인두, 혀, 볼점막, 치은 등에 생기며 보통 통증은 없다.

백태를 현미경으로 관찰하면 진균의 균사체와 떨어져 나온 상피세포, 피브린, 케라틴, 괴사조직, 세균 등이 섞여 있는 것이 관찰된다. 도말표본을 PAS 염색(Periodic acid-Schiff stain)하여 현미경으로 검사함으로써 진단할 수 있으며, 일반적으로 생검(biopsy)은 불필요하다. 항진균제인 암포테리신 B(amphotericin B), 미코나졸(miconazole), 니스타틴(nystatin)을 복용하면 치료된다.

2) 만성 증식성 캔디다증(chronic hyperplastic candidiasis)

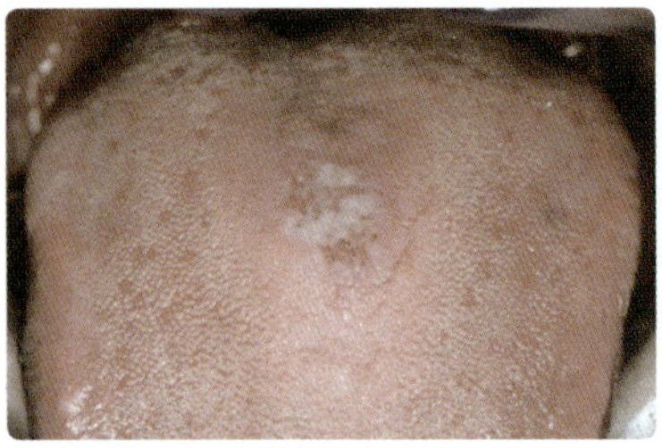

그림 12-2
만성 증식성 캔디다증

만성 증식성 캔디다증(그림 12-2)은 만성 감염으로, 캔디다균과 함께 상피가 과증식하여 융기된 모양과 불규칙한 백색반을 동반하는 것이 특징이다. 이 병변은 보통 설배(dorsum linguae)나 협점막에 교합선을 따라 양쪽으로 나타나며 구각(oral angle) 부위까지 연결된다. 흡연, 의치 착용, 교합에 의한 마찰 등이 원인이 될 수 있다. 병소는 무증상이지만 만성에서 악성으로 진행되어 구강암이 합병되기도 한다. 점막상피층의 비후와 각화가 항진되어 백반증(vitiligo)과 비슷한 박리되지 않은 백색 병변(캔디다성 백반증)을 현미경 관찰로 볼 수 있다. 치료요법으로 항진균제인 암포테리신 B, 미코나졸, 니스타틴을 복용하는 방법이 있지만, 항진균제 투여만으로는 완전히 치료되지 않는 경우가 많다.

3) 급성 위축성(홍반성) 캔디다증 [acute atrophic(erythematous) candidiasis]

점막이 위축되어 붉게 변하고 환자는 해당 부위의 작열감(화끈거리거나 쓰라린 통증)을 호소한다. 기간에 따라 급성 또는 만성으로 구분하는데, 급성의 경우 광범위 항생제를 전신적으로 투여하거나 국소 도포한 병력이 있는 경우, 부신피질스테로이드 제제를 투여한 경우에 나타날 수 있다.

4) 만성 위축성(홍반성) 캔디다증 [chronic atrophic(erythematous) candidiasis]

의치가 잘 맞지 않거나 의치를 빼지 않고 자는 등 계속 의치를 착용하고 있는 경우 많이 발생한다. 구개 및 혀의 점막이 얇아지며 붉고 매끄럽게 변한다. 점막 표면이나 의치 표면에서 시료를 채취하여 도말하고 현미경검사를 통해 진단할 수 있다. 철, 비타민 B_{12} 및 엽산 결핍 또는 당뇨병 등의 소인이 있을 수 있으므로 혈액학적 검사를 시행한다. 의치의 조직면에 항진균제를 바르고, 잘 때는 의치를 빼며, 매일 의치를 세척하도록 교육해야 한다. 잘 맞지 않는 의치는 수리하거나 다시 제작해야 한다.

5) 구각구순염(angular cheilitis)

양쪽 구각(oral angle)에 나타나는 만성 감염으로, 구각 부위가 갈라지고 붉고 단단하게 변한다. 당뇨병, 후천성 면역결핍증후군(acquired immunodeficiency syndrome, AIDS) 등의 전신질환과도 관련이 있다. 수직고경이 낮아 잘 맞지 않는 의치를 착용할 경우 구각 부위가 접히고 타액이 고여 구각구순염이 악화될 수 있다. 구강에 증상이 없더라도 캔디다 감염이 있을 수 있으므로, 항진균제로 치료할 경우 질환 부위와 구강 부위를 동시에 치료해야 한다.

6) 정중능형설염(median rhomboid glossitis)

마름모 모양의 좁고 붉은 병소가 설배(dorsum of tongue)의 중앙 부위에 나타난다. 시료를 채취하여 도말하고 현미경검사를 하여 진단하며, 생검은 보통 필요하지 않다.

제2절 세균에 의해 발생하는 질환

1 매독

▶ 선천성 매독(congenital syphilis)

태아가 모체로부터 수직감염되어 발생하는 매독으로 대부분 임신 후기에 감염이 이루어진다. 매독균이 발생 중인 치배(germ tooth)에 감염되어 영구치의 발육장애를 일으키며, 선천성 매독 환자에게서 나타나는 기형치아를 허친슨치아(Hutchinson's teeth)라고 한다. 치관은 맥주통 모양이고 절단연 부위는 반달 모양의 결손을 나타낸다. 또한, 영구치 어금니의 교두(cusp)가 오디 모양으로 발생이상이 생기는 경우를 상실구치(mulberry molar)라고 한다.

[허친슨치아]

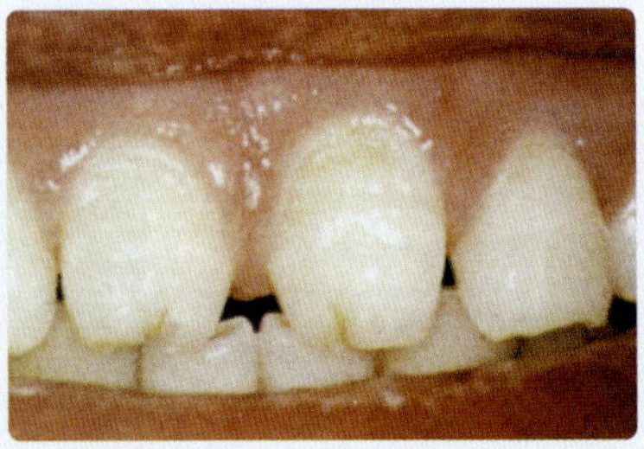

매독(syphilis)은 매독균(*Treponema pallidum*)에 의해 유발되며, 성병을 가진 상대자와 직접적인 성접촉을 통해 감염되는 후천매독과 임신한 여성이 감염되면 태아에게 전파될 수 있는 선천성 매독(congenitalsyphilis)이 있다. 후천 매독은 질, 항문 성교는 물론이며, 구강 성교에 의해서도 전염된다. 하지만 성관계만을 통하여 전염되는 것은 아니며, 점막이나 피부와 매독균이 접촉하면 작은 상처를 통해 감염되기도 한다. 선천매독은 허친슨 3징후(Hutchinson's triad; 허친슨 치아, 내이성 난청, 실질성 각막염)를 나타낸다.

일반적으로 매독은 페니실린(penicillin)으로 치료한다. 매독의 전체 감염 중 약 10% 정도가 구강감염으로 알려져 있다.

매독은 다음과 같이 4단계로 나눌 수 있다.

(1) 1기 매독

1기 매독의 주요 증상은 피부에 나타나는 통증이 없는 경성하감(chancre)(그림 12-3)이다. 매독균에 접촉된 후 궤양이 발생할 때까지는 3일에서 90일 정도의 시간이 걸린다. 피부접촉을 통해 매독균이 들어간 성기부위나 항문 주위 등에 생기는 궤양은 대개 한 개의 궤양만 관찰된다. 이 궤양은 다른 주위와 구분이 뚜렷한 형태로 단단하고 둥글며 0.3~3.0 cm 크기로 통증이 없는 특징을 보인다. 삼출액을 현미경으로 관찰하면 활동성 있는 매독균을 관찰할 수 있다. 통증이 없는 궤양은 3~6주 정도 지속되며 특별한 치료 없이도 자연적으로 호전된다. 그러나 매독에 대한 치료를 하지 않으면 2기 매독으로 진행되거나 잠복기로 들어간다.

(2) 2기 매독

2기 매독은 피부의 발진과 점막의 병적인 증상을 특징으로 한다(그림 12-4). 1기 매독의 증상인 통증이 없는 궤양이 치유되고 약 4주에서 10주 후에 피부에 발진이 나타나며, 점막과 림프절에도 증상이 나타난다. 발진은 전신에 걸쳐 나타나는데 특히 손바닥과 발바닥에 나타나는 발진은 매독의 특징적인 증상이다. 발진 이외에도 발열, 눌렀을 때 아프지 않은 림프절종창, 인후통, 두통, 체중감소, 탈모, 근육통 등의 증상이 함께 나타날 수 있다.

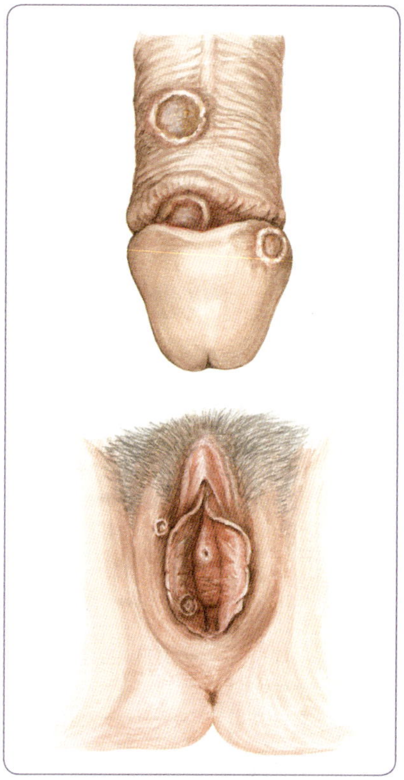

그림 12-3
1기 매독의 경성하감(굳은궤양)

(3) 잠복 매독

잠복 매독은 1기와 2기 매독 시 치료를 하지 않은 경우, 체내에 매독균이 계속 남아 있는 것으로 잠복 상태는 수년에서 수십년까지도 지속된다.

(4) 3기 매독

3기 매독의 증상은 주로 내부 장기의 손상으로 나타나며 중추신경계, 눈, 심장, 대혈관, 간, 뼈, 관절 등 다양한 장기에 매독균이 침범하여 발생한다. 세 개의 다른 형태로 나눌 수 있는데, 고무종매독(gummatous syphilis), 말기신경매독(late neurosyphilis), 심장혈관매독(cardiovascular syphilis)이 있다.

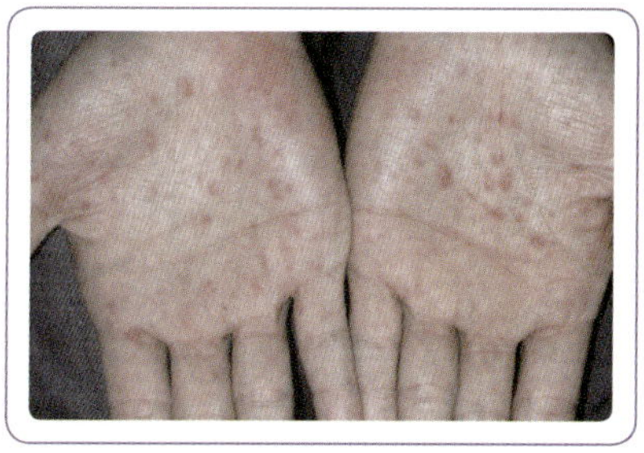

그림 12-4
2기 매독으로 인한 피부발진

1, 2기와는 다르게 고무종에서 매독균이 발견되지는 않는다. 중추신경계를 침범하는 신경매독의 경우, 증상이 없을 수도 있지만 뇌막자극증상, 뇌혈관증상 등이 발생하기도 한다. 매독균이 중추신경계를 침범하기 때문에 환자가 정신이상을 일으킬 가능성이 높다. 유럽의 유명 인물들 중 말년에 정신이상증세를 보인 사람들은 후세에 신경매독 가능성을 한 번씩 의심받고 있다. 뼈 표면이 영구적으로 울퉁불퉁하게 변하기도 하는데 이 단서로 이미 죽은 사람의 유해를 연구해서 매독의 경력을 알아낼 수 있다.

2 결핵

결핵(tuberculosis)은 미코박테륨속 중 결핵균(*Mycobacteium tuberculosis*)에 의해 발생하는 치명적인 전염병으로 감염부위에 만성 육아종 형태의 병소가 만들어지는 것이 특징이다. 전 세계 인구의 1/3(약 20억 명)이 결핵에 감염되어 있다고 알려져 있다. 우리나라의 경우 매년 약 35,000명의 결핵 환자가 발생하며 약 2,000명이 결핵으로 사망한다고 보고되고 있는데 이는 OECD 회원국들 중 가장 높은 수준이다. 1882년 로베르트 코흐(Robert Koch)에 의해 발견된 결핵균은 호기성으로 운동성이 없는 간균이다. 결핵균은 세포벽에 미콜산(mycolic acid)과 같은 지방성분이 많아 염색 및 탈색에 대한 저항성이 강하여 항산성(acid-fast)이라고 하는 독특한 염색 특성을 나타낸다. 세대시간이 24시간으로 다른 세균에 비해 매우 느린 속도로 증식한다.

결핵균은 주로 호흡기를 통해 전파된다. 폐결핵 환자가 기침하거나 재채기할 때 결핵균이 들어 있는 작은 가래 침방울들이 만들어지는데 이것이 공기 중에 떠다니다가 다른 사람이 이것을 흡입할 경우 결핵에 감염될 수 있다(그림 12-5).

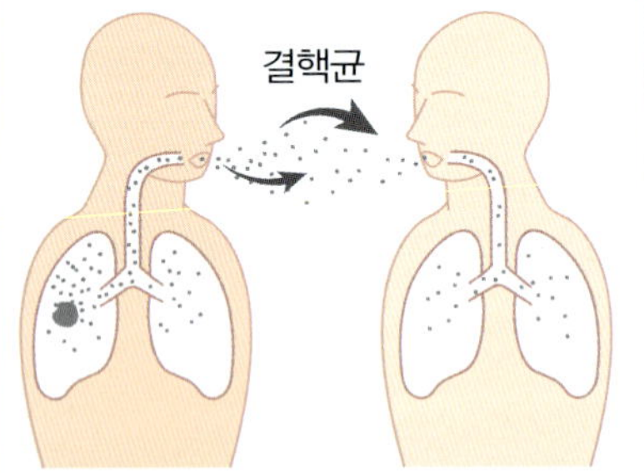

그림 12-5
결핵균의 전파경로

따라서 주요 발병 형태는 폐의 일차감염으로(그림 12-6), 결핵의 75% 이상이 폐결핵이다. 그러나 폐 이외의 부위에도 결핵이 발생할 수 있다. 결핵균은 림프 또는 혈액의 흐름에 따라 전신으로 확산될 수 있으며 결핵균이 포함된 객담을 삼킴으로써 장결핵이 발생하기도 한다. 폐 이외에도 척추, 림프절, 관절, 비뇨기계, 중추신경계, 소화기계 등 신체의 모든 부위에 결핵이 발생할 수 있다. 구강조직의 찰과상을 통해서도 결핵이 전파될 수 있으므로 결핵 환자의 치과 진료 시에는 결핵의 전파를 막기 위한 주의를 기울여야 한다.

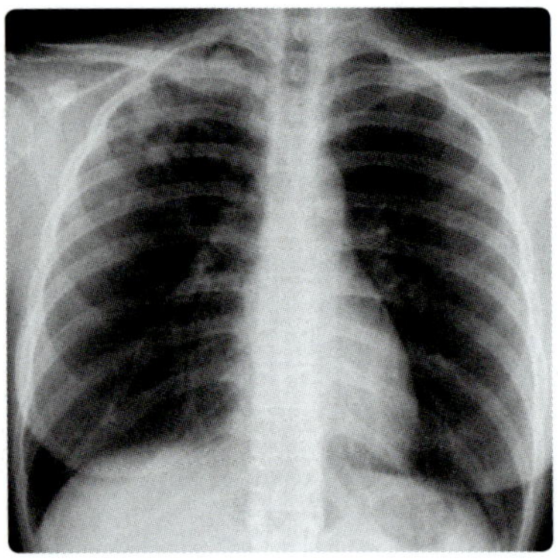

그림 12-6
폐결핵 환자의 방사선 사진

결핵 감염자의 90% 이상은 잠복감염(latent infection) 상태이며 나머지가 활동성 결핵(active tuberculosis)으로 발병한다. 잠복감염 상태라는 말은 몸 안에 결핵균이 있으나 면역체계에 의해 결핵균이 억제되어 증상이나 전염성을 나타내지 않고 오로지 투베르쿨린검사(tuberculin test)와 인터페론감마 분비검사에서만 양성 반응을 나타내는 상태를 말한다.

결핵이 발병할 경우 초기증상으로는 잦은 기침, 객혈(가래에 피가 섞여 있음), 무력감, 미열, 식욕부진, 체중감소, 발열 등이 나타난다.

결핵과 관련되어 구강병소에 일어나는 구강 결핵은 드물다. 구강 결핵은 어린이와 청소년에게서 많이 발생하며 구강 병소는 일차감염(primary infection)에 따른 이차감염(secondary infection)으로서 나타난다(그림 12-7). 구강 증상은 혀와 구개에서 가장 많이 발생하며 치은에 무통성 궤양, 미만성 염증, 육아종 등이 나타난다. 결핵 환자 중 일부는 치근단육아종에서 결핵균이 발견될 수 있으며 또 발치 후 치유가 지연될 수 있다. 전신 증상으로 경부림프절이 비대해지고 그 다음에 농양이 생긴다.

현미경으로 병소 중심부에서 괴사조직을 관찰할 수 있으며 병소 주변으로 랑게르한스거대세포(Langerhans giant cell), 림프구의 침윤을 관찰할 수 있다.

결핵의 진단방법으로는 객담도말검사, 객담배양검사, X선검사, 투베르쿨린검사 등이 이용된다. 폐결핵 또는 구강 결핵은 이소니아지드(isoniazid)와 리팜핀(rifampin)을 포함한 3~4종의 항생제를 혼합 투여하여 치료한다. 결핵균은 성장속도가 느리며 육아종성 병소에 둘러싸여 있어 약제의 전달효율이 떨어지기 때문에 항생제를 6개월 이상 투여해야 한다. 증상이 호전되었다거나 귀찮다거나 하는 이유로 환자가 항생제 투여를 임의로 중단하는 경우, 항생제에 내성을 보이는 결핵균이 출현할 가능성이 높아지므로 환자가 치료를 끝까지 이행하도록 하는 환자관리가 매우 중요하다.

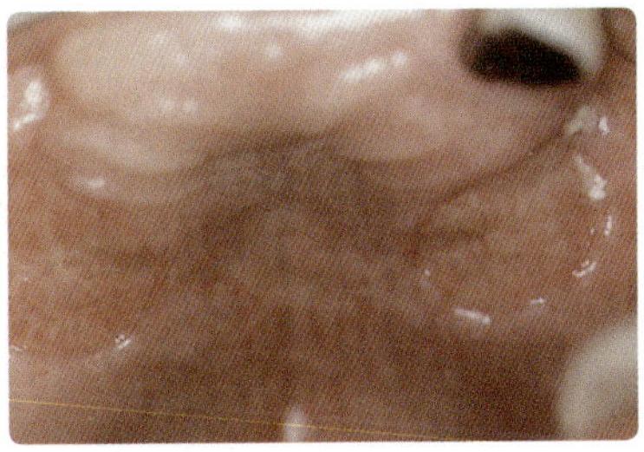

그림 12-7
결핵 환자의 구강 사진

▶ 투베르쿨린 반응

투베르쿨린은 결핵균에서 추출한 단백질이다. 투베르쿨린을 피하에 주사하고 2~3일 이후 주사 부위가 붉게 부어 오르며 단단해지는 경우 투베르쿨린 양성으로 판정한다. 이는 과거 결핵균 감염에 의해 형성된 세포면역에 의한 반응이거나 현재 활동성 결핵이 있음을 의미한다.

3 방선균증

방선균증(actinomycosis)(그림 12-8)은 그람양성 간균인 방선균(*Actinomyces israelii*)(그림 12-9)이 주요 원인균이다. 방선균은 주로 구강과 장 안에 정상 세균총(normal bacterial flora)으로서 분포하는데, 내인성으로 감염되며 대부분 만성이다. 젊은 남성에게서 많이 발생하고, 전염성이 없으며 통증이 심한 딱딱한 농포(pustule)가 얼굴, 목, 가슴, 배 등에 많이 생기는 것이 특징이다. 방선균증(actinomycosis)의 50% 이상은 목과 얼굴 부위에 나타나는데, 발치나 하악 외상 시에 발생한다고 알려져 있다.

만성 농양의 형태로 존재하며 감염 병소의 농양 부위를 현미경으로 관찰해 보면 유황과립(sulfur granule)이 나타나는데, 이는 방선균 미세섬유의 집합체이다. 현미경 관찰 시 유황과립은 방선균과 기타 여러 균으로 이루어져 있고, 방사상 형태로 배열되어 있는 것을 볼 수 있다. 페니실린을 투여하고 배농 및 괴사조직을 제거하면 치료된다.

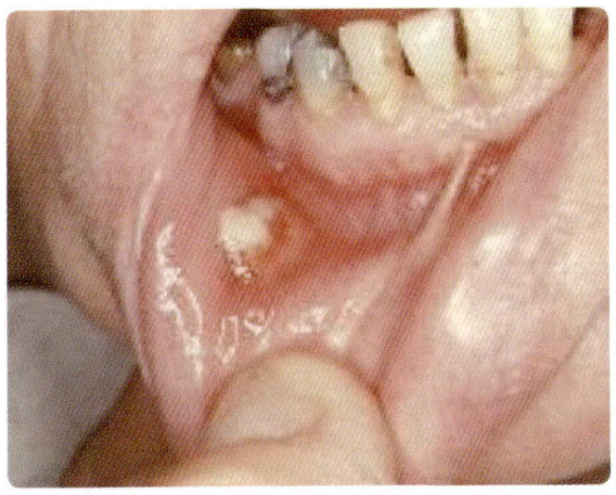

그림 12-8
방선균증 환자의 구강

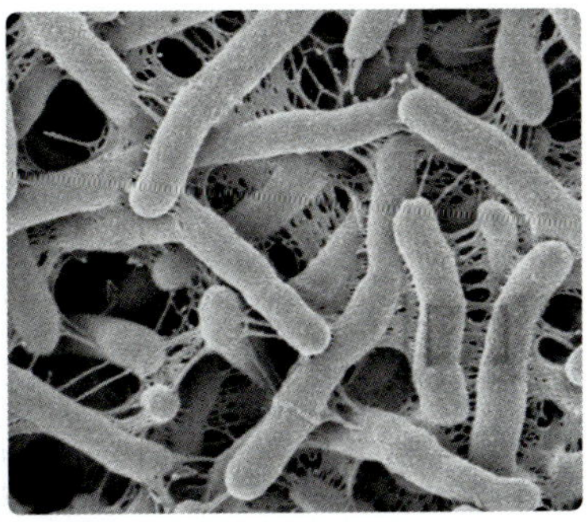

그림 12-9
방선균 전자현미경 사진

4 타액선염

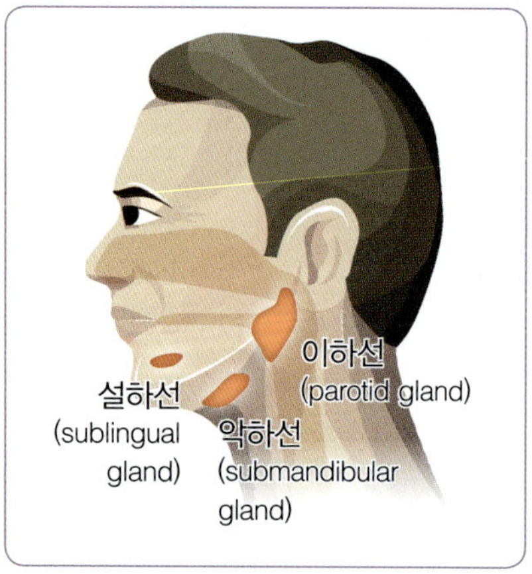

그림 12-10
대타액선(salivary gland)

타액선(salivary gland)에는 이하선(parotid gland), 악하선(submandibular gland), 설하선(sublingual gland)의 대타액선(large salivary glands)과 소타액선(minor salivary gland)이 있다(그림 12-10). 여러 가지 원인으로 이 타액선에 염증이 생긴 질환을 타액선염(sialadenitis)이라고 하며, 염증 발생 부위에 따라 이하선염(parotiditis), 악하선염(maxillitis), 설하선염(sublinguitis)으로 나뉜다.

타액선염은 세균 감염으로 흔히 발생하지만 일부 바이러스에 의해서도 발생한다. 급성 타액선염은 홍역, 폐렴 등과 같은 전신감염 중에 혈행성(혈액을 통해서 전파)으로 발생하거나, 타액의 분비감소, 유행성 이하선염(epidemic parotitis, 볼거리) 등으로 발생하기도 한다. 그중 유행성 이하선염 때문에 가장 빈번하게 발생한다. 만성 타액선염은 타액선의 타석 형성, 타액선 협착 등에 의해 발생하는데, 턱 아래 양쪽에 자주 발생하며 발생부위에 발열, 발적, 종창, 통증이 나타난다.

또 급성 염증인 경우 타액선관을 통하여 고름이 배출되기도 한다. 구강건조를 유발하는 질환인 쇼그렌증후군(Sjögren syndrome)도 타액선염의 위험성을 증가시킨다고 알려져 있다.

또한 타액선염은 타액선관이 막혀서 발생하기도 한다. 또한, 어떠한 감염의 결과로서 발생하기도 하며 원인을 알 수 없는 경우도 있다. 주로 성인에게서 나타난다.

타액선염은 구강에 통증을 수반한 종창을 일으킨다.

타액선염은 대부분 세균 감염병이므로 치료에는 항생제인 페니실린(penicillin), 에리트로마이신(erythromycin)을 투여한다. 또 물을 많이 마셔서 타액의 양을 증가시킨다.

제3절 바이러스에 의해 발생하는 질환

1 단순헤르페스바이러스 감염병

단순헤르페스바이러스(herpes simplex virus, HSV)는 DNA 바이러스에 속하고 외피를 가지고 있으며 dsDNA를 유전체로 하는 잠복성 바이러스로, 단순포진(herpes simplex)을 일으킨다. 잠복성 바이러스로 삼차신경절에 잠복감염하는 HSV-1과, 외음부 점막에 생식기 헤르페스(genital herpes)를 일으키고 요수 및 천수신경절에 잠복감염하는 HSV-2가 있다. HSV-1과 HSV-2는 단순헤르페스뇌염(herpes simplex encephalitis)을 일으키기도 하며, 급성기에는 발열, 의식장애, 경련 등의 증상을 동반하고, 증례의 30% 정도에서 후유증이 남는 위험한 질환이다.

항헤르페스바이러스제로는 아시클로버(acyclovir), 발라시클로버(valacyclovir), 비다라빈(vidarabine), 간시클로버 등이 사용된다.

1) 헤르페스구내염(원발성 HSV 감염)

헤르페스구내염(herpetic stomatitis)(그림 12-11)은 급성 감염으로 구강에서 일어나는 가장 흔한 바이러스 감염이며, HSV-1의 일차감염으로 발생한다. 감기 등의 열을 동반한 질환 이후나, 영양장애, 중증 스트레스 등에 의해 발병하는 경우가 많다. 1~3세의 소아에게 많이 발병하며, 감염율은 20세까지 50~89%에 달한다. 성인에게서는 드물게 중증화되기도 한다. 치은이나 구순의 발적을 동반한 38℃ 전후의 발열이 3~4일 계속된다. 해열되면 거의 같은 무렵에 혀나 구순에 포진(herpes)이 나타나고 구내염이 다발하며, 통증이 심하고 음식 섭취가 곤란해진다.

일차 치은구내염(gingivostomatitis), 음부포진(herpes genitalis), 결막염, 각막염, 헤르페스생인손(herpetic whitlow) 등이 병변으로 나타난다. 헤르페스구내염은 임상소견과 함께 바이러스 항체가 검출되면 진단이 내려진다. 대체로 10일 내에 자연 치유된다.

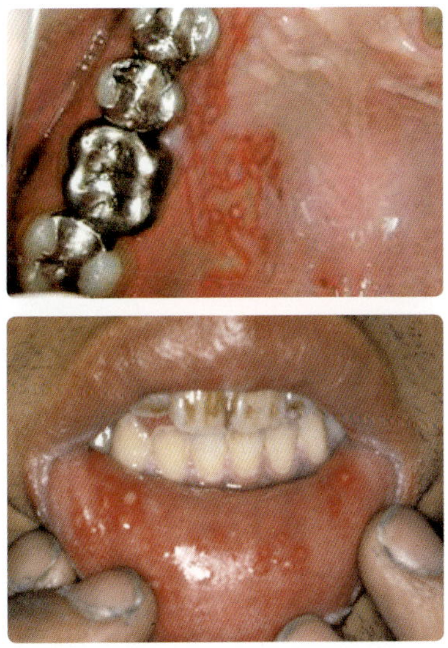

그림 12-11
헤르페스구내염

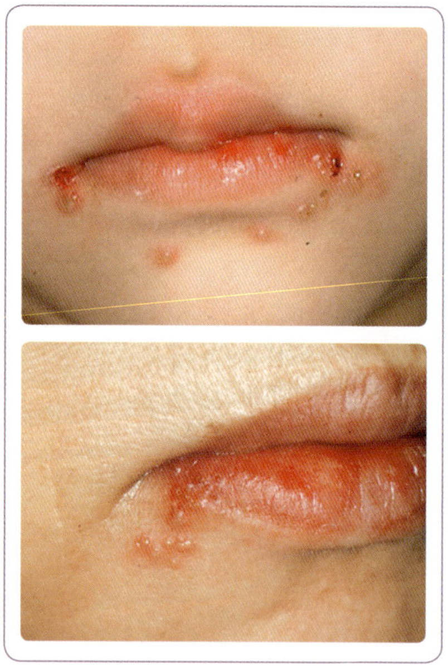

그림 12-12
HSV-1에 감염된 환자의 구순포진

2) 구순포진(재발성 HSV 감염)

구순포진(herpes labialis)은 삼차신경절에 잠복해 있던 바이러스가 재활성화되는 것으로 HSV-1 또는 HSV-2 감염으로 발생한다(그림 12-12). 자외선, 열성 질환, 월경, 피로 등으로 발병하는 경우가 많다. 피부와 구순의 이행부에 작은 수포가 생기면 농포(pustule)가 형성되고, 이 작은 농포들이 융합하고 파괴되어 짓무르면 딱지가 생기는데, 10~14일 이내에 자연치유된다.

2 수두 및 대상포진

수두(varicella)와 대상포진(herpes zoster)은 수두대상포진바이러스(varicella-zoster virus, VZV)의 감염으로 발생한다. 수두대상포진바이러스는 DNA 바이러스로, 외피를 가지며 dsDNA를 유전체로 한다. 이 바이러스는 전염성이 강한 것이 특징이다. 수두는 수두대상포진바이러스에 의한 직접적인(원발성) 일차감염, 대상포진은 재발성 감염으로 나타난다. 영양불량, 과로, 방사선조사, 감기, 면역력 저하 등으로 발병한다. 대부분 소아기에 일차감염되어 수두가 발병하며, 이후 감각신경절에 잠복해 있다가 재활성화되어 대상포진을 일으키기도 한다.

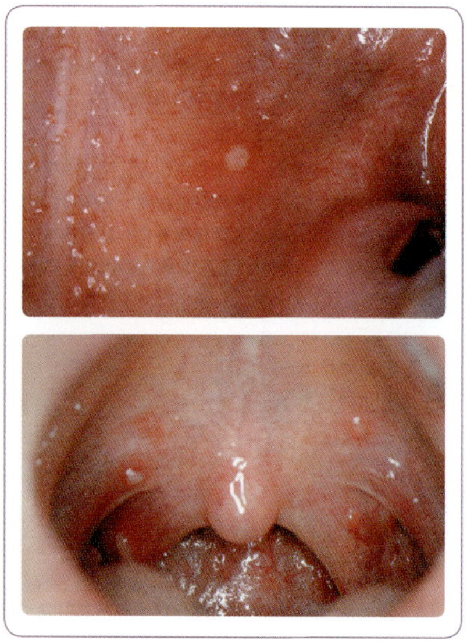

그림 12-13
수두

1) 수두(varicella)

수두는 어린이에게 흔히 발병하며 일생에 한번 이환된다. 2~3주의 잠복기간을 거친 후 발병하며, 반점 → 구진 → 수포 → 농포의 형태로 발전한다. 구강병소는 홍반에 둘러싸인 작은 궤양(그림 12-13)으로 이루어져 있으며 어린이는 수포에 의한 통증이 거의 없으나 성인의 경우 통증을 호소하기도 한다. 수포에서 나오는 액체와 직접 접촉하거나 감염자의 타액, 공기를 통해 전파된다. 수포는 발생 초기일수록 전염성이 강한데, 딱지가 생기면 전염되지 않는다.

대부분은 증상이 자연적으로 호전되기 때문에 특별한 치료는 필요하지 않다. 면역력이 저하된 환자에게 발생한 수두에는 항헤르페스바이러스제인 아시클로버(acyclovir)나 비다라빈(vidarabine)을 사용하면 증상이 완화된다.

현재 국가에서 만 12세 이하 어린이를 대상으로 수두 예방접종 비용을 지원하고 있다.

2) 대상포진(herpes zoster)

대상포진(그림 12-14, 12-15)은 수두를 일으켰던 바이러스가 삼차신경절에 잠복해 있다가 재활성화하여 발병된다. 주로 면역기능이 저하된 성인에게 발생하며 초기증상이 있다. 감각영역에 신경통성 통증이 나타나며 열과 권태감이 2~4주간 지속되어 나타나기도 한다. 그 후 삼차신경의 신경 지배영역인 안와, 상악, 하악을 따라 감염된다. 흔히 발생하는 구강 부위는 혀, 연구개(soft palate), 볼이다. 특징은 다수의 수포가 형성되어 미란(erosion)과 궤양을 거쳐 딱지가 형성된 후 반흔(scar)이 남는데, 편측성(얼굴의 한쪽면)으로 발병한다. 심한 신경통성 통증이 나타나는데, 늑간신경(intercostal nerve)과 좌골신경(sciatic nerve) 영역에서도 많이 발생한다.

치료법으로 항헤르페스바이러스제인 아시클로버와 아라 A(ara-A)를 연고로 바르거나 복용하고 정맥주사로 주입하기도 한다. 또한 환자를 안정시킨 후 영양 보충, 항균제 투여 및 진통 치료를 함께 하기도 한다. 대상포진(herpes zoster) 환자 중 특히 면역력이 저하된 환자는 고용량의 아시클로버(800 mg/회)를 하루 5번씩 투여한다. 대체로 2~3주 이내에 치유된다.

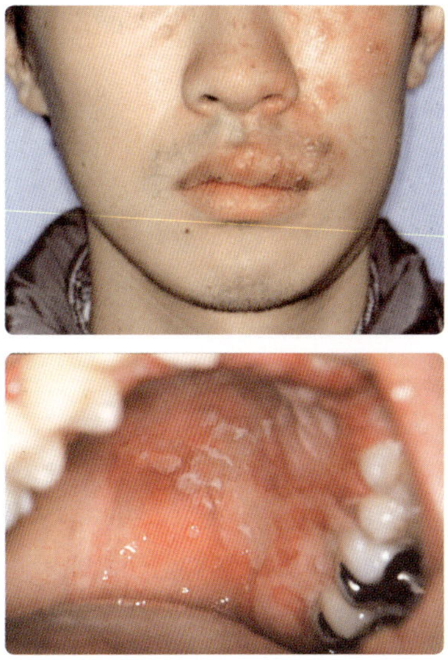

그림 12-14
대상포진(삼차신경 중 상악신경 영역이 이환)

3) 람세헌트증후군(Ramsay-Hunt syndrome)

람세헌트증후군은 대상포진에서 드물게 나타나는 증상으로, 수두대상포진바이러스(VZV)가 안면신경의 슬신경절에 침투하여 발생한다.

증상은 편측성(얼굴의 한쪽면)으로 나타나며 안면신경의 슬신경절에 손상이 생기면 안면신경장애, 이명(tinnitus), 청력손실, 어지럼증이 발생한다. 또 외이도 주위 포진(소수포), 미각장애가 나타난다.

치료법으로 부신피질스테로이드(adrenocortical steroid) 호르몬제를 이용한 약물요법이 효과적이며 일반적으로 항헤르페스바이러스제인 아시클로버를 투여하고, 안정, 영양 보충, 진통 처치 등을 한다.

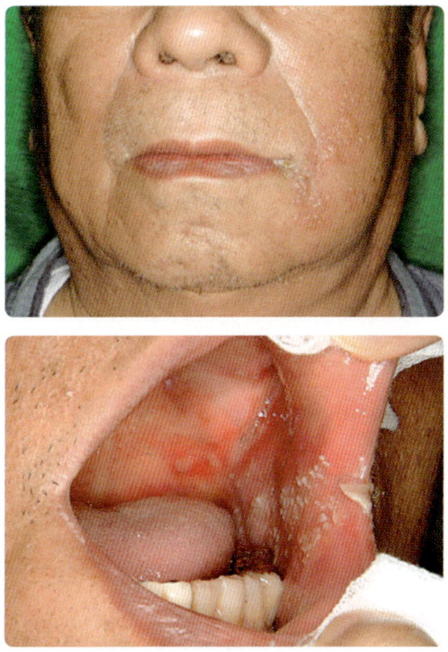

그림 12-15
대상포진(삼차신경 중 하악신경 영역이 이환)

3 홍역 및 유행성 이하선염

1) 홍역(measles)

홍역(measles)은 발진을 동반하는 급성 발열성 질환으로 전염력이 강한 홍역바이러스(measles virus)의 감염으로 발생한다. 홍역바이러스는 파라믹소바이

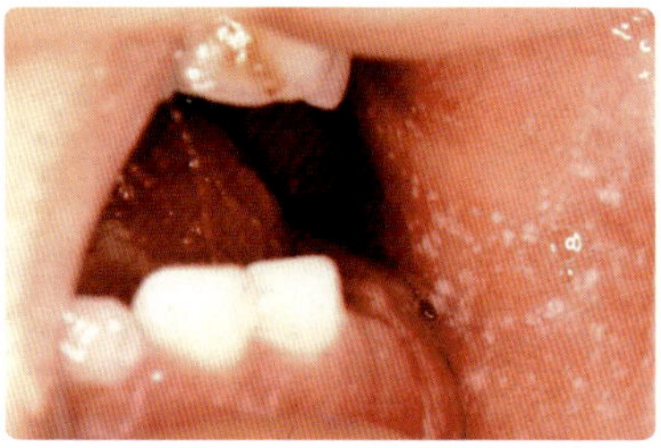

그림 12-16
코플릭반점(Koplik's spot)

▶ 풍진

풍진(rubella)은 풍진바이러스에 의한 감염으로 발생하며 귀 뒤, 목 뒤의 림프절 비대와 통증으로 시작되고 이어서 얼굴과 몸에 발진(연분홍색의 홍반성 구진)이 나타난다. 발진이 있는 동안 미열이 동반되며 전염력이 높은 감염성 질환이다. 주로 감염된 사람이 기침을 하거나 말할 때 튀어나오는 작은 비말로 전파되고 그 외에도 분변, 소변, 혈액에 의해서도 전파된다. 2급 감염병으로 지정되어 있으며 MMR 백신 접종을 통해 예방할 수 있다.
임신 초기에 임부가 감염되면 태아에게 선천성 풍진증후군이 나타나 눈, 귀, 심장, 신경계의 이상을 일으킬 수 있다. 따라서 임신 전 풍진 항체 검사를 권장한다.

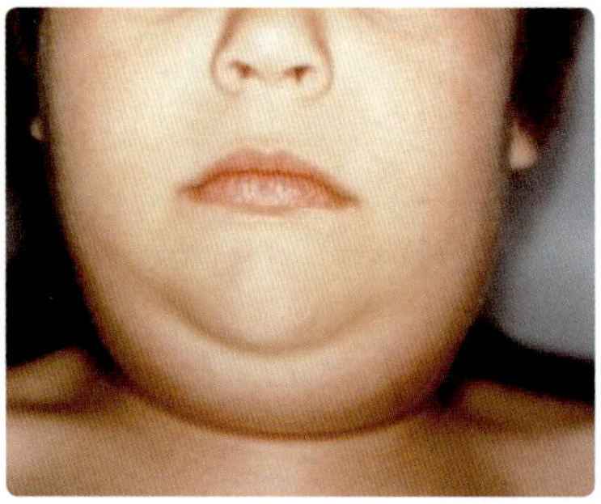

그림 12-17
유행성 이하선염

러스(Paramyxovirus)과에 속하는 단일가닥 RNA 바이러스이다. 항체가 없는 사람은 감염되면 거의 100% 발병하여 주로 소아의 감염병이다. 1~2주일의 잠복기 이후 나타나는 첫 발열은 38~39℃인 경우가 많고 3~5일간 계속된다. 첫 발열이 가라앉을 때쯤에 구강(볼 안쪽)에 코플릭반점(Koplik's spot)(그림 12-16)이라고 하는 가느다란 백색 발진이 나타난다. 이후 다시 열이 오르기 시작하면서 전신에 발진이 나타나는데, 두 번째 발열은 40℃를 넘는 경우도 있다. 발진이 나타나면 코플릭반점은 사라진다. 이 시기 동안 바이러스는 타액, 소변 등으로 배출된다.

2주일 정도의 잠복기를 거쳐 회복하기까지 총 3~4주일 걸린다. 예방법으로 멈프스바이러스(mumps virus), 풍진바이러스(rubella virus)와 혼합 백신 접종으로 예방할 수 있다.

2) 유행성 이하선염(epidemic parotitis)

유행성 이하선염 바이러스(mumps virus)는 paramyxovirus과에 속하는 RNA 바이러스로, 주로 소아가 걸리는 급성 전염병으로 감염 시 이하선에 부종을 동반한다(그림 12-17). 기침, 타액 등의 접촉을 통해 사람에서 사람으로 전파된다. 바이러스가 체내로 들어오면 혈액안으로 유입되어 다른 분비샘과 뇌로 퍼질 수 있다. 잠복기는 약 2~3주간이며 30~40%는 증상이 없다. 감염 후 1~2일에는 발열, 두통, 구토, 근육통을 동반하며(전구기), 2~3일에는 양쪽의 이하선을 침범하여 귀를 중심으로 단단한 종창이 생기며 동통과 압통을 동반한다(급성기). 감염자 중 약 30%는 바이러스가 한 쪽 이하선만 침범한다. 3~7일 이내에 점차 가라앉게 된다(회복기).

바이러스가 체내로 들어와 혈액 안으로 유입되면 다른 분비샘과 뇌로 퍼지게 되어 염증을 일으킬 수 있다. 또한 고환, 췌장, 난소와 유방, 뇌, 뇌와 척수 주변의 막과 체액에 바이러스가 퍼지면서 합병증이 발생하게 되며 가장 흔한 합병증은 뇌수막염이다. 그 외에 청력장애와 유산이 발생하기도 한다.

치료제는 없으며 충분한 휴식과 안정을 취해야 하고 이하선 종창이 일어나기 1~2일 전부터 증상 발현 5일 후까지 전염성이 있기 때문에 증상이 사라질때까지 비말격리가 필요하다.

예방으로는 MMR(홍역, 유행성 이하선염, 풍진) 백신을 접종한다.

4 콕사키바이러스 감염병

1) 포진성 구협염(herpangina)

포진성 구협염(그림 12-18)은 콕사키바이러스(coxsackie virus) A군이 원인인 감염병이다. 어린이에게서 흔히 발병하며 잠복기는 2~9일이고 초기증상으로 발열이 나타난다. 구강 뒷부분(목구멍)에 좌우 대칭으로 소수포가 발생하고 인후염, 연하곤란, 식욕부진이 나타나는 것이 특징이며 자연 치유된다.

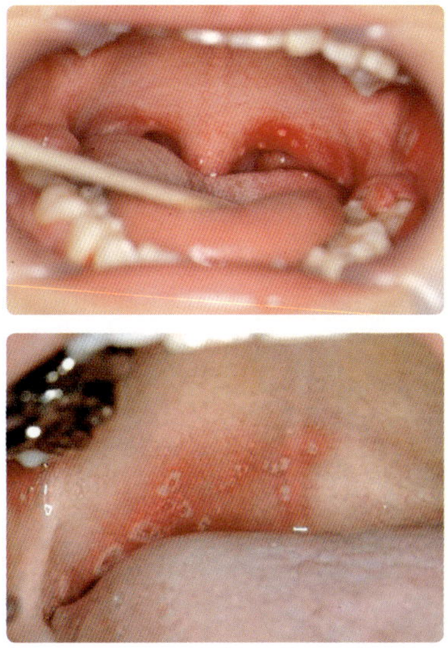

그림 12-18
포진성 구협염

2) 수족구병(hand-foot-mouth disease)

수족구병(그림 12-19)은 콕사키바이러스(coxsackie virus) A군의 감염으로 발병한다. 1~5세의 유아에게서 흔히 발생하는데 구강에 소수포가 생긴다. 구강에 생기는 소수포를 '아프타(aphtha)'라고 하는데 구강뿐만 아니라 피부, 손, 발, 입에 통증성 수포가 생긴다. 대체로 1주일 이내에 치유된다.

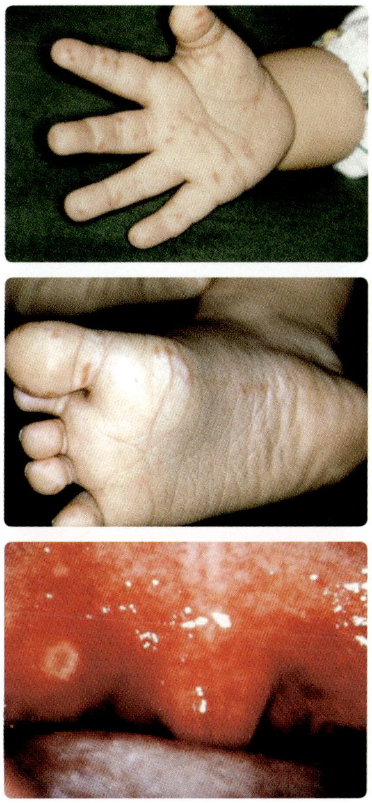

그림 12-19
수족구병

5 간염 (표 12-1)

간염의 주된 원인 바이러스로 A, B, C, D, E형 간염바이러스가 알려져 있으며 이 중 DNA 바이러스는 B형 간염바이러스(hepatitis B virus)이고 나머지는 RNA 바이러스이다.

이 중 간염의 주된 형태인 A형, B형, C형 간염에 대해 알아보고자 한다.

1) A형 간염(hepatitis A)

A형 간염은 A형 간염 바이러스(hepatitis A virus, HAV)에 감염되어 간에 염증이 생기는 질환이다. A형 간염 바이러스(HAV)는 RNA 바이러스로 양성 ssRNA로 구성된 유전체가 캡시드에 의해 포장된 형태로 존재한다.

A형 간염을 일으키는 A형 간염 바이러스(HAV)는 대변-구강(fecal-oral) 경로를 통해 전염된다. 대부분의 경우 A형 간염 바이러스에 감염자

의 대변에 오염된 물이나 음식을 섭취하면서 경구를 통해 감염이 되며, 주사기나 혈액재재를 통한 비경구적으로도 감염되어 급성 간염을 일으킨다. 대체로 개인위생 관리가 좋지 못한 저개발 국가에서 많이 발병되지만, 위생적인 환경에서 자란 20~30대에서도 발병률이 급증하고 있다.

잠복기간은 평균 4주의 잠복기 후 무증상으로 지나가거나 증상이 나타난다. 증상은 감기와 유사하며 발열, 몸살, 식욕감퇴, 메스꺼움 및 구토, 권태감, 복통, 설사, 황달 등이 나타난다. 6세 미만의 소아는 거의 증상이 없는 불현성 감염(약 50%가 무증상)을 보이지만, 6세 이상의 소아나 성인에서는 대부분 황달을 동반한 간염 증상이 생기게 된다.

A형 간염은 혈액을 통해 항A형 간염 바이러스 항체 검사로 진단한다. A형 간염 백신은 소아 필수 예방접종 항목으로 2회 접종으로 최소 10~20년 동안 A형 간염을 예방할 수 있다.

2) B형 간염(hepatitis B)

B형 간염은 B형 간염바이러스(hepatitis B virus, HBV)에 감염되어 간에 염증이 생기는 질환이다. B형 간염바이러스(HBV)는 DNA 바이러스로 대부분 dsDNA로 구성된 유전체와 역전사효소가 뉴클레오캡시드(nucleocapsid) 내부에 들어 있다.

우리나라의 간암 발생빈도는 OECD 국가 중 가장 높은데, 간암의 70% 이상이 B형 간염바이러스 때문이다. 우리나라 인구의 3~5% 정도가 B형 간염바이러스에 감염되어 있다고 보고되었다.

B형 간염은 B형 간염바이러스에 감염된 혈액 등의 체액을 통해 전파된다. B형 간염바이러스 감염자의 80% 정도는 출생 시에 산모로부터 수직감염되고 나머지는 성접촉이나 수혈, 오염된 주사기의 재사용 등에 의해서 감염된다.

잠복기간은 2~3개월 정도이며, 증상으로 피로감, 식욕저하, 구역, 구토, 근육통, 미열, 황달 등이 나타난다.

B형 간염은 급성과 만성으로 나뉘는데, 성인이 B형 간염에 걸린 경우 대부분 급성으로 진행된다. 급성 간염은 늦어도 3~4개월 이내에 간 기능이 회복되며, 바이러스가 제거되고 항체가 생긴다. 항체가 생성된 후에는 B형 간염바이러스가 몸에 침입하더라도 크게 문제되지 않는다. 성인이 B형 간염에 걸린 경우 특별한 치료 없이도 대부분 저절로 회복된다. 간염이 6개월 이상 지속되는 만성 간염의 경우, 출생 시 수직감염되거나 어린

시기에 주로 일어난다. 이 경우 항체는 생기지 않고 평생 간염바이러스를 보유한 상태가 된다. 만성 간염은 항바이러스제인 인터페론(interferon)으로 치료한다.

B형 간염 백신은 소아 필수 예방접종 항목으로 최초 접종 시 3회 접종한다. B형 간염 방지를 원하는 성인이나 B형 간염 감염 위험도가 큰 성인(보건의료 종사자)의 항체 수준이 낮은 경우 추가 접종을 할 수 있다.

3) C형 간염(hepatitis C)

C형 간염은 C형 간염바이러스(hepatitis C virus, HCV)에 감염되어 간에 염증이 생기는 질환이다. C형 간염바이러스(HCV)는 RNA 바이러스로 외피와 ssRNA 유전체를 가지며 RNA의존성 RNA중합효소를 이용하여 복제한다.

B형 간염 다음으로 흔한 간염으로 알려져 있으며 우리나라에서는 40대 이상 성인 중 약 1%가 이 바이러스에 감염되었다고 보고되었다. 감염 경로는 C형 간염바이러스에 감염된 혈액 등의 체액을 통해 전파된다. 또한, 성접촉이나 수혈, 혈액을 이용한 의약품, 오염된 주사기의 재사용, 소독되지 않은 바늘의 사용, 피어싱, 문신을 새기는 과정 등에서 감염될 수 있다.

초기감염일 경우 무증상이며 대부분 만성 C형 간염으로 진행되고 이 중 간암으로 진행되는 환자도 있다. 만성 C형 간염 환자에서는 CD4+ T 세포 기능이 소실되거나 지속되지 않는다고 알려져 있다.

증상으로는 피로감, 식욕저하, 구역, 구토, 근육통, 미열, 황달 등이 나타난다.

치료법에는 페그인터페론(peginterferon) 및 리바비린(ribavirin)을 함께 사용하는 약물치료가 시행된다. 그러나 A형 간염, B형 간염과 달리 C형 간염은 백신이 없다.

	A형 간염	B형 간염	C형 간염
원인 바이러스	A형 간염바이러스	B형 간염바이러스	C형 간염바이러스
감염경로	경구감염(대변-구강, 위생상태가 불량할 때 바이러스 전파)	비경구감염(감염된 혈액 또는 체액-혈액, 주사, 성접촉, 분만 시)	비경구감염(성적 접촉, 혈액 및 체액-오염된 주사기, 피어싱, 소독하지 않은 바늘)
증상	발열, 몸살, 식욕감퇴, 메스꺼움 및 구토, 권태감, 복통, 설사, 황달 등	피로감, 식욕저하, 구역, 구토, 근육통, 미열, 황달 등	70~80% 무증상 피로감, 식욕저하, 구역, 구토, 근육통, 미열, 황달 등
잠복기간	2~6주(4주)	2~3개월	2주~6개월
합병증	황달성 간염	간암, 간경변 등	
예방백신	○	○	×
예방법	위생상태 관리	혈액 등 감염경로 차단	
치료약제	보존적 치료(대증요법)	인터페론, 라미부딘, 아데포빌	페그인터페론 + 리바비린
급성 감염 시 사망률	<0.5%	<1.2%	0.5~1%

표 12-1 **간염의 종류 및 특징**

6 후천성 면역결핍증후군(AIDS)

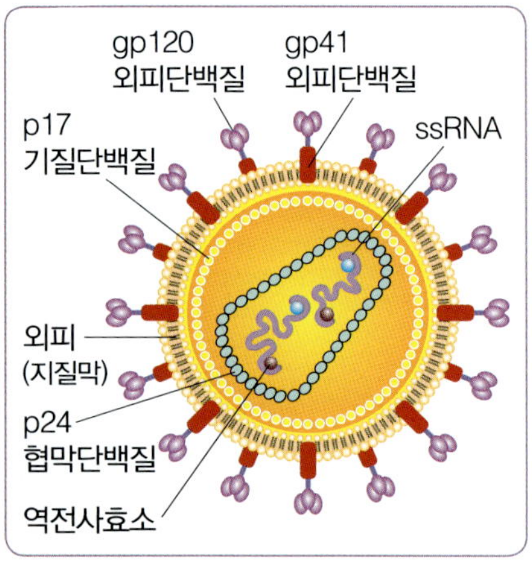

그림 12-20
HIV의 구조

후천성 면역결핍증후군(acquired immune deficiency syndrome, AIDS)을 일으키는 원인 바이러스는 사람면역결핍바이러스(human immunodeficiency virus, HIV)(그림 12-20)이다. 외피와 ssRNA 유전체를 가지는 RNA 바이러스로 역전사효소(reverse transcriptase)를 이용하여 ssRNA 유전체로부터 dsDNA를 합성하는 레트로바이러스(retrovirus)이다.

사람면역결핍바이러스(HIV)는 주로 보조T세포에 감염하며 바이러스 DNA를 보조T세포의 유전체에 끼워넣은 프로바이러스 형태로 수십년 동안 잠복해 있기도 한다.

보통 이 바이러스에 감염된 상태를 HIV 감염이라고 한다.

HIV는 CD4+ T세포, 대식세포(macrophage), 수지상 세포(dendritic cell)를 우선적으로 감염시킨다. 감염되면 우리 몸에 있는 면역세포인 CD4+ T세포가 파괴되므로 면역력이 떨어져 다른 질병에 함께 감염되어 합병증으로 사망하는 사례도 보고되고 있다.

HIV는 HIV-1과 HIV-2로 나뉘는데, 전 세계적으로 확산되어 HIV

감염을 일으키는 것이 HIV-1이다. 여성의 경우 호르몬의 변화나 생식기의 미생물학적 환경 때문에 HIV-1에 더 감수성이 높다.

불현성기 동안에는 감염자의 구강 건강상태는 HIV 감염이전과 변화가 없다. 그러나 HIV-1에 의해 면역력이 저하되면서 구강 내에도 다양한 증상이 발현된다. 캔디다 알비칸스(*Candida albicans*)에 의한 구내염(stomatitis)과 괴사성 궤양성 치은염(necrotizing ulcerative gingivitis)(그림 12-21)이 가장 흔한 증상이다.

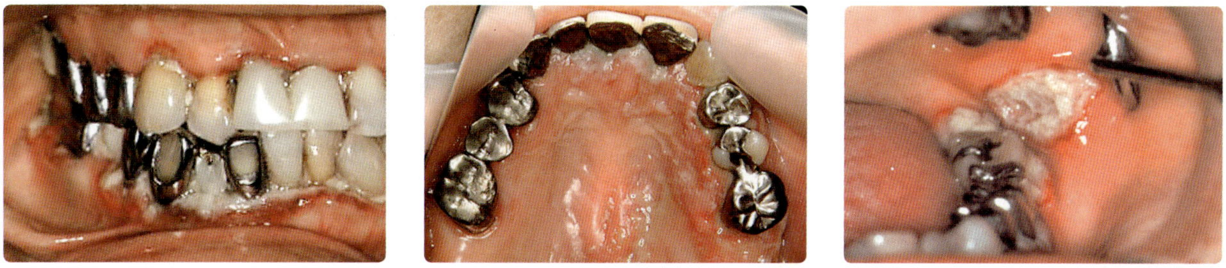

그림 12-21
괴사성 궤양성 치은염

▶ 괴사성 궤양성 치은염(necrotizing ulcerative gingivitis)

급성 괴사성 궤양성 치은염(acute necrotizing ulcerative gingivitis)으로 알려져 있는 괴사성 궤양성 치은염은 방추형 간균(fusiform bacillus)이나 스피로헤타(spirochete) 등 혐기성(anaerobic) 구강 상재균의 혼합감염이 원인으로, 국소나 전신의 면역기능 저하(감기, 피로, 체력소모, 스트레스, 백혈병, 구강위생 불량, 심한 영양부족, AIDS 등)시 발병한다.

치은변연이나 치간유두(interdental papilla)에 괴사, 궤양이 발생한다. 궤양면은 회백색 위막(pseudomembrane)으로 덮여 있으며, 출혈성 증가, 심한 접촉통증, 심한 구취 등이 발생한다. 치은에 국한되면 괴사성 궤양성 치은염이라 하고, 치료하지 않아 궤양이 주위 점막까지 확대되면 괴사성 궤양성 구내염(necrotizing ulcerative stomatitis)이라고 하며, 인두부까지 진행되면 플로우-뱅상앙기나(Plaut-Vincent's angina)라고 한다.

치료법으로 국소 세정과 항균제를 투여하고, 안정과 영양보충을 시행하여 전신 상태를 개선한다.

HIV 감염은 증상에 따라 다음과 같이 3단계로 나눌 수 있다.

① 1단계(급성 HIV증후군) : 대부분 HIV의 일차감염 후 3~6주가 되면 급성 HIV증후군(primary HIV-1 infection, PHI)이 나타난다. 급성 HIV증후군은 발열, 인후통(sore throat), 림프절종창, 두통, 관절통, 근육통 등의 증상들을 동반한다. 발병 수주일 후부터 바이러스의 농도가 낮아지고 점차 증상이 완화되며 이 기간 동안 환자의 혈액에서 HIV-1이 검출되지만, HIV-1에 대한 항체는 검출되지 않는다.

② 2단계(무증상기) : 급성 HIV증후군을 앓고 난 뒤 8~10년간은 치료 하지 않아도 임상증상이 나타나지 않는다. 그러나 체내에서 HIV의 증식은 계속 일어나며, 그로 인해 CD4+ T세포는 꾸준히 감소한다. 그 결과 면역력이 떨어지면서 기회감염과 종양에 매우 취약해진다.

③ 3단계(증상기) : CD4+ T세포가 매우 감소하여 면역력이 거의 상실되면, 기회감염을 일으키게 된다. 그러나 복합 항바이러스 제제를 이용한 치료법과 기회감염 처치술의 발달로 이러한 이차감염은 상당히 조절할 수 있게 되었다.

HIV는 직접적인 감염 경로를 차단하면 예방할 수 있는데, 전염 경로에는 첫째 혈액전달을 통한 경로(혈액을 통한 HIV 노출은 단 한 번으로도 95% 이상이 감염), 둘째 출산을 통한 경로[신생아의 HIV 감염은 25.5%에 이름. 그러나 항바이러스 제제인 지도부딘(zidovudine)을 출산 전부터 산모에게 투여하고 분만 후 신생아에게 투여하는 방법으로 감염률을 10% 이하로 낮출 수 있음], 셋째 성접촉을 통한 경로(HIV는 체액, 특히 정액이나 질분비물, 혈액 등에 섞여서 전염) 등이 있다.

Review Test

01. 콕사키바이러스 A군에 감염되어 발병하는 것으로 손과 발 등에 통증성 수포가 나타나는 질병은?

① 홍역
② 대상포진
③ 수족구병
④ 인플루엔자
⑤ 헤르페스구내염

02. 캔디다 알비칸스(*Candida albicans*)에 의해 발병하며 구강점막 표면에서 쉽게 박리되는 백태가 나타나는 질병은?

① 급성 위막성 캔디다증
② 구순포진
③ 포진성 구협염
④ 풍진
⑤ 방선균증

03. 다음의 특성이 있는 미생물은? (국시 기출)

- 허친슨치아의 원인균이다.
- 구강점막에 궤양을 발생시킨다.
- 감염된 모체의 태반을 통해 감염된다.

① *Candida albicans*
② *Treponema pallidum*
③ *Porphyromonas gingivalis*
④ *Mycobacterium tuberculosis*
⑤ *Aggregatibacter actinomycetemcomitans*

04. 다음의 특성이 있는 미생물은? (국시 기출)

> • 1형과 2형이 있다.
> • 감염된 후 신경절에 잠복한다.
> • 피부와 점막에 수포성 병변을 유발한다.

① Paramyxovirus

② Coxsackievirus

③ Epstein-Barr virus

④ Herpes simplex virus

⑤ Human papillomavirus

05. 다음 증상을 일으키는 원인 미생물은? (국시 기출)

> • 개구장애가 나타난다.
> • 하악 부위에 종창(swelling)을 형성한다.
> • 유황과립이 포함된 농양을 형성한다.

① *Candida albicans*

② *Actinomyces israelii*

③ *Treponema pallidum*

④ Herpes simplex virus

⑤ *Mycobacterium tuberculosis*

06. 구강 결핵의 원인균은?

① 캔디다 알비칸스(*Candida albicans*)

② 방추형 간균(fusiform bacillus)

③ 액티노마이세스 이스라엘리(*Actinomyces israelii*)

④ 결핵균(*Mycobacteium tuberculosis*)

⑤ 매독균(*Treponema pallidum*)

07. 35세의 남자의 구강에서 다발성 농양이 관찰되었다. 통증이 심하고 따딱한 고름 물집이 보였고, penicillin 처방과 괴사조직제거술을 하였더니 치료되었다. 이 환자에게 가장 의심되는 병원체는?

① *Candida albicans*

② Hepatitis B virus

③ Herpes simplex virus

④ *Actinomyces israeli*

⑤ Human immunodeficiency virus

08. 헤르페스구내염의 특징에 대한 설명으로 옳은 것은?

① 감염된 후 자연 치유되기 어렵다.

② 소아에게는 드물게 나타나며, 30세 이상 성인에게 많이 발병한다.

③ 만성 감염으로 구강에서 흔히 나타날 수 있다.

④ 일차감염 후 바이러스가 삼차신경절에 잠복하여 재활성화될 수 있다.

⑤ 수포에 의한 통증이 거의 없다.

09. 간염 바이러스의 전염경로로 옳지 <u>않은</u> 것은?

① A형 간염 – 대변

② B형 간염 – 대변

③ B형 간염 – 타액

④ B형 간염 – 주사기 공유

⑤ C형 간염 – 주사기 공유

10. 코플릭반점이 관찰되는 질병은?

① 홍역

② 풍진

③ 구순포진

④ 수족구병

⑤ 후천성 면역결핍증후군

11. 5년 전 수혈을 받았던 20대 여성의 구강에 구강캔디다증의 증세와 급성 괴사성 궤양성 치은염이 발생하였다. 감염을 유발한 것으로 의심되는 미생물로 옳은 것은?

① Human immunodeficiency virus

② *Treponema pallidum*

③ *Actinomyces israeli*

④ *Trichomonas vaginalis*

⑤ Coxsackie virus

12. 어렸을 때 수두를 앓았던 적이 있는 어른들은 가끔 이 병원체가 삼차신경절에 잠복되어 있다가 재활성화되어 고생한다. 이 병원체는 무엇인가?

① *Actinomyces israeli*

② *Treponema pallidum*

③ Varicella–Zoster Virus

④ Herpes simplex virus

⑤ *Mycobacterium tuberculosis*

해답 01. ③ 02. ① 03. ② 04. ④ 05. ② 06. ④ 07. ④ 08. ④ 09. ② 10. ① 11. ① 12. ③

Chapter 13

멸균과 소독

1. 감염 예방의 개념
2. 멸균
3. 멸균확인
4. 소독
5. 진료기구의 감염위험에 따른 분류

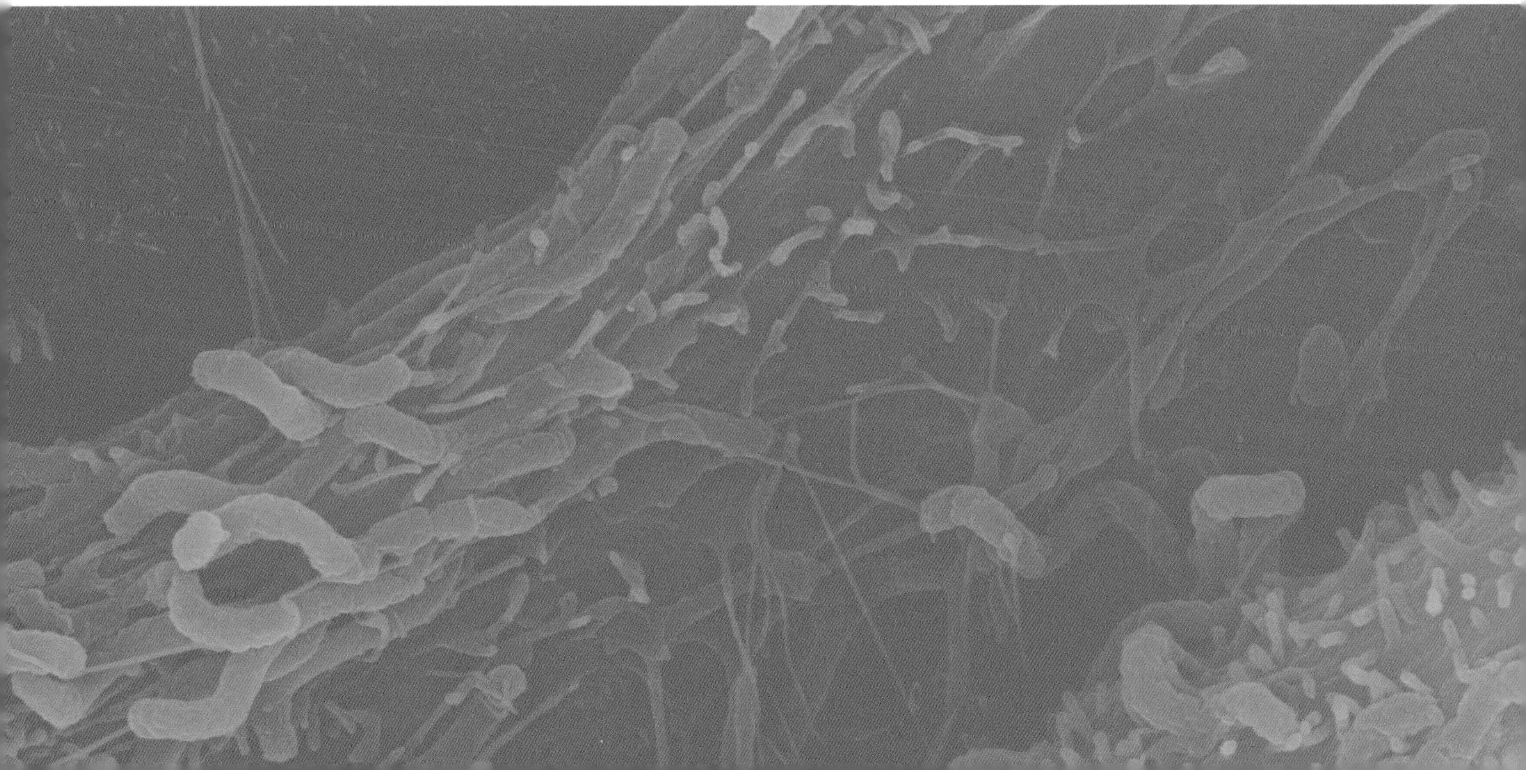

▶ 학습목표

1. 감염 예방의 개념을 설명할 수 있다.
2. 멸균과 소독의 정의를 설명할 수 있다.
3. 치과진료에 사용되는 멸균방법을 설명할 수 있다.
4. 치과진료에 사용되는 소독제를 설명할 수 있다.

1 감염 예방의 개념

수없이 많은 미생물이 우리 주위에서 서식하고 있다. 이러한 미생물들을 완전히 없애기란 불가능에 가깝지만, 특정 대상물(손이나 수술도구 등)을 목표로 하면 정확한 대응책을 취할 수 있다. 최근에는 병변 부위의 감염원 이외에 환자의 혈액, 체액, 배설물 등도 감염 가능성이 있다고 보고 이를 다루는 표준예방지침(standard precautions)이 보급되고 있다. 즉, 모든 환자를 잠재적 감염원으로 보고 혈액, 타액, 구강점막에 접촉한 것은 감염성 물질로 다루어 대처한다는 것이다.

구체적으로는 보균 환자의 혈액이나 타액을 통한 접촉감염 및 비말감염을 개인보호장구(장갑, 마스크, 고글, 페이스가드 등)로 방어하고, 보균환자의 혈액, 타액, 구강점막과 접촉한 치과의료용 장치, 기구, 인상을 포함하는 기공물, 방사선 촬영기기를 매개로 한 간접감염을 방어하는 것이다.

메스, 주사바늘 · 주사기, 거즈 등과 같은 치과의료용 기구나 장치는 일회용 제품으로 사용한 후 안전하게 폐기하고, 거울, 핀셋 등과 같이 멸균이 가능한 대상은 멸균하며, 기공물, 방사선촬영 기기 등과 같이 멸균이 불가능한 대상은 소독하거나 표면덮개를 사용한다.

이처럼 멸균과 소독에 관한 지식과 실천은 매우 중요한데, 서로 목적과 방법이 다르다는 점을 알아야 한다.

용어정리

- **내생포자(spore, 아포, 포자)** : 일부 미생물은 생존하기 어려운 환경에서 열, 방사선, 탈수 및 각종 화학물질에 내성을 갖는 내생포자를 형성함. 두꺼운 벽내에 탈수 상태로 존재하는 내생포자는 100℃로 가열해도 죽지 않고 동결, 건조, 방사선 등에 강한 내성을 갖고 있음(2장 p.22 참조)
- **멸균(sterilization)** : 물리적 또는 화학적 방법으로 내생포자를 포함한 모든 종류의 미생물을 완전하게 죽여 없앰
- **(살균)소독(disinfection)** : 물리적 또는 화학적 방법으로 물체 표면에 있는 세균의 포자를 제외한 미생물을 죽여 없앰
- **(살균)소독제(disinfectant)** : 물체 표면에 있는 세균, 진균, 바이러스, 항산성균을 죽여 없애는 화학물질로, 높은 수준, 중간 수준, 낮은 수준 (살균)소독제로 분류할 수 있음
  - **높은 수준 (살균)소독제(high-level disinfectant)** : 고농도 시 세균의 내생포자와 세균, 진균, 바이러스, 항산성균을 죽여 없애는 화학물질
  - **중간 수준 (살균)소독제(intermediate-level disinfectant)** : 세균의 내생포자를 제외한 세균, 진균, 대부분의 바이러스, 항산성균을 죽여 없애는 화학물질
  - **낮은 수준 (살균)소독제(low-level disinfectant)** : 세균의 내생포자, 비외피 바이러스, 항산성균을 제외한 세균, 외피 바이러스, 일부 진균을 죽여 없애는 화학물질

2 멸균

멸균(sterilization)이란 병원성, 비병원성을 불문하고 모든 미생물을 죽이거나 완전히 제거하여 무균상태로 만드는 것을 말한다. 따라서 가장 저항력이 강한 내생포자(spore, 아포)를 포함한 모든 종류의 미생물을 사멸시키는 것을 목표로 다양한 방법이 고안되어 실용화되고 있다.

대표적인 멸균법에는 ① 가열(건열과 습열), ② 방사선 조사, ③ 자외선 조사 등의 물리적 방법, ④ 살균성 가스를 이용한 화학적 방법이 있다.

1) 가열멸균(heat sterilization)

열에 의해 미생물의 단백질이 변성되어 미생물이 사멸한다. 가열에는 불에 직접 소각시키는 화염, 건조상태에서의 가열(건열), 수분을 함유한 상태에서의 가열(습열) 등이 있다. 일반적으로 습열이 화염이나 건열보다 효과적이어서 더 낮은 온도와 짧은 시간에 멸균할 수 있는데, 그 이유는 수증기가 건조한 공기에 비해 열을 더욱 효과적으로 전달하고, 여기에 가수분해가 더해져 파괴가 효율적으로 진행되기 때문이다.

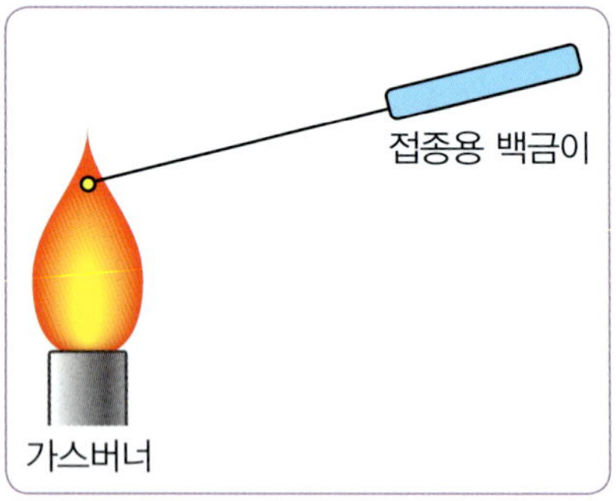

그림 13-1
화염멸균법

(1) 화염멸균(flame sterilization)

알코올램프나 가스버너 등을 이용해서 화염에 미생물을 소각·사멸시키는 방법이다. 세균실험실에서 상용되는 방법으로, 접종용 백금이(inoculating loop)나 핀셋에 부착되어 있는 세균을 멸균시키거나, 무균조작 시에 시험관이나 유리기구관 입구 등을 태워 잡균의 침입을 막는다(그림 13-1).

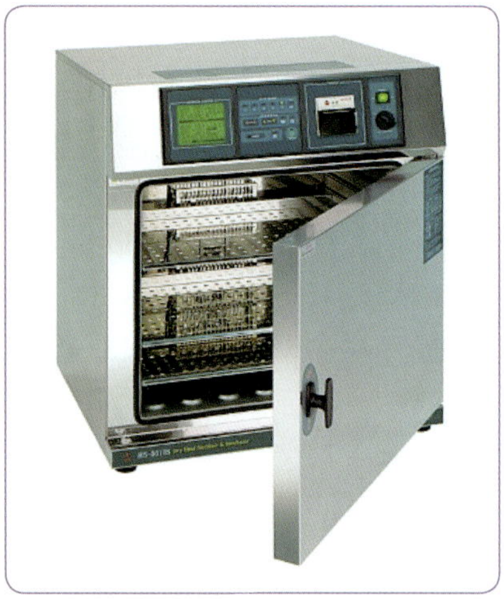

그림 13-2
건열멸균기

(2) 건열멸균(dry heat sterilization)

건열멸균기를 이용하여 전기 또는 가스로 공기를 가열해서 내부를 160~180℃의 고온으로 30~60분 동안 유지하여 미생물을 사멸시키는 방법이다(그림 13-2). 따라서 멸균 대상은 고온 가열에도 견딜 수 있는 기재로 제한되는데, 내열성이 있는 금속제품, 유리 기구(시험관, 접시, 피펫 등), 도기 등이 해당된다. 다만 가위나 메스, 스케일러(scaler) 등의 칼날은 무뎌지므로 이 방법이 적절하지 않다.

(3) 고압증기멸균(steam sterilization under pressure)

고압증기멸균기(autoclave)를 이용해서 고압의 증기로 멸균하는 방법이 가장 많이 사용되고 있는 멸균법이다(그림 13-3). 압력을 높여 포화수증기의 온도를 100℃ 이상으로 유지시켜 멸균한다. 보통 2기압(2 kg/cm²), 121℃에서 15~20분 가열하지만, 멸균 대상의 내열성에 따라 여러 가지 조건 중에 선택해 시행한다. 이 방법은 내생포자(spore, 아포)나 바이러스까지 포함하여 미생물을 완전히 사멸시킬 수 있으므로 미생물 연구시설뿐만 아니라 의료시설 및 치과의료 현장에서 가장 많이 이용되고 있다.

멸균 대상은 고온 가열에 견딜 수 있는 것으로, 주로 진료실에서 사용되는 금속제 작은 기구류(겸자, 핀셋, 가위, 메스 등), 솜, 거즈, 붕대, 세균배양용 배지 등 폭넓게 사용되고 있다. 액체가 끓어 넘치지 않게 고압 상태에서 고온으로 가열 가능한 액체 용액 등을 멸균시킬 수 있는 장점이 있다. 하지만, 열에 약한 플라스틱 제품이나 가열분해 또는 변성되는 것은 사용할 수 없다.

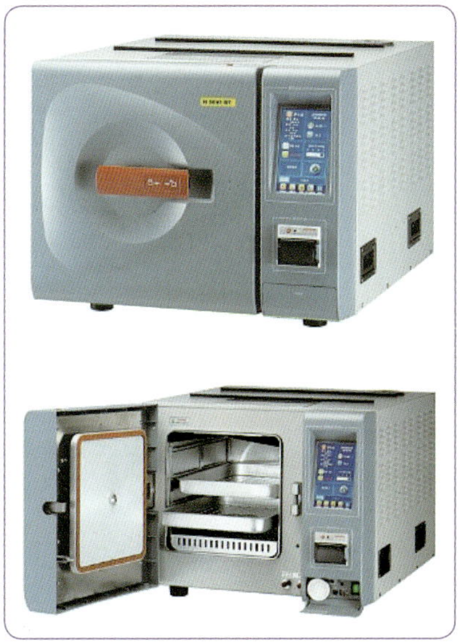

그림 13-3
고압증기멸균기

▶ 고압증기멸균기의 종류

- N 유형(비진공) : 내부에 존재하는 공기를 제거하지 않은 상태에서 생성된 증기에 의한 수동적 밀어내기(passive displacement with steam)로 멸균한다. 포장하지 않은 고형 기구에 적합하다.
- B 유형(진공) : 이 멸균기는 진공 단계가 있으며, 속이 비어 있는 물품과 포장된 물품의 재처리에 적합하다. 각각의 주기는 완전한 인증을 거쳐야 하며, 멸균기제조사와 기구제조사들이 제공한 지시에 따라 사용해야 한다.

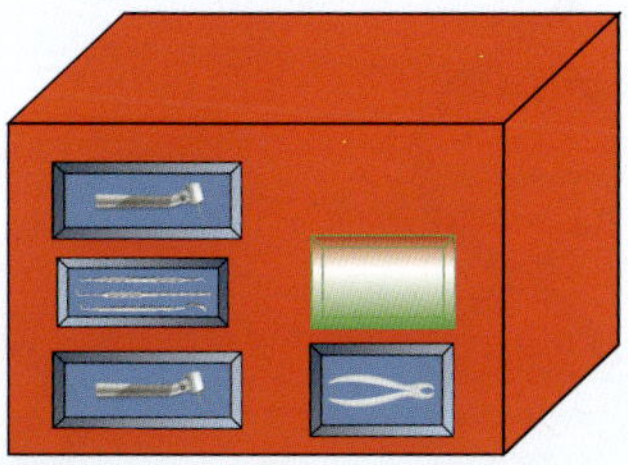

포장재 안에는 스팀이 침투하지 못한다.
(붉은색; 스팀, 파란색; 공기)

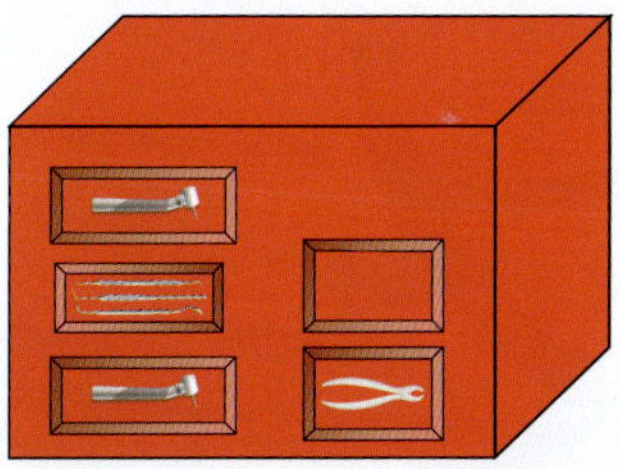

모든 기구에 스팀이 침투한다.
(붉은색; 스팀)

2) 방사선멸균(radiation sterilization)

방사선을 조사함으로써 미생물의 세포 내에서 화학반응을 일으키게 하여 미생물을 사멸시키는 방법이다. 주로 코발트의 방사성 동위원소(60℃)에서 나오는 감마선(γ선)이 이용된다. 감마선은 미생물의 수분을 이온화시키는데, 이로 인해 핵산 등이 변성되어 결과적으로 미생물을 사멸시킨다.

감마선은 투과력이 강해서 완전히 포장한 물품이나 다량 제품의 멸균에 효능이 뛰어난 점, 멸균한 제품은 장기간 보관할 수 있는 점 등에서 가장 신뢰할 수 있는 멸균방법이다. 그러나 방사선 조사는 고가의 대규모 장치가 필요하고 취급에도 주의가 요구되기 때문에 특정 시설에서만 시행할 수 있다. 플라스틱제 의료기구나 세포배양용 기재 등에 이용된다.

3) 자외선멸균(ultraviolet sterilization)

자외선은 100~400 nm의 파장을 지닌 광선으로, 태양광에도 많이 포함되어 있다. 파장이 260 nm 정도 되는 자외선을 살균등이라고 하는 저압수은램프를 이용해서 조사하여 살균하는 방법으로, 자외선이 핵산에 흡수되면 티민 이량체(thymine dimer)가 형성되어 DNA 복제가 정상적으로 이루어지지 못하게 되어, 결과적으로 미생물이 사멸한다(그림 13-4).

자외선은 투과력이 약하고 빛이 닿은 곳에만 작용하기 때문에 그늘진 부분은 살균되지 않는 단점이 있으므로 주의가 필요하다. 따라서 기구나 기재의 멸균에는 부적절하고, 실험실이나 수술실의 공기, 실험기구 등의 표면이나 물의 소독에 사용된다. 멸균 시에 직접 바라보거나 피부에 조사되지 않도록 주의해야 한다.

● 자외선멸균기

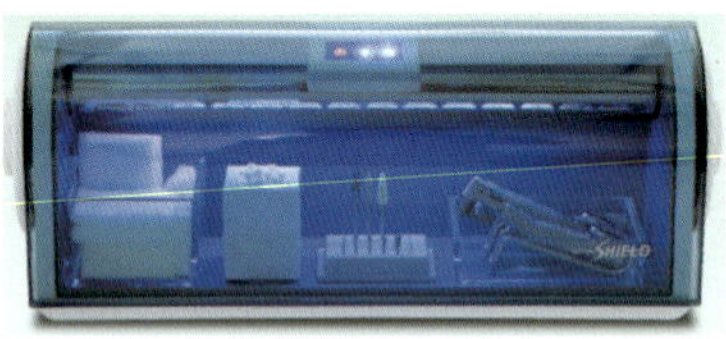

● DNA(Deoxyribonucleic acid)

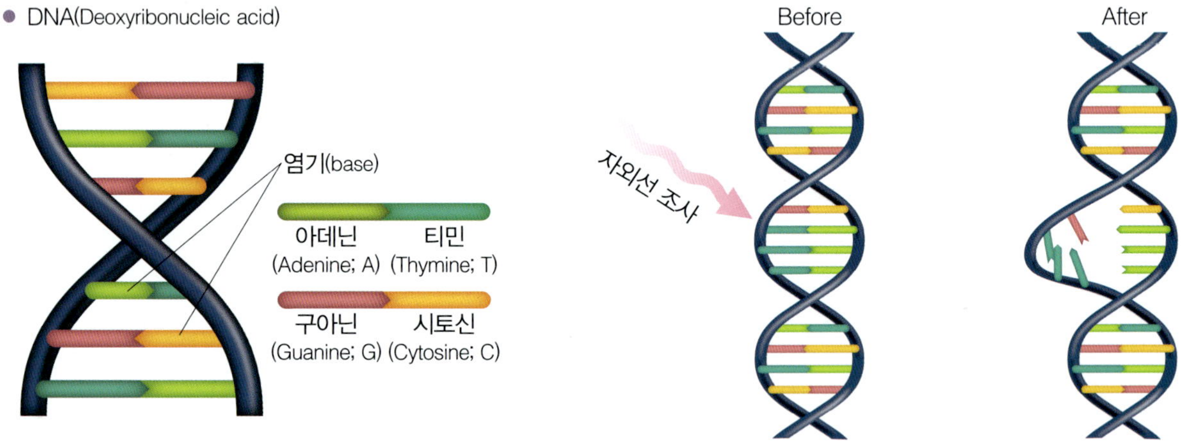

Before
- DNA 염기는 총 4가지로, 퓨린(purin)계로 아데닌(A), 구아닌(G)이 있고 피리미딘(pyrimidine)계로 티민(T), 시토신(C)이 존재
- DNA가 이중 가닥을 형성할 때 퓨린계–피리미딘계 염기가 한 개씩 마주보고 수소결합을 이룸(A–T와 G–C)

After
- 자외선 조사 시 퓨린–피리미딘의 결합을 끊고 T–T결합(티민이량체)을 유도하여 DNA 복제를 어렵게 만듦

그림 13–4
자외선멸균의 멸균 원리

4) 가스멸균(gas sterilization)

살균성이 있는 가스를 이용해서 미생물의 단백질 등을 변성시켜 내생포자(아포)를 포함한 미생물을 사멸시키는 방법이다. 주로 에틸렌옥시드가스(ethylene oxide gas)나 포름알데히드가스(formaldehyde gas)가 이용된다(그림 13-5).

고무, 플라스틱 제품, 내시경과 같은 정밀기계 등 고온가열로 멸균할 수 없는 기재를 멸균할 때에 유용하다. 모든 미생물에 효과가 있고 멸균 대상물을 저온에서 멸균할 수 있는 장점이 있지만, 인화성이나 폭발성이 있고, 또 발암성이나 기형유발성과 같은 독성이 강하다는 단점이 있다.

멸균 후에는 6시간 이상 환기를 시켜 가스가 완전히 없어진 다음에 사용해야 하는 등의 주의가 요구된다.

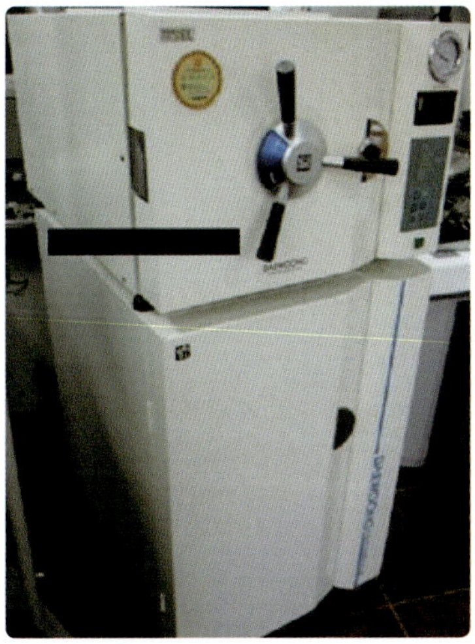

- 에틸렌옥시드 가스를 증기화 시켜 미생물을 멸균시키는 장비
- 열에 취약하거나 습도에 약한 기계 기구(내시경, 전기수술기 등)에 멸균 가능
- 잔류가스가 허용치 이하로 될 때까지 사용이 어려우므로 멸균 시간이 오래 걸림
- 잔류가스 독성이 위험하므로 별도의 설치공간과 교육받은 전문가가 필요함

그림 13-5
가스멸균기
에틸렌옥시드가스 멸균(EO gas sterilization)

3 멸균 확인

고압멸균기의 표시장치에 원하는 온도와 압력이 표시되었다고 해서 전체 재료가 멸균이 되었다고 보장할 수 없다. 따라서 멸균의 실패를 감지하고 멸균 상태를 확실히 하기 위해서는 모든 멸균과정을 주기적으로 세밀히 감시하여야 한다. 멸균을 확인하기 위한 지시물로 다음과 같은 것들이 사용된다.

- 물리적 지시물
- 멸균과정 지시제(process indicator)
- 생물학적 지시제(biological indicator)

1) 멸균과정 지시제(process indicator)

멸균과정 지시제는 적절한 멸균과정에 노출되면 색이 변하는 물질(액체 혹은 종이)로 멸균기에 들어있는 내용물이 멸균과정을 거쳤음을 나타낸다(그림 13-6). 멸균과정 지시물은 멸균은 증명하는 것이 아니라 단지 내용물이 멸균과정을 거쳤음을 나타내는 것이다. 따라서 멸균과정 지시물의 주 목적은 내용물이 멸균과정의 전 과정을 거쳤음을 나타내는 데 있다. 매번 멸균 대상물마다 적어도 하나의 멸균과정 지시물을 넣어 멸균을 해야 하며, 그 결과를 멸균관리 파일에 기록하여 보관하여 한다.

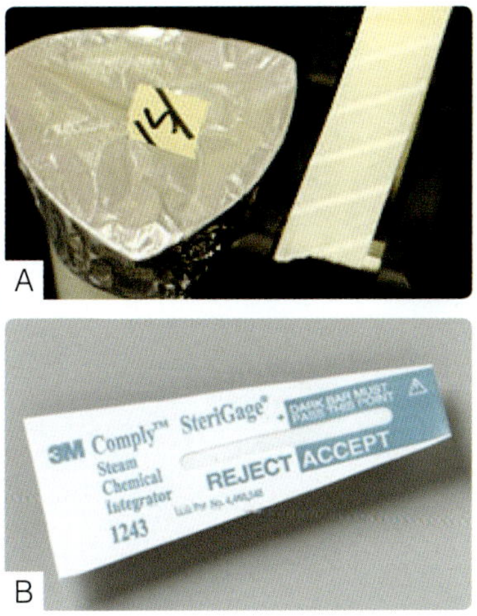

그림 13-6
멸균과정 지시제
A. 급속 변화형 지시제 : 특정 온도에 이르면 색이 변화
B. 저속 변화형 지시제 : 시간과 온도의 조합이나 고압증기에 반응하여 천천히 변화

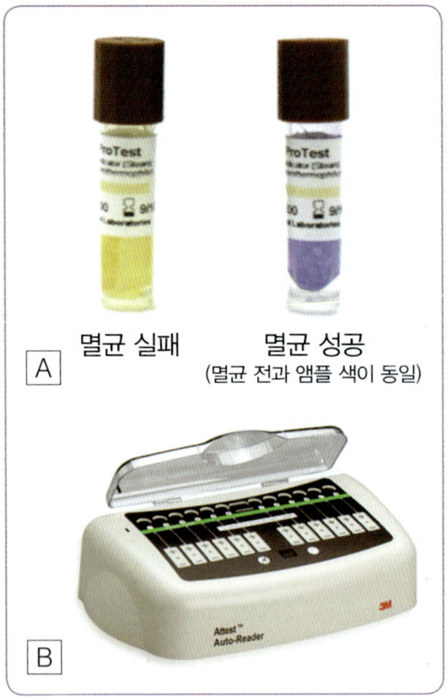

그림 13–7
생물학적 지시제
A. 생물학적 지시제(내생포자 함유 앰플)
B. 생물학적 지시제 배양기

2) 생물학적 지시제(biological indicator)

생물학적 지시제는 세균의 내생포자(spore, 아포)를 포함하여 모든 미생물의 생존 여부를 육안으로 확인함으로써 성공적인 멸균을 증명하기 위해 사용한다(그림 13–7). 세균(예 : Geobacillus 또는 Bacillus종)의 내생포자가 생물학적 지시제로 사용된다(표 13–1).

생물학적 지시제 검사 혹은 내생포자 시험은 최소한 매주 마다 멸균기 검사에 사용할 것을 권장한다. 생물학적 감시 결과는 항상 기록하여 멸균 관리 파일에 보관하도록 한다.

생물학적 지시제를 멸균기에서 가장 멸균에 도달하기 힘든 지점에 넣는다(멸균 물품 중간에 위치). 멸균기가 끝난 후에 제조사의 지시에 따라 각 생물학적 지시제를 배양한다.

방법	시간(분)	온도 ℃	생물학적 지시제에 사용되는 균주
고압증기			
중력이동형 가압멸균기	30	121	*Bacillus stearothermophilus*
전진공 가압멸균기	3~4	134	
건열			
공기정체형	60	170(340)	*Bacillus subtilis*
	120	160(320)	
	150	150(300)	
강제순환형	12	190(375)	
불포화 화학증기	30	132(270)	*Bacillus stearothermophilus*

표 13–1 **멸균기와 생물학적 지시제**

4 소독

소독법에는 물리적 방법과 소독제를 사용하는 화학적 방법이 있는데, 소독 대상물과 그 목적에 따라 적당한 방법을 선택해야 한다.

1) 물리적 소독법

소독제를 이용하지 않고 물리적인 방법을 이용해 미생물을 사멸시키는 방법이다. 일반적으로 여과법과 자비소독법이 널리 이용되고 있다.

(1) 여과법(filtration)

액체나 기체를 세균보다 작은 구멍지름(0.22~0.45 μm)의 필터에 통과시킴으로써 세균을 제거하는 방법이다. 그러나 미코플라스마(*Mycoplasma*)나 바이러스는 이러한 여과필터의 구멍지름보다 작아서 제거할 수 없다. 열을 가하면 변질되는 약액이나 혈청 등의 소독에 효과적인 방법이다.

(2) 자비소독(boiling disinfection)

소독하고자 하는 대상물을 100℃의 끓는 물에 넣고 10~15분간 끓이는 방법이다. 1% 탄산나트륨을 첨가하면 소독력이 높아지고 동시에 금속기구의 부식도 방지할 수 있다. 일반 세균, 결핵균, 진균, 바이러스는 사멸되지만 내생포자(spore, 아포)는 사멸되지 않기 때문에 내생포자를 포함하여 모든 균을 완전히 사멸시킬 필요가 있는 경우에는 고압증기멸균법이 이용되고 있다. 이 방법은 유리제의 주사기나 금속기구, 일반 식기류나 우유병 등의 소독에 적절하다.

(3) 저온살균(pasteurization)

60~70℃에서 30~60분간 가열하면 대상물의 품질 변화를 최소한으로 하면서 많은 세균이나 진균류를 사멸시킬 수 있는데, 이러한 방법을 저온살균이라고 하며 우유 소독에 이용되고 있다.

2) 화학적 소독법

용도에 따라 여러 종류의 소독제가 사용되고 있어서 각 소독제의 성질을 충분히 이해하고 사용해야 효과가 좋다. 미생물에 대한 유효성(항미생물 범위), 적용 대상, 경제성, 환경을 배려하여 소독제를 선택해서 적정하게 사용할 필요가 있다. 또 그 살균 효과는 약제의 농도, 작용(담금)시간, 온도 등에 따라 다르므로 유의해야 한다. 대부분의 소독제는 특정 용도와 그에 맞는 사용법을 제공하므로 제품 설명을 주의깊게 확인하여 정확히 제품을 선택하고 효율적으로 사용한다. 또한 서로 다른 종류의 소독제를 섞어서 사용하면 안되고, 유효기간 내에 사용하며, 사용하지 않은 소독제는 매일 폐기하는 것이 권장된다.

치과의료기관에서 사용하는 소독제는 소독 수준에 따라 높은 수준의 소독제, 중간 수준의 소독제, 낮은 수준의 소독제로 분류할 수 있다(그림 13-8).

소독제의 효력을 비교하려면 화학적으로 순품을 얻을 수 있는 페놀(phenol, 석탄산)을 기준(페놀을 1로 함)으로 살균력을 비교하여 그 소독제가 몇 배의 역가를 가지는지를 나타내는 방법을 이용하는데, 이를 페놀계수(phenol coefficient)라고 한다. 이 수치가 클수록 소독력이 강함을 나타낸다. 그 밖에도 차아염소산나트륨(sodium hypochlorite, NaOCl)을 기준으로 평가하는 방법과 최소억제농도(minimal inhibitory concentration, MIC)를 구하는 방법 등이 있다.

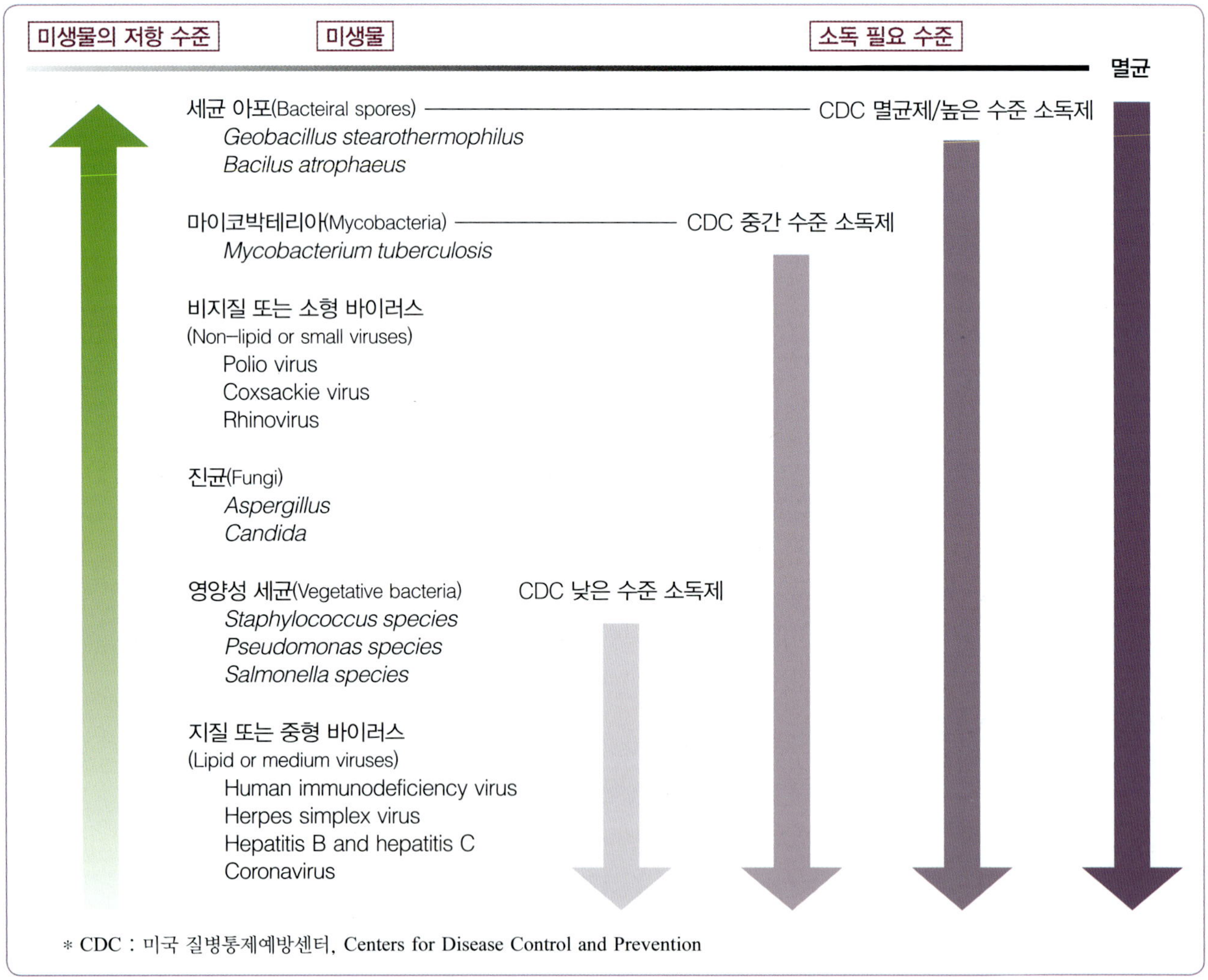

그림 13-8
소독제(germicidal chemicals)에 대한 미생물의 저항 수준

(1) 높은 수준의 소독제

많은 수의 박테리아 아포나 프리온을 제외한 항산성 세균, 진균, 영양성 세균, 바이러스 등 모든 형태의 미생물을 살균하는 화학물질이다.

① 글루탈알데히드(glutaraldehyde)

pH 7.5~8.5로 활성화된 글루탈알데하이드 알킬화제(alkylating agent)로서 작용하여 단백질이나 핵산과 결합해 단백질이나 핵산을 변질시켜서 강한 살균력을 나타낸다. 글루탈알데히드(glutaraldehyde)는 글루타랄(glutaral)이라고도 하는데, 일반 세균, 결핵균, 내생포자, 진균, B형 간염바이러스(HBV)나 사람면역결핍바이러스(HIV) 등에 효과가 있다. 금속 부식성이 없어 기관지경, 위내시경 등과 같은 의료기구 살균에 이용된다. 하지만 눈과 코점막을 자극하여 천식이나 비염을 일으킬 수 있는 독성 및 자극성이 있기 때문에 환경소독에는 사용하지 않는다. 또한 고무나 플라스틱 제품에 흡수되어 세포독성 물질을 만들어 낼 수 있으므로 소독 시 주의해야 한다.

② 과산화수소

일반적으로 과산화수소(H_2O_2)의 3% 수용액이 시판되어 사용되고 있다. 과산화수소가 활성산소를 생산하여 미생물 세포막의 지질, DNA, 구성요소 등을 파괴하는 작용을 하며, 세균, 진균, 바이러스, 내생포자, 결핵균에 모두 유효하다. 6% 이상의 과산화수소에 과초산(peracetic acid)을 혼합하여 높은 수준의 소독제로 분류되어 사용되고 있다(0.23% peracetic acid + 7.23% hydrogen peroxide). 3% 농도 제품은 환경표면 소독제로 사용 시 안정적이고 효과적이다.

(2) 중간 수준의 소독제

박테리아 아포를 제외한 항산성 세균, 진균, 영양성 세균, 대부분의 바이러스를 살균하는 화학물질로 결핵균 살균능이 있는 소독제이다.

① 알코올류(alcohol)

알코올은 가장 흔한 소독제로, 단백질을 변성시키고 지질을 용해시켜서 일반 세균, 결핵균, 외피(envelope)를 지닌 바이러스에 효과를 나타낸다. 다만 진균이나 내생포자에는 효과가 없다. 알코올류(에틸 알코올과 이소프로필 알코올) 중에서 소독제로서 보통 이용되고 있는 것은 에탄올(ethyl alcohol, 에틸알코올)이다. 60~80%의 농도에서 강한 소독 효과를 얻을 수 있으며, 이 농도 범위 밖에서는 소독 효과가 감소된다. 일반적으로 피부에 적용 시 15초 정도에 세균이 살균되는 신속한 살균 효과를 가져오지만 잔류 효과가 없다. 알코올은 증발하므로 잔류 위험성도 없다. 소독 대상은 인체에서는 손이나 주사부위의 피부와 체온계나 청진기 등 의료기구이다. 그러나 고무나 플라스틱 제품을 변성시킬 수 있고, 휘발성과 인화성이 있으므로 사용에 주의해야 한다.

이소프로판올(isopropanol)은 에탄올과 마찬가지로 휘발성이 있고 50~70% 수용액으로서 이용된다. 독성이나 자극성은 에탄올보다 약간 높지만, 가격은 비교적 저렴하다.

② 할로겐류(halogen)

가. 차아염소산나트륨(sodium hypochlorite, NaOCl)

유효 염소 이온의 산화작용(oxidation)을 통해 세포막이나 단백질 변성을 통해 살균효과를 보이는 차아염소산나트륨은 광범위한 항균작용을 가지고 있다. 또한 독성이 잔존하지 않고 살균효과가 빠르나 유기물질에 의해 비활성화되기 때문에 사전 세척은 필수적이다. 음수(0.1~1 ppm), 기구류(50~1,000 ppm)의 소독에 이용된다. 또 병원 내 바닥 등에 떨어진 혈액, 체액, 배설물 등의 소독에도 사용된다. 알칼리성 용액으로, 산성 약품과 혼합하면 유독한 염소가스를 발생하기 때문에 밀폐된 장소에서는 사용하지 않는 등의 주의가 필요하다. 또 금속 제품을 부식시키거나 의복 등을 탈색시키는 단점이 있다.

나. 아이오도포(iodophor)

아이오도포는 폴리비닐피롤리돈(polyvinylpyrrolidone)과 요오드(iodine)의 화합물로 가장 대표적인 아이오도포는 포비돈아이오다인(povidone iodine)이다. 요오드 분자가 세포를 불활성화시켜 단백질합성 저해와 세포막 변성에 의한 소독작용을 나타낸다. 세균, 바이러스, 진균, 원충까지 살균범위가 넓으나 알코올보다 소독효과 발현은 느리고 지속시간은 30분에서 6시간까지 다양하게 보고되고 있다. 생체에 대한 독성과 자극성도 낮아 상처 표면, 구강이나 인두 등의 소독제로서 치과영역에서도 널리 이용되고 있다. 비록 인체에 사용할 수 있는 소독제 중 하나이지만, 유기물이 존재할 경우 쉽게 비활성화된다는 단점이 있고, 요오드 알레르기가 있는 사람에게는 사용할 수 없다.

③ 페놀류(phenol)

벤젠고리를 가진 화합물로, 예전부터 사용되어 온 소독제이다. 그 밖에도 크레졸(cresol), 헥사클로로펜(hexachlorophene)이 있다. 단백질 변성작용을 일으켜 살균하지만, 내생포자에 대한 살균력은 약하다. 또 조직괴사작용이 강하기 때문에 최근에는 거의 사용되지 않는다. 페놀에 캠퍼(camphor)를 첨가한 페놀캠퍼는 근관소독에 이용된다.

(3) 낮은 수준의 소독제

세균의 아포, 비외피 바이러스, 항산성 균을 제외한 세균, 외피 바이러스 일부 진균을 살균하는 화학물질로 결핵균 살균능에 대한 정보가 없는 소독제이다.

① 글루콘산 클로르헥시딘(chlorhexidine gluconate)

구아니딘(guanidine)이 2개 결합된 바이구아나이드(biguanide) 소독제로, 미생물의 막 손상과 단백질 변성 작용을 통해 소독 효과를 발휘한다. 부작용이 적고 불쾌한 냄새도 없기 때문에 현재 임상에서 폭넓게 이용되고 있다. 그람양성균, 그람음성균, 진균, 지질바이러스까지 광범위한 소독효과가 있으나 결핵균에는 최소 효과만 가지며 아포에는 효과가 없다. 치면세균막과 결합하여 세균이 치아에 부착되는 것을 방해한다. 혈액이나 체액이 존재하는 경우에도 소독효과를 보인다. 피부자극이 적고 피부에 잔류효과가 있어 피부소독제로 사용되는 안전한 소독제이나 1% 이상 농도는 각막 손상을 발생할 수 있으므로 눈에 직접 접촉하지 않도록 주의해야 한다.

▶ 소독제의 사용 농도

● 소독제의 사용 농도

일부 소독제는 농도를 높이면 소독 효과가 높아지는 경향이 있기는 하지만, 그렇다고 농도를 높여 사용하는 것은 의미가 없다. 오히려 소독제가 환경을 오염시키는 결과가 되어 비경제적이다. 또 에탄올이나 이소프로판올은 100% 농도에서 사용하면 살균효과가 감소되므로 주의가 필요하다.

● ppm(parts per million)

미량 성분의 농도를 나타내는 단위로, 용액 1,000,000 g에 포함된 용질의 g수를 나타낸다. ppm값을 10,000으로 나누면 단위를 %로 변경할 수 있다. 예를 들어 1,000 ppm의 차아염소산나트륨(NaOCl)수용액은 1,000,000 g의 용액에 1,000 g의 차아염소산나트륨이 녹아 있는 것이며, 이는 0.1%에 해당한다.

② 계면활성제

가. 양이온 계면활성제(cationic surfactant, 역성비누)

제4급 암모늄 제제인 염화벤제토늄(benzethonium chloride)이나 염화벤잘코늄(benzalkonium chloride)은 물에 녹으면 해리되어 암모늄염을 함유한 부분이 양성으로 하전되기 때문에 양이온 계면활성제라 불린다. 또, 보통 비누의 계면활성을 나타내는 부분이 음이온형이므로 양이온 계면활성제를 보통 비누와 반대라는 의미로 역성비누라고도 한다.

표면장력을 약화시키는 계면활성제로 미생물의 세포막에 흡착되어 내용물이 유출되어 세포가 파괴된다. 상대적으로 제품 수용성이 좋고 알러지가 낮은 편이나 농도가 높아지면 피부점막에 자극을 야기할 수 있다. 의료환경의 바닥이나 기자재 표면 등의 표면소독제로 광범위하게 사용된다.

일반 세균이나 진균에는 효과가 있지만 결핵균, 내생포자 등에는 효과가 없다.

나. 양성 계면활성제(ampholytic surfactant)

동일 분자 내에 양이온과 음이온을 지닌 분자단이 존재하는 화합물로, 양성비누라고도 한다. 알킬디아미노에틸글리신(alkyldiaminoethylglycine)은 결핵균을 포함한 일반 세균, 진균에 효과가 있지만, 내생포자에는 효과가 없다. 금속 부식성이 없고 독성이나 자극성도 적다. 양성 계면활성제는 중간 수준의 소독제로 분류된다.

(4) 기타

① 오존수

오존(ozone, O_3)은 강한 산화작용을 가지고 있으며, 살균, 바이러스의 비활성화, 탈취, 탈색, 유기물 제거 등에 사용된다. 오존가스를 물에 녹이거나 물을 전기분해할 때 생성되는 오존으로 오존수를 만들어 이용한다. 오존의 불안정한 성질 때문에 수십 분 후에 물로 되돌아오므로 잔류성이 없는 살균수로서 사용이 가능하다. 최근에는 지름 200 nm 이하의 초미세 기포[나노버블(nanobubble)]를 이용해 장기간에 걸쳐 오존농도를 유지할 수 있게 되었다.

② 강산성수(전기분해수)

식염수를 전기분해했을 때 생기는 강산성수(pH 2~3)는 전기분해 시에 발생하는 염소를 주체로 살균작용을 나타낸다. 치과용 소기구류의 소독에도 사용할 수 있지만, 금속 부식성이 문제가 된다. 살균작용은 혈액 등의 유기물에 의해 감소되며 시간이 경과함에 따라 효력이 없어지는 단점이 있다.

5 진료기구의 감염위험에 따른 분류

치과진료실에서 사용되는 기기와 도구는 매우 다양하며, 접촉 부위에 따라 멸균 · 소독의 등급도 다르다.

1) 위험성에 따른 분류 (표 13-2)

① 고위험 기구 (그림 13-9)

연조직을 침투하거나, 뼈와 접촉하거나, 정상적으로 무균 상태인 신체조직 또는 혈류 내로 들어갈 때, 또는 피부 또는 점막의 손상 부위와 밀접하게 접촉하는 기구

– 외과용 기구와 스케일러 등이 해당

(예 : forceps, scalpels, bone chisels, scalers and surgical burs)

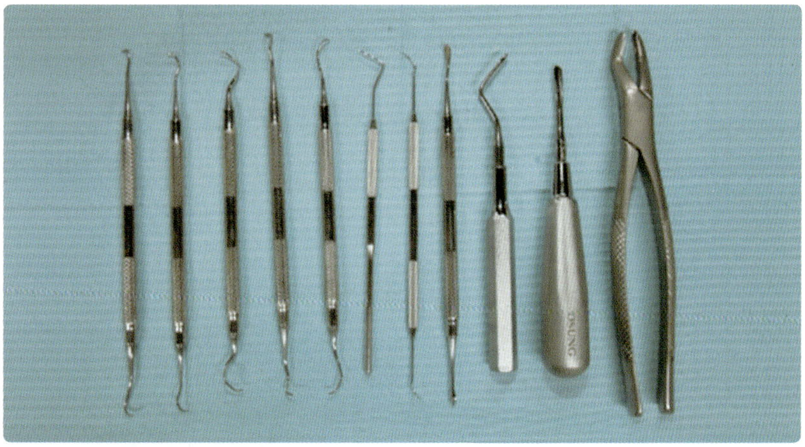

그림 13-9
고위험 기구(critical items)

② 준위험 기구 (그림 13-10)

온전치 않은 피부, 점막 또는 체액과 접촉하는 기구

– 검진기구 등이 해당

(예 : mirrors, reusable impression trays, amalgam condensers)

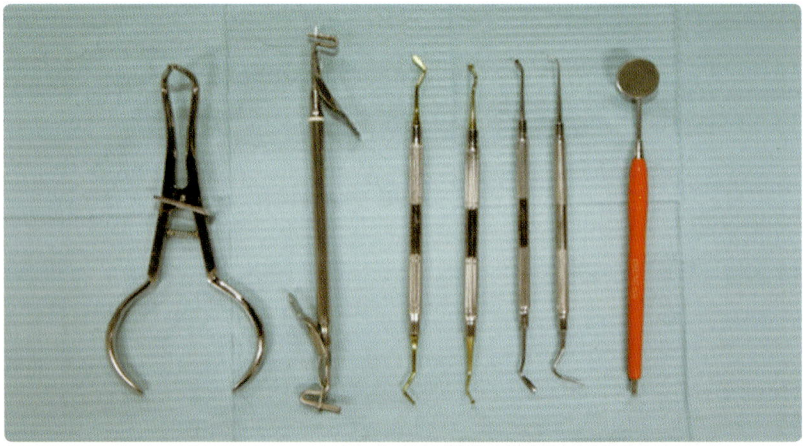

그림 13-10

준위험 기구(semi-critical items)

③ 비위험 기구 (그림 13-11)

온전한 피부와 접촉하나 환자와는 접촉하지 않는 기구

– 보안경, 스파츌라 등이 해당

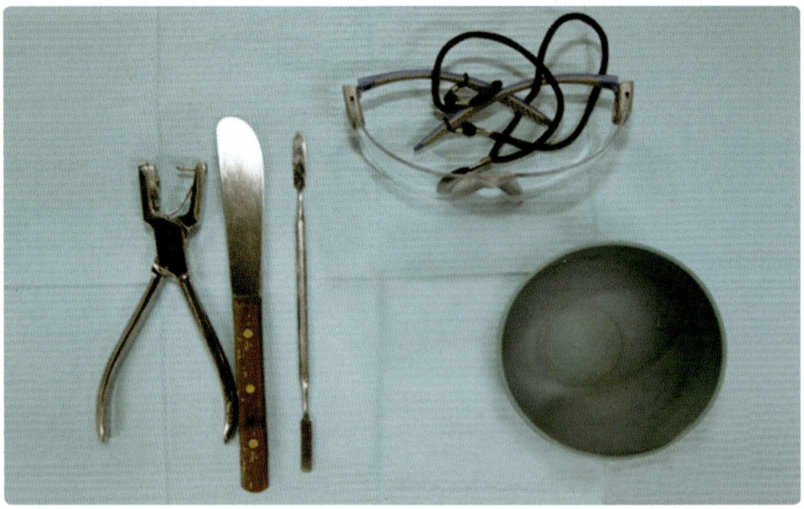

그림 13-11

비위험 기구(non-critical items)

기구	치과 기구	소독 · 멸균 방법
고위험 기구	외과기구, 치주/치석 기구, 수술용 칼, 버, 파일, 임플란트 기구 등	멸균
준위험 기구	치경, 아말감 콘덴서, 인상용트레이, 핸드피스 등	멸균 또는 고도의 소독
비위험 기구	방사선 관구, 혈압측정기, 안궁 등	저도 또는 중등도 소독

표 13-2 **위험성에 따른 치과진료 기구의 분류와 소독 · 멸균 방법**

Review Test

01. 자외선이 티민 이량체를 형성하여 DNA 복제가 정상적으로 이루어지지 못하게 하는 파장 범위는?

① 350~370 nm ② 310~330 nm
③ 250~280 nm ④ 210~230 nm
⑤ 180~200 nm

02. 60~80%의 농도에서 강한 소독 효과를 얻을 수 있는 소독제는?

① 차아염소산나트륨 ② 에틸알코올
③ 포비돈요오드 ④ 양면 계면활성제
⑤ 글루탈알데히드

03. 미생물에 대한 효과가 가장 낮은 소독제는?

① 차아염소산나트륨 ② 에틸알코올
③ 포비돈요오드 ④ 클로르헥시딘
⑤ 글루탈알데히드

04. 멸균방법이 아닌 것은?

① 화염멸균 ② 건열멸균 ③ 방사선멸균 ④ 가스멸균 ⑤ 여과멸균

05. 손 소독에 사용하지 못하는 소독제는?

① 글루탈알데히드(2%)
② 소독용 에탄올(70~80%)
③ 포비돈요오드(0.25~0.5%)
④ 염화벤제토늄(0.1~0.2%)
⑤ 글루콘산클로르헥시딘(0.05~0.5%)

06. 멸균기의 멸균 효과를 평가하는 데 이용할 수 있는 것은?

① 고압증기멸균기의 계기판
② 저속변화형 지시제
③ 고속변화형 지시제
④ 진균의 포자를 함유한 생물학적 지시제
⑤ 세균의 내생포자를 함유한 생물학적 지시제

해답 01. ③ 02. ② 03. ④ 04. ⑤ 05. ① 06. ⑤

Chapter 14

치과의료종사자의 업무와 감염병 예방

1. 치과진료 환경에서의 감염 노출
2. 치과병 · 의원 내 감염병
3. 치과임상에서의 감염방지대책
4. 치과의료종사자를 위한 감염관리(예방접종)

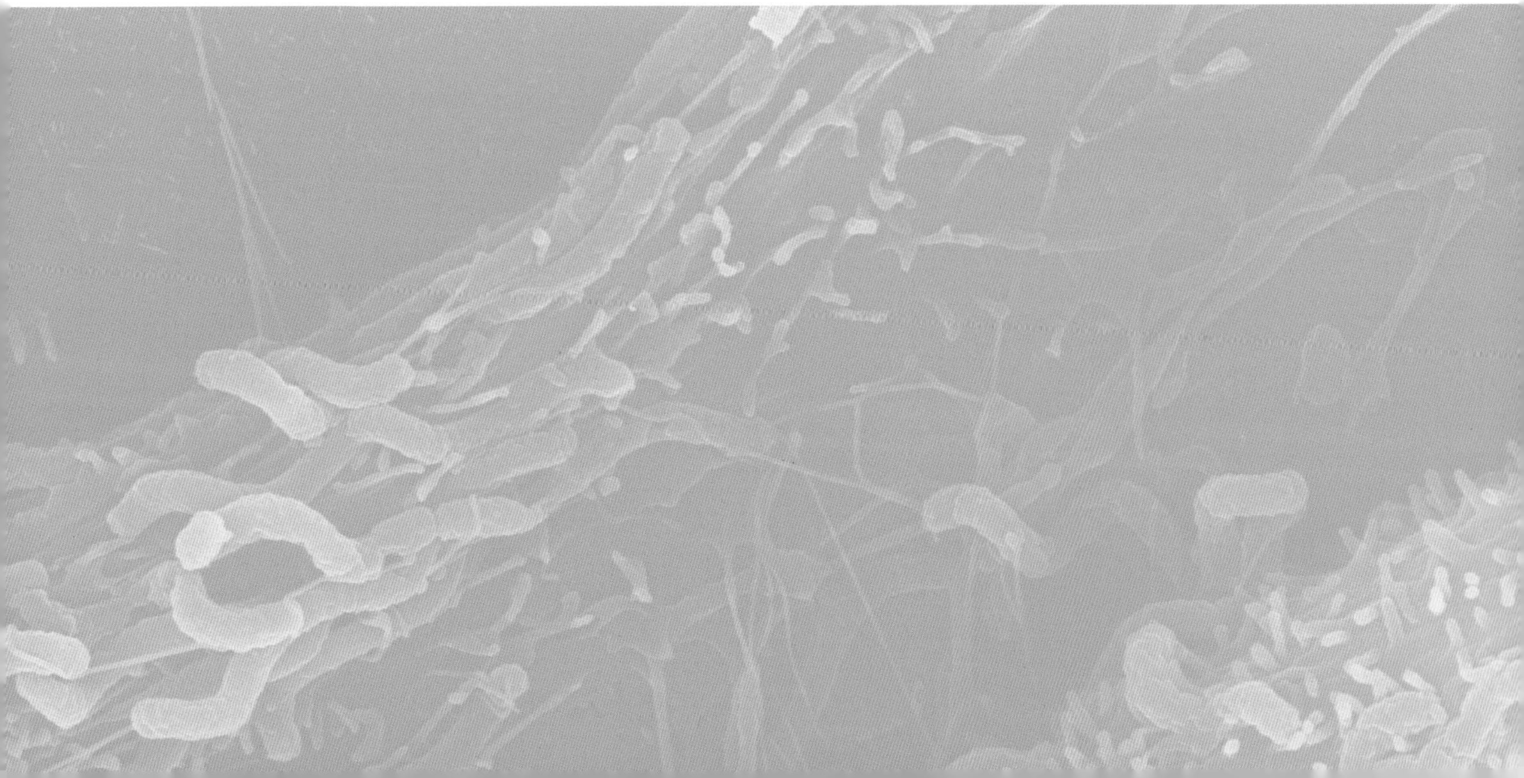

▶ 학습목표

1. 치과 진료실에서 발생하는 교차감염 예방법에 대해 설명할 수 있다.
2. 치과임상에서의 감염방지대책을 설명할 수 있다.
3. 치과의료종사자에게 필요한 예방접종 종류를 나열할 수 있다.

1 치과진료 환경에서의 감염 노출

1) 교차감염

교차감염(cross infection)이란 진료 환경에서 환자들과 의료종사자들 사이의 감염성 미생물 전파에 의한 감염으로 정의된다.

감염 전파 인자에는 다음과 같은 것이 있다.

① 감염원 : 감염된 환자나 치과의료종사자

② 감염원이 전달되는 방식이나 기구(매개체) : 혈액이나 타액 또는 조직 파편으로 오염된 기구

③ 감염원이 전파되는 경로 : 흡입, 섭취, 접촉

> ▶ 감염(infection)
>
> 감염이란 특정 경로를 통해 병원성 미생물이 사람의 조직, 체액, 표면에 정착하여 증식하는 것을 말한다.

※ 감염원이 전파되는 경로

① 혈액, 구강 내 체액, 다른 환자의 물질과 직접적인 접촉

② 감염된 물체에 간접 접촉(예 : 오염된 기구나 장비, 환경 표면)

③ 감염자의 침, 콧물 등 체액이 기침, 재채기, 대화 중 튀어나와 다른 사람의 결막, 코, 구강의 점막에 접촉하게 되는 경우

④ 공기 중에 오랫동안 머무를 수 있는 미생물을 흡입한 경우

2) 감염전파

치과의료종사자와 환자는 다음과 같이 다양한 경로를 통해 교차감염될 수 있는 환경에 놓여 있다. 치과 치료를 받기 위해 내원한 환자가 세균감염자 또는 보유자인지를 판별하기란 거의 불가능하다. 따라서 모든 환자가 병원균을 보유하고 있다는 가정 하에 치료에 임해야 한다(표 14-1).

- 공기 중 오염
- 손과 오염된 물체 표면과의 오염
- 환자에게서 유래된 각종 검체
- 감염병 환자나 보균자와의 접촉
- 감염된 환자의 눈물, 콧물 및 객담 등 비말
- 치과의료종사자의 감염 전파
- 진료 과정 중 감염 기구에 의한 전파
- 치료 중 혈액 노출로 인한 혈인성 감염
- 핸드피스에서 발생되는 오염된 에어로졸

	접촉 주의	비말 주의	공기 주의
환자의 증상/질환	환자의 증상/질환 • MASA 감염과 같은 항생체 내성균 감염 • 급성 구토 또는 설사 • 결막염	환자의 증상/질환 • 백일해 • 유행성 이하선염 • 풍진 • 수막염, 알려지지 않은 병원성 질환, 수막 구균에 의한 감염	환자의 증상/질환 • 결핵 • 홍역 • 수두
환자의 확인과 관리	• 중증도 구별 시 확인 • 대기실에서 증상을 나타내는 환자를 다른 환자와 격리하거나 별도의 1인실 공간으로 격리	• 중증도 구별 시 확인 • 환자에게 수술용 마스크 제공 • 1인실로 격리 • 호흡기 예절 준수 • 별도의 공간으로 안내하는 안내문 게시	• 중증도 구별 시 확인 • 환자에게 수술용 마스크 제공 • 문이 달려 있는 1인실로 격리하고 해당 공간에서는 창문을 열어둠 • 별도의 공간으로 안내하는 안내문 게시
의료종사자의 대응	• 손위생 • 장갑착용 • 오염물질이 묻을 경우 가운 착용 • 환자와 접촉한 진료용 기구를 세척, 소독하고 주변 표면은 환자가 이동한 후에 낮은 수준의 소독제로 소독함	• 손위생 • 수술용 마스크 및 눈보호 장비 착용 • 환자와 접촉한 진료용 기구 및 장비를 세척, 소독하고 주변 표면은 환자가 이동 한 후에 낮은 수준의 소독제로 소독함	• 손위생 • 결핵 의심 환자, 확진 환자의 경우 N95 마스크 착용 • 수두나 홍역에 면역력이 있는 직원이 호흡기 보호장비(respirator)를 착용할 필요는 없음 • 면역력이 있는 직원만 진료에 참여함

출처 : Public Health Ontario, "Infection Prevention and Control for Clinical Office Practice." Queen's Printer of Ontario, vol. 1st revisl, no. April. p.114, 2015.

표 14-1 **전파경로별 감염예방 주의 적용의 예시**

2 치과병 · 의원 내 감염병

1) 환자 스크리닝

치과의료 기관에 내원하는 환자 중에는 전신건강이 좋지 않은 환자도 있다. 이런 환자들의 전신건강 상태는 구강 내 감염이나, 수술 후 부작용과 같은 구강 문제와 관련이 있을 수도 있고, 심각한 호흡기성 질환이나 독감과 같이 구강 문제와 관련이 없을 수도 있다.

이러한 환자로부터 발생할 수 있는 미생물 전파를 방지하기 위해 치과 진료 전 대책을 마련할 필요가 있다.

① 전염 가능성이 있는 환자의 치과치료가 긴급한 경우, 다른 환자와 격리할 수 있는 모든 조치를 취한다.

② 접수실이나 대기실 입구에 환자 스스로가 질병의 이환 상태를 알리도록 요청하는 안내문을 게시한다.
③ 증상이 있는 환자가 사용할 수 있도록 접수실이나 대기실에 알코올이 함유된 손소독제와 마스크를 구비한다.
④ 열성 호흡기 감염이 의심되거나, 발진, 전염성 눈병이 의심되는 환자를 관리하는 의료기관 내부 규정을 수립하고 관리 절차를 마련한다.

2) 치과진료실과 감염병

진료를 협조하는 치과위생사로서는 검사나 치료 시에 병원체를 가진 환자의 구강에 직접 접촉할 기회가 많다. 더욱이 시술 시 조작하는 에어터빈으로 인해 감염원인 혈액이나 타액이 함유된 구강액이 공기 중으로 날아올라 진료실 내에 확산된다.

3) 치과위생사의 업무와 감염병과의 관계

치과진료소에서 행해지는 모든 치과위생사의 작업에는 항상 구강 및 전신감염병의 위험성이 동반된다는 사실을 잊어서는 안 된다. 특히 중요한 것은 B, C형 간염과 HIV 감염 등 혈액으로 전파되는 혈액 매개 바이러스 감염이다. 감염의 전파 위험은 다음과 같다(표 14-2, 14-3).

종류	전파 확률
HIV	0.3%
C형 간염	6.0%
B형 간염(HBeAg-양성)	30.0%

표 14-2 **혈액 노출 시 감염의 전파 위험**

감염병	추적관리 내용
B형 간염바이러스	HBsAg : 노출 후 3개월, 6개월
C형 간염바이러스	Anti HCV RBNA(C형 간염바이러스 RNA검사) : 4~6주
사람면역결핍 바이러스	Anti HIV(사람면역결핍바이러스 항체 검사) : 6주, 12주, 6개월

출처 : 산업안전보건기준에 관한 규칙. [별표 15] 혈액 노출 후 추적관리(제598조제2항 관련) (21)

표 14-3 **혈액 노출 후 추적관리**

3 치과임상에서의 감염방지대책

1) 표준예방지침

표준예방지침(standard precautions)은 의료현장에서 감염의 확진 여부와 상관없이 모든 환자에게 적용되는 최소한의 감염방지 방법이다.

① 손위생
② 개인보호구의 사용
③ 호흡기 위생 · 기침 에티켓
④ 날카로운 기구의 안전한 관리
⑤ 안전한 주사방법
⑥ 멸균기구와 장비
⑦ 깨끗하고 소독된 표면 환경

2) 손위생

손위생(손씻기, 손소독 또는 외과적 손위생)은 환자와 의료인이 감염될 위험을 감소시키는 가장 중요한 수단이다.

- **손씻기** : 비누와 물로 손을 씻는 방법
- **물 없이 적용하는 손소독** : 물 없이 손을 문지르는 피부소독제를 적용하여 미생물을 감소시키거나 성장을 억제하는 방법
- **외과적 손위생** : 수술 전 피부상재균을 감소시키고 일시적으로 오염균을 제거하기 위하여 수술 전에 수행하는 무균적 손씻기 또는 무균적 손소독

세계보건기구는 다음의 5가지 시점에 손위생이 필요하다고 안내하고 있다(그림 14-1).

① 환자와 접촉 전
② 무균 술식 시행 전
③ 체액에 대한 노출 위험 후
④ 환자 접촉 후
⑤ 환자의 주변 환경에 접촉한 후

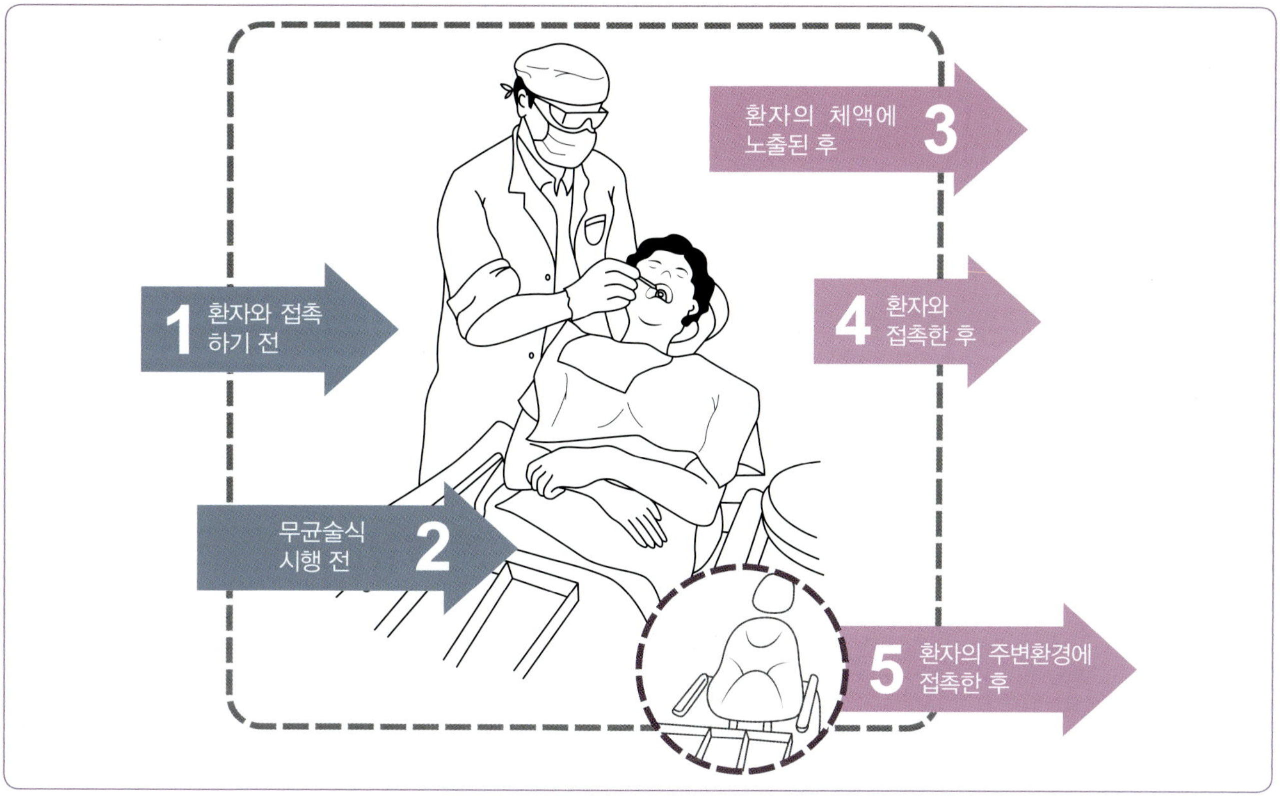

그림 14–1
손위생이 필요한 시점

3) 개인보호구

개인보호구는 다양한 유형으로 발생하는 교차감염에서 보호 효과가 있고 환자의 혈액·타액 또는 기타 잠재적 감염성 물질에 오염될 수 있는 치과의료 종사자의 의복과 피부를 효과적으로 덮는 것을 사용한다.

① **보호모자** : 진료 시, 특히 수술 시 보호모자를 사용해야 하며, 사용한 보호모자는 오염물로 간주하여 적출물로서 분리하여야 한다.

② **마스크** : 여과능력이 검증된 제품을 사용해야 하며, 사용 시 코와 입을 꼭 덮도록 한다. 사용한 마스크는 오염물로 간주하여 적출물로서 분리하여야 한다.

③ **장갑** : 진료 시 상황에 맞도록 검사용 장갑과 수술용 장갑을 구분하여 사용한다. 장갑을 착용한 상태로 오염된 기구나 물건을 만지지 않도록 주의하여야 한다. 사용한 장갑은 오염물로 간주하여 적출물로서 분리하여야 한다.

④ **보안경** : 진료 시 상방과 측방이 막힌 보안경을 사용한다. 사용 후에는 아이오도포(iodophors) 등 적절한 소독제에 담가 소독한다. 보안경 소독 시 알코올은 사용하지 않도록 한다.

⑤ **가운** : 진료 시 반드시 가운을 착용한다. 진료 지역을 벗어날 때에는 갈아입도록 한다.

⑥ **방포** : 진료 시 환자의 얼굴에 방포를 덮어 감염을 방지한다. 사용한 방포는 멸균 후 재사용하며, 1회용 방포의 경우 오염물로 간주하여 적출물로서 분리하여야 한다.

▶ 마스크의 종류별 사용 적응증과 장 · 단점

마스크 종류	사용 적응증	장점	단점
일반 의료용 마스크	• 감염성 비말에 최소노출 • 짧은 기간의 작업에 적합 • 혈액 · 체액에 노출되지 않는 작업 • 환자 또는 내원객 및 치과의료 종사자 보호	• 저렴함	• 방수 또는 액체 저항 아님
방수용 마스크	• 감염성 비말 또는 혈액 · 체액에 과다(heavy) 노출	• 편한 착용감 • 유체 저항	• 고가
수술용 마스크	• 감염성 비말 또는 혈액 · 체액에 대한 노출 • 장시간 작업 동안 노출	• 편한 착용감 • 액체저항(fluid resistant) • 저렴함	
NIOSH certified N95 마스크	• 공기 매개 감염원에 보호	• 작은 입자의 에어로졸로부터 보호 • face seal이 더 나온 마스크 주위의 누출을 방지	• 필수 적합성 테스트, 교육 및 seal-checking • 장시간 사용하면 불편함

4 치과의료종사자를 위한 감염관리(예방접종)

치과의료종사자는 환자와 항상 접촉하기 때문에 주기적인 건강교육, 안전교육 및 건강진단을 통해 자신의 건강을 유지해야 한다. 예방접종은 감염 방지를 위해 다른 수단을 보완하는 방법이며, 개인보호구, 표준예방지침 등 다른 감염방지 원칙을 대체하지 않는다(표 14-4).

예방접종 종류	접종대상	접종일정
의료직 시작 시 면역의 증거[1)]가 없는 경우 항체검사 후 음성일 때 접종		
B형 간염	혈액 및 체액에 노출될 위험이 있는 모든 치과의료종사자	3회(0, 1, 6개월) 접종 → 1~2개월 후 항체 검사, 음성이면 3회 재접종 → 1~2개월 후 항체 검사 시에도 음성이면 재접종 불필요
수두	1970년 이후 출생한 치과의료종사자	2회(4~8주 간격) 접종
의료직 시작 시 항체검사 없이 접종		
인플루엔자	모든 치과의료종사자	1회 접종(매년)
파상풍 · 디프테리아 · 백일해(Tdap)	모든 치과의료종사자	1회 접종
홍역 · 유행성이하선염 · 풍진(MMR)	홍역 : 1967년 이후 출생한 치과의료종사자 유행성이하선염 · 풍진 : 모든 치과의료종사자	2회(4주 간격) 접종[2)]

1) 면역의 증거 : 해당질환 진단, 항체 양성, 해당 백신 접종력 중 한 가지 이상

2) 면역의 증거가 있는 경우 접종 불필요하며, 면역의 증거가 없다면 항체검사 없이 2회 접종

※ 의료인은 홍역, 유행성이하선염, 풍진 환자에 대한 노출 위험이 높고, 감염 시 의료기관 내 환자에게 전파할 위험이 높아 2회 접종을 권고하고 있다.

출처 : 질병관리본부. 성인 예방접종 안내서. 질병관리본부. 2018.(25. p.54)

표 14–4 **치과의료종사자에게 필요한 예방접종**

Review Test

01. 다음 중 치과진료 환경에서 발생할 수 있는 감염을 예방하는 방법이 옳지 않은 것은?

① 치과위생사는 환자에게 스케일링을 수행할 때 장갑을 반드시 착용해야 한다.

② 진료할 때 환자의 혈액이나 타액이 묻은 진료기구들은 세척만 한다.

③ 모든 술식을 수행하기에 앞서 치과에 내원한 환자의 병력을 미리 기록해야 한다.

④ 시술자는 반드시 개인보호구를 착용하고 술식을 시행한다.

⑤ 감염원과 접촉한 손으로 다른 물체를 접촉하지 않도록 주의한다.

02. 보건의료인의 필수 예방접종 미생물에 해당하지 않는 것은?

① Hepatitis B virus

② Varicella–Zoster Virus

③ Influenza virus

④ Measles virus

⑤ Papilloma virus

03. 다음 중 치과진료 환경에서 감염전파인자가 아닌 것은?

① 핸드피스에서 발생되는 오염된 에어로졸

② 감염된 진료기구

③ 감염된 공기나 감염원의 비말

④ 멸균된 개인보호구

⑤ 손과 오염된 물체 표면과의 오염

04. 치과 진료실에서 공기 전파를 주의해야 하는 미생물로 옳은 것은?

① B형 간염바이러스(hepatitis B virus)

② C형 간염바이러스(hepatitis C virus)

③ 캔디다 알비칸스(*Candida albicans*)

④ 사람면역결핍바이러스(HIV)

⑤ 결핵균(*Mycobacterium tuberculosis*)

05. 의료진이 국소마취를 시행한 후 주사기의 바늘에 뚜껑을 덮다가 바늘에 찔렸다. 이런 과정을 통해 의료진을 전염시키기 어려운 환자는?

① B형 간염 환자

② C형 간염 환자

③ HIV 감염 환자

④ 1기 매독 환자

⑤ 폐결핵 환자

06. 교차감염의 전파인자가 아닌 것은?

① 감염된 환자

② 음수

③ 오염된 비말

④ 오염된 예리한 기구

⑤ 오염된 가운을 입은 치과의료종사자

해답 01. ② 02. ⑤ 03. ④ 04. ⑤ 05. ⑤ 06. ②

Index

찾아보기

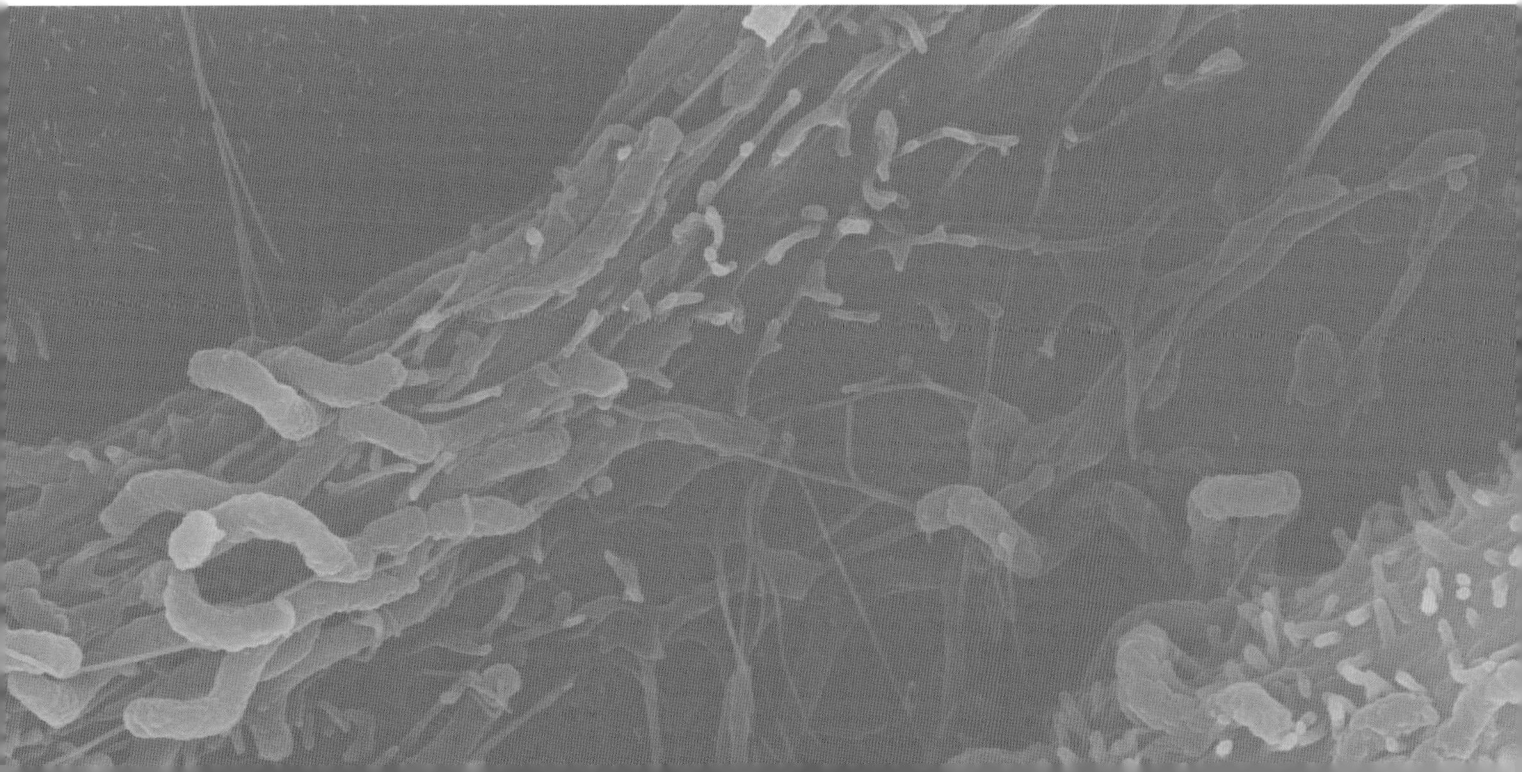

● 한글

● 영어

A

B

C

D

E

F

R

S

T

U

V

Y

저자진

- **대표저자**

차정헌 교수 연세대학교 치과대학 구강생물학교실
김지혜 교수 백석대학교 치위생학과

- **편집위원**

유윤정 교수 연세대학교 치과대학 구강생물학교실
김애리 교수 화성의과학대학교 바이오헬스케어학과
김명아 박사 연세대학교 치과대학 구강생물학교실
장성일 교수 전북대학교 치과대학 구강생화학교실
김애련 교수 사과나무치과병원 구강건강연구소
이동은 교수 울산과학대학교 치위생학과

- **집필진**

강현주 교수 광주여자대학교 치위생학과
김가연 교수 단국대학교 치위생학과
김일신 교수 호남대학교 치위생학과
김지영 교수 경남정보대학교 치위생과
김한나 교수 연세대학교 치위생학과
김한홍 교수 혜전대학교 치위생과
김홍식 교수 충북보건과학대학교 치위생과
남상미 교수 삼육보건대학교 치위생과
박보람 교수 대전과학기술대학교 치위생과
송현철 교수 광양보건대학교 치위생과
심연수 교수 선문대학교 치위생학과
유수빈 교수 김해대학교 치위생과
윤미혜 교수 안동과학대학교 치위생과
이명주 교수 마산대학교 치위생과
이선희 교수 경동대학교 치위생학과
이은주 교수 계명문화대학교 치위생과
이진하 교수 경복대학교 치위생학과
지민경 교수 호원대학교 치위생학과
최다예 교수 가톨릭관동대학교 치위생학과
최영숙 교수 경인여자대학교 치위생학과

ORAL MICROBIOLOGY
구강미생물학

2021년 8월 20일 초판 발행
2022년 7월 15일 2판 1쇄 발행
2024년 8월 10일 2판 2쇄 발행
2025년 2월 20일 2판 2쇄 3쇄 발행

대표저자 차정헌 · 김지혜
편집위원 유윤정 · 김애리 · 김명아 · 장성일 · 김애련 · 이동은
집 필 진 강현주 · 김가연 · 김일신 · 김지영 · 김한나 · 김한홍 · 김홍식
남상미 · 박보람 · 송현철 · 심연수 · 유수빈 · 윤미혜 · 이명주
이선희 · 이은주 · 이진하 · 지민경 · 최다예 · 최영숙
Book cover designer Hanna Cha
발 행 인 최경희 · 배영환
발 행 처 도서출판 의학교육
등록번호 제2013-114호
주 소 서울시 영등포구 영중로 138-1(영등포동 8가 80-2) 드림프라자 B 901호
Tel 02) 2637-4806, 4863 Fax 02) 2637-4807
홈페이지 www.medipub.co.kr
E - mail okpress1208@naver.com
정 가 43,000 원
I S B N 979-11-6127-104-0 93510